JN232857

トラウマを
かかえた
子どもたち

心の流れに沿った心理療法

HEALING THE HURT CHILD
A Developmental Contextual Approach

by Denis M. Donovan and Deborah McIntyre
D・M・ドノヴァン＋D・マッキンタイア=著
西澤 哲=訳

誠信書房

HEALING THE HURT CHILD:
A Developmental Contextual Approach
by Denis M. Donovan and Deborah McIntyre
Copyright ©1990 by Denis M. Donovan and Deborah McIntyre
Japanese translation rights arranged with W. W. Norton & Company, Inc.
through Japan UNI Agency, Inc., Tokyo.

日本語版への序文

　子どもの心理療法やプレイセラピーに対するわれわれのアプローチを，日本で同じ領域に従事しておられる方がたにお示しする機会が今回得られたのは，非常に名誉なことである。今回，本書の出版の労をとってくださった誠信書房の長林氏，ならびに翻訳をしてくださった西澤氏にこの場を借りてお礼を申し上げたい。われわれの考えや実践の基礎となる理論は，ときとしてかなり複雑なものとなっており，日本の読者の方がたに理解していただくには，子どもをとらえる観点や変化というものに対する態度についてのアメリカ人と日本人の違い――しかもかなり重大な違い――を取り扱っておく必要があるのではないかと思う。また，われわれのアプローチが，北米で伝統的に行われている子どもの心理療法とどのように違うのかについても簡単に触れておきたい。

　何年か前，サンフランシスコへのフライトの機上で，私はある人工頭脳関係のエンジニアの隣に座った。そのとき，私は隣席の彼に，アメリカが2つの歴史的な発見――トランジスターとファジー回路――をいとも簡単に放棄し，その結果，日本人がその2つを見事に発展させたという事実はいったいどのような理由によるものだと思うかと尋ねてみた。私の問いかけにそのエンジニアは2つの回答を提示した。答えのひとつは時間の感覚とその重要性に対する日本人とアメリカ人の違いにある，と彼は言った。

　彼は「アメリカ人にとっては，将来計画とは"今年のクリスマス"を意味し，長期将来計画は"来年のクリスマス"を指している。一方，日本人は将来計画を"5年後"までの計画と考え，長期将来計画は"30年後"を意味すると考えるんだ」と述べたうえで，この2つの文化が「発達」をいかに異なった視点でとらえているかという話へと進めていった。

　「われわれが企業や政府関連機関と何らかの契約を結ぶ際には，常に，依頼者側のプロジェクト・エンジニアをわれわれの開発チームの一員として派遣してほしいと要請している。そうすることで，依頼主は完成品だけではなく，その開発経過に関する詳細な知識や情報を手に入れることが可能となると思ってね。しかし，今日に至るまで，こうした要請に応えてエンジニアを派遣してき

たアメリカの企業や政府機関はひとつもない。そして，日本の企業のなかで，われわれの要請を断ったところはひとつもないんだよ」と彼は話を結んだ。

　彼の話を子どもに当てはめてみるとどうだろう。アメリカ人が子どもを「完成品」——その知能，気質，学習能力，そして注意や行動あるいは対人関係の様式が遺伝的に決定されており，その大半が出生時に固定されているという意味で——であると見ているのに対し，日本人は子どもを潜在能力に満ちた存在であり，非常に大きな変化を生じうる「発展途上の存在」であるととらえる傾向があると言えないだろうか。こうした傾向とおそらく関連していると思われるのだが，日本の初期教育は良い方向への変化を促進することを目的として組まれているのに対して，アメリカの初期教育や保育は診断可能な心理教育的障害の「早期発見」や「早期介入」にますますウエイトをおくようになってきている。わが国が「発達心理的障害の同定」に力点をおくようになった結果，幼い子どもたちへの向精神薬の投与はますます増え，初回の「診断」や「治療」が行われる年齢はますます低下して乳児期に至るといった様相を呈するようになった。

　アメリカの教育の専門家や精神保健の専門家が同定し診断を下す「障害」のなかには，日本では正常，あるいはむしろ望ましい行動と考えられるものであったり，もしくは，長い目で見れば創造的な変化を生じることができるものだと考えられるものが多く含まれており，こうした傾向は近年，ますます強まってきているように思う。かくして，日本の子どもたちの大半が——そうでないということが証明されるまでは——創造的で柔軟性に富んだ存在と見られるのに対して，何百万人というアメリカの子どもたちは，何が理解できないか，何が学べないか，何ができないか，あるいは何をコントロールできないかという観点からのみ見られることになるのだ。落ちつきのなさ，攻撃性，衝動性，あるいは大人の指示に対する反応の遅さなどといった特徴が，アメリカにおいては，精神科的な障害の兆候とみなされてしまうのである。

　また，アメリカ人と日本人とでは，変化というものに対する期待という点と構造の用い方についても顕著な違いが見られる。日本の幼稚園の教諭や小学校の教師は子どもの行動が大きく変化しうるものだという期待を持ち，相互の共感性や敬意を持って人と関わる能力や，人間関係や学習面で協調するという能力が子どもの頃に大きく成長する可能性を持っていると考えている。子どもに

対する日本人のこうした高い期待が，環境的な構造や大人によるコントロールをよりゆるく，より柔軟に用いるという発想につながり，教室内で生じた問題に対して，それを取り合わなかったり，子どもの葛藤やフラストレーションを創造的に活用したり，あるいは子ども同士による解決を図ったりするといった行為を生じさせる。それに比べて，子どもの変化可能性やグループの協力といったことに対するアメリカ教師の期待はかなり低いものであり，子どもが教師にとって「嫌な」行動を示した場合には「耐性ゼロ」とでも言えるような態度でそれに応じることが多くなる。その結果，環境に対する大人のコントロールを創造的かつ柔軟に活用することが少なくなり，それにともなって，子ども同士，あるいは子どもと学校教員との間の危険性をおびた対立が不可避なものとなるのだ。

　子どもやその治療可能性に対するわれわれの見方は，アメリカ的な見方よりもむしろ日本的なそれに近いのではないかと思う。その結果，この領域にいる多くの専門家たちとは違って，われわれは，これまでもっとも治療困難だと考えられてきたようなケース——たとえば，身体的なハンディキャップや精神的なハンディキャップを抱えている子どもたちの深刻な行動上の問題など——に対しても，「平均的」なケースに対するのと同じ治療効果に対する楽観性を持って接近する。「古の禅僧の言葉」を真似ると，次のようにでもなろうか。

　　崖の上に佇むものを見るに，いかに想うか？
　　一本の指の力を持ちて崖に落とすこと可なりと観るや？
　　一本の指の力を持ちて草地に下がらせしめること可なりと観るや？

　心理療法のプロセス全体における治療的な評価の目標は，その人を適応的な行動の「草地」にどれだけ引き戻させることができるかを見ることにある。こうした目標を持った創造的な努力は，伝統的な子どもの精神医学や臨床心理学の実践に見られるような，時間をかけた「アセスメント」を待つのではなく，まさしく初回の接触からすでに始められるべきなのである。

　最後に，子どもの心理療法やプレイセラピーにおける伝統的なアプローチとわれわれのそれとがいかに違ったものであるかを日本の読者に理解していただくために，われわれが日々の実践で出会う2つの——この2つは絡み合った形

であらわれることが多い——問題について触れたい。われわれは，子どもと家族が持ち込んでくる問題に応じていかねばならないのと同時に，こうした問題に対して社会が一般的にどのような見方をするのか，そしてもう少し特定的には学校がその問題をどのように見るのか，ということをも取り扱っていかねばならない。日本の親や専門家が顕著な変化が可能だと考えるような子どもの行動を，わがアメリカ社会は遺伝的に決定された脳の障害だと見る傾向がある。「脳障害」に対するいわば神話的とでも言えるような「信念」が広く行き渡っているという現実は，親や教師，あるいは教育心理の専門家たちが共通に抱いている子どもの行動や問題に対する否定的な観点をわれわれは適切に扱っていく必要があるのだということを意味している。そのためにわれわれは，プレイルームという限られた空間をはるかに越えたところで努力を重ねる必要がある。その一方で，病理に焦点をあてた社会やますます過剰になっていく学校環境の抑圧的傾向に対して，子どもたちが，その独自性，創造性を損なうことなく，また，繊細さと協調性をもって他者と関わるという彼らの能力を犠牲にすることなくうまく適応していけるような援助を提供するために，プレイルームという空間の構造をより強固なものとする必要性が生じる。日本の読者にとっては，プレイの構造やルール，あるいは境界に対するわれわれの態度がかなり硬く，場合によっては権威主義的なものだとの印象を与えるかもしれないが，そこにはこういった「コンテクスト」の事情があるのだ。

デニス　M．ドノヴァン

序　　文

　この 10 年間というもの，子どもの精神医学は絶望的な問題に見まわれてきた。子どもの精神医学を志そうとする有資格の候補者の数は年を追うごとに減少の一途をたどり，急激に数が減ったトレーニング・プログラムでさえ，その半分以上の座席を埋めることができなくなった。パートタイムのポジションで研究に参加しようとする子どもの精神科医の数は 100 人を割り，主要な研究機関のポストでさえ空席のままというありさまである。医学的／生物学的モデルは成人の精神医学が子どもの精神医学に提供できるものはほとんどないと言い，トレーニングを受けるものにとってそれ以外に選べる唯一のモデルである精神分析学には深刻な欠点があって全般的な不適切さのために最近では保険の適用を受けられなくなってきている。こうした問題を研究した委員会や作業部会はすべて，状況は深刻であると結論しているものの，彼らの提言は目的の混乱をそのまま反映したものであり，今日の社会で急増しているトラウマを被った子どもたちに対して，今日の子どもの精神医学がなにがしかの貢献ができないということを，暗に示唆するものとなっている。
　こうしたペシミズムは，ほとんどのトレーニング・プログラムに浸透しており，子どもの精神医学の現場にまわってくる成人精神科のレジデントやその他のトレーニーにとって，かなりのメッセージとなっている。これは，子どもの精神科のレジデントにとってしゃくにさわるプロセスだというだけの話ではすまない問題であり，子どもの治療の結果に対する精神科医の期待を低減させ，治療プロセスへのエネルギーの投入のあり方にも影響する。それにもかかわらず，子どもに対する効果的な精神科治療のニーズは，これまでにも増して高まっている。この 10 年間に，子どもの虐待の発生件数は，それがどういったタイプのものであるかを問わず，劇的に増加している。たとえば，国立虐待・ネグレクトセンター（National Center for Child Abuse and Neglect）のデータでは，1980 年から 1988 年の間の性的虐待の発生件数は 300% 増となっている（NCCAN, 1988；Burgdorf, 1980）。加えて，薬物汚染の急激な広がりによって，市街地が血塗られた戦場へと化し，想像を絶するような地域社会の暴

力を子どもたちが目撃し経験するようにもなった。

　本書『トラウマをかかえた子どもたち』は，子どもたちの精神生活に関する洞察——しかもきわめて中心的な——に満ちており，こうした洞察は，子どもの行動についてのわれわれの理解のパラダイムを大きく転換してくれる基礎となるだろう。ドノヴァンとマッキンタイアは，これまで説明不能で単に「障害」としか見られてこなかった子どもの行動に対して，発達的／コンテクスト的なアプローチを提示している。子どもの認識に関する成人モデルの再検討から始まる本書は，子どもを見て理解し，そしてつまるところ彼らを援助するための新たな道を示してくれる。本書はきわめて理想的であり，かつすぐれて現実的な実践性に富んでおり，深遠なる変化を生じるために必要な治療構造を作りあげ，かつ維持するためのガイドラインとなるものである。

　とりわけ，『トラウマをかかえた子どもたち』は，子どもたちの欲求，問題，そして認識能力をわれわれが理解するうえで不可欠な概念的基礎を数多く提供してくれている。心理療法的な介入を一切受け付けないとされるかなりの長期にわたる期間を通過しなければならないという「フロイト派およびピアジェ派の子ども」という虚構を廃し，子どもたちが，実際には「論理に隷属した存在」であることを示すことによって，ドノヴァンとマッキンタイアは，不毛の，あるいは破壊的な心理療法へと子どもを運命づける教条的な目隠しを取り除いた。子どもたちが自分の生活や人生に何とか意味を見出そうと努力することによってとらわれてしまった論理の束縛の様相と，その束縛への心理療法的な解決のあり方とが，詳細なケース・ヒストリーによって豊かに描き出されている。ここに紹介されているケースの記録は，一読した段階では不可解なものと思われるかもしれないが，注意深く読み込むことでその価値が見えてくる。そこには，子どもの認知的な作用の一端が垣間見られるが，それは無限の価値を持っているのだ。

　発達-コンテクスト的アプローチのアウトラインが原則と例示によって描き出されているが，とりわけ鮮烈なのは，子どもの同じ行動の説明に関する発達-コンテクスト的アプローチと伝統的なそれとを対比するという作業を通して，このアプローチの輪郭を示している点にある。

　子どもの精神医学はフロイト派の精神分析的思考にとって最後の城塞であるが，ドノヴァンとマッキンタイアは子どもの精神分析モデルを精査し，その論

理的なスタンスがセラピストのニーズに基づいたものであって，子どものキャパシティや生活／人生の現実の状況とはほとんど関わりをもたないものであることを明確に示している。こうした伝統的アプローチによって「精神病的」とのレッテルをはられてしまう行動が，その行動を発達のコンテクストと環境的なコンテクストにおいて再度吟味することによって，きわめて「合理的」なものであることが見えてくる。伝統的にフロイト派の「ファンタジー」だとされていたものが，実は，世界がどのような仕組みになっているのかについての子どもの作業的な仮説だったのだということが分かってくる。そして，伝統的な基準では不変だと考えられてきた症状が，実は現実に関する子どもの仮説という論理から生み出されたものなのだということをセラピストが理解できたなら，その症状は修正可能なものへと転じるのである。

　ドノヴァンとマッキンタイアは，もっとも深刻な心理的混乱を抱え，どう見ても絶望的な状態におかれているとしか思えない子どもたちにでさえ，重大な変化を短期間に，場合によってはたった1回のセッションで起こしうる——しかも，何が起こったのかについての意識的な理解を子どもに求めることなく——という信念をもって，一切の恐れを持たずに接近していく。彼らの臨床的な慧眼，タイミングをはかるセンス，非常に洗練されたチームワークといったものを，われわれすべてが身につけることはできないだろう。しかしながら，本書に示された事例からは彼らのアプローチのプロセスを十分に感じることができ，その結果，彼らの耳や目を借りて，あるいは彼らの視点でもってわれわれ自身の仕事を眺めることが可能となる。伝統的な意味では，本書は決して「科学的」なものではない。しかし，本書に示されたふんだんな仮説や「実験」は，ドノヴァンとマッキンタイアの観察とアプローチを日々の実践においてテストするという機会を読者に提供してくれる。

　とりわけ「治療空間」に関する作業的な概念は傑出しており，すべての子どもの心理療法が取り入れるべきものであろう。悲しむべきことに，子どものセラピストの多くがセッションごとに部屋を割り当てられるような状況でトレーニングを受けているのだ。こうした状況は，子どもにとってもセラピストにとっても，非連続性の感覚を生じ安心感を損なうものであって，その結果，心理療法の進展を妨げてしまう。セラピストの養成を行う機関がトレーニーに対して守られた空間を提供できないという事実は，「利用できるものは何でも利

用する」式の態度と相まって，子どもたちの特殊なニーズに対する感受性の欠如を意味することになる。

　近年，精神医学や教育システムにおける分類主義の専横に対して反旗を翻す臨床家が増えてきているが，ドノヴァンとマッキンタイアもそうした臨床家の一人である。子どもの発達という非常に幅広いスペクトラムに対して妥当な分類を割り当てることがいかに困難であるか，また，たった3歳の子どもについて，その子が将来的にどうなるかを正しく予見するような言質をなすことがいかに難しいかは，近年の予測的な研究の結果を見れば分かる。でありながら，われわれの社会にあって，子どもというのはもっとも分類の対象とされやすく，レッテルをはられやすい集団なのだ。子どもたちは，われわれのシステムの制度的な措置によって「特殊」プログラムに整理分類され，残りすべての子どもの期間をそこで過ごすことになる。しかも，ほとんどの場合，そのことによって得られる利益などないのだ。たとえば，いったん特殊教育のプログラムに参加させられた子どもが，再び通常の教育プログラムに戻ってくる割合は2％に満たない（Bartoli, 1989）。DSMによる精神科診断システムもまた，自己充足的な予言をなし，「壊れていて，欠損があり，治りようがない」といった自己イメージ——しかも場合によっては人生の長きにわたるもの——を子どもたちに押しつけてしまうことも少なくない。

　こうした還元主義的，分類主義的システムは，連邦法という後ろ盾を持ち，学校行政と社会福祉行政機関とが複雑に入り組んだ官僚主義による力や，第三者支払機関（訳注：民間の医療保険会社をさす）の利益という観点からのバックアップを得ている。ドノヴァンとマッキンタイアは，こうした分類主義によるレッテルがいかに欠点だらけで無意味なものであるか，そして，子どもの最善の利益に資するところがないどころかそれを妨げるものであるかということを，幾度となく繰り返し示している。子どもの精神医学の沈滞の多くは，問題を抱えた子どもたちを，袋小路となっている分類やプログラムに送り込むことに内在した心理療法に対するニヒリズムに由来する。しかし，本書は，子どもたちには大いなる柔軟性が備わっており，神経学的な基礎があると見られているような症状であってもきわめて短期間で改善する可能性があるのだというメッセージを伝えてくれている。

　『トラウマをかかえた子どもたち』は，ネグレクトを受け，虐待され，そし

てトラウマをかかえた子どもたちという来るべき世代に,意味のある,かつ対費用効果の高い心理療法を提供しようとするのであれば必須のものとなる概念的および臨床的なパラダイムの転換を具現化したものである。ドノヴァンとマッキンタイアは言語学,子どもの認知,行動状態,そして解離に関する最新の情報を,細心の注意を払いつつ,しかも血の通った形で現実的な臨床的アプローチにまとめ上げた。子どもたちの認知‐行動様式に関するわれわれの理解の歩みは,本書の存在によって大いなる前進を遂げることができたのだ。

国立精神保健研究所
解離性障害部門ディレクター
フランク W. パットナム

文 献

Bartoli, J. S. (1989). An ecological response to Cole's interactivity alternative. *Journal of Learning Disabilities*, 22: 292-297.

Burgdorf, K. (1980). *Recognition and reporting of child maltreatment: Summary ok findings from the National Study of the Incidence and Severity of Child Abuse and Neglect*. Washington, DC: National Center for Child Abuse and Neglect (NCCAN).

National Center for Child Abuse and Neglect (NCCAN) (1988). *Study of national incidence and Prevalence of child abuse and neglect*: 1988. Washington, DC: U. S. Department of Health and Human Services.

　　　　　　はじめに

　現在，精神医学を身体医学として考えるという傾向が急速に進み，そこでは「純粋な心理療法」は非科学的で単純すぎて，「単なるおしゃべり」に過ぎないといった軽蔑のまなざしを向けられるようになっている。なかでも，子どもの，とりわけ低年齢の子どもの心理療法は，もっとも非科学的で，もっとも単純なものと見られる傾向がある。多くの人にとっては，「ただ遊んでいるだけ」でしかないのだ。
　本書においてわれわれは，「ただ遊んでいるだけ」どころか，子どもの心理療法は，それがすぐれたものである場合には，もっとも複雑で，微妙で，洗練されており，かつ，心理療法のモダリティとして非常に大きな力を備えていることを示したつもりである。子どもの心理療法がすぐれたものであるためには，子どもがどのように考え，相互関係を持ち，コミュニケートし，そして変化していくのかを，子どもに関わる専門家が理解――残念ながら，子どもの心理療法に関する書籍や論文ではこういった理解についてほとんど触れられていない――していなければならない。さらに不幸なことに，精神医学，心理学，そしてソーシャルワークは，それぞれ独自の学術雑誌や研究誌のシステムを備えており，その結果，われわれ臨床家の実践にとって大いに役立つはずのすばらしい科学的研究の成果が臨床家の手元に届くことはまずない。そこで本書においては，認知研究，発達心理言語学，およびトラウマ学（traumatology）の優れた研究成果と，合理的な心理療法実践との統合に努めたつもりである。
　もちろん例外が存在することは言うまでもないが，幼児期や思春期の子どもに対する心理学的，精神医学的治療のなかで強い影響力を持っているものの多くは，理論と実践とがいわば平行線をなす存在であり，決して交わることのないものであるかのごとく扱う傾向がある。非常に気がかりな点は――かつ，おそらくはこの点がそういう状態を生じている原因なのだろうが――こうした影響力のあるテキストの多くに，人間としての子どもの姿がまったく見えないということである。たとえば，960ページにも及ぶ，権威あるラターとハーソフ（Rutter & Hersov, 1985）の『子どもと思春期の精神医学テキスト』（*Child*

and Adolescent Psychiatry）には，ケース・ヒストリーが――心理療法に関する章があるにもかかわらず――一切収録されていない。こういった傾向に対して，われわれは真っ向から対立しようとした。というのは，われわれの理論的‐臨床的アプローチに備わった性格が現在のこういった傾向と相容れないためである。そのため，本書全体を通して数多くの臨床例を紹介した。本書を読み終えた段階で，現実の子どもたちが信じられぬほどの複雑さと柔軟性を備えた存在であり，ときとして非常に恐ろしい体験が彼らを襲うのだということを，そして，彼らが少しでも良い状態を回復できるよう援助するための有効な方法があるのだということを読者の方がたに感じていただきたいというのがわれわれの望みである。これは言うまでもないことであるが，子どもの心理療法に関わる事柄をすべて本書でカバーすることなど不可能である。それどころか，虐待を受けトラウマをかかえた子どもの心理療法に関することでさえ，全体を網羅することはできていない。しかし，複雑極まりない，かつ得るところ多大なるこうした実践への扉を開けることができたなら，読者の方がたは必ずやこの領域の実践に向かって進んで行かれるものと信じている。

　本書では多くの技術的な問題や課題を扱ってはいるが，それでもなお，本書が臨床実践から生まれた本であることは間違いない。何百人という子どもたちやその家族，あるいは臨床に費やされた何千という時間が，私たちの視点を形作り，修正し，あるいは変化させてくれた。この本の執筆が書斎のデスクでなされたことは事実であるものの，本書は決してデスクの産物ではない。

だれに読んでいただきたいか

　本書は子どもの心理臨床に携わる実践家やその領域を学ぶ学生を第一の対象としている。しかし，それ以外の精神保健の専門家にとっても大いに有益なものであると信じている。幼少期や思春期の子どもを専門とする精神科医，心理学者，臨床ソーシャルワーカーといった人たちは，本書に掲載された臨床例に，自らのクライエントの姿や彼らを援助するための挑戦的な努力を見るのではないかと思うし，それは，教育心理学者やカウンセラー，教師，家庭医や小児科医といった専門家も同様ではないだろうか。とりわけ，虐待を受けたりトラウマ体験をかかえた子どもと関わったりする機会のある臨床家にとっては，

本書は非常に興味深い内容となっているはずである。しかし，われわれとしては，本書が子どもの心理療法のマニュアル以上のものとして見られることを望んでいる。また，心理学や精神医学に対して「現代的生物学的アプローチ」という立場をとっておられる臨床家や研究者が，従来大切に抱いてきた信念への疑念をもち，その疑念に基づいた多数の挑戦的な実践――経験はわれわれにそういった作業を求めているのだ――を見出してくれればと願う。

　われわれは本書の各章の多くの部分をさまざまな子どもの親に読んでいただいたが，かなりの人がこの内容を理解してくれた。だから，専門家である読者にとっては容易に理解していただける内容だと確信している。子どもたちに――さらには人間というものの心に――関心のおありの方にとって，本書が興味深いものであることを望んでいる。

　最後に，読者への――とりわけ学生諸氏への――言葉を記したい。本書では新たな視点を数多く提示しているが，われわれがこうした視点を身につけることができたのは，われわれにある態度が備わっていたからだと思う。その態度とは，専門家としての養成課程において，われわれは必ずしも真実を教えられてきたとは限らないという事実を受け入れるという態度である。臨床現場で出会った子どもたちが，これまで繰り返されてきた心理テストが彼らにはこういった課題はできないとしているまさにその課題をわれわれの目前でやってのけた場合，われわれは心理テストを疑問視したのであって，子どもを疑うことは決してしなかった。あるいは，他の臨床家が障害や機能不全としかみなさない事柄に意味を見出せたとき，われわれが疑問視したのは同僚の臨床家のほうであって，子どもではなかった。今日では，批判的思考というものを教えられることはまずない。「逸話」といったような言葉は，今日の「ひとりよがりの科学性」を求める態度にとっては忌み嫌われる対象でしかない。何という損失だろうか。オフィスのドアを開けて入ってくる「生きた逸話」以上の教師などほとんどいないのに。あなたは日々出会うものへの興味を失っていないだろうか？　「どうして？」という問いかけをやめてしまってはいないだろうか？　おそらく，本書に記したことのなかには，あなたが同意できない部分もあろう。そのようなときにも，ただ不同意であるということだけで終わらせてほしくない。どうして同意できないかを考えていただきたいし，そのうえで，ご自身の考えを発展させていただきたい。真の議論においては勝ち負けなど存在し

ないのだ。今は亡き哲学者ウォルター・カウフマン（Walter Kaufman）は，トゥキュディデスとニーチェを好んで引用した。「真実を探し求めるものの大半は苦労に背を向け，自分たちの手の届く範囲のものしか見ようとしない」「確信や誠実さは，決して真実の証明とはならない」と。科学の罠や権威主義的な断言と，シンプルな「良き」思惟とを混同してはならない。

　第1章で，現代精神医学の子どもの見方について，われわれが間違っていると考えている事柄を，かなりのエネルギーを費やして詳細に述べた。というのは，われわれの見方は，ほとんど相互に矛盾をきたすと考えられているような理論や実践が何の問題もなくまとまりを持つことを可能にするような，ある意味「奇妙」なものであるからだ。子どもに対する誤った見方だとわれわれが感じているものに注意を向けなかったとしたら，理論や臨床的実践に対してわれわれが成し得たはずの貢献も，すでにあふれんばかりの荷物を積んだ車の荷台にもう一つ新たな概念の荷物を積み込むに過ぎないものとなるだろう。優れた思考であるためには，常に概念を大掃除し続ける必要がある。

内容の概観

　第1章では，子どもの心理療法における優れた問題解決のための技術の発展を妨げる要因となっている2つの主要な障害物について批判的検討を行った。一つには，子どもの心理療法という領域が，クライエントである子どもに自覚的意識と自己観察を求めることに対してほぼ無批判的とも言える状況でそれを容認していることであり，今一つは，子どもの発達を前進的なスキーマの自己完結的な連続としてとらえる——しかもその発達は世界との対話的な相互作用というコンテクストにおいて生じるのではなく，対象と経験という孤立した分類において起こるとされる——ピアジェ派の観点である。こうした態度や観点は，成人モデルに基づいた歪んだ子ども観——現実の子どもの驚嘆すべき複雑性とまったく相容れないもの——を生むことになる。精神分析的な観点から導かれた「観察する自我」という考え方は，認知的な変化や情緒的な変化のペースを蝸牛の歩み程度にまで引き下げることになる。ピアジェ派の心理学では，その理論が提示するヒエラルキー的な発達段階に一致しない発達の状況や認知様式が「病理」とみなされてしまい，非常に力強い心理療法的な介入への道を

開くような子どもの現実の認知様式が認識されないままとなるのだ。

　さらにこの章では，トラウマティックな経験の持つ感情や認知への影響に関する不必要かつ過剰な悲観主義的な評価――たとえばピアジェ派の観点のような――を検討する。さらに，それと対比させる形で，きわめて幼い，発達のほんの初期段階にある子どもにも，非常に豊かで可塑性に富む側面が備わっていることを示唆する発達心理言語学の知見を提示する。こうした作業によって，従来「障害物」であると考えられてきたものを「機会」へと転換しうるようなアセスメントや治療戦略（treatment strategy）のあり方を臨床家が発展させる際の助力となりうるようなポスト‐ピアジェ派的な観点の基礎が得られるのではないかと思う。

　第2章では，子どもの発達には前論理期というかなりの長きにわたる期間が存在するという非常に一般的な見方に対して，「前論理的」どころか実は子どもたちが論理に縛られているのだとの見方を提示し，今日の研究や実践に深く浸透している思考の論理性と合理性の混同を明らかにする。この「論理の拘束」は，子どもの頃の思考の多くを特徴づける，論理に基づいた経験の誤解の結果として生じているのだ（ところで，人間のなす経験から苦痛をもたらす可能性のあるものがたとえすべて取り除かれたとしても，この「論理の拘束」のおかげで，子どものセラピストが暇になることはまずなかろう）。こうした理解を得ることで，フロイト派の子どもの「ファンタジー」は，従来考えられてきているよりもずっと複雑で洗練されたものであること，つまり，現実の構造に関する作業仮説であることがわかってくる。そして本章の最後の部分で，子どもの相互作用スタイルについて見ていくが，それが言語（language）とスピーチ（speech）の違いに関する理解と相まって，第7章でのプレイの意味論へと展開していくことになる。

　第3章では，発達‐コンテクスト的アプローチを提示する。このアプローチによれば，「障害」や「機能不全」とみなされる子どもの行動に対して，恣意的な――かつ間違ったものであることが多い――意味を付与することが難しくなる。ここでは，DSMのような診断分類が，論理性や一貫性があって，信頼でき，かつ「妥当」でありながらも，必ずしも真実としての価値を備えているとは限らないということを，臨床例を用いながら示していく。そのうえで，今日の研究文献や実践に広く見られる評価や治療に対する抽象‐分類的アプロー

チに特徴的な認知様式を分析し，それをわれわれの発達‐コンテクスト的アプローチと対比させる。そうすることで**診断**と**理解**の違いが明らかとなり，診断にではなく理解に基づいた子どもの心理療法を発展させることが可能となろう。さらに，子どもの道徳的判断における認知的側面に関するキャロル・ギリガン（Carol Gilligan）の研究を参考に，男性様式の思考と女性様式のそれとの対比を試みる。子どもの認知‐行動様式を理解するうえで，両者の違いの持つ意味は計り知れない。さらに，行動の症候学の意味を理解し，治療的な解決を見出すために臨床家が認識しておかねばならないコンテクストの3つの次元について概観する。そして，本章の終わりの部分では，子どものクライエントの叙述‐コンテクスト的スタイルと心理療法のプロセスに対するその意味について見ていく。

　第4章では，トラウマ学という比較的新しい領域における最近の知見のいくつかを概観する。これらトラウマ学の知見は，子どもおよび成人の心理療法の実践を非常に豊かなものとしてくれる可能性がある。まず行動状態に表れた意識について検討し，その後，正常な解離と病的な解離，そして回避不能なショックのモデルを概観する。そのうえで，回避不能なショックの形態の一つとして家族におけるトラウマ（たとえ意図的なものでないとしても）のモデルを提示する。というのは，乳児や子どもにとっては，「現実世界」での回避などありえないからである。家族と里親養育の間で，あるいは家族と子ども保護のためのサービスとの間で「つかまって」しまい身動きのとれない状態に陥っている虐待を受けた子どもやトラウマをかかえた子どもの経験を例にあげ，回避不能なショックが及ぼしうる影響について見ていく。解離と解離技術に関する項では，トラウマ学の最近の知見をもとに，子どものセラピーにおける解離技術の適用を，ケースを通して提示する。また，ここでは行動記憶とそのセラピーへの適用に関して概観し，さらには家族の秘密保持が解離を生じるうえで非常に重大な影響を与えるという点に関しても見ていく。

　成育歴の聴取のあり方については，これまでに数多く出版されている子どものセラピーに関する書籍でも論じられているが，その多くは概説的なものである。本書の第5章では，成育歴の聴取に関してかなり詳細に論じた。読者にこのプロセスを具体的にたどってもらいながら，さまざまなポイントで立ち止まり，成育歴の持つ相互作用的な性格やその内容の重要性を臨床例を通して理解

していただけるよう心がけた。まさに初回の面接から，あるいは電話によるコンタクトからすでにセラピーのプロセスは始まっているということを強調したあと，誰と会うか，それはどうしてか，初回の面接のセッティングはどのようにするかなどを論じ，さらに，成育歴のさまざまな要素とその聴取のプロセスについて見ていく。また，子どもの心理療法と並行して行う親との治療的なプロセスの利点について概観し，検討する。親との並行面接の重要度は，彼ら自身が子どもの頃に傷つけられたという体験をしている場合にはさらに高まる。というのは，このプロセスが子どものセラピーに密接に関わってくるからである。セッションをどのように構造化するのかについてのわれわれの観点を述べたあと，本章の締めくくりとして，親が子どもの論理を理解し，あるいはそれを活用できるようにするための工夫や，親としての適切な権威を取り戻すための技術，親と子のコミュニケーションを有意義で生産的なものにするための技法などを概観する。

　第6章では，**治療空間**に関するわれわれの概念の提示を行う。ここでは，子どもとセラピストが出会う物理的，時間的，対人的空間を，臨床家が構造化し活用することを可能にするものとして治療空間という概念をとらえている。本章の最初の部分では，子どもが空間をどのように経験しているのか――年齢にもよるが，現代のセラピストはこの点について気づきさえしていないこともある――を見ていく。空間とその内容，あるいはその相互作用的な性格に対する子どもの敏感さのゆえ，セラピストは，構造やルール，あるいは境界を工夫することで治療空間の性質を定めることが可能となる。ここでは，治療空間の性質を定義するうえで重要な多くの「作業的ルール」(operational rules) について述べ，さらに臨床例によってその根拠を示す。また，この空間におけるセラピストの「主権」にたびたび挑戦してくるという子どもの行為が，治療空間にとっては潜在的な脅威となりうるということを述べる。相互作用的なこの空間に対してセラピストが「主権」を維持することはいかなる場合でも重要であるが，トラウマ反応を修正したり，回避不能なショック体験のインパクトを調整しようとして子どもが解離技術を利用している場合にはそれを修正するためにこの治療空間が果たす役割は大きく，したがってセラピストの「主権」維持の重要性はさらに明白となる。

　第7章では，子どもの治療適性を評価するための技術に眼を向けた。ここで

言う治療適性とは，治療空間を創造的に活用できる子どもの能力，つまり，治療空間にコミュニケーションや変化の可能性を操作的に認識できる能力のことを指す。これまでの各章で得られた理解――子どもの認知様式および相互作用様式が往々にして無意識的で，非言語的で，非叙述的表現という性格を備えているとの理解――に基づいて，本章では，「意味対象を持つプレイ」（semic play）と「"遊び"としてのプレイ」（ludic play）とを区別し，その違いを診断的，治療的に活用するという観点からプレイの意味論の展開を試みる。「単なる遊び」という性質の「"遊び"としてのプレイ」と，「意味対象を持つプレイ」に潜在する非常に強力なコミュニケーションとしての内容とを区別することで，治療適性に関する作業的なアセスメントを行うことが可能となる。また，その結果，「混乱」し「精神病的」であると考えられるような行動に意味と構造を見出すことが可能となり，非常に早い段階――場合によっては初回の面接から――で論理的な拘束あるいは病理的な混乱の解決の方向に子どもを進ませていくことが可能となるのである。

　第8章および第9章では，トラウマとその影響に対する認識を妨げている個人的要因と社会的要因とを概観したあと，心に深い傷を負った子どもが実際の臨床の場面ではどういった状態を示すのかを紹介する。心理療法に対して分類主義的なアプローチを用いることは――特に心に深い傷をかかえた子どもを対象とする場合には――われわれの発達‐コンテクスト的観点からすればまったく意味をなさないことになる。こうした観点の違いのために，この2つの章に登場する「小見出し」のいくつかには矛盾があるような印象をもたれるかもしれない。小見出しのなかには経験に重きをおいたものがあったり（たとえば，「虐待」「喪失」「見捨てられ」などのように），かと思えば子どもに対する公式の分類的なレッテル（たとえば，「学習障害」「注意欠陥障害」あるいは「器質性」といった）があったり，といった具合である。たしかにこれはある意味で矛盾なのだが，これらの状態の一つひとつが，発達‐コンテクスト的アプローチの臨床的な側面を示すうえで，非常に有用な機会を提供してくれるのである。

　第10章では，子どもの心理療法の様式についての批判的検討を行った。就学前の幼児に対する伝統的な子どもの精神分析を，論文の原文にしたがって分析していくという作業によって，抽象‐分類的アプローチと発達‐コンテクス

ト的アプローチとがいかに異なったものでありうるかを示した。まるで医学における臨床病理学関係の学会での事例検討のように，この作業を通して――発達‐コンテクスト的観点から――普段気づかないで通り過ぎていたものに気づき，あるいは標準的な治療で何が間違っているかを知ることができる。

　第11章では，前章と対比する形で6歳の子どもの初回面接の詳細な記録を逐語的に提示した。本章で扱っている理論的問題や臨床的問題の多くが，この初回の面接の過程に現れていることがわかる。このことは，発達‐コンテクスト的アプローチの治療的潜在力を示唆していると言えよう。

われわれの臨床的なスタイルについて

　本書で示したアプローチやテクニックを発展させるために，私たち2人はともにおよそ30,000時間をクライエントとの面接にあてた。心理療法を成功裏に進めていくためには，多様性を持ったアプローチが必要であることは事実であるが，私たちの経験では，セラピスト側のアプローチの一貫性が治療プロセスを大幅に進展させるようである。非常に稀な例外を除いて，私たち2人は常にチームとして動いた。デボラ・マッキンタイアが子どもと関わり，デニス・ドノヴァンが親などの大人（たち）と会った。評価のための初回セッションでは，まず子どもと親（あるいは子どもの養育に責任のある大人）とを一緒に面接したうえで，今度はそれぞれが自分だけの時間や空間をもてるように親子別個の面接を持ち，最後にもう一度全員で会うという形でセッションを進めた。通常のセッションでは，はじめと終わりの一緒に過ごす時間は評価のためのセッションに比べてかなり短いものではあったが，評価面接以降の通常セッションでも基本的にこのパターンを維持した。この方法によって，子どもとの関係と親との関係を，それぞれ独立しつつ，かつ密接に関連したものとして並行して発展させていくことが可能であったように思う。仕事などの理由のために，両親がともに積極的にセッションに参加できるといった事態は非常に稀であった。両親がともに参加できる場合には，親とのセッションを両親同席で行うこともあればそれぞれ別個に行うこともあるといった具合に，柔軟に対応した。また，ときには家族の別のメンバーに参加してもらうこともあったが，基本的には親と子どもでセッションを進めていく形を基本とした。こうした方法

をとることで，ファミリー・セラピーの技法を最大限に活用しつつ，一方では，トラウマからの回復にとって必要になることが多い高度のプライバシー性を保障するという，非常に柔軟なスタイルが可能となったのである。

目　次

日本語版への序文　i
序文　v
はじめに　xi

第1章　子どもの理解という単純な作業を妨げる複雑な障害物　1

子どもの頃の認知に成人モデルを適用することへのこだわり　1
虐待を経験した子ども，トラウマを受けた子ども，「学習障害」と診断された子ども，そして精神的な問題をかかえた子どもの機能不全の分類　8
発達心理言語学から学べること　16
ピアジェ派後の視点　24
伝統的な障害物を治療的な機会へと転換する　30

第2章　子どもはどう考え，どうコミュニケートし，どのように相互関係を持ち，そしてどう変化していくか　33

言語，論理，そして子どもの精神病理　33
ファンタジーと信念　41
子どもの相互作用のスタイル　46

第3章　発達とコンテクストを重視した子どもの心理療法　51

分類的アプローチと発達‐コンテクスト的アプローチの違い　52
病的な同一視　66
診断 対 理解　68
思考の「男性様式」と「女性様式」　73

子どものクライエントにおける叙述的‐コンテクスト的様式　76

第4章　子どもの解離
　　　　──正常なもの，病的なもの，そして治療的なもの　83
　意識を表す行動状態　83
　正常な解離と病的な解離　88
　避けることのできないショックのモデル　92
　解離と解離技術　97
　行動記憶　106
　家族の秘密　111

第5章　成育歴の聴取，論理という道具，親の問題　113
　　治療的な評価を構造化する　114
　　初回セッション：データの収集と介入　120
　　子どもの論理と親の構造　141
　　3つの有効なテクニック　148

第6章　治療空間　166
　　構造，ルール，および境界　169
　　トラウマ反応の修正における治療空間の役割　209

第7章　治療適性の評価　215
　　プレイとプレイイング　216
　　意味対象を持つプレイの多様性　229
　　これまでの治療歴を活用した治療適性のアセスメント　235

第8章　傷つき「心破れた」子どもたち　239
　　トラウマの特性　240
　　身体的虐待と性的虐待　246
　　「学習障害」と「注意欠陥障害」　256
　　身体的な障害のある子どもの心理療法　288

第9章　子どもの人生における喪失　296
　　養子，里親養育，「孤児」　297
　　サバイバーとしての子ども　322

第10章　子どもの心理療法のスタイルに関する
　　　　　 批判的検討　352
　　ケース　352
　　治療　355
　　ディスカッション　386

第11章　心理療法における初回面接　389
　　成育歴と主訴　390
　　心理療法の評価への導入　391
　　プレイルームで　394
　　ディスカッション　432

　文献　435
　訳者あとがき　445
　人名索引　449
　事項索引　450

第1章
子どもの理解という単純な作業を妨げる複雑な障害物

> 広く信じられていることのいかに多くが実は間違っているのだという事実は，研究という作業に大いなる刺激を与えるものである。
> ——ウォルター・カウフマン

子どもの頃の認知に成人モデルを適用することへのこだわり

　適切な問題解決をもたらすような心理療法の技術の概念的基礎を発展させていくうえで障害となる要因が，主に2つある。まず最初の障害が，これは子どもに関してだけではなく成人についても言えることだろうが，精神分析的な教条——子どもの経験や認知の客観的な事実を基礎とせず，精神分析の構造を重視した教条——にもとづいた子どもの理解である。こうした誤解は，子どもの認知や行動を成人のモデルによって理解しようとする，かなり広範に浸透している一種のこだわりのゆえに生じたものである。そして，2つめの障害が，認知発達についての心理学や精神医学の理解にかなり普遍的な影響を与えているピアジェ派の観点である。

フロイトの「子ども」

　臨床的にもっとも善なる存在としての意識という概念はフロイトの頃にまでさかのぼり，彼の著名な言葉，「イドありしところに自我たらしめよ」（Freud,

1923）に見事に集約されている。この「観察する自我」という概念は，子どもの心理療法に関する現代的な理解においても色濃く見られ（Shapiro, 1989 ; Sholevar et al., 1989），子どもそのものへの指向性の高い研究者においてすら，その傾向を示している。たとえばコッポリロ（Coppolilo, 1987）は「治療の目的は自己の意識である」（p.284）と述べている。

> セラピーがうまくいくためには，そのプロセスに子どもが積極的に参加しなければならない。この参加とは，子どもが自分の内的世界を表現するということを意味するだけではなく，セラピストが到達する結論を作り上げる手助けを子どもがすることをも意味している。子どもの参加なしには，あるいは少なくとも子どもの意識なしには，セラピストは子どもにとっての結論に到達できないのだということを，言葉で，そして，やがては態度や行為で，セラピストは子どもに伝えなくてはならない（p.135）。

このような見方は，子どもの精神医学の教科書にも見ることができる。ここではそうした例を，それぞれ異なった国で編纂された2冊を取り上げてみてみよう。まず最初の例は，『子どもの精神科の基礎的ハンドブック』（*The Basic Handbook of Child Psychiatry* ; Carek, 1979）の記述である。

> （セラピーの）究極の目的は，子どもがその経験においてより自由になること，自分自身と他者についてより深い意識を獲得すること，そして，情緒を表すための合理的な方法を見いだすことである。（中略）（セラピーの）こうした目標の達成は，それ自体が最終的な目的となり得る場合もあるが，普通，これらの目標達成に向けたプロセスが相まって，より大きな意識へと至るものである。（中略）自己に対する意識の拡大と対人関係の様式は，心理的な変化にともなって生じるだけではなく，ときにはその変化を主導する場合もある（p.36）。

カレック（Carek）は「心理療法で起こることは，実際のところ，決してスペクタクル的なものではない」と述べている。しかしながら，子どもたちが心理療法に訪れる理由となる行動の多くが，スペクタクル的な問題をはらんだも

のであることを考えるなら，スペクタクル的な変化というのは，決して非合理的なゴールとは言い難いのではないだろうか。

　心理療法における変化というのが実際にこのように小さなものだという考えは，精神医学の教科書においては決してめずらしいものではない。たとえば，「心理療法は"治癒"ではなく援助を目指すものであり，（心理療法で）どれほどの変化が期待できるのかという問いには，いまだ結論が出ていない」（Wilson & Hersov, 1985, p. 835）といった記述もある。ウィルソン（Wilson）とハーソフ（Hersov）はまた，心理療法が有効に行われるための前提条件として「観察する自我」をとらえる。彼らは，「（心理療法が有効であるためには）児童期や思春期の子どもたちは，以下に述べる能力のすべて，あるいは少なくともその一部を備えていなければならない」と述べている。彼らの言う能力とは以下のものである。

1. 他者との関係形成とその維持を可能にするだけの基本的信頼感と能力
2. ファンタジーと現実とをはっきりと区別できる能力と，ある人の感情を別に人へと置き換えて見ることができる能力
3. 心理療法を受けることによって喚起される不安やその他の強い情緒にコントロールを失うことなく耐える能力
4. 思考と感情を認識し言語化する能力
5. 自己観察の能力と，行為，思考，感情の関係を内省する能力

　われわれが関わりを持つ子どもたちが非常に幼い年齢のものを含むことを考えるなら，ここに述べられた必要条件は，果たして妥当なものであると言えるだろうか？　おそらく言えないだろう。ここにあげられた必要条件は，いずれも厳しすぎるものである。上述の項目の1に示された前提となるべき能力を欠いているという事実そのものが，子どもたちを心理療法へと導く，まさにその理由となるものなのだ。

　しかしながらより気がかりなのは，ここに述べられた「諸能力」は，子どもたちがどのように考え，相互に関係を持ち，コミュニケートし，あるいは変化していくのかということとは必ずしも一致していないということである。とりわけ，幼い子どもの場合や，あるいは知的な障害を持つ子どもの場合にはなお

さらだと言えよう。年齢や知的機能の水準は，必ずしも心理療法を効果的に実施する際の障壁とはならない。

さらに，上記の1，2，3は心理療法の合理的なゴールであって，決して子どもを心理療法から排除する前提条件ではない。また，4と5の項目に述べられていることは，セラピーが成り立つための前提条件として非現実的なものであるばかりか，子どもの心理療法のほとんどすべてにおいて，誤った目標を設定することになりかねない。

子どもたちが，心理療法のプロセスについて，大人が持っているような先入観や誤解を抱いていることはまずない。心理療法に連れてこられる平均的な子どもは，セラピーは高価なものだとか，時間がかかって恥ずかしい思いをするものだとか，セラピーとは苦行であって決して楽しめるようなものではないといった考えを抱いてセラピストのオフィスにやってくるわけではない。あるいは，セラピストとの1回目の面接で行動や感情に急激な変化など起こるはずもない，といった先入観を持っているわけでもない。子どもたちが潜在的に持っているすばらしい可塑性を，どうして卑屈なまでに過剰に自意識的な大人の徒歩主義（pedestrianism）によって破壊してしまうのだろうか？

ピアジェ派の「子ども」：孤独な学び手

子どもの心理療法においては，その発達段階を考慮に入れたモデルが適切であり，かつ有効であるということは，一般に見解の一致を見ているところである（McDermott & Char, 1984）。

子ども，彼らの能力，そして機能不全の状態をどのように見るかという点に関して，子どもの認知発達に関するピアジェ（Piaget）のモデルは，伝統的に非常に重要な影響を与えてきている。ここで，子どもの能力というものに関するわれわれの理解がどのように形作られてきたかついて，簡単に整理しておこう。子どもの認知発達に関するピアジェのモデルは，連続的でヒエラルキーをもったものである。つまり，このモデルは乳児や子どもたちが世界に対する行為という形で通過していく段階を，ある一定の連続性をなすものとして提示しているのである。ピアジェ（1972）にとっては，「言語の前に知性がある。しかし，言語の前に思考はない」のだ。知性とは「新たなる問題の解決であり，

今すぐには手に入れることのできないある種のゴールを達成するための手段の統合なのである」(p. 11)。そして思考とは，ピアジェがより後期の発達の産物であると考えた象徴的表象が媒介するものなのだ。

　感覚によって媒介される早期の反射的な反応の段階に続いて，乳児は感覚運動という「スキーマ」を構成し，自分を取り巻く世界を「感覚運動」によって理解するようになる。この段階では，「後になって現れる言語の下位構造を構成するために必要となる純粋な行為が長期にわたって継続する」(p. 13)ことになる。この「長期」にわたる感覚運動による認識の時期は，およそ生後18か月まで続く。

　生後1年半から2年が経過するまで，ピアジェの子どもたちは，「何かあるものを別のものに置き換える能力」(p. 16)，つまり象徴的な思考や象徴的表現を獲得することはできない。この年齢に達した子どもは「物や身振りによって何かを表すこと」ができるようになり，「それ以前の子どもにとって，遊びは運動を練習するための遊びという意味しか持たない」(p. 16)。ピアジェはこの段階を「前操作期表象」の一つだと見ている（この概念はわれわれにとってきわめて重要な意味を持つものである。というのは，後述するように，「前操作的」という見方が，この発達段階にある子どものコミュニケーションの能力を大きく制限してしまうものであり，あるいは，子どものコミュニケーション能力に対するわれわれの認識や反応を著しく妨げうるからである）。

　長期におよぶ「具体的操作」の時期を経て，子どもは12～15歳になってようやく「論理的」操作が可能となる。つまり，「言葉によって表される命題的な文章にもとづいて理由づけをしたり，仮説演繹的な様式で命題を操作したり，あるいは，蓋然性を理解するようになるのである」(p. 20)（この考えは重要な意味を持つ。というのは，「仮説演繹的な様式で命題を操作」していいというピアジェの許可を得るために，子どもたちが12歳まで待つ必要はないからである。定理に基づいて考えるということと，誰かが定理にしたがって考えているのだということに気づくということは，決して同じではない。また，前者のために後者が必要だということもない。仮説演繹的な思考が，大人の言うところの現実的で合理的な結論に至っていないという事実が存在するからといって，仮説をたて，多くの場合は間違ったものではあるがそれなりの論理的な帰納に至るというプロセスが子どもの心に生じているという事実を否定する

ものではない）。

　ピアジェの考える子どもの認知的成長は，同化と調整という，思考における2つの機能的定数に依拠したものである。同化とは，新たな経験をこれまでのスキーマに統合していくことであり，調整とは経験にあわせてスキーマと構造を変化させることである。こうした考えに反論する素材が多く存在するにもかかわらず，残念ながら，臨床的な技法はいまだにこうした発達段階に結びついた能力という深遠なる誤解にしがみついている。

　ピアジェのモデルは，子どもの発達が世界との濃密な対話的相互性というコンテクストのなかで生じるのだということを認識できていない。

　　人間の新生児は，受動的で中性的な「聞き手」として振る舞うようなことは決してない。彼らは，他の女性の声よりも自分の母親の声を好み，男性の声よりも女性の声を好み，また，男性の声よりも子宮内の鼓動の音を好むが，他の男性に比べて自分の父親の声を好むといったことはない（Brazelton, 1978；DeCasper & Fifer, 1980；DeCasper & Prescott, 1984；Fifer, 1980；Panneton & DeCasper, 1984；Wolff, 1963）。(DeCasper & Spence, 1986, p. 133)

　この，ドゥキャスパー（DeCasper）とスペンス（Spence）によって指摘された現象は，単なる反射行動といったたぐいのものではない。厳密な実験手続きによって，驚嘆すべき事実が発見されている，その事実とは，（音楽家で指揮者でもあるボリス）ブロットの経験（チェリストであった彼の母親が彼を妊娠中に演奏した曲を，彼は一度も聞いたことがないにもかかわらず知っていたという経験）が，単にものめずらしい逸話ではないのだということである。実際のところ，「生後3日にも満たない新生児が，自分の母親の声を識別できるだけではなく，他の女性にではなく母親に声を出させようとさえするのである」。彼らは「明らかに，赤ん坊は母親の声に近づくよう学習しているのだ」と結論づけている（DeCasper & Filer, 1980, p. 1175）。新生児が人間の声を好むことを示した研究は他にも多く見られる（Butterfield & Siperstein, 1972）。新生児のこうした好みは，出産前の経験に基づいたものであると考えられる。というのは，「出

産直後の新生児にある特定の声を聞かせても，彼らの声に対する好みを変えることができない」からである。声に対する好みのヒエラルキー構造，つまり，父親の声とその他の男性の声では好みの違いがなく，父親の声よりも女性の声を好み，女性一般の声よりも母親の声を好むという構造が存在するのだ。子宮内で録音をしてみると，胎児がさらされている音の周波数は 125～1,000 Hz の範囲であることが分かるが，この周波数は母親の声のそれと一致する（DeCasper & Prescott, 1984）。また，ごく最近の研究では，新生児がはっきりとした声よりもくぐもったような声のほうを一貫して好むことが示されているが，このくぐもった声というのは，おそらく，子宮内で胎児が聞く母親の声なのであろう（Spence & DeCasper, 印刷中）。こうした実験結果からドゥキャスパーたちは，「子宮内での胎児の聴覚的な経験が，出生後の人の行動に影響を与えており」（DeCasper & Sigafoos, 1983），「新生児は出産前の聴覚的な環境について何らかの記憶がある」（DeCasper & Prescott, 1984）と結論している。(Donovan, 1989)

　このように，ドゥキャスパーらの一連のすばらしい研究は，新生児が相互性の能力を携えてこの世に現れるのだということを明確に示しており，この出産以前から存在している相互性こそが，ピアジェの発達の観点からは抜け落ちてしまっているのだ。出産直後の新生児に相互性の能力が備わっていることは，厳しすぎるほど厳密な一連の研究によって明らかにされてきている（Meltzoff, 1988；Meltzoff & Moore, 1977；乳児が人やその他の対象物をどのようにさまざまな形態で認知し働きかけるかについては，ウルフ［Wolff］の 1987 年の文献を参照されたい）。しかしながら，ピアジェにとって認知的発達とは，まるでスイス・カーペットのように，寒々とした感情的，認知的孤立という環境のなかで連続的かつ系統的に展開していくものなのである。

虐待を経験した子ども，トラウマを受けた子ども，「学習障害」と診断された子ども，そして精神的な問題をかかえた子どもの機能不全の分類

「分類」という伝統

　子どもたちについての誤った見方に由来する「余分な荷物」に光を当てることができれば，傷ついた子どもたちのことを理解し，彼らの経験からわれわれが学ぶという作業が少しは容易になるはずである。そのためには，まず，従来どのようなことが重要であると考えられてきたかを詳細に見ておく必要がある。その一つが，子どもの能力を分類的にとらえるという不必要で悲観的な観点である。こうした観点は，虐待が子どもの思考に与える影響を，ピアジェ派のレンズを通してみるといった最近のレヴューへとつながることになる(Fish- Murray, Koby & van der Kolk, 1987)。これらの論文で紹介されている子どもたちを，フィッシュ=マレイ（Fish-Murray）らは「学習障害」，あるいは精神病的と記述しており，必ずしも虐待を受けてきた子どもであると認識しているわけではないが，彼らの認知的状態や能力に関して，ある一定の分類的な主張がなされている。以下の文章は，ヴァン・デア・コルク（van der Kolk, 1987）の「子どもの思考に与える虐待の影響」と題された章からの引用である。ここに登場する子どもが，「能力がない」と分類的に記述されている点に注意していただきたい。

　　ニューヨーク市立大学のヴォヤ（Voyat）とその仲間の研究グループ(Oram, 1978；Shackelford, 1977；Sloate & Voyat, 1983；Voyat, 1979)は，精神病的な子どもの認知的構造は，正常な子どものそれとは質的に異なっていることを見いだした。精神病的な子どもは，標準的な年齢で保存が**できず**，また，逆転の操作を行うことも**できない**のである。そのため，彼らは他者の意図を適切に評価することができない。また，物を操作することはできても，自分が何をしたのかを**説明できない**のである。さらに，

精神病的な子どもたちは，遊び的な要素を持ったイマジネーションに欠け，実験者と相互関係を持つ能力もなかった（p. 94）。

ピアジェおよびジュネーヴのグループとの共同研究でインヘルダー（Inhelder, 1976）は，精神病的な子どものなかで高年齢のものは**前操作的な段階にとどまっており，偶然という概念を理解できない**ことを見いだした。また，彼らは，**論理的な分類**よりも，**論理的な関係性**を理解するのが困難であった。さらに，彼らの**言語的な技術は貧困**で，**象徴的な機能や記号論的な機能に障害**が認められた（p. 94）。

もう一人のジュネーヴグループの研究者であるシュミット=キチキス（Schimid-Kitsikis, 1976）は，精神病的な子どもにおける同化と調整の機能について見ている。（子どもたちは）目の前に提示された事柄を受け入れ，その課題を**理解しているかのように見えたが**，彼らは**結果を予測することができず**，また課題を解決することもできなかった。（中略）彼らは与えられた指示を言葉で**繰り返すことはできたが**，主に視覚的な手掛かりを処理できないために課題を**達成できなかった**のである（p. 94）。

また，ブレスローとコワン（Breslow & Cowan, 1984）は，精神病的な子どもは**予期的なイメージを持てない**ことを見いだしている。（中略）彼らは，精神病の思考障害の中核には**イメージの欠損**があると結論している。

カプランとウォーカー（Caplan & Walker, 1979）の研究では，精神病的な子どもは**論理構造**の獲得にかなりの遅滞があることが示されている（p. 95）。

不全失語症，統合運動障害，そして失読症の子どもたちは，**象徴能力に特定的な問題**を抱えている（p. 95）。

要約すると，これまで見てきた研究の対象となった子どもたちは，ガードナー（Gardner, 1983）の示した領域における発達の遅滞を示したこと

になる。つまり，**問題を解決するために心的なイメージを活用する能力**が特に影響されており，そのために視覚領域の障害が起こっている。また，**言語的能力と社会的技術**もかなり影響を受けているようである。こうした子どもたちは，何らかの変化にでくわした場合，**イメージや論理的思考を用いて意味を創造することによってではなく，感覚運動的行為によって**その変化に対応するのである（p. 95）。

（虐待を受けた子どもの認知的な障害についての）研究は，**言語的能力における発達遅滞**と，人格発達における年齢相応の課題を達成する能力に発達の遅れが存在することを示している（p. 95）。

これまでの記述からも明らかなように，こうした子どもたちの認知の状態は，環境や新たな経験などを取り入れることができない（つまり適応できない）といったものに過ぎないわけである。フィッシュ゠マレイ，コビィとヴァン・デア・コルク（Fish-Murray, Koby & van der Kolk, 1987）が要約しているように，「虐待を受けた子どもについて，今のところもっともはっきりと言えることは，彼らはすべての領域でスキーマや構造に柔軟性を欠いているということである」（p. 101）。そのために，彼らは非常に多くの課題に失敗してしまうのだ。その結果，彼らの能力に関して，できない，欠けている，不可能である，欠落している，思考障害，象徴能力における特定的な障害，などといった分類的な否定的な記述がなされてしまうのである。

ここにいたって，傷ついた子どもに対する2つの相矛盾する態度のバランスを取る必要性——これこそが本書におけるわれわれのアプローチを特徴づけるものである——に直面することになる。この2つの相矛盾する態度とは，妥協の余地のない現実主義と，それと同じくらい妥協をゆるさない治療的な楽観主義である。トラウマティックな経験が精神病と変わらないほど非常に強力な影響をおよぼすものであり，長期に及ぶ——場合によっては永続的な——影響をその有機体に与えうるのだという証拠はますます増えてきている（van der Kolk, 1987）。しかしながら，こうした影響が純粋に構造的なものであって修正不能であるとの判断はどのようにしてつくのだろうか。あるいは，それとは反対に，これらの影響が潜在的には修正可能な認知‐行動様式に関するものだ

ということはないのだろうか。これは決して学術的な疑問ではない。というのは，トラウマによって引き起こされた構造的な生理的変化であっても，心理療法によってその変化を減じたり，場合によってはもとの状態に戻してしまえる可能性が出現するからである。ここで言う変化とは，これまでに述べてきた認知的「能力欠如」よりもずっと「器質的」なものなのである。

これまに述べてきた臨床的な状態像の持つ意味は，認知に関する近年の研究成果から得られた知見によって，あるいは発達心理言語学の知見によって，まったく異なったものとなる可能性がある。ソーシャルワーカーにとっては信じられないかもしれないが，臨床家や研究者たちは，子どもに対するわれわれの視点に機能的な悲観主義——しかも何の根拠も持たない場合も少なくない——を紛れ込ませてきていたのだ。

発達－コンテクスト的観点

これまでに述べてきた例に示されている分類的悲観主義とは対照的に，明らかな機能不全に対する発達－コンテクスト的アプローチは，非常に異なった見方を提供してくれる。この観点によって，臨床家や教育者は，袋小路に陥った分類主義から脱して，より実践的な問題解決へと進むことが可能となる。フロイトやピアジェの観点に代表される認知，感情，行動への分類主義的なアプローチは，トラウマを受けてさまざまな問題を呈する子どもの表面的，現象的なレベルでの問題を能力の欠如と見なすが，発達－コンテクスト的アプローチは，同じ行動を，潜在的には何らかのコミュニケーションをとろうとするものとしてとらえ，また，その個体が自分の人生や生活で経験している必要性に適応——その「適応」が外の世界にいるものにとってはどれほど不適応的なものと見えようとも——しようとする意図の現れだと見るのである。

伝統的なピアジェ派の観点に見られるような，分類主義的な障害，あるいは機能不全といった概念と，発達－コンテクスト的なアプローチにおける見方，つまり同じ行動をコミュニケーションをとる潜在的な力を持ったものととらえる観点との根本的な違いを明らかにするために，ある事例を引用しよう。その事例とは，父親から性的虐待を受けた2歳9か月の非常に聡明な女の子に関するものである。この女の子の行動のコミュニケーション的な内容を理解するた

めに（かつ，彼女の心理的評価を担当した心理士がその意味をいかに理解できなかったかを示すために），彼女が母親のもとから離されてシェルター・ホームに移されて以降の出来事を紹介しよう（シェルター・ホームは比較的短期間の緊急避難的な目的で活用されるものであり，そこでは里親による養育よりも保護に重点がおかれている）。その時点で，彼女はあまり具合が良くなく，何人もの子どもの面倒を見なければならないシェルター・ホームの職員との関係はあまりうまくいっていなかった。以下に，彼女を担当した女性のセラピストが彼女とはじめて会ったときのことに関する，裁判所に提出した報告書の一部を引用する。

　　　当初，ジョイは分離不安をまったく示さなかった。彼女は言葉も豊かで利口な子どもであるが，感情はかなり平板である。また，構音に明らかな問題がある。構造化されていない状況（遊び場面）では，私に対して積極的に関わってこようとはしなかった。

　今までに会ったことのない人に対して，この幼い女の子が自ら関わりを求めるはずだという期待の存在は，このセラピストがいわゆる「大人の視点」を持って彼女との関わりを開始したということを示していた。自らが誰か他の人とやりとりを始めるということは，その人が意識的にコミュニケーションをとっているということを顕在的に認めることになる。今後，繰り返し見ていくことになるのであるが，このことは決して子どもに当てはまるものではない。特に，幼い子どもの場合にはなおさらである。彼らは，自分の欲求や要求が，自分のことをよく理解してくれている養育者（多くの場合，母親である）によって満たされる——しかも，通常，乳幼児が自分の要求や欲求を明確な形で表現するのではなく，養育者が子どもの欲求を察知するという形で——という段階にあったか，あるいは今なおそういった段階にあるのだ。これは後になって明らかになることであるが，ジョイのセラピストは，対人関係を求める意識的なサインを幼いクライエントの側に求めており，そのために，彼女はこの面接全体を通して生じている潜在的なコミュニケーションにまったく気づいていなかったのだ（セラピストがこういった期待を持ってしまったもう一つの理由として，2歳9か月という年齢であるにもかかわらず，ヴァインランド社会性

成熟尺度［Vineland Social Maturity Scale］のジョイのスコアが4歳半のレベルに達していたいうことがあげられるかもしれない）。また，セラピストは，プレイを「構造を持たない状況」と見なしているが，ということは，構造化された状況で生じる自発的な活動を，子ども自身がそうだとはっきり言わない限り，このセラピストはそれと気づかない可能性があることになろう。

　ジョイの担当セラピストは次のように続けている。

　　　対人的なやりとりは最小限であり，ジョイは心理的に人からかなり離れてしまっているようである。直接的な質問に対して，特にそれが現在の生活状況や両親との関係の問題，あるいは性的な刺激に関する質問であった場合，ジョイは会話を避けようとした。面接中に彼女が自発的に述べた唯一の事柄は，今度，ショッピング・モールに出かけるかもしれないということであった。

　言葉による直接的な質問に対する反応がその質問を無視する態度であるといったことは，決してめずらしくない。しかしながら，この記述のなかに，ジョイのセラピストの関心事がはっきりと読みとれる。彼女の関心事とは，ジョイの現在の生活状況，両親との関係の問題，そして性的な刺激に関する事柄なのである。ここに至って，子どもと関わり，コミュニケーションをとろうとするときに，「大人の視点」というものがいかに邪魔者であるかを見て取ることができる。
　ジョイのセラピストは，ジョイの遊びが，言葉として表現されたセラピストの関心に対する非言語的な反応であるかもしれないという事実に気づかなければならなかった。現に，そうしたことが起こっており，そのことにセラピストは気づかなかったのである。

　　　（セラピストに対する直接的な言語的反応の乏しさとは）対照的に，ジョイは人形の家や家族人形を使った遊びには積極的で，その遊びのなかではよくしゃべった。彼女のプレイは，しかしながら，断片化されてまとまりがなく，現実吟味に乏しいものであった。たとえば，家具が五つも六つ

も積み上げられたり，人が寝ている場所がベッドではなく，ガスレンジの上や，バスタブのなか，あるいはソファーの上であったりした。

　まったくその通りである。ジョイの遊びに描かれた状況はここで指摘されているごとく「まとまりがない」ものであった。しかしながら，それは「断片化されてまとまりがなく，現実吟味に乏しいもの」なのではなく，その**面接室にあったおもちゃを用いて**，自分のおかれた現在の生活の状況，つまり，自分の両親のもとから突然，何の説明もなく引き裂かれてつれてこられたシェルターの状況を非常に適切に表現したものであるように思われる。緊急一時保護のためのシェルターが，混雑した場合にはどんな状況になるかを知っている人であれば，ジョイがプレイで描き出したものに，別段，驚きを覚えないのではなかろうか。実際に，普通では考えられないようなところ，たとえばホールだとかキッチンにベッドが置いてあったり，一つの部屋にベッドがぎゅうぎゅう詰めになっている場合もあるのだ。このプレイは，セラピストの質問に対するジョイの「答え」そのものなのである。彼女の答えは順序よく秩序だったもので，非常に多くのことを表現しており，これはジョイの言語的な能力が年齢に比してずっと高いものだという事実と一致している。しかしながら，彼女のセラピストは，言語的なコミュニケーションばかりに気を取られていたため，ジョイの表現に気づかなかったのだ。

　ジョイは，その後も，セラピストの質問に対して象徴的な形で反応し続けている。

　　ジョイは，家族人形のなかで男の子であることがはっきりとわかるもの（半ズボンでサスペンダーをして，髪の毛の短い人形）を選んで「ジョイ」と名づけ，プレイの間中，その人形を女の子として扱い続けた。それも，家族人形のなかにはドレスを着て髪の毛の長い女の子の人形があったにもかかわらずである。

　このジョイの行動に表されている聡明さと顕著な象徴的知性とが，ジョイのセラピストにはまったく認識されなかった。彼女は，ジョイのこの行動を病理的なものだと誤解した。

第1章　子どもの理解という単純な作業を妨げる複雑な障害物　15

　ジョイは性的同一性に混乱をきたしているようである。これは，彼女の精神年齢を考えれば，かなりめずらしいことではないだろうか。もちろん，彼女の年齢や家族の社会経済的な状況を考えるなら，性的同一性が完全に形成されているなどということは考えられないが，性差による役割の違いは認識できなくても性による違いそのものは認識ができてもいいはずである。

　ジョイは，「性的同一性に混乱をきたしている」のではなく，この遊びによって，前と同じくあることを表現しているのだろう。セラピストの質問の順序通り，この表現は，「両親との関係の問題，あるいは性的な刺激に関する質問」についてのものである。ジョイが成人男性によって性的に虐待されていたことを思い出していただければ，なぜジョイが家族人形のなかで，女の子ではなく男の子を同一視したかは容易に理解できよう。そこにある論理は単純で原始的なものである。つまり，「もし私が男の子だったら，パパは私といやらしい遊びをしたがらなかったはずよ」というわけである（それまではかなり女の子らしかった前思春期の少女が，男性からの性的行為の被害にあったあとに急にボーイッシュになるということはよく見られる現象である）。
　セラピストの結論とは違って，ジョイの**性的同一性**が混乱しているわけではないことは，このレポートの次の文章に見て取ることができる。

　　　ジョイは，私の娘の写真（ジョイとは同い年）を，自分の写真だと言い張った。私がジョイの写真を持っているというのはとても変な話だということを彼女は気にもとめなかった。私はこの写真はジョイであるはずがないと言ったのだが，彼女は頑として譲らなかった。

　ここで再び，こうしたやりとりの背後にある論理を理解するのはさほど難しいことではない。両親のもとから突然引き離された幼い女の子。しかもその両親は大変な不和の状態にあり，また，彼女の言動から，彼女が何らかの性的虐待を受けていると思われるが（そして彼女は，自分が女性であるがゆえにそのような被害にあってしまったのだと恐れている可能性が高い），そんな女の子がある女性（母親的な存在につながる）に出会った。その女性は，子どもと

関わるという仕事をしていて、ましてや自分のオフィスの壁に彼女の娘の写真を貼っているくらいだから、きっと子どもが好きに違いない。ジョイが口にした言葉は、この全体像の一部として理解されなければならない。つまり、「私、**あなたの**娘だったらよかったなあ。そうだったら、こんな怖い目にあわずにすんだのに。あなたは子どもが好きでしょ。だって子どもとお仕事しているし、子どもの写真を壁に貼ってるもの。私、わかるんだ。もし私があなたの子だったら、きっと、私のこと、大事にしてくれたよね」（非常に困難な状況におかれた子どもが、セラピストの家に連れて帰ってほしいと言ったり、あるいは、自分のママやパパになってほしいと要求するのは、決してめずらしいことではない）。

このように、自分の人生や生活の非常に複雑で恐ろしい状態について、ジョイはとても豊かに表現しており、最後には助けを求めているのだ。しかし残念ながら、この最初の面接では、彼女の状況は正しく評価されることがかなわず、そればかりか、今後の心理療法で取り扱われなくてはならないということも認識されなかった。その原因は、言うまでもなく、この幼い女の子が大人と同じようにはセラピストにしゃべらなかったからである。

発達心理言語学から学べること

上述の例について、ジョイの行動を「深読み」し過ぎているではないかという反論が返ってくるかもしれない。あるいは、彼女が示した行為や活動を関連させて意味づけをしているが、それはあくまでも筆者らの推測であって、決してジョイの行動自体から論理的に導き出されたものではないという指摘があるかもしれない。そして、これらの反論や論議の結果、ジョイの示した行動の本当の意味は、かのセラピストが述べたところのもの、つまり、「まとまりがなく断片化している」ということに落ちつくかもしれない。実際のところ、われわれがいつもそのなかにいる「大人の視点」においては、そう見えても仕方がないことなのである。

「水平的」な言葉と「垂直的」な言葉

　しかしながら，先に述べたような反論や議論が実は見当はずれであることを示す，言語発達に関する研究が存在する。ジョイのコミュニケーションを，私が示したような形で理解することが困難になってしまうのは，長きにわたる誤った認識の結果である。その誤った認識とは，言語発達が一語文の段階にある子どもは一つの言葉の語彙（lexicon）を理解しているのであって，決してシンタックス（syntax［訳注：言葉を合わせることによって作り出される意味］）は理解していないというものである。実際，大人の考えでは，たとえば主語，術語，目的語を備えた文章が意図や概念を表現するように，複雑な意味内容は言葉を「水平的」に組み合わせることによってはじめて表現が可能になるとされる。発達初期の単純で稚拙な言葉は，その背後に驚くべきほどの複雑さを備えているのだが，その複雑な内容は気づかれていなかったし，あるいは現在でも気づかれぬままになっているのだ。

　　ハワイ大学のロナルド・スカロン（Ronald Scollon）とコロンビア大学のロイス・ブルーム（Lois Bloom）は，子どもの話を全体的に分析することによって，一語文段階にある子どもの語彙選択に重要なパターンが見いだせることを，それぞれの研究において指摘している。スカロンは，ブレンダという名の 19 か月の子どもが，成人ならば水平的構造（複数の単語からなる文章）で表現するような内容を，垂直的構造（一連の一語文）を使って表しうるということを発見した。ブレンダの発音は，下記の例にあるように不完全なものであり，スカロンはそのときには理解できなかった。後になって，会話のテープおこしをしているときに，この会話がなされる直前に自動車が通り過ぎていく音が聞こえていたことに彼は気づいた。それに気づいてはじめて，そのときにブレンダの話していた言葉が下記のごとくであったことが了解できたのである。

　　ブレンダ　カー（ブレンダは「カ」と発音している），カー，カー，カー。
　　スカロン　何なの？

ブレンダ　ゴー，ゴー。
スカロン　（聴取不能）
ブレンダ　バス（ブレンダの発音は「バイシュ」と聞こえる），バス，バス，バス，バス，バス。
スカロン　何かな？　あっ，バイスクルかな？　そうなの？
ブレンダ　ノット（彼女の発音は"ナ"）。
スカロン　ノー？
ブレンダ　ノット。
スカロン　ノーなのね。私，間違えちゃったのね。

　ブレンダは，まだ，複数の言葉を結合させて「今，自動車の音を聞いていると，昨日，バスに乗って出かけたことを思い出しちゃった。ううん，バイスクルに乗ってたんじゃないわ」といった意味のことを表現できなかった。しかしながら彼女は，一語文を並べることによって，そういった意味を表すことはできていたのだ（Moskowitz, 1978, p. 96）。

行動による言語行為

　一語文として子どもが話すことが文章を構成するものだと考えるのではなく，一語の発話を**言語行為**（speech acts：Searle, 1969）として捉えたほうがよい。つまり，それらをコンテクストのなかで総合的に見て，子どもがどのような体験をしているのかを考えれば，それを一つの**文章**として理解することが可能になる（第7章参照）。乳児や幼児の行動に備わったコミュニケーション的な内容の多くは，大人の意識からは抜け落ちてしまう。というのは，そこには何らの連続性も認識されていないからである。またこの問題は「（18〜24か月）までは，遊びは運動練習の遊びでしかない」（Piaget, 1972, p. 16）というピアジェ派の考えによってますます複雑なものとなる。子どもが「運動練習のための遊び」しかしていないのだとしたら，誰がそこに意味を，とりわけ複雑な意味を見いだそうとなどするであろうか？

　しかしながら，スカロンとブルームが発達初期の言語的行動を捉えたのと同じように非言語的行動を見た場合には，乳幼児の行動の多くがそこにコミュニ

ケーション的な要素を潜在させていることが明らかとなる。前述のジョイの遊びに，スカロンやブルームが言うところの「垂直的言語」に相当する行動が含まれていたことは明らかである。ジョイの遊びの行動は，われわれが**行動による言語行為**と呼んでいるものにあたる。行動による言語行為には情報が潜在的に含まれており，また，場合によってはそれに答えることも可能である。こうしたコミュニケーション的な要素が認識されない場合に，子どもの行動に「単なる遊び」，もしくは，まさしくピアジェにとってそうだったように，「運動練習のための遊び」といったこと以上の意味は見いだされなくなってしまうのだ。一語文や二語文がそうであるように，行動による言語行為は一つひとつを切り離してとらえるのではなく，一連のものとして総合的に理解されなくてはならない。そうでなければ，そこに含まれる意味内容は見失われてしまう可能性がある。コンテクストのなかでとらえるということが可能になるためには，子どもの人生や生活において，子どもを取り巻く現実がどのようなものなのかということをセラピストあるいは観察者が熟知していなくてはならない。これなくしては，子どもの行動に含まれたコミュニケーション的要素はその一切が認識されないままとなる可能性があるのだ。

「養育者的な言葉」と心理療法的なやりとり

　前述の例で，ジョイのセラピストは，発達検査に示されたジョイの「言語的能力」のために誤りをおかしてしまったようである。おそらく彼女は，検査結果から，ジョイはかなり高度な内容を自分（セラピスト）と言葉でやりとりすることが可能であると考えてしまったのだろう。確かにジョイは非常に賢く，言語能力も高かった。とはいえ，ジョイが3歳にも満たない幼児であることも事実であった。セラピストは大人を相手にするのと同じような形でジョイと言葉のやりとりをしてしまった。そのため，このジョイとのコミュニケーションのあり方は，幼い子どもたちとの通常のやりとりとは非常に異なったものとなってしまった。

　乳児や幼い子どもを相手にする場合，その言葉の内容がどんなものであろうと，たいていの大人はある一定のスタイルで子どもに語りかけるものである。こういったスタイルを「養育者的な言葉」あるいは「母親的」（motherese）

と呼ぶが，言語の獲得においてはこれがきわめて重要な役割を果たすことになる。

　しかしながら，子どもを取り巻く言語的環境が，その子を養育する大人によって，多くの場合には無意識のうちに通常と異なった構造に作り替えられるということには疑問の余地はない。最近の研究では，養育者はさまざまな方法で子どもの環境をシステマティックに修正し，言語獲得という課題をより単純なものにしていることが明らかになってきている。養育者的な言葉は，さまざまな点でその他の言葉とは異なった性格を持っている。たとえば，養育者的な言葉はその他の言葉と比べて，語彙が単純であり，いくつかの単語について音韻学上の系統的な単純化がなされ，ピッチが早く，イントネーションはより強調され，一文が短くシンプルになり，母親の場合には疑問形が多く，父親の場合には命令形が多くなるのである（Moskowitz, 1978, p. 94）。

「養育者的な言葉」は子どもの言語獲得を促進することになる。というのは，この種の言葉は，発達過程にある子どもの言語能力に見合ったパターンや音を本能的に取り入れたものとなっているためである。子どもに「上からものを言う」場合とは明らかに違って，養育者的な言葉は子どもの言語構造や言語獲得のプロセスの特性に関する知識を知らず知らずのうちに取り入れているのだ。このように，非常に単純な技術を用いることによって，音声や言葉に対して感受性の高い大人は，理解，コミュニケーション，そして信じられないくらい複雑な言語獲得のプロセスを促進している。しかも，大人自身はそのことを意識せずにである。

　養育者的な言葉の特性のいくつかは，子どもの心理療法のテクニックと関連したものであり，特に幼い子どもたちに有効に働く。

　たとえば，大人同士で話をする場合には複雑な概念について論じたりするが，大人が子どもと話す際には，「今，ここで」の話をしたり，感情については最小限にとどめたり，あるいはある出来事を別のことに置き換えたりなどするものである。

大人は子どもの文法的，あるいは音声的な「誤り」を自然のこととして受け入れる。というのは，それらの「誤り」が，言語獲得上の正常なプロセスだからである。

　子どもがこうした誤りをおかした場合，子どもが大人の文章を間違って，あるいは不完全に模倣しようとしているのではない，ということを理解しておく必要がある。子どもたちは，現時点の自分にとって正しい文法に基づいて，正しく文法的に文章を作っているのである。

　子どもの言語のこうした特性が，子どもの心理療法のテクニックにとってどのような意味を持つかを考えていただきたい。「大人同士で話をする場合には複雑な概念について論じる」のである。ジョイのセラピストは，まさしくこれを彼女に求めたのではないだろうか。ほんの幼児に過ぎない子どもに対してセラピストがとったのは，成人同士の会話の特徴に基づいた相互作用的なアプローチだったのだ。彼女は，検査項目や質問に対する反応として，ジョイに複雑な人生のことを**語る**よう求めたのである。後述するように，子どものコミュニケーションはもっと非言語的で，相互作用的で，行動的なものである。「大人は，言語獲得上の正常なプロセスである子どもの文法的，あるいは音声的な"誤り"を受け入れるもの」なのである。3歳にも満たない年齢であることを考えると，この子が「言語獲得のプロセス」のまっただ中にいることは明白である。そのジョイに成人のような話を期待することによって，セラピストは言語的な表現と等価のもの，つまり行動による言語行為の持つ**論理**を見落とすことになってしまったのだ。そのため，ジョイのセラピストは方向を見失ってしまった。彼女には，ジョイが明確に言葉にできた事柄だけが（たとえそれが構音上の問題をはらんでいたとしても）意識されていたのである。

　ジョイは子どもとしてコミュニケーションをとり続けようとした。セラピストは彼女の表現を理解できなかった。これは，子どもが誤解され，そのために誤った判断がなされるという不幸な例である。ジョイは，正常であるどころかずっと表現力の豊かな子どもであるにもかかわらず，さまざまな病理的なレッテルが張られてしまうことになった。ジョイにとって，理解されるということがもっとも必要であるまさにその瞬間に，大人の枠組みを押しつけられることになり，事態はより悪い方向へと進んでしまったのである。

子どもの認知様式の活用と乱用

　発達心理言語学から学びうる最後の事柄を述べることは，本書が司法心理学ではなく，心理療法に重きをおいている理由を示すことになる。子どもの虐待やネグレクト（特に性的虐待）が疑われるケースで，心理臨床家が証言のために出廷させられる機会がますます増えてきている。それにともなって，彼らが長時間にわたる反対尋問にさらされることも多くなってきている。こうしたケースにおける臨床家の証言自体は，尋問および反対尋問という法廷技術の対象となるべきものであるが，尋問や反対尋問の目的は，真実を追求することではなく，その証言が信頼できるものであるか否かを見定めることにある。このプロセスは多分に修辞学的な色彩を帯び，子どもが事実を適切に偽らず証言できるかどうかを決定するために，単語や文節の狭い意味にこだわることもしばしばある。ある出来事，あるいは一連の出来事が子どもの目を通して理解された場合にしばしば生じる不整合性は，子どもの証言を信頼できないとする便利な，かつ非常に説得力のある論拠とされてしまうことが多い。弁護士は，子どもが一時的に否認をしたり反対のことを言った場合に，その機会を利用して子どもの証言に信頼性がないものと論じる。虐待が事実である場合に，子どもが一度口にしたことを取り消したり，あるいは，どちらとでもとれるような曖昧な言い方をすることが多くあるという事実が認識されているにもかかわらず (Green, 1986)，である。子どもが正反対の意味を持つ概念を言語学的にどのように獲得していくのかを詳しく見ていけば，子どもたちが——彼らの言葉がそう受け取られるようには——実際のところ混乱しているわけではないということがわかる。

　　言葉の意味の獲得を理解しようとする際に出くわす問題の一つが，子どもがその言葉によって表現しようとしているものの正確な意味がなかなかつかめないということである。しかしながら，成人にとっては反対語となる一対の言葉がどのように発達していくかに関して，興味深い観察が示されている。エディンバラ大学のマーガレット・ドナルドソン（Margaret Donaldson）とジョージ・バルファー（George Balfour）は，3歳から

5歳の子どもを対象に次のような実験を行った。カップボードに木の絵を2つ張り付けておいて，どっちの木のほうが「より多く」リンゴがなっているかを聞いたのである。さらに，同年齢の別の子どもたちに，どっちの木のほうが，リンゴが「より少ない」かをたずねた（子どもたちは一人ひとりボードの前に呼ばれてたずねられた）。**両方の群のほとんどの子どもが問いかけに対して，「より多くの」リンゴをつけている木を指した**。それだけではなく，リンゴが「少ない」のはどちらかと聞かれた子どもたちは，何のためらいもなくリンゴの多いほうを選んだのだ。彼らには，「より少ない」という言葉の意味を知らないといったそぶりは見られなかった。それどころか，彼らは「より少ない」とは「より多い」という意味なのだということをちゃんと知っているのだといったふうに振る舞ったのである（Moskowitz, 1978, p. 106）。

子どもは自分が言っていることの意味を正確には理解していないという理由で，子どもの証言（あるいは過去の発言）の証拠能力を否定しようという法廷戦術が頻繁に採られてきているが（「裁判長，この子は一つの言葉で両方のことを意味しています」），これは，3歳や5歳の子どもが，反対側の弁護士，裁判長，そして陪審員などと同じような形で言葉を使うのだということを前提としたものである。そして，それは大きな間違いなのだ。第2章のはじめのところで，8歳のミカと10歳のジェイムズのすばらしい会話を引用してあるが，その会話からはミカが真実と価値の違いを理解していること，また，言葉の意味と論理の違いがわかっていることを読みとることができる。反対尋問を行う弁護士はこうした違いをまったく無視してしまうのだ。子どもたちの言葉の使い方は，大人がしばしばそう考えるようには，気まぐれなものではない。

それに続く研究は，「同じ」と「異なる」，「大きい」と「小さい」，「広い」と「狭い」，「高い」と「低い」といったその他の反対語の獲得においても，同様のシステマティックな誤りが起こることを見いだしている。これらの場合，学習が生じるパターンはすべて同じである。そのパターンとは，一対の言葉のうちに一つをまず学習し，その意味が拡張されて一対のもう一方に当てはめられるようになるというものである。最初に学習され

る言葉は，常に一対のうちで目立たないほう，つまり，成人が一対となる言葉の一方としての意味で使うものではないほうの言葉である（たとえば，「広い」と「狭い」の場合，「広い」が目立たない言葉ということになる。というのは，「その道はどのくらい広い？」とたずねた場合，それは必ずしもその道が広いことを意味していない。それに対して，「その道はどれくらい狭い？」という質問は，その道が狭いことを示唆している）(Moskowitz, 1978, p.106)。

　子どもの言語的な表現を大人の視点からしか見ない臨床家は，子どもたちの多くは成育史のなかの出来事について明確な知識を持っておらず，知識があったとしてもどちらともとれるような曖昧なものなのだといった間違った結論にいたってしまう。子どものセラピストが，3歳や5歳の子どもの一見相矛盾する言葉を，「実際には同じことを意味している」と法廷の証言台で述べた場合には，非常におろかな人間のように見られるかもしれない。しかしこのセラピストは，子どもがこうした言葉の対をどのように使うかを理解しているわけであり，一見「救いようのないほどの混乱を呈した子ども」が，そのセラピストの手助けによって，あれよあれよという間にまとまりを持って明確に表現できるようになるのを見たとき，人はセラピストのことをまるで魔法使いのように感じてしまうのである。

ピアジェ派後の視点

　メンタルヘルスの専門家たちはいまだに子どものことを「具体的」で，未熟で，12歳にならないうちは複雑な抽象的思考はできない，と見る傾向がある (Fish-Murray, Koby & van der Kolk, 1987 ; Tanguay, 1985)。この観点は，前述のピアジェ派（Piaget, 1972）の副産物であり，その結果，子どもを実際の子どもの認知的能力にそぐわない段階に分類することになってしまったのだ。

伝統的な研究や臨床における言語と話し言葉の混乱

　子どもの知覚および認知的な能力の関する伝統的な見方は，子どもの実際の能力をかなり過小評価したものであることを示すデータが多く積み上げられてきている。こうした混乱の多くは，ピアジェの独創的なパイオニア的研究で用いられ，その後も伝統的に踏襲されてきた言葉によるインタビューの技法が，子どもの真の認知的能力をうまく引き出せていないこと，とりわけ初期の研究ではそうであったことによるところが大きい（Borke, 1971, 1973, 1975, 1978；Brainerd, 1978 a, 1978 b；Gardner, 1982）。子どもの実際の能力と発達段階に即した認知スタイルとをうまく認識できなかったのは，**話し言葉とコミュニケーション**の広範囲にわたる混乱によるところが大きく（Mounin, 1970），それが子どもの現実の経験の複雑さおよび強力さを過小評価し，さらには，潜在的なコミュニケーション能力の過小評価へとつながったのである（子どもの認知的および知的能力を，スタンフォード・ビネーやWISC-Rなどといった検査に基づいて判断しようとする心理臨床家，教育者，弁護士，そして裁判官といった大人たちは，ピアジェ自身がビネーの初期の研究に参加しており，そこでとられた言語行動アプローチ（verbal behavior approach）はその後もほとんど変化していないということを知っておくべきだろう）。言語と話し言葉の区別を明確にすると，子どもの発達と能力に関するピアジェの分類的な観点は崩れさることになろう。

認知様式　対　認知能力

　心理的トラウマに関する非常に優れた論文であっても，子どもの頃の認知に関しては不適切で誤った見方をしているものがある（たとえば，van der Kolk, 1987）。これは大変奇妙なことである。というのは，ヴァン・デア・コルクらは，明らかに異なった，そしておそらくより生産的な方向性を指し示してくれるまさにその論文（Gardner, 1983）を引用しているからである。子どもの頃の認知とされているものが，子どもが実際に考え，働きかけ，コミュニケーションしているところのものといかに整合していないかを以下に示そう。

虐待を受けた子どもは，対象恒常性は獲得しているものの，自己認識という点では問題がある（たとえば，彼らは対象は思い出せるが，自分自身は思い出せない）。おそらく，いくつかの領域における発達の水準に，すでにかなりの違いが現れてきており，たとえば，科学的論理的推論については年齢相応の正常なレベルであるのに対し，自己や他者の理解については未熟なレベルにあるといったことが生じているのだろう。虐待を受けた子どもで，前操作期あるいは操作期にある子どもは，操作を柔軟に活用できないという点で認知上の遅れが見られる（Fish-Murray, Koby & van der Kolk, 1987, p. 97）。

　この著者らは，「精神医学研究の関心は，さまざまな認知能力（認知の諸領域）の発達にはほとんど向けられていない」（p. 89）と指摘しているが，彼らは，こうしたさまざまな能力が古典的な観点に基づいて発達していくものであるかのように扱っている。ピアジェが言う連続的でヒエラルキー構造を持った発達段階が，こうした発達上の特徴を説明するために利用されている。しかしながら彼らは，この同じ論文の「統合あるいは解離」という項（p. 6-7）で，より現実的で妥当性の高い説明を提供している。つまり，虐待を受けた子どもが解離という技術をそれほどうまく使っているとしたら，それはまさしく自分自身のことを鮮明に認識し記憶しているからだ，というのである。自己および他者に関するこうした認識こそが，高度に選択的な解離の前提条件となるのだ。

　虐待を受けた子どもは，必ずしも「前操作的」というわけではない。むしろ，彼らは複雑な認知的技術（とりわけ，解離）を洗練させ，その技術を間違った方法で用いることが多いのである。「平均的で，期待をほぼ満足させる環境」にいる人の大半はこうした技術を適用しないまま人生を送る。一方で，生命や心理的自己が繰り返し危機にさらされた子どもは，意識の行動的状態を調整する能力（ボーッとすること，離人現象，健忘症，あるいは交代人格の出現といったこともある）を洗練することによって，生き延びる術を身につけるのかもしれない。こうした能力は，トラウマを受けていない子どもとは比べものにならないぐらい，虐待を受けた子どもに多く見られる。また，平均的な成人の場合ですら，こうした解離の能力をまったく失っているわけではない。た

とえば,「運転中の健忘」といった現象が成人にも見られる。解離はさまざまな状況で出現するのであり，こうした解離を生じている成人をわれわれは決して「発達が遅れている」とはみなさない。たとえば，成人に見られる催眠の被暗示性は，解離性の能力の現れと考えられており（Putnam, 1987, 1989），発達的な固着や遅滞の現れと見られることはない。むしろ，現在の問題を解決するために行動上の意識状態を変成させる能力を利用できていると見られるのである。

　子どもに比べ成人の場合には言葉でやりとりすることが可能であり，自覚的な意識を利用して反応したり，反応パターンを変えたりすることができるため，上述のように考えることができるのだが，子どもに同じ現象が見られた場合には，知的な遅れなどといったぐあいに，より判別的，診断的な態度をとってしまうのだ。子どもと大人に対するこうした見方の違いというものが，子どもの認知様式をどう理解するかに色濃く反映されている。有能なセラピストであれば，非言語的なテクニックを活用することによって，一見「非常に遅れている」ように見える子どもについても，同様の結論に達することができる場合が多い。そしてそれは，大いなる苦痛をもたらす自己意識が心理療法による変化を妨げてしまっている比較的正常な成人の場合よりも，ずっと早くにである。こうした，一種異常とも言いうる状況が生じている原因の一つは，子どもとは正常な状態でも解離を生じる存在である，ということにある。そして，虐待を受けたりトラウマを受けた子どもの場合には，解離の能力が通常の子どもよりもずっと高まっているのだ。そのため，子どもたちは否認するし，ぽーっとしたり，忘れてしまったりする。それと同様に，こうした子どもたちは，成人を苦しめる自己意識といったものなしに急速に変化する（つまり，「良くなる」）のである。しかしながら，ピアジェ派の原理による概念に基づいた分類的アプローチをとった場合には，こうした変化は，偶然のものと見なされるのが関の山である。そして，観察者／研究者／臨床家は，その子には年齢と発達段階に見合った認知的課題を達成する「能力がない」と判断するのだ。子どもが（あるいは成人の場合も）自己‐他者間あるいは他者‐他者間の違いを認識していないかのように振る舞うというだけの理由で，その子が自己や他者を認識できていないとすることは間違いである。実際のところ，多重人格性障害（multiple personality disorder：MPD）を呈する子どもたちに関わっている

臨床家の多くは（たとえばクラフト［Kluft］やパットナム［Putnam］），抽象的 - 分類的で大人 - 言語指向性の高い枠組みを子どもに押しつけなければ，非常に容易に変化が生じるのだと述べている（第2章参照）。

ピアジェの言語 - 叙述的スタイル（verbal-discursive style）

これまで常に混乱を生じるもとになってきたのは，「認識する」と「おぼえている」という2つの言葉である。両方とも動詞であり，通常，他動 - 能動態の文型で使われる。たとえば，「私はおぼえている」や「その子は父親の写真を認識した（写真を見て父親だとわかった）」といった具合に，その動詞（この動詞は主体の行為を表現している）の目的語の存在によって他動性が決定されるのだ。ここに，自覚的意識が含まれていることは容易に見て取れる。しかしながら，こうした認識や記憶を評価しようとする言語的テクニックは，純粋な認識や記憶を引き出すことができないかもしれないし，実際のところ，往々にしてできていない。ガードナー（Gardner, 1983）は，ピアジェ派のアプローチの持つ問題性を以下のごとく簡潔に述べている。

> ピアジェは発達という恐るべき絵画を完成させたが，それは，ある一つの発達にすぎない。この若き科学者が知的な側面を中心に据えたため，ピアジェの発達モデルは，非西洋的で前言語的なコンテクストにはあまり重きをおいていない。実際のところ，西洋社会にあってですらこのモデルを適用できるのは少数者に過ぎないかもしれない。ピアジェが念頭においていた以外の有能性——たとえば芸術家，法律家，スポーツ選手，あるいは政治家としての有能性——を達成するためのステップは，ある思考形態を重要だとする単一的な強調のもとに無視されてしまっている。
>
> もちろん，ピアジェの見方は，それが通用する範囲に限って限定的に適用したとすれば，全体としては正しいと言えるかもしれない。しかし悲しいかな，ピアジェの主張を受けた経験主義の研究者たちはそうしなかったのだ。ピアジェが描いた発達の概略はいまだに興味深いものではあるが，その内容たる個々の記述はまったく誤りだと言える。発達の個々の段階は，ピアジェが描き出したものよりはるかにずっと連続的で漸進的なもの

なのだ。実際のところ，ピアジェが主張したような不連続性（この不連続性こそが，彼の理論的主張を不動のものとした）はほとんど見られない。そのため，実験的パラダイムにいくつかの調整を施すことによって，具体的操作を必要とすると彼が主張した課題の多くは，前操作期の年齢にある子どもにとって解決可能なものとなる。たとえば，3歳という年齢で子どもは数を記憶し，分類し，自己中心性（egocentrism）を捨て去ることが可能なのである。これらは，ピアジェの理論では予測できなかった（あるいは，許されなかった，と言ってもいいかもしれない）ことなのである。

(中略)

　IQの各項目が言語に偏っているのではないかとピアジェ自身が疑っていたにもかかわらず，彼が設定した課題もまた言語的なものとなっている。そして，これらの課題を非言語的なものに置き換えた場合，ピアジェがジュネーブの実験室で得たものとは明らかに異なった結果がでてくることが多い。ピアジェの課題は知能検査で用いられる課題よりも質的に複雑なものであるが，それでもなお，平均的な個人が通常の生活で触れるようなタイプの思考とははるかにかけ離れたものとなっている。とどのつまり，これらの課題は，実験室の椅子に深々と腰かけながら黒板をにらみつけることによって導かれたものなのだ。（中略）一般的な子どもすべてがたどるとされる認知的成長の普遍的なパターンを描き出し得なかったことに加え，あるいはそれ以上に，ピアジェのシェーマは，あらたに発見された現象，あるいは，人間の心の営みにとって中心的な事柄だとされる新たに提示された問題とはさらに関連性が乏しいことが明らかになってきている。とどのつまり，ピアジェのシェーマは，高校の科学の授業で試験に正答する能力がその最終形態となるといった程度のものなのである（Gardner, 1983, pp. 20-21, 21）。

　ピアジェが生後8か月から12か月の能力であるとした模倣の能力が，生後12日から21日の乳児において見られたことに言及して，メルツォフとムーア（Meltzoff & Moore, 1977）は，「この結果は本能的な能力に関するわれわれの概念や，社会的，認知的発達に関する従来の理解に対して，重要な意味を持つものだ」（p. 75）と結論している。以下に見るように，子どもの純粋な認知能

力や認知様式をどのようにとらえるかは，臨床場面においても重要な意味を持つ。

伝統的な障害物を治療的な機会へと転換する

　さてここで，フィッシュ=マレイたちが引用した事柄のいくつかに目を向け，われわれの視点が何らかの新たな機会を提供しうるかを検討してみよう。まず次のように問う。「ピアジェが提示した発達の観点によって認知的な機能不全と定義されたもの」という例に見られるような，絶対的に否定的なもののすべてが実際に絶対的なのだろうかと。答えはノーである。簡単に言えば，4分の1ガロン入りの容器から5ガロンの水を取り出すことはできないということである。その容器が何ガロン入りのものであろうと，容器以上の量を取り出すことはできない。このように，コミュニケーションが意識された意図的なものであって，言語的に表出されるものであるという必要条件を捨て去り，面接や標準化された心理テストに見られるような観察テクニックあるいは調査テクニックの性格自体が反応の性格や内容を決定するうえで実際に重要な役割を果たしているということを認識したなら，絶対的に否定的なものと考えられたもののなかに，そのプロセスの産物と思われるものが存在することがわかってくるかもしれない。もし，言語と話される言葉とが同じであると誤って認識していたとしたら，言葉によって述べられた質問や命令に対する子どもの反応の失敗や不適切な反応が，機能不全や能力の欠如の証拠であると見なしてしまうのはさほど難しいことではない。

　臨床家は，伝統的に発せられる質問（正式な面接や心理検査で使われる質問）によって，信頼でき妥当性のあるアセスメントの結果が得られるのだと考える傾向がある。たとえば，ドナルドのケースを見てみよう。

　　　10歳になるドナルドは，幼稚園に入学以来，知的障害児のためのクラスに通っていた。自閉症とコミュニケーション障害の子どもたちのために大学が実施しているプログラムでは，彼は「失語症的」で「言語中枢の障害」があると診断されていた。母親が幾度となくそうではないと主張して

きたにもかかわらず，障害児学級の担任は彼を「知的障害」だと考えていた。ある日，その担任は母親に次のように言った。「この間テストをしたんですが，そのテストの問題に，［あなたの手のひらの上に氷のかけらを置いたら，そのかけらはどうなりますか？］というのがあったんです。ドナルドは，［ぼく，たべちゃう］と答えたんですね。それで私は，［違うのよ，ドナルド。食べてはいけないの。さあ，氷はどうなりますか？］ともう一度聞き直したんです。でも彼は，［ぼく，たべちゃう］って答えたんですね。これでよく分かっていただけると思うのですが，彼には問題の意味が理解できないんですよ」。

　その日，学校から帰ってきたドナルドがキッチンにやってきた。そこで母親は，冷静な口調で「ねえダニー，このカウンターの上に氷のかけらを置いたら，氷のかけらはどうなるかなあ」と聞いてみた。彼はさも当然といった顔で，「とけちゃうよ」と答えたのである。

　ドナルドの担任は，氷を食べてはいけないのだと明言することで，問題をドナルドに理解できる形に再定義したと考えた。しかし，ドナルドは幼い頃から父親の手で性的虐待を受け続けてきたという事実が最近になって明らかになっていたにもかかわらず，ドナルドの担任は，氷のかけらをおくという簡単な質問の**コンテクストがドナルドの身体**であるという事実（「あなたの手のひらの上に氷のかけらをおいたら」）を認識できないでいたのだ。ドナルドは「言語中枢の障害」ではなかった。そうではなく，彼は人間関係やその他の境界に関して，深刻な混乱状況に陥っていたのだ。ドナルドには，自分の身体がどこから始まってどこで終わっているのかを理解することがなかなかできなかった。ましてや，単語，文節，一つの文章，パラグラフ，文章全体といった，文章構造上の境界を理解するのは非常に難しかったのである。

　ドナルドは情報を適切に処理できないのではなかった（彼は非常に複雑なテレビゲームのインストラクションを理解し，その手順に従ってゲームを進めることができた。ゲームでは，その環境と出来事の流れを**彼自身**がコントロールできたのである）。むしろ，彼はたとえば先の担任とのやりとりをジョークやゲームにしてしまう傾向があったのだ。それは，まさし

く，ドナルドの父親がこれまでの彼の人生を通して行ったこと，つまりドナルドを道化者にしてきたということの結果であった。ドナルドが現に持っている潜在的な能力が認識されない限り，彼に学業上の進歩を望み得ないことは自明であろう。

第2章
子どもはどう考え，どうコミュニケートし，どのように相互関係を持ち，そしてどう変化していくか

> ジェイムズ（10歳）：ボクは宇宙旅行が待ちきれないんだ。だって，宇宙は本当に無限なのか，それとも終わりがあるのか，終わりがあるとしたらそこには壁みたいなものがあるのか，今すぐに知りたくてたまらないんだもん。
> ミカ（8歳）：壁があったとしてもそれが何なのさ。だって，壁には見えない反対側があるんだよ。反対側がどうなってるのかって，また困っちゃうだけだよ。
> ジェイムズ：でも，壁の反対にはきっと何もないよ。
> ミカ：そんなこと，わからないよ。
> ジェイムズ：わかるの！　きっまてるじゃない，何もないんだよ。「何かあるもの」(something) の反対は「何もない」(nothing) に決まってるんだぞ。そんなことも知らないの！
> ミカ：そんなの，言葉だけだよ。

言語，論理，そして子どもの精神病理

子どもの頃の認識における強制的な論理

　長きにわたるフロイト派‐ピアジェ派の伝統のなかから，子どもはかなり長期間の前論理期の発達段階を経るのだという作業的な仮説が生まれた。この仮説が，認知の発達に関するわれわれの理解の大きな妨げとなり，その結果，心理療法上のさまざまなテクニックからわれわれを遠ざけてしまうことになっ

た。子どもたちは、「前論理的」であるどころか、ある意味では**論理に縛られた存在**なのである。思考の合理性や考えや態度における「現実主義」（すなわち、そのものが「実際にどうあるのか」に一致しているかどうか）と、**論理的思考**とを混同してしまうと、この意味が分からなくなるだろう。論理とは、相互に関係する命題の比較的閉じた単純なシステムであり、それは間違っているかもしれない、あっているかもしれない。したがって、2歳半の子どもが「ばい菌（germs）はドイツ（Germany）からやってきたんだ」と自信満々に言うとき、その言葉はある種の言語的な論理の範囲内にとどまったものだと言える。いかなる言語であれ（それが自然のものであろうと、コンピュータ言語のように人工的なものであろうと）、その言語が発達するためには論理が不可欠の要素となる。そのために、まず論理構造が作られなければならない。そして、思考する者は、認知構造の発達を導くために必要であったまさしくその論理から、究極的には抜け出すことができなければならない。このように、われわれはすべて、はじめは論理に隷属する存在として認知の発達に着手し、「成熟した」思考者たるに必要な認知の技術（構造）を獲得できた段階で、論理自体の軌道から抜け出すことになるのである。

　こうした、論理に縛られた発達の初期の状態というものが理解されたなら、子どもに対して心理療法的な介入を効果的に行うために子どもがある発達「段階」に達するのを待つというのが、必ずしも必要ではないことが明らかとなる。実際、子どもすべてが避けることのできない「論理の拘束」を理解することによって、セラピストはどのような発達段階にある子どもに対しても非常に有効な介入を行い得るものである。こうした「拘束」と、それを解決した驚くほど単純な介入を、次の例で見てみよう。

　　　クリストファー M. という非常に頭のよい7歳の男の子が、スクールカウンセラーの紹介でやってきた。紹介の理由は、わざと危険なことをするという行為が自殺的だと言えるほどまでエスカレートし、自分の頭を校舎の外壁に強く打ちつけたり、自分の手をドアのところにおいたままでドアを思いっきり閉めたり、あるいは、開閉式になっている教室の机の天板の下に自分の頭をつっこんで天板を思い切り閉めるなどの自傷行為が目立つようになったためということであった。クリストファーが一定の事柄に

注意を向け続けることができる時間は徐々に短くなり，現在は，注意の継続はまったくできない状態にあった。以前は優秀であった成績も，このところ急速に下降しており，彼はまったく手に負えない子どもとなっていた。また，クリストファーは教室の黒板に「しかめっ面」をした顔を描き，その下に自分の名前を書くことがしばしばあった。

　成績も良くて学校に十分適応していたクリストファーに何があったのだろうか？　こうした行動上の変化が生じる少し前，クリストファーは交通事故にあっていた。道路をよく見て安全を十分に確かめてから車道に入った彼の自転車に，コーナーをかなりのスピードでカーブしてきた車がつっこんだのである。彼は7〜8メートルほど吹っ飛ばされて病院にかつぎ込まれた。彼の意識は数時間も戻らず，肋骨5本が折れ，右肺がつぶれ，身体内の出血がとまらず，一方の脚を骨折していた。彼の入院は12日間に及んだ。

　このようなことがあったとはいえ，どうしてクリストファーの変化が，とりわけ自殺企図様の行動が生じたのだろうか？　クリスの一家はカソリックへの改宗を経験していた。クリスは，他の家族と同様，厳しい戒律のもとで生活し，学校もカソリック系であった。クリスの事故は，「聖なる火曜日」の出来事であった。そして，「受難日」に，つぶれた肺を膨らませるためのチューブが彼の肺に差し込まれた。母親と主治医は，クリスはもう助からないだろうと確信していた。だが，「復活祭」の日に，肺のチューブは取り除かれ，主治医はクリスが「助かる」と宣言した。そして，彼は一命を取りとめた。

　心理療法の初回のセッションで，クリスは自分の名前の由来を尋ねられた。「クリス（Chris）はクリストファー（Christopher）からで，クリストファーはクリスマス（Christmas）からとった名前だよ。そして，クリスマスは，キリスト様（Christ）から来たんだ」と彼は答えた。クリストファー（CHRISTopher）＝クリスマス（CHRISTmas）＝キリスト（CHRIST）。クリスの無意識の論理は非常に原始的なものであり，かつ明確で強固なものであった。「ボクは死んで生き返ったんだ。ボクは死んでも生き返られるんだ」。それに加えて，彼には弟が生まれなければよかった，そしてジュニア（「父の真の息子」の意がある）と名づけられな

ければよかった，という思いを持ったことへのかなりの罪悪感もあった。この罪悪感が彼の自殺的とも思える行為と関連していた。ただし彼の行為は，死にいたるかもしれないという危険性をもったものというよりは，自己罰的な要素が中心であったように思われた。もしクリスが事故にあっていなかったなら，彼のこの罪悪感が現実の行動として現れることはなかったかもしれない。しかし，事故の後に生じた一連の出来事の中心は，クリスの無意識的な同一化，没して蘇ったキリストとの同一化であったのだ。実際に，ある日，クリスは家においてあったキリストの十字架像を手に母親のところに駆け寄り，キリスト像の赤く塗った傷口を指さしながら，「ママ，これ見てよ！　キリスト様も胸のところにチューブを入れていたんだ。ボクと同じだよ！」と言ったのである。

　セラピーに対するクリスの反応はとてもよく，周囲を心配させた行動が変化するのには長くを要しなかった。しかしながら，例の事故の1周年（つまり1年後の復活祭の日）を数日後に控えたある日，クリスは学校の駐車場で，駐車中の車の間から車道に飛び出すという行動をするようになったのである。クリスのセラピストは，意味の連鎖のなかで論理的な結び目の一つにこれまで手を着けないできていた。そこで，次のセッションでクリスの母親が彼の行動を非常に心配していると繰り返した際に，セラピストはクリスのほうに向き直って，「いいかい，もし今，車の前に飛び出して死んじゃったら，あなたはまっすぐ地獄行きだよ」と告げた。クリスは度肝を抜かれたような顔になってソファーに深々と体を沈めながら，「何て言ったの？」と聞き返した。彼は強いショックを受けたようであった。「カソリックでは，自殺は罪なんだよ。致命的な罪なんだ，クリス」とセラピストは言った。「だから，君が車の前に飛び出して轢かれて死んじゃったら，地獄へ直行さ。待ったなしにね」。この言葉を聞いたクリスの顔には，困惑の様相がありありと浮かんだ。クリスは「でも，去年，ボクが車にはねられたとき，ボクは地獄に行かなかったよ――それとも，もしあのときボクが死んでたら，ボクは地獄行きだったの？」と嘆願するような口調で言った。「いいや」とセラピスト。「去年は違うさ。だって，去年は自分から車に轢かれようとしたわけじゃないよね，違った？」。

　このセッションのあと，クリスの行動や表情は今までにもまして落ちつ

いたものとなり，一周年の復活祭の日を何の問題もなく過ごすことができた。そして，行動面でも学業面でも非常にすばらしい成績で学年を終えることができたのである。

言語と論理の犠牲者としての子どもと，それらの達人としての子ども

子どもは言語と論理の犠牲者であるとともに，一方では言語と論理を操る名手でもある。

　　ダニーは非常に頭のよい4歳の少年であった。彼は，抑うつ的で，反抗的な態度を示し，怒りを爆発させたり，あるいは自殺のそぶりを示して周囲を脅すという行動を繰り返していたため，精神科の診察を受けることになった。そのときの彼は「悪いアヒル」に怯えていた。彼によれば，「悪いアヒル」が家の周りに潜んでいて，彼のベッドの下や天井裏にもいるとのことであった。実際に，ダニーの家からそう遠くないところに池があった。そして，ちょっと見たところでは，彼がいわゆる去勢不安の症状を示しているように思われた。「悪いアヒル」への恐怖は，「嚙まれること」を意味しているのだろうと考えられたわけである。
　　しばらくの後，ダニーの恐怖がどうしようもない状態になる直前に，ダニーの家族と親しいつきあいをしていた友人が一家を訪問しており，彼がたまたまエアーコンディショナーの修理の専門家であった，という事実が明らかとなった。その日，彼はダニーの両親が冷房の具合がよくないと言っていたのを聞いて，アドバイスをするために訪問したのである。ダニーは，この友人がやってきたときには，自分の部屋で遊んでいた。みんながとても心配そうな顔をしているのを見て，ダニーは「何かあったの？」とたずねた。「ダクトがいかれちゃってるね」（bad ducts）と，一家の友人は深刻そうな表情で答えた。ダニーは「それは，どこなの？」（Where are they?）と聞いた。「そこいらじゅうさ」と彼は答えた。「でもいちばんひどいのはこのあたりだな，ちょうどダニーのベッドの上だよ」。その後，ダニーは眠れなくなり，自分の部屋に入ってくる「悪いアヒル」

からいかにして逃れるかばかりを話題にするようになったのである。「悪いアヒル」（bad duck）が「壊れたダクト」（bad ducts）であることが判明するには，しばらくの時間を要した。

論理の「呪縛」

論理に縛られてしまった子どもの例を，もう一つ紹介しよう。

　非常に聡明な4歳になる女の子が，母親に連れられてブライダル・シャワー（訳注：結婚直前の女性に贈り物をするためのパーティ）にやってきた。少々羽目を外した女性たちのなかで唯一の子どもであったため，彼女は非常に楽しい思いをした。しかし，みんなが帰り支度をし始めたときには，彼女の楽しい思いは心配へと変わった。「まだ帰っちゃだめよ，お願い……」と彼女は母親に懇願した。彼女は本当に困惑しており，パニック寸前であることがその表情から読みとれた。「どうして帰っちゃだめなの？」と母親は彼女に聞いた。「だって，デビーはまだシャワーを浴びてないのよ！」。

ブライダル・シャワーに集まった人びとにとって，この親子のやりとりが陽気な笑いを誘ったことは言うまでもない。女性たちはみな，女の子のこの言葉をとてもかわいらしいものとして受け止めた。しかし，この両親には，この子をセラピーに連れていく理由となった夜間の恐怖や睡眠障害が，ブライダル・シャワーでの言葉と同じく「論理的」であり，かつ間違った考えによるものであったことなど，想像すらできなかったのである。「論理的」でありかつ間違った考えとは，「ベッドにつかされる」（being put to bed）あるいは「眠らされる」（being put to sleep）のが，「殺されて二度と目覚めない」ことを意味するということである。なぜこのような考えを彼女が持つようになったかは，彼女の父親の職業が関係していた。父親は郡の野犬事務所に勤務しており，「犬を永眠させる」（put dogs to sleep）のが彼の仕事だったのである。

　言葉の論理におけるユーモアと厄災は，非常に細い糸で結ばれている。ある私立学校の4年生の子どもたちが，「ボクが生まれる前」という題の作文を書

くように言われた。彼らは，特に自分たちがどこにいたのか，そして生まれる前にはどのようなことがあったのかを書くように指示された。この指示に対して，ある10歳の男の子は次のように書いた。

　　ボクのお母さんはお医者さんから処方箋をもらって，薬を買いました。薬を一つ飲むと，お母さんのお腹は大きくなりました。お薬の粒が大きくなって，ボクが生まれました。お腹にいたとき，ボクの頭の周りには血がいっぱいあって，お母さんが晩ご飯に食べたものが頭の上に落ちてきました。それに，ボクは血のお風呂に入らなければならなかったです。血につかっていたら，心臓に来てしまいました。ばい菌も見ました。それで，ボクは胃袋の中に戻りました。それから腸を通って，生まれました。ポッチャン！　ポッチャン！　ポッチャン！　ポッチャン！（筆者注：スペルは筆者が修正）

　この10歳になる男の子は，自分がこの世界に「ポッチャン」と落ちたのだと思っている。大人が妊娠のことを子どもにどのように言うかを考えるなら，この子のこうした考えは決して驚くべきことではないだろう。たしかに，「子宮」という堅苦しい言葉を耳にすることは時折あるが，大人のほとんどは──そして当然の結果として，子どもたちの大半が──胎児は母親の「お腹」にいるという言い方をする（かつて，ある鎮痛剤のテレビコマーシャルで，妊娠している母親が，赤ちゃんが「お腹」にいるという表現をしていた）。とすると，食事のときには食べたものが赤ちゃんの頭の上に落ちるというのは，唯一論理的な考えということになる。食べ物は「お腹」に入るのだから。それと同様に，赤ちゃんがお母さんのお腹にいるのだから，お尻の穴から生まれてくるはずだという考えもまた，まったく論理的なのである。
　この9歳ないし10歳の子どもたち23人のクラスで，自分たちがお母さんの「お腹」にいたと書いた子どもは19人にものぼった。この23人のなかで，受精，妊娠，出産というプロセスについて，現実的な知識の持っていることを示唆するような文章を書いたのは，たった一人であった（彼は，その文中で，不愉快な感じのする性的なジョークを交えている。この少年の親は，彼が言葉で表現する人間の再生産に関する明らかに正確な知識と，書いたものに見られる

彼が［本当に］信じていることとのあまりにも大きな開きに驚いたものである)。次章以降，こうした論理が，それ以外には基本的に正常な子どもたちの生活をいかに大混乱に陥れるのかを見ていこう。

　　ティナとイヴはともに13歳，中学校の1年生である。ティナは中の下の成績であった。彼女の家族は下流‒中流に属し，混乱，不調和，連続性のなさを特徴としていた。一方，イヴはオールAの生徒であり，高校は有数の進学校を考えていた。イヴの家庭生活は楽しいものであり，愛情，安定，将来への期待を特徴としていた。ティナとイヴはともに，胃腸の問題を抱えて精神科医の診察を受けていた。ティナは，さまざまな検査の結果，彼女の多様でしつこい胃腸に関する訴えには身体的な原因が見あたらないということで，消化器系の専門医から精神科医へと紹介された。イヴは，1週間以上も便通が全くないというひどい便秘を経験した後に，小児科医が精神科に紹介した。彼女にはどのような内科的な治療も功を奏さなかった。また，イヴをもっとも恐れさせたのは，便が長期にわたって体内にとどまることでどのような悪影響が生じるかという主治医の説明ではなく，便が体外に出るときの痛みであった。
　　こうした症状が出現する前に，ティナとイヴの2人は同じような出来事を経験していた。最近，2人の母親はともに第3子の流産，それも自宅でのかなりの出血をともなった流産を経験していたのである。ティナだけではなく，非常に聡明なイヴも，いったいどの「穴」から赤ん坊が出てしまったのか，まったく理解していなかったのだ。

ティナの場合には，子どもがどのように考え，あるいはどのように考えないかという現実を知ってさえいれば，悲しみと実際の出費をかなりの程度節約できたのではないだろうか。というのは，ティナの両親はティナの治療に一体どれほどの医療費がかかるのか不安に思っていたし，実際に支払えなかったのである。イヴの場合，人体の仕組みと出産の経過を解剖学的に説明されたことによって不安と恐怖が低減し，その結果，ひどい便秘は軽快していったのである（ティナやイヴなどの，ある程度年長の子どもたちにでも，われわれは子宮を「女の人の体にだけある安全で特別でとってもきれいな，赤ちゃんのための場

所」という説明をすることにしている)。ティナの場合、両親の養育状況が安定性を欠くものであったため、彼女の単純な誤解の解決が異常な病的行動の出現を予防した可能性はあるものの (Pilowsky, 1969)、彼女の症状自体は、ケアを引きだそうとするある種の異常な行動であったとも考えられる (Henderson, 1974)。つまり、彼女は人為的な病気によって、自分を無条件にケアしてくれる安定した養育を医療に求めていたとも言える。一方、イヴの場合には、われわれが行ったきわめてシンプルな介入で、身体に深刻な結果をもたらしたかもしれない経過を修正することができたのである。

ファンタジーと信念

「ファンタジー」についての伝統的な見方

　ティナとイヴのケースは、子どもの心理学および精神医学が長らく保留してきた問題、つまり子どもがどのように考えているのかについて、重要な進歩を遂げるための機会を提供してくれている。**ファンタジー**という言葉をわれわれがどのように理解し、また使っているかは、長きにわたる精神医学の伝統に依拠するところが多い。伝統的な見方では、ファンタジーとは空想上のシーンを意味するものであり、そのシーンの中心は主人公であって、主人公の夢の実現や葛藤に関連したものだということになる (Laplanche & Pontalis, 1973)。今日の子どもの精神医学 (Adams & Fras, 1988) および子どもの心理療法 (Coppolillo, 1987) の教科書では、「ファンタジー」をこのように見ている。コッポリロは、心理評価において子どものファンタジーを探る重要性を指摘し、次のように述べている。

　　夜に見た夢の話をした後で、昼間に見る夢、つまり白昼夢やファンタジーの話をする子どもは結構多い。子どもからそういった話を引き出すためには、白昼夢が決しておかしなものではなく、また、その子だけの特殊なものではないのだということを子どもに知らせて、安心させておくことが必要となる。「みんな、たいていは白昼夢を見るもんだよ。自分自身が

ヒーローや主人公になる話しを頭の中で作り上げる人もたくさんいるよ」と言うだけで，子どもは十分安心できることが多い（p.137）。

　コッポリロにとって，そしてほとんどの臨床家にとっても，「ファンタジー」は白昼夢のように非常にファンシーなものなのである。ファンタジーには遊びとしての性質があり，概念ということと選択的で遊び的な要素を備えた関係を持つ傾向があり，その意味で白昼夢と関係していると言えよう。

　ここで，1897年の秋，ヒステリーの病因に関するフロイトの仮説が劇的な変化を遂げたことを思い出していただきたい。フロイトは，誘惑理論（seduction theory）と呼ばれていたもの，つまり，ヒステリーが子どもの頃の性的虐待の結果であるという考えを放棄した。フロイトとフリースの往復書簡を保存していたマリー・ボナパルトは，1897年9月21日付の手紙について，「フロイトはヒステリーの"嘘"に光を当てることになったのだ。父親による慢性的な虐待というのは"ファンタジー"だったのだ」とコメントしている（Masson, 1984, p.112, 筆者による仏語からの翻訳）。しかしながら，性的虐待は「ファンタジー」などではなかった。そして，フロイト自身がその事実を知っていたことを示唆する証拠は多い（セラピストのなかには，このように「ファンタジー」だと考えたいというものが多いのかもしれない。というのは，そう考えることで，非常に苦痛で，場合によっては恐怖にさえ満ちた子どもの現実を見なくてすむのだから）。

「ファンタジー」に対するよりシリアスな見方

　前出のティナとイヴは出産のプロセスにまつわる「ファンタジー」を持っていたわけであるが，それは決して「楽しみ」と呼ばれるようなものでも，あるいは白昼夢的なものでもなかったことは明白である。彼女たちの「ファンタジー」は，大変な問題を生じ，彼女たちを恐怖に陥れるような内容のものであった。実際のところ，それらは「ファンタジー」などではまったくなかった。むしろ，**現実の構造に関する作業仮説**を構成するものであったのだ。この両者の違いを明確にすることは，子どもを理解するうえで非常に重要なことであり，また，子どもの心理療法の技術にとってもきわめて重要な意味を持つ。

ファンタジーが変化させられたり，あるいは妨げられるということによって，人は落胆したり混乱するものである。一方で，信じていること，あるいは信念（belief）が変化，あるいは急変すると，落胆や混乱どころではなく，大地を揺るがすようなインパクトを受けることになる。この場合のインパクトは肯定的なものであることもあれば，否定的であることもある。ティナとイヴの場合，そのインパクトはきわめて肯定的であった。「悪いアヒル」がやってきて自分を痛めつけるのだと考えていたダニーもまた，「ファンタジー」の世界で遊んでいたわけではない。彼は自分に襲いかかってくるそういう生き物が本当に存在すると信じていたのである。純粋な仮説を構成する信念は必ずしも意識的なものであるとは限らない。子どもの思考とは——非常に幼い子どもの場合ですら——今日の臨床心理学や精神医学が認識している以上に複雑で洗練されたものである。

「ファンタジー」とトラウマ

トラウマに対する子どもの反応が，ファンタジーだと捉えられてしまうことはめずらしくない。1976年に起こったチョウチラ・スクールバス誘拐事件の際の子どものさまざまな反応にそうした例が見られる（事件の概要および子どもたちの反応について，テア［Terr, 1979］が詳しく報告している）。この事件は，25人の子どもたちが誘拐犯の手によってスクールバスからヴァンへと乗り換えさせられ，暗闇のなかを休憩を一切取らずに11時間にわたって連れ回され，その後，土中に埋め込まれたトラックトレーラーの中に閉じ込められたというものである（子どもたちはトラックトレーラーに移された際，そこが「洞穴」だと思った。というのは，彼らは地面の穴に見えるような入り口から中に入れられたからである）。この非常に複雑な事件の最中にあったさまざまな出来事に対して子どもが示した反応を，テアがまとめている。

　2台のヴァンに分乗させられた子どものうち，7人は（中略）スクールバスやヴァンから一人ずつ降ろされるときに撃たれるのだと信じていた。彼らは，戦争映画などで，兵士がトラックから降りるように言われて，一人ずつ撃ち殺されるといったシーンを見聞きしていたのである。年長の子ど

もたちが乗ったヴァンでは撃たれるという話が子どもたちの間でされていたため，彼らドアに近い場所をとろうと競い合った。デビー（10歳）は，「ヴァンの中で，最初の2人，真ん中の2人，そして最後の2人が撃たれると思ったの。だから私は3番目に降りたの」と回想している。一列に並ばされて撃たれると想像していたジャッキー（9歳）は，「セルピコで見たわ。チャーター・バスがガレージに入れられて，あいつらはみんなを撃ち殺してから走っていっちゃうって言ってた。えーと，セルピコじゃなかったかも」と述べている。撃たれるのだという子どものファンタジーはトラウマ性の夢の繰り返しの基礎となっていたのである（pp. 555-556）。

　ヴァンに乗せられているときに起こった2つのエピソードが，子どもたちにとってはとりわけ恐怖となった。2つのエピソードとは，誘拐犯がガスタンクにガソリンを入れたことと，ヴァンをバックさせたことであった。ぜんそくであったアリソン（10歳）は，ガソリンを入れているときに窒息してしまうと感じた。「みんな泣いた。でも，私がいちばん泣いた。息ができないって思ったの。あいつらがガソリンを入れたとき，みんな咳をしたわ。私はのどが詰まって，息ができなかったの。洞窟の中でも，息ができなかったの。換気扇が一つしかなくって，みんなそこに集まったわ。私は換気扇のところに一回行っただけ」。アリソンの母親は，誘拐の一年後に次のように述べている。「新しい車に乗るたびに，アリソンは大騒ぎをして変になります。車の後ろに座ると暑くて仕方がないんだって言うんです。彼女は口をぱくぱくさせて，息ができないって言うんですよ」。
　カール（10歳）とシーラ（11歳）も，ヴァンの給油の際にファンタジーを持った。カールは，入れているガソリンは「自分たちを焼いてしまう」ためのものなのだと考えた。シーラはガソリンで「窒息させられる」のだと考えた。ヴァンがバックしたときには，アリソンと，アリソンのいとこのシーラと，そしてボブ（14歳）の3人は，誘拐犯たちはアクセル・ペダルの上に石を置いて車を後ろ向きに走らせて崖から落としてしまうのだと考えた。彼ら3人は，死へのジャンプを静かに待っていたのである（テレビや映画の影響でこのファンタジーが生まれたのかもしれない）（p. 557）。

テアはこれらの子どもたちの考えを「ファンタジー」と記してはいるものの，それがフロイトの言う「ファンタジー」とは異なったものであることは容易に読みとれる。つまり，これらの「ファンタジー」とは，誘拐事件の最中に子どもたちが経験した出来事の性質に関する作業仮説であることは明らかである。そして，これらの作業仮説は，その時点で子どもが得ることができた情報と，彼らのそれまでの体験をもとに作られたものなのである。テアが子どもたちの思考の重要性を認識していたことは，それらの性質を記述する彼女の言葉から明らかである。テアは，子どもたちの思考を**信念**として記述しているのだ。

　子どもの信念の多くを大人がファンタジーだと解釈するのは，おそらく，大人自身が非常に多くのファンタジーを抱いているためだろう（大人の場合のファンタジーは，世の中やそこで起こっている出来事に対する別の見方であり，この場合，大人はそれが**偽りであることを知っている**）。ファンタジーの産物（テレビ，映画，読み物，玩具など）を作り出すのは大人である。大人はそれらファンタジーの産物によって子どもの体験世界を満たしているのだということもぜひ記憶しておく必要があろう。大人たちは，時折，子どもの頃の「ファンタジー」の現実性をもう一度取り戻したいと望むものであるが，子どもの信念をファンタジーだとしてしまう誤った見方が生じるのは，子どもの（合理的な認識に基づく別の）世界を**現実**のものとして経験することが大人には困難になっている（あるいは不可能になっていると言ってもいいだろう）ためである。もし大人たちが，「ファンタジー」を「現実」だと信じているのなら，これほどまでに多くの精密なファンタジー代理物を作り出さなかったはずである。子どもと同じように，身近にあるもので遊べるはずなのだ。

　研究文献において「ファンタジー」と言われてきたものの多くには，特に選択的で遊び的であるというファンタジーの特性が欠けている。

子どもの相互作用のスタイル

子どもの相互作用のスタイルを治療的に活用する

　クリス（p. 34 参照）は 7 歳で，非常に言語性の優れた少年であった。その結果，車にはねられるという事故とそれ以降に生じた破壊的な一連の出来事の結果として自分が捕まってしまった論理の拘束を，言葉を使って，いわば「なしとする」（undo）ことができたのである。しかし，この聡明で言葉豊かな子どもとの最初の出会いでのやりとりの一こまは，言葉をともなわないやりとりが，言葉よりもいかに強力であるかを示してくれている。

　　プレイルームでの初回セッションで，テーブルでの描画から床に座ってのプレイに移っていったとき，クリスはまったく何の気なしにといったふうをよそおいながら，次のように言った。「みんな生まれたときにはチンチンがあるんだ。でも，みんなの半分くらいはチンチンをなくしちゃうみたいだ」と。彼は，自分のペニスがなくなってしまうことを非常に恐れているとも言った。クリスの心理判定を担当したセラピストは，ミスター・カンガルー（ぬいぐるみの人形）を手にして，その体をしげしげと眺めた。一方で，中がのぞけるようになった大きなドル・ハウスの屋根を開けて，屋根裏部屋がのぞけるようにして。そして彼女は，ミスター・カンガルーをその中に入れ，屋根を閉じ，しばらく経ってから再び屋根を開けてミスター・カンガルーを取り出した。そして，「ふーん，何も変わってないなあ」と彼女は言った。その後，彼女はミスター・かものはしを手にとって同じことを繰り返した。

　クリスには，7 歳という年齢でいまだ指吸いと連日の夜尿が見られた。しかし，クリスのこれら行動を両親はあまり大きな問題とはしていなかった。というのは，こうした行動は，あえて危険な行動をしてしまうという自殺企図的な行動と比べて，深刻さの点ではほとんど問題にならなかったからである。彼の

この２つの行動は，上述の介入がなされた日以降，見られなくなった。もし，クリスのセラピストが「赤ん坊がみんなチンチンを持って生まれてくるわけじゃないんだ。チンチンは男の子にだけあるんだよ。それに，チンチンを持って生まれた子からチンチンがなくなることはないんだよ」といったことをクリスに指摘していたとしたら（彼の心にしみ込んだことを言葉で「理解」させることを目的として），それはとんでもないミスだったと言えよう。「無意識（あるいは下意識）にあるものを意識に上らせる」ことが必要だという考えは，象徴的に，あるいは言葉によらないやりとりによって今成し遂げられたことを，言葉によって「打ち消す」(undo) という行為にセラピストを導くことがある。こうした言語化を，子どもは，自分がしたことを大人は本当には信じていないことの証拠であると受け取る傾向があり，その結果，治療的な介入 (intervention) に備わった「マジック」を台無しにしてしまう可能性があるのだ。どうしてだろうか？　大人が，自分が今したことが本当であって効果があると本当に信じていたなら，その行為の目的を言葉で説明する意味がどこにあるだろうか？　この時点における「無意識を意識に」は，ちょうど，マジシャンでイリュージョニストのデイビッド・カッパーフィールドが，息を飲むようなイリュージョンを終えた直後にその種明かしをするようなものなのだ。たしかに，観客は種明かしを興味深く聞くだろうが，しかし，それが本当ではないとしたら，誰が再びそれを見るために25ドルを支払うだろうか。

　子どもは普通に解離する力を持っている（Putnam, 1987）。また，中程度の解離現象は，子どもの頃には普遍的で正常なものである。そのため，可能な限りこの「能力」を利用しようとするのは，きわめて理にかなったことであると言えよう。子どもに対する巧みな心理療法とは，**行動に現れた意識状態を活用し，修正するものであり**，その点で，催眠や子育てと同じだと言える（Wolff, 1987）（正常な解離と病的な解離に関する詳細な論議と，子どもの心理療法における解離技法の活用ついては，第４章を参照のこと）。

　子どもの表現行動が高度に象徴的なものであるほど（こうした場合，往々にして「行動化」［acting-out］という形をとる），**比喩的な要素を備えた象徴的な介入が功を奏することが多い**。また逆に言えば，こうした子どもは，その介入を行ったセラピスト自身が自分の行った介入の効果を本当には信じていないということを示唆するような言動に対して，非常に敏感に反応するものであ

る。セラピーの内容やプロセスを子どもに意識化させようとすることによって，その他の面では非常にうまくやれている子どものセラピストが，自分自身の行った心理療法上の介入の力や有効性をまったくなしにしてしまうといったことが起こりうる。とは言っても，いつ言語的な介入が求められ，あるいは，どのような場合には言語によらない相互作用が有効なのかは，経験の積み上げによってのみ理解されるようになるものである。一般的に言って，子どもが幼いほど，言葉によらない相互作用や象徴的な介入が有効であると言えよう。子どもによっては，ひたすら経験することによってのみ，安定を取り戻せる子もいる。

　小児科医のアドバイスで，ある母親が私のオフィスに電話をかけてきた。彼女は非常に取り乱しており，医師を訴えるとわめいていた。子どもにアレルギー性の発疹がでたために連れていった地元の救急病院で，「外国人」の医師が，生後20か月にしかならない自分の息子に，不注意で2ダースもの抗ヒスタミン剤を投与したというのである。投薬に対して，この幼児は特異な急性の幻覚状態とみられる精神病様の反応を示した。この子は，シーツや枕カバーやカーテンの模様のチョウチョウが自分を追いかけてくるといって怖がった。彼女が電話をかけてきたのは，子どもを救急病院に連れていった3日後であったが，その時点でも，彼の恐怖反応は依然続いていた。また，車に乗せていて家に近づくと，彼はヒステリックに叫び，のたうちまわるということであった。母親は彼を無理矢理家に連れて入らねばならなかった。彼は，母親に抱えられながら何とか家には入っても，自分の寝室の床にはどうしても足を下ろそうとはしなかった。その時点では，チョウチョウの模様がついたものは一切合切寝室から運び出されていたにもかかわらず，このような状態が続いていたのである。

　近くの雑貨店に行って，プラスティック製のプラント用の霧吹きを買ってくるよう，私は母親に指示した。そして，霧吹きに数インチ程度の水を入れ，香りが分かる程度の香水を垂らさせた。そのうえで，シーツ，枕カバー，カーテンを部屋に戻させ，「これは悪いチョウチョウを良いチョウチョウに変える魔法のお薬だよ」と言いながら，まずは寝室のドアに，次いでシーツやカーテンのチョウチョウ一つひとつに霧吹きの水を拭きかけ

させて。その際，母親には思いっきり儀式めいた雰囲気で行うようにと指示した。彼女はこの儀式を，まるで舞台で劇を演じるかのごとくに行った。その日の夜，彼は自分のベッドで眠ることができ，それ以来，悪いチョウチョウは二度と戻ってこなかったのである。

　この事例では，セラピストと子どもは一度も会っていない。にもかかわらず，セラピストの指示は非常にすばらしい結果をもたらし，まるで心理療法がうまくいったのと同じくらい，介入は効果をあげた。この介入は，子どもの経験がいかに強烈で現実性をともなったものであるか，あるいは，子どもの創造性がどれほど豊かなものであるかを十分に理解したうえで行われたものである。この豊かさが，子どもの人生や生活を非常に複雑なものにすることもあれば，逆に解決をもたらす力にもなりうるのである。
　この事例を見れば，子どもに年齢以上の言語的能力を求めたり，自己やセラピーのプロセスへの認識を強要するような観点がいかに近視眼的で心理療法の効果をかえって妨げてしまうものであるかが理解されよう。

　　私の友人であり同僚でもある人物が，イギリスの小児精神分析医である今は亡きD.W.ウイニコットがその仲間の一人をデンマークに訪ねたときの話をしてくれた。ウイニコットと彼の奥さんがその家を辞してのち，子どもたちは，素敵なイギリスのおじさんとたくさんおしゃべりできた時間がどれほどすばらしいものであったかを父親に報告した。「僕たち，いっぱいいっぱいお話したよ。それに，イギリスのおじさんはとってもすてきなお話をしてくれたんだ」と彼らは言った。これは，行動レベルでのコミュニケーションがどれほどの潜在力を持っているかを示す格好の例である。というのは，ウイニコットは子どもたちに「話す」ことは，それも数時間にわたって会話することなどできなかったはずだからである。なぜなら，彼はデンマーク語がひとこともしゃべれなかったし，子どもたちも英語は一切できなかったからである（Colette Chiland, 1980, 私信）。

　心理的評価や心理療法において，子どもが言語化しなければならないという必要性はどこにもない。一方で，**純粋な治療空間**（第6章参照）に備わってい

る強力な潜在力を体験した子どもで，その後，長きにわたって沈黙を続ける子どももまた，めずらしい。

第3章
発達とコンテクストを
重視した子どもの心理療法

> 明快なものは目に見えない。それを誰かがシンプルな形で表現するまでは。
> ——カリル・ギブラン

　第1章では，子どもの生活というコンテクストに立つことによって，幼児の行動や言葉が持つ意味が大きく変化するということを，あるいは，行動や言葉に**勝手な意味づけ**を行うことができなくなるということを見てきた。また，子どもの行動をコンテクストにおくことによって，コミュニケーションにおける純粋な意味を理解することがいかに容易になるかを示した。「混乱していて，断片的で，現実吟味をともなわない」ものと見られてきた行動が，あるいは，「性的同一性の混乱」を示唆すると考えられた行動が，実は，まさにこの現実世界における，この小さな女の子の体験の有様を実にありありと描いていたのである。ジョイは彼女が体験している世界がどのようなものであるか，どうすればそこで生じる苦痛から逃れることができるかを，彼女の心理評価にあたったセラピストに伝えていたのだ。それがうまくいかなかったのは，ジョイの担当セラピストが伝統的なトレーニングを受けた，博士号を持った心理学者であったからだ。彼女はジョイの行動にコミュニケーションとしてどのような意味があるのかを見ようとせず，その分類的な意味を考えていた。つまり，障害の分類を求め，それを見つけたのである。

分類的アプローチと発達 - コンテクスト的アプローチの違い

パターン認識 対 表現・行動理解

　セラピストの心理評価によって描き出されてジョイの像は，彼女の生活史とはほとんど無関係なものであった。セラピストの報告書に述べられているジョイの生活や人生は，彼女の歴史と言うよりも，病歴と呼べるものであった。そこには，子どもの生活において，おかしいと考えられること，あるいは機能不全を生じていると見られる事柄がすべて列挙されていた。そして，一体何が問題なのかをとらえることができていないため，心理療法にとって有益な評価にはなっていなかった。このように，成育歴，あるいは生活史と呼ばれているものの大半は病歴であり，診断的な評価のほとんどは機能不全に関する分類的な記述にすぎない。ここで鍵となるのは，パターン認識と問題認識とを区別すること，あるいは，分類的なアプローチと発達 - コンテクスト的アプローチとを区別することである。

　この区別，あるいは違いを理解するために，こんにちの心理診断学 (psychodiagnostics) においてますますその重要性を増してきている「レンズ」について考えてみよう。「レンズ」とは，それを通して臨床家がクライエントを見るものであり，ここでは精神科診断統計マニュアル (Diagnostic Statistical Manual of Mental Disorders, American Psychiatric Association, 1980, 1987。現在ではDSM-IIIとDSM-III-Rが使われている。[訳注：現在は，1994年に改訂されたDSM-IVが使われている]) のことを指している。DSM-IIIは，記述的なラベルの公式に認定された集合であり，そこに含まれる診断的分類は「精神障害の症状を総合的に記述するため」(p. 7) に収録されたものである。ここにいたって，これがいかに循環的であるかがすぐに明らかとなる。もし仮に，DSM-IIIの診断基準が精神障害の症状を総合的に記述しているのだとしたら，精神障害とは，DSM-IIIに述べられた症状を示すものだということになってしまう。これは，コンテクストを考えないパターン認識の循環である。このパターン認識は，そのパターンがいつ，どこで，誰に対しても同じ意

味を持つと見なすだけではなく，いつでもどこでも，同じ現象を意味するのだと考えてしまう「DSM-Ⅲの目的は，診断分類の明確な記述を提示することによって，さまざまな精神障害に関して，臨床家および研究者の診断，相互のやりとり，研究，あるいは**治療**を可能にしようとすることにある」(p.12，太字は筆者)。ここに治療という言葉が使われているが，これはきわめて重大な意味を持つ。と言うのは，症状が一定のパターンで現れることがそれほど多くないとしたら，あるいは，そこに見られたパターンが場所や時間によって異なった意味を持っているとしたら（つまり，異なったものへの反応としてそのパターンが出現しているとしたら），診断と治療との関係を固定化することは非常に大きな問題となりかねないからである。

「疾病の原因に関して理論的な立場をとらない」(p.7) ことによって，DSM-Ⅲはコンテクストを考えない道具となり，観察可能な症状がいつでもどこでも同じ意味を持つという誤った見方を前提にしてしまった。しかし，**意味**とは，コンテクストがなければそれ自体意味をなすものではない。コンテクストの外では，その事の意味を明らかにしたり発見するための非恣意的な方法など存在し得ない。人間の経験において，意味の創出は常にコンテクスト内において行われる。ある現象が持つコンテクスト的な意味を見出すことができなければ，その現象に，まったく異なった，完全に恣意的な意味を付与するしかないのである。典型的なパターン認識とコンテクスト的アプローチの違いを，次の例で見てみよう。これは，臨床的な文献から引いたものではなく，有名な伝記からの引用である。

パティ・デュークはアメリカの女優で，映画，テレビ，舞台などで世界中のあらゆる年代の人たちに知られた存在である。彼女の自伝『アンナと呼んで』(*Call Me Anna*; Duke & Turan, 1987) のカバーに記されているように，彼女の人生はとても生産的で，充実したものであった。

> アカデミー賞最年少受賞者——『奇跡の人』のヘレン・ケラー役での受賞——であり，テレビ番組での卓越した演技によって3度にわたるエミー賞受賞歴のあるパティ・デュークは，アメリカが生んだもっとも名誉あるスターである。彼女は，同僚である俳優たちからの敬意を一身に集め，映

画俳優連盟の会長にも選出された。女優としての才能は，専門家だけではなくすべての人が認めるところのものであり，パティ・デュークの人生はアメリカの究極のサクセス・ストーリーのように思える。（中略）彼女の少女期，思春期の大半は，世間という舞台で繰り広げられた。しかし，もっとも熱心なファンでさえ彼女の人生の舞台裏を知るすべはなかった（カバー）。

パティ・デュークはその自伝の冒頭に，次のようなエピソードを記している。

　2年ほど前，私は，MCAの会長であり，映画産業においてもっとも強大な存在であるシッド・シャインバーグのオフィスを訪ねた。そのとき私は，映画俳優連盟の代表メンバーの一人であり，優雅で誇り高きレディーとしてそこにいた。シッドは私を見るなり，「やあ，あれからずいぶん経ったな」と言った。「ええ，ずいぶんね」と私は応えた。2人ともそれ以上は言おうとしなかった。私は同僚たちを振り返り，「シッドとはここで何度かあったことがあるのよ」と言った。私がそのとき口にしなかったのは，シッドとこのオフィスで最後に会ったときの出来事である。そのとき，私は彼に罵倒の限りを尽くし，おまけに，ミッキー・マウスの置時計を彼めがけて投げつけたのである。「彼女には問題がある」と人が私のことを言うとき，その言葉は決して冗談ではないのだ。

　その話の始まりは1970年にさかのぼる。（中略）私は，ヴィンス・エドワード主演のテレビドラマ，『医師マット・リンカーン』の一編にゲスト出演することになっていた。私たちはサンペドロ近くの断崖でロケ中であった。（中略）その日の午前中，技術的な問題が数え切れないくらい起こって，テレビクルーは疲労困憊し，皆がお腹を空かせて昼食をとりたいと思っていた。しかし，昼食はまず俳優陣がとり，その間，クルーは作業を続けて（中略）撮影に入れるようにするとの決定がなされた。たしかに，そんなことは私の知ったことではないのは十分に承知していた。しかし，私はそこに鼻をつっこまざるを得なかった。クルーが昼食にありつくまでは，私も何も食べないことに決めた。何と組合精神豊かな行動であろ

うか。私の行動をめぐって議論が巻き起こった。私は車に駆け乗り，すぐさまその場を立ち去ったのである（p. 1）。

　その後，議論は果てしなくエスカレートし，パティはかんしゃくを爆発させるに至った。車を使ってその場から立ち去ることを許可されなかった彼女は，軍の清掃車をヒッチハイクして陸軍の基地まで行った。そして，彼女のために遣わされたリムジンが基地に入ってくるのを阻止した。その後，ユニバーサル・スタジオでシャインバーグ相手に大立ち回りを演じ，彼にミッキー・マウスを投げつけたのである。彼女はシリーズから降ろされ，それ以降，「ずいぶん」長い間，表舞台には登場しなかった。

　　本当に最近まで，この話は私にとってとてもつらいものだった。その当時の撮影クルーにばったり出くわして，クルーがこの話を始めようものなら，私は屈辱感のあまり死んでしまいそうになった。このことを思い出すたびに体までもが反応を起こし，胃のあたりがギュッとなった。でも，今はだんだんと滑稽に思えるようになってきた。そして，この話をしている人までもが滑稽に思えてきたのである。
　　何が変わったのか。それは，その当時の私が知らなかったある事柄を，今の私は知っているということである。その事柄とは，私が躁うつ病であり，まるで南京虫みたいないかれた存在だということである（p. 3）。

　パティ・デュークは，おそらく，世に知られたもっとも有名な躁うつ病者の一人であろう。実際，彼女の臨床像はきわめて古典的なものであった。つまり，「予期不能」の重篤な気分変動，自殺企図，判断力の極端な低下をともなう常軌を逸した突発的で長期にわたる躁状態のエピソード，それと同様に深刻で長期におよぶうつ状態，非常に強烈な両価的感情などが彼女の症状の特徴であった。また，家族歴には抑うつ，自殺企図，アルコール症が見られた。躁うつ病だと診断されることによって彼女はすぐに非常に救われた気持ちになったのである。

　　（彼女の主治医である精神科医が躁うつ病との診断を下した）その瞬間

から，私は何も恐れる必要がなくなった。私がこれまで経験してきていたことに誰かが名前をつけてくれてしかも治療を施してくれるなんて，まるで魔法みたいでとてもほっとした。(中略) とても奇妙に聞こえることだけれど，**子どもの頃，私にはパニック発作があって，たいていは死に関係したことで，そのとき私は薬の錠剤をせがんだものだった。**「お薬があるに違いない。どんな病気にでもお薬があるんだから，きっと私のこれに効くのもあるはずだわ」と自分に言い聞かせていた。そして，本当にあったのだ (p. 275, 太字は筆者)。

パティ・デュークは，人に知られるのも恥ずかしいような過去の行動や，耐えられないような抑うつと自殺願望，コントロールの喪失感を，分類的な疾病によるものだと見ている。彼女は私たちに言う。「リチウムは，わたしたちの体の生物的なシステムのバランスの悪さを修正してくれるのです」と。そして，彼女は続けて，「こういった状態にある人の大半は，生まれつきなのです」と述べる。

実際，パティ・デュークの述べた言葉は，広く行き渡った「現代生物学的精神医学」の考え方を反映したものである (Wender et al., 1986)。こうした分類的な立場は，アンドリーソン (Andreason, 1984) の記述に端的に述べられている。

患者がエネルギーの低下，不眠，幻聴などの症状を訴えた場合，**精神科医はその患者が何らかの特定の疾患をわずらっているものと考え，次に，それがどのようなタイプの疾患であるかを確定するために，**病歴を詳細に聞き取り，あるいは医学的な検査を実施することになる (p. 29)。

こうした (生物学的な) 観点への転換によって，われわれは「心」がどのように構成されているのかを理論的に考える必要はなくなったし，あるいは，人がどのように感じるのか，どうしてそのような振る舞いをするのか，精神疾患をわずらった場合にどのような問題を抱えるに至るのかといったことを理解するために**外的環境の影響を考慮する必要もなくなった**のである。そうではなく，どのように脳が機能し，あるいは機能不全を生

じるかということについて，直接脳を見ることによって正常な行動や精神疾患を理解しようとすることができるのである（p. 138, 太字は筆者）。

しかしながら，パティ・デュークの人生の一端を垣間見るだけで，彼女の症状にまったく別の光を当てることになるコンテクストが浮かび上がってくる。魅力豊かな外見の裏には，想像を絶する恐怖と，およそ人間のものとは思われない経験とが隠れていたのだ。彼女の本名はアンナ・マリー・デュークといい，アルコール症の父と，情緒的な混乱をともなう精神疾患の母親のもとに育った。母親は予期できないような行動にでることが多く，パティを非常に怯えさせることもめずらしくなかった。パティが6歳のとき，母親は父親を家から追い出してしまった。その後，ほどなくして，パティはロスという名の夫婦のもとにもらわれていくことになる。ロス夫妻は，パティを女優に育て上げようとした。彼らはパティから名前やアイデンティティを含むあらゆるものを取り上げ，何年にもわたって彼女の生活や人生のあらゆる側面をコントロールし，パティが自分には価値があるのだという感覚を一切持てないようにした。パティにとって，それはあたかも監獄にいるがごとくであった。ジョン・ロスがパティに性的な虐待を加えたかは，この自伝を読む限りでははっきりしない。しかし，パティが自伝の序文のところに記述している，彼女の「無意味」で人を辱めるような行動を理解するためには，母親についてのパティに記述に耳を傾けさえすれば事足りる。

　　……母親は温かく，すばらしい，とても寛大な態度を見せることもあった。それは，精神的な意味でも，あるいは，ソフトクリームや人形を買ってくれるという意味でも。でも，ほとんどはそんな母親ではなかった。（中略）彼女は3度，入院した。最初の入院は私がまだ5,6歳にもなっていなかった頃だったと思う。（中略）私たちのアパートには暖炉があって，杉材でできた大きな椅子がその前に置いてあった。その椅子のことを，私たちきょうだいはとっても素敵な家具だと思っていた。でも，時にはそれがとても恐ろしい椅子になった。というのは，何かうまくいかないことがあると——たとえば両親が喧嘩するとか——子どもたち3人は起こされ，ベッドから引きずり出されて，その椅子のそばに一列に並ばされたのであ

る。そのときには父親はいなかった。椅子には母親が座っていて，私たちは一晩中そこに立ってなくてはならなかった。(中略)ふつう，こうしたことは母親が父親を家から追いだしてしまったときに起こった。しかし，一度だけ，父親が「もうたくさんだ」と言い残して自ら出ていってしまったことがあった。そのとき母親は，子どもたち3人をその椅子のところに並ばせて，「みんな一緒に行くんだからね」といいながらガスの詮を開けた。今思えば母親は窓を開け放したままであったのだが，当時はそんなことは分からなかった。もうおしまいだと思いながら，その場に何時間も座り続けたのである（pp. 14-15）。

この幼子の母親はアンナを殺そうとした——しかし，パティが死ぬかもしれないと感じたのはこのときだけではなかった。幼い日の彼女の生活は，暴力と混沌に満ちたものであった。

　私がまだ小さかった頃，楽しくすばらしい時間であるはずの祝日やイベント——たとえばクリスマス，イースター，卒業式，結婚式，誕生日など——は，私の家族にとっては悪夢だった。(中略)クリスマスのたびに，父親は何かに腹を立てており，両親は激しく言い争い，そしてクリスマスツリーは窓から道に投げ出されたものだ。それも，子どもたちがツリーがあると気づく間もないうちに。(中略)兄と姉は酷い喧嘩をした。そのため，姉は全身傷だらけだった。(中略)ある日，(兄の)レイが(姉の)キャロルを思いっきり突き飛ばした。キャロルは4階のアパートの窓から落ちてしまった。(中略)もし母親がそのことを知ったら，レイはきっと殺されていたことだろう。そのとき私は，自分が叩かれるよりももっと怖くなった。母親はすごく暴力的な人だった。彼女は，頭に血がのぼるとわけが分からなくなり，突然，一撃を見舞ってきた。それは，殴ろうとして殴るのではなく，不意に飛び出す一撃で，しかも，手の甲で殴ってきたのだ。彼女のひとことが私をいつも怯えさせた。「あとは家に帰ってからだ」……(p. 9)。

　私は(カソリック・スクールで)「罪の告白の祈り」を細部まで正確に

言った。そして（神父様は私にご褒美をくださるはずだった），恐ろしき大きなマリア様が暗闇のなかで輝いていた。そのマリア様を私は決して忘れない。長い年月，私は怯え続けた。戒律に書いてあること，修道女様がおっしゃったこと，お母さんが言ったことをまったくその通りにしないと，本当に地獄の業火で焼かれることになるのだと私は本気で信じた。私のイマジネーションは絶対の恐怖に満ちたものだったのである（p. 17）。

パティ・デュークは，このように虐待を受け，絶えず恐怖にさらされた子どもであった。母親は彼女を殺そうとし，あげくに彼女を別の夫婦の手に渡してしまった。その夫婦もまた，何年にもわたってパティを怯えさせ，人間としての扱いをしなかった——パティがどれほど完璧に振る舞ったとしてもである。虐待を受け，トラウマを生じたその他多くの子どもと同様，彼女は「絶望的なほど強い情緒的愛着を母親に持った」のである——それはロス夫妻が作り上げた依存だった。この夫婦は，アンナ・マリーを「殺し」，彼女を「パティ」に置き換えた。彼らはパティを「あたかも存在していないかのように」扱った。しかし，彼らこそが，パティのショウ・ビジネスを成功に導いたのである。こうしたパターンは，顕著な解離性の特徴を備えたクライエント，とりわけ多重人格性障害（multiple personality disorder：MPD）（訳注：現在のDSM-IVでは解離性同一性障害という診断名が使われている）の診断を受けた人に共通してみられるものである（Putnam, 1989, p. 172）。

パティ・デュークがその自伝の冒頭に記した，躁うつ病の存在を示す彼女の「狂気的」な行動を，今明らかとなった彼女の人生というコンテクストに置いてみると，どのように見えるだろうか？　先に彼女の文章を引用した際，私はいくつかのフレーズ——下記の引用文で太字で示した部分——を意図的に省略した。彼女の人生というコンテクストが明らかになった今，その意味はより鮮明となる。パティ・デュークは，それと気づかぬうちに，彼女の「狂気に満ちた」「意味のない」行動のコンテクストを記述していたのである。

その話の始まりは1970年にさかのぼる。**当時，私は妊娠していたが，誰もそのことは気づいていなかった**。私は，ヴィンス・エドワード主演のテレビドラマ，『医師マット・リンカーン』の一編にゲスト出演すること

になっていた。私たちはサンペドロ近くの断崖でロケ中であった。**私がその断崖にしがみつき，自殺をしようとするシーンの撮影であった**。その日の午前中，技術的な問題が数え切れないくらい起こって，テレビクルーは疲労困憊し，皆がお腹を空かせて昼食をとりたいと思っていた。しかし，昼食はまず俳優陣がとり，その間，クルーは作業を続けて**自殺シーンの撮影**に入れるようにするとの決定がなされた。たしかに，そんなことは私の知ったことではないのは十分に承知していた。しかし，私はそこに鼻をつっこまざるを得なかった。クルーが昼食にありつくまでは，私も何も食べないことに決めた。何と組合精神豊かな行動であろうか（p.1，太字は筆者）。

パティ・デュークの行動は，無意味で，狂気に満ちてた，精神「疾患」の単なる現れなどでは決してなく，それが意識されたものでなくとも，戦略的なすばらしさを備えたものだったのだ。突然の昼食休憩の間に準備されようとしていたのは，**自殺のシーン**だった。そして，彼女は妊娠していた。妊娠した母親が自殺をすれば——妊娠がたとえ想像上のものであったとしても——何人が死ぬことになるのか？　母親と赤ん坊の2人である。これは彼女自身の子どもの頃の恐るべきシーンの再現であり，明らかに彼女は情緒的にその再現に耐えられなかった。耐えられなかったがために，この女優は（そのときには，経済的に困っていたにもかかわらず）その女優生命をかけてそれを回避したのである。これがまさに，パティ・デュークの「無意味な」行動がやってのけたことなのだ。このときの経験全体が**行動記憶**（第4章参照）を喚起したということは，その出来事の記憶に対する現在の彼女の反応から明らかである。行動上の記憶は，想起が引き金となって生じたもともとのトラウマに対する心理生理的な反応なのである。

　本当に最近まで，この話は私にとってとてもつらいものだった。その当時の撮影クルーにばったり出くわして，クルーがこの話を始めようものなら，**私は屈辱感のあまり死んでしまいそうになった**。このことを思い出すたびに体までもが反応を起こし，胃のあたりがギュッとなった。でも，今はだんだんと滑稽に思えるようになってきた。そして，この話をしている

人までもが滑稽に思えてきたのである。
　何が変わったのか。それは，その当時の私が知らなかったある事柄を，今の私は知っているということである。その事柄とは，**私が躁うつ病であり，まるで南京虫みたいないかれた存在だ**ということである（p. 3，太字は筆者）。

　パティ・デュークの自伝は，子どもの頃の慢性的な虐待とトラウマというものがどのような経験であり，また，その後にどのような影響を及ぼすのかを明確に示してくれている。そこには，本書で扱う経験や臨床的な現象の多くが，非常に明瞭な形で記述されている。これら経験や臨床的現象とは，パティ・デューク・ショウの多重人格的側面であり（作家のシドニー・シェルダンはパティのことを「分裂病質」であると考え，それゆえ，このショウで彼女が双子のいとこを演じるのはうってつけだとのアイデアで脚本を書いている），母親の「予期できぬ」行動変化に怯えるパティの息子マッケンジーの夜驚であり，トラウマ反応の心理生物学であり，そして，パティの「死に関連したパニック発作」である。もし興味がおありなら，パティ・デュークの幼い頃の経験と，その後の「無意味で混乱した」行動との関連を時間をかけて探ってみられるといい。トラウマ後の状態の全体像を理解したいという人にとっては，またとない材料となるだろう。トラウマの後遺症が，著名な俳優の手によってかくもすばらしく記録されることはめったにない。こういった後遺症は，ほとんどの場合，教育や心理学や精神医学の「狭間に落ち込んでしまった」子どもたちに見られるものである。なぜなら，誰もが彼らの行動の意味を理解できないからである（第8章参照）。

経験の意味

　スティーブは15歳の少年で，養子であった。彼にはかなり深刻な読字障害（dyslexia）があった。小学校に入学して以来の9年間というもの，毎年のように心理学者，教育心理学者，精神科医たちの手によって検査が繰り返されていた。彼につけられた診断は読字障害で，この診断は9年間変わることなく，この診断を根拠に彼は学習障害児のための特殊学級に割

り当てられつづけた。彼の心理的評価の報告書には，彼が危機的な貧困状態から保護された後に養子縁組されたという大雑把な記載以外には，彼の人生に関しては非常に簡略な記述が見られるのみである。

学校の記録やそれに添付された心理学面のレポートに見られるスティーブの成育歴は，たしかに彼が読字障害であることを示しているように見える。特に，彼はリーディングの試験の場面で，その問題を顕著に示している。字を読むことについて尋ねられた際に彼は非常に落ち着かなくなり，実際に音読するように指示されたときには極度に混乱していた。そのような事態で彼はニヤニヤした笑みを浮かべ，そわそわし，ほとんど視線を合わせることがなかった。しかし，彼の成育歴がもっと詳しくわかると，こうした状態像の意味するところずいぶん変わることになる。

　養子縁組がされる以前，スティーブは移民である両親が仕事を求めて農場から農場へと渡り歩くのについてさまざまな農場キャンプで生活していた。小学校入学直前の6歳のとき，彼は誤って灯油ストーヴをひっくり返し，上半身に大火傷を負ってしまった。その結果，腕を正常に動かすことができるようになるために，彼はその後，5回にわたる肩の整形手術を受けなければならなかった。そのため，彼の上半身と腕は無数の傷で覆われることになった。

　スティーブが大火傷を負って床に倒れ込んだ際，母親は，彼の場所から2メートルと離れていなかったにもかかわらず，**座って読書を続けていた**のである。父親が彼を抱き上げて，まだ皮膚を焦がし続けている灯油の炎を消し，火傷を負った箇所を冷やすために彼の体をバスタブの中に横たえたときですら，母親は本から**顔を上げる以上の**ことはしなかった。

スティーブが小学校に入学し，本や字を読むという課題に直面したのは，こうした状況においてであった。この出来事の直後，スティーブと2人のきょうだいは親元から保護され，スティーブは医療的なケアできる里親のもとで，そしてきょうだいは通常の里親家庭で養育されることになった。彼らは移民というマイノリティの子どもであったため，養子縁組は困難であった。さらにス

ティーブの場合は，身体的な負傷という外見上の問題と，そのための日常的なケアの必要性のため，その困難さはなおさらであった。その結果，子どもたちは離ればなれとなってしまい，その後再び一緒になることはなかった。

　この子どもの生活上の体験というコンテクストを考慮に入れた場合，読書，あるいは字を読むこと自体が持つ意味は大きく変わってくる。字を読むことは，一定の達成感をともなう，発達上獲得されるべき技術といった単純なものではもはやなくなる。そこには情緒的な負荷が加わってくることになる。スティーブにとって字を読むことは，彼が炎に包まれて死ねばいいという母親の希望を意味することになるのだ。こうしたコンテクストが明らかになることで，スティーブが私のところに紹介される理由となった行動の意味が見えてくる。彼は，ある女性の裏庭に植えてあった野菜を盗んだあとで，その庭に放火したところを捕まったのである。

分類的診断の非コンテクスト的性格

　ブライヤー，ネルソン，ミラー，クロール（Bryer, Nelson, Miller & Krol, 1987）は，ある一定の期間に成人精神科病棟に入院してきた 66 名の女性患者を対象に，客観的な方法による調査を実施したが，その結果，患者たちの 4 分の 3 がこれまでの人生で身体的／性的な虐待を受けてきていたことが明らかとなった。従来の研究においても，精神科の入院患者における虐待の既往率は有意に高いことが示されてきていたが（Carmen, Reiker & Mills, 1984 ; Emslie & Rosenfeld, 1983 ; Hussain & Chapel, 1983），彼らの研究は，従来のものよりもさらに顕著な結果を示すことなった。精神科的な症状が深刻である成人に対して，注意深くその成育歴を聞き取るという作業をいとわなければ，その人の人生に虐待を発見することはさほどめずらしいことではないのだ。ブライヤーたちは，「臨床的な経験とこの研究結果はともに，入院患者のうちでかなり深刻な症状に悩まされているもののほとんどが，子どもの頃に虐待を受けている可能性があることを示している」と結論し，「その人のもともとのトラウマについて知識を持たずに心理療法や薬物療法を行うことは，ベトナム退役軍人の示す多様で混沌とした症状を，ベトナムについて，あるいはそこで何があったのかを知らずに治療しようとするようなものである」と述べている。患

者の生活や人生というコンテクストから遠ざかってしまうことで，臨床的な状態像は分類的なパターンに当てはめられるだけのものとなり，その結果として得られる診断は分類的なものとなってしまう。そして，分類的な診断はそれに応じた分類的な治療に結びつき，それが往々にして間違ったものとなってしまうのだ。

　この本を読んでおられる人のなかで，専門家と呼ばれる人たちは，おそらくはDSM-IIIにかなりなじんでおられることと思う。そこで少し，この診断マニュアルに関する知識をどのようにして得られたかを思い出していただきたい。DSMの診断に関しては，かつても現在も，多くのクラスやセミナー，あるいは学会が開催されている。DSMの診断に一致するように書かれたテキスト（Adams & Fras, 1988；Kaplan & Saddock, 1985）や入門書（Reid, 1989；Spitzer, 1989）なども多くでまわっている。みなさんはおそらく，語彙を学ぶのと同じような方法でDSMの諸分類を学んだのではないだろうか。この比較は示唆に富むものである。子どもが平均どのくらいの言葉を毎週教えられるのか（毎週教えられる言葉はさほど多くない）を考えると，子どもたちがあの膨大な量の語彙を獲得するという事実（平均的な学生は高校卒業時に約80,000語を習得している）は驚異に値することである。単純に考えれば，80,000語などはとても獲得できない，という結論に達さざるを得ない。1週間に100語覚えるとした場合，1年40週間として12年間では48,000語にしかならない。そして，たいていの子どもたちは週に20～30語程度しかマスターしないだろう。であるとするなら，高校卒業時にマスターされている80,000語の語彙というのは，生活のプロセスでコンテクストにおいて獲得されたものだと考えられる。これは大変重要なことである。というのは，平均的な人は結構うまく相互にコミュニケートできているのだから。

　では，伝統的な辞書的学習方法が用いられた場合には一体どういうことが起こるのだろうか。子どもたちは，驚くべき文章を生み出すことになる。

　　　子どもたちは，知らない言葉に出会った場合，辞書をひいてその言葉の定義にある言葉やフレーズのなかから知っているものを探し出す。そして，まず，知っている言葉やフレーズを用いて文章を作り，それから，その言葉なりフレーズを新しく覚えた言葉に置き換えるのである。私がこよ

なく愛しているある例を挙げてみよう。5年生の女の子が"erode"（訳注：「浸食する」の意）という知らない単語を辞書で調べ，そこに"eat out"（訳注：「食い荒らす」の意。他に「外食する」の意もあり）と"eat away"（訳注：「腐食する」の意）というなじみのあるフレーズを見つけた。そこで彼女は，「私の家族はよく外食する」（Our family eats out a lot）という文章を考えて，"eat out"の代わりにもともとの"erode"を置いた。その結果，「私の家族はよく浸食する」という文章ができあがったのである（Miller & Gildea, 1987）。

　小学校の5年生や6年生が辞書を使うのと非常に似たやり方で，臨床家は診断分類のためのマニュアルを使う。彼らは，臨床的な状態像における現象的なパターンを同定し，それをDSMという『臨床辞書』にあるパターンと引き比べる。その結果として得られる診断は当然「正しい」ということになるが，しかし，トラウマ学（traumatology）が指摘するように，こうした診断が正しくなく，あるいは治療とは何の関わりも持たないということがよくあるのだ。
　このように言うとおそらく出てくるであろう疑問に，「では，DSM診断の使用についての教科書に掲載されている臨床例はどうなんだ」というものがある。「これらの事例が分類的な診断にコンテクストを提供してくれるのではないのか」という疑問である。答えは「ノー」だ。ミラーとギルディ（Miller & Gildea, 1987）は「辞書の定義の代わりにモデルとなる文章を与えられたとしても，単に単語を置き換えただけでは誤りが生じる」と述べている。DSMの入門書に掲載されている臨床例はモデルとなる文章のようなものである。それらは分類の例示であって，コンテクスト的な意味の発見の例ではない。ミラーとギルディは「生徒の語彙を増やしていこうとする場合，教師にとっての最良の友は，言語学的なメッセージに意味を発見しようとする生徒の動機づけなのである」と結論づけている。人間の行動を分類的なパターンと引き比べてうまく適合するものを探すというやり方（たとえばDSM診断を確定するための方法など）では，意味の探求には決してならない。目の見えない人5人が象の体を調べるとしよう。彼ら全員が体のまったく同じ部分を触った場合，検査者間の信頼性および妥当性は完璧なものとなる。しかし，その場合，彼ら全員が間違ったことになるのだ。こうした状況は決してめずらしいものではない。

その点を，以下に見てみよう。

病的な同一視

　臨床的な状態をコンテクストにおくということによって，たとえば2つの非常に異なった，しかしながら関連した現象——アイデンティティ（identity）と同一化（identification）——の区別を明確にできる可能性がある。この区別は，正しい治療と誤った治療の違いをはっきりさせることにもなるのだ。

　9歳のキャサリンが精神科的な評価を目的に紹介されてきた。彼女は知的障害児のためのクラスに在籍しており，身体の力の入りにくさ，運動協応の不全，軽度の姿勢硬直などの特徴があり，軽い脳性麻痺があるように見えた。IQの測定結果は60±5とのことであった。彼女の養父が，一度，彼女のセッションに付き添ってきたことがあった。彼はハンサムな男性で，四肢麻痺のために車椅子を使っていた。そのとき，キャサリンに父親の動きを**まねる**ように指示してみた。その途端，彼女の奇妙な動きや「硬直」と見えた姿勢は消失したのである。

　キャサリンは生後3年間を子ども病院で過ごしていた。その間，彼女は幾度にもわたって両脚の手術を受けていた。そのため，脚を使ってはったり伝い歩きをすることができず，彼女は文字通り水平世界の住人であった。われわれのように立って歩く人たちが経験するような垂直世界への移行を体験していなかったのである。その3年の間，彼女の母親はついに一度も病院に姿を見せることはなかった。その後，親権の喪失が宣告され彼女の養子縁組が可能になった段階で，キャサリンはもう一人の子どもとともに，養子縁組を前提として里親家庭に委託されることになった。里親家庭では彼女には「知的障害」があると見られ，そういう子どもとしての扱いを受けた。彼女の知的障害がかなり深刻なものだと考えた里親家族は，キャサリンが環境に対して好奇心をもって働きかけるような行動を特に励ますようなことはしなかった。この，養子縁組を前提とした里親養育が9か月に達した時点で，里親家族はキャサリンを養子縁組しないことに決めた。と同時に，もう一人の子どもは縁組みしたのである。その後，ようやく自分を養子として迎えてくれる家族が決まったが，それまで

に彼女は2度にわたる「見捨てられ」を体験したわけである。

　特殊なニードを抱えた子どもの養子縁組を行っている機関で彼女を担当したソーシャルワーカーの頭には，同一化に対する彼女のニードがきわめて強いといった考えなどは，一切浮かぶことはなかった。また，足の具合がまだ十分に回復していないキャサリンにとって，両親のうちで自分自身により似ている親に同一化することがきわめて自然なのだということなど，ワーカーには思いもよらなかった。通常の場合であれば，これは同性の親を意味する。しかしキャサリンの場合，先に述べたような両脚の問題のため，四肢麻痺のある父親に対して同一化を生じるという結果となったのである。キャサリンの父親はセルフケアに関してはまったく問題はなかった。ただ，曲がった指をまっすぐにのばすために，指を腕や頬，あるいは車椅子の肘掛けの部分に押しつけるというアイソメトリック運動を常に行わなければならなかったのである。このストレッチ運動こそ，キャサリンが無意識のうちに模倣した行動であったのだ。そして，その結果，彼女はとても奇妙な外観をもつようになったのだ。

　確かにそのように見えながらも，実のところキャサリンは知的障害でもなければ，また，脳性麻痺でもなかったのだ。彼女の養母だけは，キャサリンの知的能力や身体的能力は正常であると主張し続けていた。キャサリンを取り巻く物理的な世界に対する知覚的な関係が水平的なものであったがゆえに，あるいは，身体的な障害のある父親の行動を無意識のレベルで正確に模倣することで生まれた**外見**のゆえに，彼女は大きく誤解されることとなった。その後，心理療法による援助を受けることで，彼女は知的障害児のためのクラスから通常のクラスに移ることが可能となった。そして，彼女は通常のクラスで，平均あるいはそれ以上の成績をおさめている。こうしたことは本当によくあるのだが，知的障害学級から普通学級へのクラス替えには，必要以上の時間（2年間）がかかった。時間がかかったのは，彼女の改善が遅かったためでは決してない。学校がキャサリンの診断分類を変更することに信じられぬほどの抵抗を示したためである。それは，彼女が身体障害児，学習障害児として一度「認定」されていたからである。

診断 対 理解

　先のスティーブもキャサリンも，精神科医，神経学者，発達小児科医，心理学者，教育心理学者といったさまざまな専門家の手によって，何年にもわたって同じ診断を受け続けてきた。こうした専門家たちは，彼らをどう見るかということについては基本的に一致しており，その見方は常に変わることはなかった。その意味では，その診断の信頼性および妥当性はきわめてすばらしいものであったと言えよう。しかしながら，それらはすべて間違っていたのである。スティーブは読字障害ではなかったし，キャサリンは知的障害でも脳性麻痺でもなかった。子どもたちが示していた臨床像はほとんど変わることがなかった——そのために，長期にわたって診断名も変わらなかった。しかし，この「臨床像」こそが，誤った認識を導いたのである。DSMのマトリクスを子どもに押しつけることによって，治療に役立つ理解が得られることはまずない。

　分類的な見方と作業的な理解との違いは，子どもの精神科的評価と治療に関して非常に重大な意味を持っている。大人以上に子どもは，周囲がその子に対して抱く分類的な見方のために一方的な被害を受ける存在なのである。なぜなら，子どもはそのような分類的な見方が生じた過程を理解できないし，また，反論できないからである。スティーブやキャサリンが，一度でも，現に生きている人として，コンテクストのなかに存在するものとして，他者や出来事に関わりを持つ存在として，あるいは時を越えて存在するものとして見られたなら，彼らの行動の意味は（そして外見も）変わっただろうし，その結果，「診断」も変わったはずなのである。

行動に対する共時的な見方と継時的な見方

　スティーブとキャサリンの検査を担当したセラピストが彼らに見たものは，「スナップ写真」にでも例えられようか。そして，この瞬間的な**共時的**スナップ写真が，誤解のもとであったと言えよう。子どもを継時的（diachronic）にとらえることこそが必要なのである。継時的とは，時間を超えて（dia＝

across, chronos＝time）とらえる見方であり，この継時的な観点が，そこに提示された臨床像の意味を理解するための基礎を提供してくれる。行動を共時的にとらえることは，脳波のチャートを読むことと似ている。脳波をとっているときに発作が起これば，その脳波は記録される。もし，その間には発作が起こらなければ，その記録を読んだ結果は「正常」となる。したがって，脳波の結果，てんかん波が認められた場合にはその人に発作があることが示されるが，一方で，てんかん波がないからといって発作がないとは言い切れないのである。神経学者たちは，20分から60分の脳波測定で十分だと認識しているが，しかしながら，その人の人生から見ると非常に短い時間であることは間違いない。このように，脳波は共時的な見方を表していると言える。分類的な診断を生むパターン認識のほとんどは，その性格上，共時的なのである。それは分類的な診断が，診断基準を満たすためには症状がある一定期間継続する必要があるとしている場合でも，である。これから見ていくように，非コンテクスト的な見方は常に共時的なものなのだ。

コンテクストの3つの次元

　コンテクストには常に3つの次元がある。それは，環境的・状況的な次元，関係性の次元，そして，時間的な次元である。キャサリンのケースには，これら3つの次元が明確に示されている。環境的・状況的な次元がなければ，どのようにして，あるいは，どうして，知覚世界（彼女の水平的な視野指向性）に関わる異常な身体的な姿勢が生じたかをわれわれは知る由もない。また，関係性の次元がなければ，愛情と同一化の一つの現れであったキャサリンの姿勢の模倣の意味を誤解したであろう。そして，キャサリンの外観から時間的な次元（そして発達的な次元）を取り去ってしまうと，その発達的な意味は見失われてしまっただろう。事実，彼女に関わった高度な専門性を備えた心理臨床家と医者たち全員が，キャサリンを分類的に見て障害があると考え，彼女の外観の持つ意味をとらえることができなかったのだ。

　キャサリンのケースは，継時的な見方が必要をされる事態で時間的な次元を認識する場合に臨床家が直面しがちな困難さを示している。というのは，時間的次元は，年単位といった比較的長い期間（つまり，発達的な形成が生じるだ

けの時間）を展望する必要があるためである。発達的な変化は非常にゆっくりと生じるため，臨床家は，誰一人としてそのプロセス全体を認識することができない。以下に示した例は成人の精神科のコンサルテーションに関するものであるが，そこには，状況が急性のものである場合には，これら3つの次元がいかに明確に見て取れるかが示されている。

　数年前のこと，ある精神科医が大きな病院の整形外科病棟の依頼を受けて，自動車事故で右大腿骨に複雑骨折を負った60歳の建築技師の往診を行った。手術は成功しており，患者であるW氏は脚を少し引き上げて一定の角度を保つための牽引用のギブスをはめられてベッドに横たわっていた。W氏の主治医である整形外科医——ここでは仮にライチェンテイラー医師としておこう——はW氏に対して激怒していた。というのは，W氏がすでに4回にわたってギブスを壊してしまっていたからである。彼は何度も，ギブスをはめたほうの足を引きずって廊下を歩き，エレベーターに乗ろうとするところを，たまたま彼のことを知っている病院スタッフに発見されて病室に連れ戻されていた。W氏には妄想的なところがあり，医師や看護のスタッフに対して疑い深く，試すような行動がよく見られた。また，医療的な指示や，非常にもっともだと思われるような注意に対して，彼が応じることはほとんどなかった。ライチェンテイラー医師は，自分の医療的ケアを台なしにしてしまうこの患者にひどく腹を立てており，はっきりそれとわかる外国人アクセントで，「つまり，彼はギブスを壊したいんだ！　結構！　もう一度壊したら，ギブスっていうのがどんなものなのか，はっきりわからせてやる。体全体をギブス固定しますからね！　そうすれば，彼のことを二度と心配しなくてすむし，あとはあなたが彼を精神科病棟に引き取ってくれればいいんだから！」とわめいた。

　実際のところ，W氏は非常に奇妙な人であった。彼はほとんどの点で正常に見えながら，ほんの少し，しかし確かに奇妙な感じを与える人だったのだ。彼は様子を見にきた精神科医に対して，少しの時間だけ，口を半ば閉じたまましゃべった。そのときの様子はまるで，軽くウォーミング・アップをしているかのようであった。精神科医が訪れるようになって3日目，これということはないとりとめのない15分程度の会話のあと，W氏

はベッドのすぐそばにあった椅子に腰かけている精神科医の耳元に顔を寄せ，自分の口元を手で覆い隠すようにしながら，「あんた，ドイツ語はどの程度できる？」とささやいた。彼が自分のことを何か同類のように考えていると気づいた精神科医は，同じようにW氏の耳元に顔を寄せながら，「もし必要があれば，ドイツ人だと言っても通用する程度にはできますよ。でも，どうしてです？」と聞き返した。彼はもう一度部屋全体を盗み見るように眺めたあと，精神科医の目を見て言った。「もうひとつ別の脱走計画があるんだ」。

　この会話ですぐに，W氏が，自分がドイツの強制収容所内の病院に収監されていると信じており，そこから脱走しようとしているのだということが明らかとなった。この逃走の試み──そのためにギブスの破壊を繰り返す結果となった──以外には，彼の精神科的な妄想の兆候は非常に微妙なものであったため，誰もそれとは気づいてこなかったのだ。W氏は，彼に医療を提供しようとする医師をイライラさせることだけが楽しみの，言うことを聞かない「愚かしい」患者であると周囲には思われていたのである。

　W氏のコンサルテーションを担当した精神科医は，この時点で，彼が非常に複雑かつ構造化された妄想を持っているのだと認識した。そして，入院時の成育歴聴取では何も見出されなかったが，W氏の成育歴のどこかにその妄想の起源が潜んでいるのだろうと考えた。精神科医はW氏の脱走プランの話を丁寧な口調でさえぎり，成育歴の再聴取を行った。その結果，以下のことが明らかとなった。子どもの頃のW氏には，建築家になるという大きな夢があったが，その夢は大学入学直前にほとんどつぶされかけた状態となった。真珠湾攻撃にはじまる合衆国の参戦によって，W氏が長年夢見てきた職業プランは風前の灯火かのように見えた。しかし，あきらめを知らぬW氏は，徴兵委員会に出向き，自分の考えを主張した。そこで彼は，大学でのトレーニングを終えるために徴兵の延期が認められるなら，建築関係のエンジニアとして政府関連の仕事に就いて貢献すると訴えた。その結果，彼の申し出は認められた。W氏が大学に入学した直後，彼のたった一人の1歳違いの弟が徴兵され，陸軍に入隊した。彼の弟は，基礎訓練を終了するやいなや，ヨーロッパの最前線に送られ

た。そこで敵軍に捕えられ，ドイツの強制収容所に送られることになった。彼は戦争の終結までを収容所で過ごした。

　終戦後，W氏の弟が帰国したときには，彼の両脚は失われてしまっていた。その後，彼は2度の結婚に失敗し，仕事もうまくいかず，最終的にはどうしようもないようなアルコール症の状態になってしまった。弟の人生がどうしようもない状態に陥ったしまったのに対して，W氏はかなりの成功を収めた。W氏の車が州間ハイウェーで中央分離帯を飛び越えるという事故を起こし，彼は脚を骨折して入院するという事態になったのだが，その際の彼の「生き残ったものの罪悪感」(survivor's guilt) は非常に強烈なものであったろうと推測される。彼は，明るくて健康で幸せな家族，孫，地域社会での敬意，非常に金になる仕事という，弟がほしがるものすべてを手に入れていた。これらは弟がドイツの収容所で苦しんでいる間に，教育を受けることによって彼が手に入れたものだったのである。

　W氏は，交通事故で脚を骨折するまでは，元気で，幸せで，活動的で，うまくやっていたのである。事故のあと，まるで弟に対する借財を返してでもいるかのように，彼はドイツの強制収容所──戦争の長きにわたって弟が苦しみ続けた場所──に自分の身をおいたのだ。もしW氏が脚ではなくて腕を骨折していたら，おそらく彼は精神病的な反応を示さなかったのではないだろうか。あるいは，彼の主治医がドイツ系の名前と言葉のアクセントを持った，管理に厳しいゲルマン人でなかったなら，こうした反応は生じていなかったかもしれない。このW氏の急性の状態のおかげで，コンテクストの3つの次元が見やすくなる。環境・状況的な次元は，負傷した状況と，ライチェンテイラー医師が担当する病棟への入院という事態にすぐに見て取ることができる。関係性の次元は，脚への負傷が意味するものと，弟が苦しんでいる間に成功をおさめたということに対する彼の罪悪感に現れている。時間的な次元は，W氏の人生というコンテクストにおける臨床的な状態に明らかに示されている。つまり，脚を骨折したことでドイツ人の「収容所司令官」のもとで事実上の「囚人」となるという出来事が短時間に連続して起こることによって**一連の意味**，すなわち，その人固有の体験に基づいた主観的な意味によって結びつけられた一連の経験という，破壊的な偶然を生じせしめたのだ。このように，W氏の

自己破壊的なまでの「脱走」の試みの意味は，彼の行動をコンテクストにおいて見ることによってのみ理解されうるのである。

思考の「男性様式」と「女性様式」

　ジョイとセラピストとの出会いのことに再び話を戻そう。ここには，相互関係の内容への接近法として，2つの非常に異なった方法があることが示されている。ジョイは，自分の状態を心理評価を担当するセラピストに伝えた。それはまるで，一つの物語を詳しく語るかのようであった。それは，ジョイの言葉と行動についての非常に衝撃的な，物語的な質を備えたものであった。セラピストは，彼女が示す行動の物語的質というものをとらえることができず，**分類的な機能不全**のみを認識したのである。つまり彼女は，構文上の障害にのみ目を奪われ，そこに潜んだ意味を見落としたのだ。言葉で語られる内容の論理的一貫性にのみにとらわれた結果，セラピストはこの幼児の行動が叙述的なコミュニケーションとしての内容を持っているということに気づけなかったのである。この幼いクライエントを，**抽象的-分類的**な用語によって描き出し，そのインターラクションの**叙述的-コンテクスト的**な特質を見ることはしなかった。実際のところ，セラピストがジョイの行動を**抽象的-分類的**な用語によって理解したため，ジョイが出会いの瞬間からセラピストに関わってきているという事実を認識できなかったのだ（セラピストが「構造化されていない状況（遊び場面）では，私に対して積極的に関わってこようとはしなかった」と記したことを思い出してほしい）。

　ここでは，**抽象的-分類的**という言葉と，**叙述的-コンテクスト的**という用語とを使っているが，これは，子どもにおける道徳的な思考の発達に関するギリガン（Gilligan, 1982）の研究から借用したものである。ギリガンは，道徳性の発達に関する研究（フロイト，ピアジェ，コールバーグ）の大半，および広く受け入れられている発達に関する一般的理論（エリクソン［Erickson］が男の子の発達を標準的な資料として成熟を定義したきらいがあるということに気づき，ギリガンは道徳的な問題に関する男性的な思考と女性的な思考の違いを明らかにする研究計画を立てた。ギリガンは，道徳性が関与する問題に対

して，11歳の男の子と女の子とでは，非常に異なったパターンを示すことを発見した。典型的な男性型の道徳性（権利と規則による道徳性であり，それらが人間的な要素とは無関係に論理と法律のシステムによって媒介され，その結果，抽象的‐分類的な「正義の論理」が生まれるというもの）の像と，典型的な女性型の道徳性（ニーズ，義務，関係に基づき，人間の問題に対する叙述的‐コンテクスト的なアプローチによって媒介され，その結果，ギリガンが「ケアの倫理性」（ethic of care）と呼ぶところのものを生じる）の像とが出現したのである。

　ギリガンは，細心の注意を払いながらできる限り保守的なスタンスをとって，どちらの思考様式が「優れている」あるいは「劣っている」ということを言うつもりはないと述べている。しかしながら，われわれはこの2つのアプローチに，明らかな優劣を見る。この2つのうちでいずれを選択するかを明確にするためには，この2つを対比し，論理的な意味あるいは実践的な意味をはっきりとさせる必要がある。

　ギリガンが男性的思考および女性的思考の典型例として見出したものは，確かにある一定の人びとに典型的に見られる傾向はあったとしても，決してジェンダーの違いによってどちらかの一方に限定されてしまうようなものではないことを念頭においておく必要はある。あるいは，以下で詳しく検討するこれら2つの思考様式は，道徳的なジレンマの解決のための思考にのみ限定されるものでもない。それぞれの思考様式は，どちらか一方のジェンダーにより多く見られる傾向はあるものの，男性にも女性にも見られるものであって，あるいは，さまざまな制度や分野にも見出しうるものである。

　まず，2つの様式や指向性が存在し，道徳的なジレンマに関する2つの異なったアプローチがあることを認めたなら次に重要となる問題は，これら2つの思考様式が現実と真実を同じように反映しているか，ということである。それに対する答えは，これまで繰り返し見てきたように，否である。これら2つの間には，明らかかつ有用な違いが存在する。その違いを示したものを図1に示すので，参照していただきたい。

　これら2つの様式の決定的な違いは，問題への抽象的‐分類的アプローチである「男性様式」は，**現実の生きた人間を必要とせず**，概念的な分類だけでことが足るという点にある（バートランド・ラッセル［Bertrand Russell］の批

```
┌─────────────────────────────────────────────┐
│   男性的な思考様式           女性的な思考様式    │
│   抽象的－分類的             叙述的－コンテクスト的│
│        ↓                        ↓           │
│     権利，規則               ニーズ，義務       │
│        ↓                        ↓           │
│    抽象的な分類                 関係性         │
│        ↓                        ↓           │
│       原則                       人          │
│        ↓                        ↓           │
│     真実－価値               真実－価値        │
│      （論理）              （事実との一致）    │
└─────────────────────────────────────────────┘
```

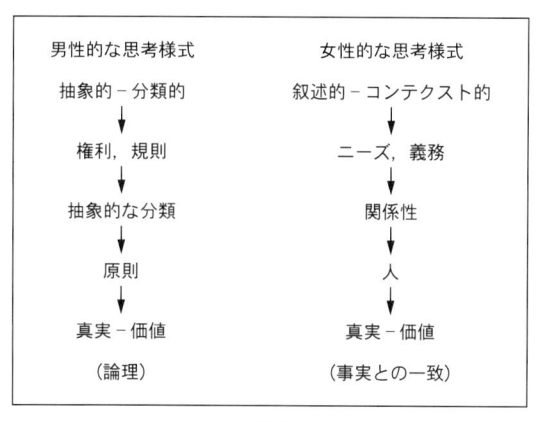

図1

判哲学は男性様式システムの典型であり，また，フロイト派の心理学や精神分析のプロセス，あるいはDSMに基づく精神医学もそうである。「はじめに」で述べたように，こうした無意識的な非コンテクスト的，分類的な指向性のために，子どもおよび思春期精神医学の教科書にはケースヒストリーが含まれておらず，あるいは実際の個々の子どものことがまったく記述されていないといった状況が生まれている。そして，そのことに誰もまだ気づいていないのだ）。これら2つの違いは，子どもの道徳的な思考に関するギリガンの研究に登場する典型的な11歳の男の子であるジェイクが，道徳性のジレンマを，「生存権」と「所有権」という権利の競合を基礎として解決した際に非常に明確に見て取ることができる。現実の人，彼らの生活，あるいはそこに関わる人間的な問題ということを一切斟酌することなしに，こうした抽象的な概念を競合させることによって，何らかの結論を導き出すことが可能なのである。

　一方で，人に——現実の世界に生き，歴史を持ち，時を超えてコンテクストのなかで生きている人に——触れることなしに，ニーズや義務，あるいは関係性を取り扱うことは不可能である。こうしたアプローチがなされる場合，抽象的，分類的であり続けることはできない。一人ひとりの子どものニーズにはまったくあっていなくても，子どもの権利すべてを擁護していると言い切ることが論理的には可能なのだということ，そしてその結果，**プロセスのなかで子どもが殺されてしまう**のだということを認識したとき，この2つの違いは非常

に重要な意味を持ってくる。これと同じようなことを，大きな機関で働いている専門家はしばしば経験する。何らかの決定がポリシー（規則）によってなされ，そこには人のニーズなどほとんど何の役割も果たさないのだ。

　これら2つの様式を対比することによって，**有意味**であるということ，あるいは**論理的**であるということと，**真の価値がある，事実と一致している**ということとの違いが明らかとなる。人に対するサービスの領域においては，記述はコンテクストにおかれたものでなくてはならない。そうでなければ，それは，分類の域を出るものではありえない。そして，その記述が分類的であるのなら，それがどれだけ一貫性を備えた説得力あふれるものであったとしても，人の現実と一致しているという保証はどこにもないのだ。人の問題をその人のコンテクスト（時間性と関係性によって特徴づけられたコンテクスト）に戻すことによってはじめて，記述が真の価値を持ったもの，事実と一致したものであるのか，それとも，単に説得力を備えた見せかけのものであるのかが区別できるようになる。こうした違いは，ジョイ，スティーブ，キャサリンのケースに，そしてパティ・デュークのケースにさえ見て取ることができよう。

子どものクライエントにおける叙述的‐コンテクスト的様式

子どもの叙述的‐コンテクスト的様式を認識する

　子どもたちは分類的な理解の犠牲者であるかもしれないが（たとえば，論理的な束縛をうけているなど），一方で，彼らは決して分類的な存在ではない。子どもたちは非常に優れた叙述的‐コンテクスト的な存在なのだ。ギリガンの研究が示したように，認知様式におけるジェンダーの違いは11歳以下の子どもたちにも見られてはいるものの，子どもというものは総じて叙述的‐コンテクスト的に考える傾向がある。そういった存在であると見ることができれば，彼らは臨床家に多大なる情報をもたらしてくれる。第1章で見た，たった2歳9か月のジョイのように，子どもたちのあらゆる表現は，まさしく彼らのコミュニケーションなのだ。もし抽象的‐分類的なアプローチをとったなら，子どもの行動の多くは理解不能とみなされるか，あるいは「意味のない」遊びと

されてしまい（第7章参照），臨床家はどの方向に向かって進んでいけばいいのかわからず，さまよい続けることになるかもしれない。コンテクストというものが存在しており，子どもの行動が本質的にコミュニケーティブなものであるという前提に立ったとき，それまでは「意味のない」遊びと見えていたものがどれほど強力なコミュニケーションとしての意味を持つようになるのかを，次の例で示そう。

　チャーリーは4歳の男の子である。彼が両親に連れられて精神科にやってきたのは，彼が常に反抗的な態度を示し，人のことを一切考えず，常に不機嫌な状態であったためである。こうした問題行動が近隣との人間関係で生じたため，彼は極端な社会的孤立状態に陥り，幼稚園を終える頃には友だちもほとんどいないといった状態であった。われわれのところで標準的に行われているかなり詳細な社会的‐発達的な成育歴の聴取によっても，チャーリーの行動の原因あるいは意味に関して何らの手がかりも得ることができなかった。いつものように，われわれは――彼のいるところで――親族あるいはペットの死から，中絶，死産，あるいは流産にいたるまで，彼の両親が何らかの喪失を経験した可能性がないかどうかを探った。
　チャーリーがプレイルームに入って20分程度の時間が経過したとき，彼の担当セラピストが3つの質問を持って，成育歴の詳細な聞き取りを受けている両親のもとに戻ってきた。3つの質問とは，チャーリーにはまだ一度も会ったことがない姉がいないか？　父親はチャーリーを，特に肩のあたりを殴ったことがあるか？　そして，家族は一緒に入浴しているのか？　というものであった。
　はじめの2つが質問されたとき，父親は傷ついた様子を見せた。3番目の質問に対して，母親の顔はやや下を向いた。父親は苦痛に満ちた共犯者といった雰囲気で母親の顔を見て，セラピストのほうに向き直った。彼と妻には「何の秘密もない」ことを彼は強調し，それから，どうしてもその質問に答える必要があるのかと嘆願するような口調で述べた。彼の様子はまるで，そういったことをオープンに話すことが，チャーリーにとってよくないことなのだと言いたげであった。父親には，これらの質問はセラピストとチャーリーのほんの数分間のやりとりから出てきたものだから，で

きるならチャーリーのいるところで話したほうがいいかもしれない，と答えた。

　父親は，唾を飲んでから，そうだ，と答えた。父親が言うには，「論理的には」チャーリーには一度も会ったことがない姉がいることになるとのことであった。彼女は20歳くらいになっているはずであった。それは，父親が兵役でジョージア州にいた頃の話だという。「ショットガンを突きつけられての結婚だったんだ」と彼は付け加えた。「彼女の父親は，本当に僕にショットガンを突きつけて結婚させたんだ。それに，子どもが産まれたその日には，今度はショットガンを突きつけて二人を離婚させたんだ」。しばらく時間をおいて，彼は「でも，僕は赤ん坊の顔を一度も見ていないんだ。それに，僕が覚えている限りでは，僕と妻は，チャーリーの前では一度たりともこの話をしたことがない。一体全体，どうしてチャーリーがそのことを知りようがあるんだ？　それと，殴ったことがあるか，ということについては，ノーだ。平手で打ったことすらない。僕は子どもの頃に虐待を受けて育った。虐待を受けた子どもは，大人になると子どもを虐待するようになるかもしれないということを聞いていた。だから，僕は一度たりとも子どもたちを叩いたことはない。いつも口で言って聞かせるようにしている」と述べた（と言いながら，彼は子どもたちに言って聞かせるときに彼らの肩をどれくらい強く押さえるかを見せてくれた）。

　それから父親は妻の顔を見た。彼女は父親と同じように，質問にショックを受けていたようだった。「子どもたちと一緒にお風呂に入るのはよくないってことですか？」と彼女は聞き返した。セラピストは「ええ，5歳と8歳では，母親と一緒にお風呂に入るのには少し大きくなりすぎているでしょうね」と答えた。「どうしてそんなことがわかったんでしょうか，不思議です」と彼女は言い，さらに次のように付け加えた。「チャーリーについていつも不思議に思っていることなんですが，チャーリーは帝王切開で生まれたんです。その彼が，私のお腹の傷跡については一度も聞いてきたことがないんです。でも，普通に生まれてきたハンクは，その傷のことをしょっちゅう聞いてくるんですよ」。

　両親とも，これら3つのことをチャーリーのセラピストがこの短い時間にどうやって知り得たのか——特にはじめの2つについては，子どもたち

には一度も話したことがなかったにもかかわらず──を知りたがった。「特に，チャーリーは普段ほとんど話をしない子ですからね」と彼らは言った。

　自分の人生に関するチャーリーの力強い「言葉」は，彼の「遊び」の現実的な部分から得られたものであった。チャーリーは「スター・ウォーズ」の遊びをしたがった。このチャーリーの遊びは，ともすれば，子どもたちが日頃やるような「ごっこ遊び」と同じものだと誤解されてしまうようなものだった。というのは，この年頃の子どもにとってスター・ウォーズの映画は人気の絶頂にあったため，たくさんの子どもがスター・ウォーズで遊びたがったからである。しかし，チャーリーのスター・ウォーズには少し変なところがあった。彼はヒーローであるルーク・スカイウォーカーとレイア姫を一緒にお風呂に入れようとした。そんなシーンは映画にはなかった。したがって，この部分は彼にとって独特の意味を持つと判断された。そうすると，次のような単純な疑問が生じることになる。この映画シリーズで，スカイウォーカーとレイア姫はどのような関係であったか，ということである。彼らは姉と弟であったが，長きにわたってそのことをお互いに知らず，また，誰も知らなかったのである。同様に，彼の遊びには，ルークの肩についての表現と，ダース・ベイダーとの戦いについて，実際の映画とは一致しない表現が見られた。チャーリーのセラピストは，「肩のテーマ」を遊びを通したチャーリーとのやりとりで扱っていった。その他の点では「お定まりの」テーマを持つ遊びにおいて何らかの非常に特異な内容が現れた場合には，子どもが行ったテーマの変形が特に理由もなくなされたものだと考えるのではなく，そこに何らかの現実的，個人的な意味があるのだと推測するほうがいいように思われる（さらに読者は，ダース・ベイダーのライト・セイバーがチャーリーの母親の腹部の大きな傷に関係しているのではないかと思われるかもしれない）。

　このかなり短時間（1時間半弱）の出会いのなかで明らかになったことで，この家族の相互関係にかなり重要な変化が生じた。父親についてチャーリーが「知って」いたことを彼が意識化できていたわけではなかったが，彼の父親がかつて「ルールを破った」のだという無意識的な知識は，無意識のものではあっても，父親には従うべき権威性がないとするに十分なものであった。父親

は「ずっと昔に」ルールを破ったことがあり，それは父親が悪かったのだと父親自身が認めることによって，チャーリーは，家族の価値システムをもう一度統合しなおすことができた。それと同時に，そうすることによって，父親は子どもを恐ろしく傷つけてしまうのではないかという恐れを持つことなく自分の息子に適切なしつけを行う権威性を取り戻すことができた。こうした権威性は，自分が「生まれつき」虐待的な存在である可能性があるという彼自身の恐れと，自分の過去の行為に対する罪悪感とによって，二重にブロックされていたのである。こうしたきわめて短期間の介入によって，この家族はほとんど即座にコントロール感を取り戻し，その結果，チャーリーの行動には顕著な変化が生じた。この面接から8か月が経過した頃，状況を知るために連絡をとったときにも，コントロールの感覚には問題がない状態であり，チャーリーの行動に関しては，家庭においても学校においても，何の問題も報告されていなかった。

研究およびセラピーで子どもの叙述的‐コンテクスト的様式を活用する

　ギリガンが行った道徳性のジレンマに関する研究において，11歳のジェイクは抽象的‐分類的な男性型の思考様式の典型例を示したが（権利，規則，および分類的な必然），しかし，その出会いのコンテクストを，研究のための面接から子どもを中心とした心理療法的な面接へと変更したとしたら，一体このようなことが起こるだろうか。成人の言語的なやりとりという様式を離れることによって，もっともステレオタイプ的な抽象的‐分類的思考を示す人（男性でも女性でも）であっても，叙述的‐コンテクスト的な思考へと移行していくものである。そうするためには，個人的なこととして考えなければならないような（つまり，個人化を強いられるような）状況を創り出すことが必要となる。個人化された状況において，人は，言葉での記述に備わった情緒的に距離をとった中立性――この立場では，すべてを分類的に論議することが可能である――から離れ，その出来事へと個人的に深く関わらざるを得なくなる。コンテクストを言葉や文字で記述するということと，それを**体験する**ということは，まったく異なった現象なのである。

ギリガンやコールバーグが用いた道徳性のジレンマに関する質問でさえ，言葉によらない方法で問うことができる。たとえば，死にそうになっている妻を何とか助けようとするとき，ハインツは薬屋から薬を盗むべきか，という問いは，それを表すような遊びの場面を設定することによって，相互のやりとりのなかで扱うことができる。そうしたコンテクストでは，子どもはそのシナリオに登場するさまざまなキャラクターへの同一化を求められることになり，その結果，ジェイクの言葉による反応とはまったく違ったものが生じる可能性がある――それがたとえ，ステレオタイプ的な反応を示す傾向のある 11 歳の男の子の場合であっても。こうしたことは成人でも起こりうるが，叙述的‐コンテクスト的思考への移行は，幼い子どもや思春期の子どもの場合のほうがより容易である。第 7 章で詳しく検討する予定であるが，これが，「分類の窮地」に陥った子どもたちをそこから抜け出させる唯一の方法であるというだけではなく，メンツを損なうことなくこうした移行を促進しうる方法でもあり得るのだ。というのは，こういった方法は小さな世界で個人的に行われるものであり，そこでは十分な安全性が保証されているため，あえて脆弱な存在であることを受け入れたり，あるいは他人を気遣ったりすることが可能となるからだ。男性様式の思考は，こうした脆弱性に対する優れた防衛となる。分類的な真実と命令の地平には，大いなる（しかし見せかけの）安全性があるのだ。

　先に（p. 38）見たように，子どもが妊娠から出産のプロセスをどのように見ているかは，それを口で説明するのかあるいは文章に書くのかによって，驚くほど違ったものとなる。また，これもわれわれが繰り返し経験することであるが，一週間の出来事について親が語る内容を頑なに，ときには嫌悪感を露わにして――分類的に――否認していた子どもが，プレイルームにおいてはまったく正反対の状態になることがある。プレイルームというプライバシーの守られた空間で，親が語った通りの物語を人形やぬいぐるみを用いてプレイで表現した場合，ほんの一分前には親が「嘘をついてる」と不平を言っていた子どもが，プレイで演じられる内容に異議を申し立てることはほとんどない。驚くべきことに，子どものなかにはそこで演じられるシナリオを自らがリードしはじめるものもいる。彼らはまるで映画監督のようにその物語を展開したり，場合によってはその内容を修正するのだ。そこに描かれる内容が子どもにとっては非常に恥ずかしい思いを強いられるものであることを考えるなら，これは非常

に驚くべきことだろう。問題や出来事の呈示，あるいは異議の申し立てがプレイという媒体のなかで起こったとしたら——すなわち，交互作用という媒体のなかでそれを取り扱い，解決を導くことできるなら——本当の意味での解決が可能であることが多い。一方で，子どもがプレイという媒体によって親の話の真実性を暗に受け入れたということを，セラピストが誤って，子どもが親の正しさを意識のレベルでうけいれたものとして扱った場合には，通常，子どもからの分類的な否認に遭遇するだろうと考えてよい。正直であっても，あるいは脆弱であっても安全だということを知ることで（そうすることは，ニードや義務，あるいは関係性を扱うことになるから），幼い子どもたちの多くは，あるいは思春期の子どもでさえも，こういった思考様式に対する安心感を発達させることになる。さもなくば，そうした思考様式は，時の経過とともに消え去るのみなのである。

第 4 章
子どもの解離
―― 正常なもの，病的なもの，そして治療的なもの ――

> 文化を変えようとするには，その文化をしっかりと理解していなければならないということを肝に銘じておいたほうがいい。
> ――クライド・クラックホーン

　一般的で正常な解離と病的な解離にあまり通じていないセラピストは，さまざまなクライエントとの関わりにおいてかなり不利な立場にあると言えるが，特に子どもをクライエントとした場合にはなおさらである。子どもの解離現象はきわめて一般的なものであるがゆえ，正常な現象だと見なされる。そのため，セラピストは，この解離現象を理解し活用できなくてはならない。本章で見るように，子どもの場合，正常な解離現象と病的なそれとの境は紙一重であることも少なくない。

意識を表す行動状態

　乳児の意識を扱っている研究者たちの研究に立脚して，パットナム（Putnam, 1989）は多重人格性障害（multiple personality disorder : MPD［訳注：1994 年に改訂された DSM-IV では解離性同一性障害と改められた］）の発達につながるような基礎的状態 2 つ（ともに正常なもの）を見出している。また，この 2 つの状態に関する知見は，子ども一般に対する心理療法上の優れた技法を発展させるための鍵ともなりうる。この 2 つとは，意識を表す行動状態およびその変化形と，正常な解離という特定の行動状態である。

行動状態の調整と発達的な脆弱性

　乳幼児の発達における中心的な課題とは，自分の行動状態をどのように調整するのかを学習することである（Prechtl, 1974；Prechtl & O'Brien, 1982；Prechtl, Theorell & Blair, 1973；Wolff, 1987）。乳児の頃は，行動状態は明確に区別されるものであり，一つの状態から別の状態への移行は往々にして非連続的で，突然起こり，後年に見られるようなスムースさや流動性を欠くものである。乳児は，非常に穏やかで落ち着いた状態からどうしようもないほどの憤怒の状態へと，瞬時にして変化することがある。一般的な状況においては，主たる養育者――母親であることが多い――が，乳児自身の能力の範疇を越えたガイダンスやサポート，あるいは反応を提供することで，一つの状態から別の状態への移行を何とか成し遂げられるように援助し，そうすることによって乳児がこうした行動状態を調整するのを手助けすることになる。移行を媒介する方法の一つが，その時々の乳児のニーズを満たすこと，たとえば，授乳したり汚れたおしめを替えたり，あるいはげっぷをさせたりすることである。あるいは，環境内に子どもが不快に感じるような良くない刺激が存在する場合には，そうした刺激と子どもの経験との緩衝剤になることも，子どもの移行を援助する方法の一つである。そういった方法の例としては，十分な筋力や運動協応能力が備わっていない乳児の身体を心地よい姿勢がとれるように変えてあげたり，身体を締めつけているおしめを緩めたり，部屋の温度を調整してあげたりすることや，あるいは，不適切な環境から乳児を別の場所に移すといったことがあげられる。

　どのような事態で病理的な発達が起こってくるのかは比較的容易に見て取ることができる。自分のニーズが適切に，タイムリーに，しかも子どもの有する同化能力の範囲内で応じられていない子どもは，行動状態が勝手に自らを調整する機能を発達させてしまうため，非常にハイリスクであるということは明らかである。同様に，乳児の行動上の手がかりの性質を，その母親が誤認したり，誤解したり，あるいは認識しないような場合には，乳児がそうしたニーズが適切に満たされている子どもと同じように自分の状態を調節することを学習できるとは考えられない。乳児の行動上の手がかり（不快感，苦痛，飢えな

ど）に対する母親の反応が，乳児にとって自分が経験していることの意味を形作っていく際の鍵になることを考えると，子どもが誤認や誤解をしたり，あるいは場所の特定の誤りをおかしてしまう可能性があることは明らかだと言えよう。

情緒の性質と意味は，母親と乳児との間で行われる「交渉」の結果であると言える。たとえば，空腹や苦痛による不快感を，母親が誤認，誤解し，怒りや憎しみ，あるいは拒否などといった情緒や態度として誤ったラベルを貼ってしまう危険性があるのだ。ここに，誤った意味の付与という潜在的な可能性が見出せる。誤った意味の付与は，発達途上にある乳幼児を大いに混乱させてしまうものであり，主体の概念を混乱させてしまう可能性がある。子どもの状態を誤って意味づけるという状況が慢性的に起こった結果，たとえば子どもが自分の感情や情緒，あるいは不快感を同定したり，そういったものが身体のどこに生じているのかを見誤ってしまうといったことが起こりうる。そして，子どもが死亡したきょうだいの身代わりという役割を担わされる場合（Cain & Cain, 1964）と同様に，「押しつけられたアイデンティティ」を持った存在に成長する可能性がある。

ピアジェ派の心理学に相互性の次元を戻す

行動状態をどのように調整するかに関する学習プロセスが中心的な問題となるのは，この調整能力によって経験の一貫性と安定性が可能となるからであり，それなくしては，認知発達や情緒発達の無数とも言い得るような課題は到底達成し得ないからである。特に言語の獲得においてはそうであり，「人が知的な存在であることを決定する認知という王冠の宝石」（ピンカー［Kolata, 1987 からの引用］）は，混沌とした感覚世界においては手に入れられるものではない。言語発達が緊密な相互関係というコンテクストにおいて生じるものであるのと同様，一つの行動状態から別の行動状態に移行するための能力もまた，相互関係のコンテクストで発達するのだ。われわれは皆，何者かの仲介をうけながら，この世界での人生を開始する。そして，何かがうまく行かなくなるのも，仲介者のいるこの世界においてなのだ。

それを見ているものの目には，乳児の行動状態というものはきわめて短い期

間においても顕著な不連続性を示すことは明らかである。以前に触れたように，パットナムは多重人格性障害（MPD）につながるような正常な基礎的状態について述べているが，彼のこの観察は，子どもとの心理療法，あるいは多くの成人の心理療法において，非常に重要な意味を持っている。

　　乳児の行動状態の移行は，MPD における人格の交代に見られるのと非常に酷似した心理生理学的特性を備えている。
　　子どもが成長するにしたがって，さまざまな行動状態が新たに付け加えられ，その結果，状態間の移行は次第にスムースなものとなっていく。そのため，1 歳を過ぎる頃には，それぞれの行動状態を別個のものとして認識することが次第に難しくなってくる（Emde, Gaensbauer & Harmon, 1976）。成人の場合にこうした行動状態が他と違う際立った特徴を持つものとして認識されるのは，ある種の精神病的状態にあるときであることが多い。こうした精神病的状態としては，気分障害における感情状態や，不安神経症や恐怖症に見られる不安状態などがあげられる。感情状態の交代や不安状態の開始 - 終了は，子どもの行動状態の移行，あるいは，MPD における人格状態の交代に見られる心理生理的原則と多くの点で類似している（Putnam, 1989, p. 51）。

　ここで再び，第 1 章で見てきたような，虐待を受けてトラウマを生じた子どもや，「学習障害」や精神科的な障害を持つ子どもたちの分類的な「欠陥」と「能力の欠如」について考えてみよう。分類的に見た場合，これらの子どもたちはさまざまな現実的課題を達成することが「不可能」であり，多様な能力を「欠いており」，遂行や反応が「できない」状態にあり，思考上の「欠陥」や「障害」を抱えていることになる。これらすべては，「象徴能力の特定的な欠陥」などを示しているのだとされる。しかしわれわれには，こうした認知上の障害は，長期にわたる虐待や不適切な養育という状態のもとで発達した可能性があるとも考えられる。可逆性という認知操作においてすら，認知的な操作の対象となる「図」を逆転させるための経験的な「地」を形成するにあたって，経験の一貫性と連続性が必要となり，また，逆転を行う能力が前提になるのである。自分の行動状態を調整することを学習できていない子どもが，こうした

操作を行ううえで重大な困難に直面することは言うまでもない。また，可逆操作の延長線上にある操作や，その変形的な操作に関しても同じである。

しかし，それ以上にここで問題とすべきは，状態調整（たとえば，何らかの課題に注意を定めるために必要とされる）の学習のプロセスと，その能力を測定するプロセスが，相互性というコンテクストにおいて生じるのだということである。不適切な環境や環境上の障害が媒介することで，乳児の状態調整が障害を受けるのと同じように，環境的媒介の不在，不適切性，あるいは障害によって，状態依存的なさまざまの達成能力が障害を受ける可能性がある。別の言い方をすれば，伝統的なピアジェ派の言葉による面接技法や評価技法が子どもの持つ真の認知 - 達成能力を引き出すことができないのと同じく（そのため，純粋な能力よりもかなり低い結果がでることになる），仲介を持たない，あるいは不適切な仲介しか行われない評価（たとえばWISC-R）は，全般的に言って子どもの能力を過小に評価してしまう傾向がある。

こうした検査の結果をそのまま額面通りに受け取ってしまえば，フィッシュ＝マレイ，コビィ，ヴァン・デア・コルク（Fish-Murray, Koby & van der Kolk, 1987）がまとめたように，子どもの頃の認知に対するトラウマの影響は長期にわたって固定化され，それに関連した欠陥や障害という特徴を備えた認知様式を構成することになる。しかしながら，①子どものコミュニケーション様式が多くの場合非言語的，相互作用的であるという知識，②行動的な能力は環境における適切な仲介を得ることで最大限に発揮されるものだという認識，をもって評価技法を修正することができれば，表面に現れた分類的な障害を修正したり元に戻すことが可能となるかもしれない。最適な環境的仲介が不在の状態で子どもの感情的能力や認知的（行動的）能力を測定し判断するなら，ほとんどすべての場合，誤った判断が生じるだろう（ピアジェの母親が精神疾患であったこと［Piaget, 1968］を考慮に入れる必要があろう。というのは，彼が個人の発達を考えるとき，環境的な仲介を備えた相互性というプロセスではなく，環境に対してある行為をもって働きかけるというプロセスを重視したのは，母親が精神疾患であったという事実と無関係ではなさそうだからである。ピアジェにとって，環境的な仲介を備えた相互性のプロセスという考え方は，あまりにも脅威を与えるものだったのだろう。皮肉なことに，ピアジェの発達心理学，および，そこから導かれた発達的認識論は，病院や施設で育っ

た子どもたちの知的な解離を示す好例であると見ることもできるのだ）。

正常な解離と病的な解離

　これまで見てきたように，パットナムが示した正常な基礎的状態のうちで1番目のものは次のことを教えてくれる。つまり，子どもの行動上の反応や，適応，あるいは変化を最大限にするためには，評価技法および治療上の技法が媒介的な役割を果たす必要があるのだ。そして，2番目の基礎的状態に関するパットナムの指摘は，もしわれわれが，子どもの正常な解離能力に気づかず，それを活用することができないなら，われわれはもっとも強力な治療上の道具を手放してしまうことになる，ということを意味する。子どもの様子を観察したことのある大人なら，たとえば意識の変性（白昼夢，ボーッとするなど）や自己感覚の変性などといった子どもの正常な解離を見たことがあるだろう。顔一杯にクッキーのくずをつけながら，「このクッキーを食べたのはボクじゃないよ」と強く主張する5歳の男の子がその好例である。こうした子どもの反応における解離的な性質を尊重するなら，この否認が行われているまさにその瞬間に，彼はクッキーを食べたことを覚えていないし，あるいは，彼の口の中にまだ残っているクッキーの味もまったく分からなくなっているということを理解しなければならない。

　このたった一つのエピソードに，パットナムが述べた解離状態の要素が示されている。つまり，「解離状態とは，思考，感情，あるいは行為に関する記憶の統合機能における重大な変性，および自己の感覚についての有意な変性という特徴を持つ」（Ludwig, 1983 ; Nemiah, 1981）のである。先に登場した5歳の男の子は，クッキーがなくなっていることを指摘された際に，そのチョコレートチップ・クッキーを食べたという**行為**を思い出せず，また，その行為に先立って，クッキーポットに手を突っ込もうと**考えた**ことも，さらには，クッキーを食べたときの喜びの**感情**も思い出せなかったのだ。また，彼は，自分とクッキーを食べたものが同一人物であるということを絶対的に否認しているが，そこには，彼の自己感覚の**変性**が明らかに見て取れる。これと同じく無害ではあるが，ときおりわれわれを困惑，混乱させるものの一つに「ハイウェイ

催眠」という経験がある。これは，ハイウェイで運転中に，最後の3マイルをどのように運転したのかがどうしても思い出せないというものである。これと同じような経験，つまり，さまざまな行為や課題をこなしつつも，それが機械的になされて，それをやり終えた後には，その経過中に経験したことの記憶が一切ないということを体験した人は少なくないだろう。

　国立精神保健研究所（National Institute of Mental Health：NIMH）の解離性障害部門で，パットナムたちは解離の経験や離人症状の経験の頻度を測定するための評価法である解離性経験尺度（Dissociative Experiences Scale, DES；Bernstein & Putnam, 1986）を開発した。DES は，さまざまな一般人口群および精神疾患群を対象とした調査に用いられてきている。

　一般的に，思春期の子どもたちの「全 DES スコアの平均は比較的高い」(Putnam, 1989, p. 10) とされている。彼らのスコアは，正常群，強迫傾向群，恐怖症群，およびてんかん群よりも高いものであった。彼らよりも高いスコアを示したのは，精神分裂病群，PTSD 群，および多重人格性障害群のみであった。パットナムは，彼のチームの研究が他の質問紙を用いた研究とほぼ一致した結果に至ったと述べている（Harper, 1969；Myers & Grant, 1970；Roberts, 1960；Sedman, 1966）。さらにパットナムは「思春期の子どもたちは，外的および内的刺激に対して"感度が合わなくなる"(tuning-out) 経験したと報告する頻度が高い。また，自己のアイデンティティ感覚が状況に応じて変化するとの報告の頻度も高くなっている。ティーン・エイジャーの子どもを持つ親にとって，結果はまったく当然のこととして受け止められるであろう」(Putnam, 1989, p. 10) と記している。しかしながら，思春期以前の子どもたちについては，2つの例外を除いて，DES のスコアは取られていないし，さらには考察の対象にすらなっていない。2つの例外とは，上述した子どもの頃の正常な解離の基礎的状態と，病的解離の子どもの頃のトラウマ性先駆体である子どもの虐待，あるいはもっと特定的に言えば子どもの性的虐待である（本書の執筆時点において，パットナムらは子どもの解離に関するチェックリスト［Child Dissociative Checklist］を開発した。ただし，これに関しては，DES のような標準化は行われていない）。

解離を生み出すトラウマの力

　子どもの頃の正常な解離は一種のスタイルという形をとるため，解離そのものの存在は曖昧になってしまう傾向がある。つまり，スタイルとしての解離は，子どもの頃には非常に一般的に見られるものであるため，解離として認識されることはまれだということである。さらに，子どもたちは，自分の解離反応について苦痛や不平を訴えることがないし，あるいは，解離を用いる際にもそのことを意識化しないものである。離人症状を不快なものと感じることができるためには，感情面，認知面での一定の成熟度が必要となる。子どもは，思春期や成人期ほど，自己というものを——ときには苦痛を覚えるほどに——意識していないわけである。

　本書をお読みの方のなかで子どもがいる人，あるいは子どもの心理療法や教育に携わっておられる人は，その子どもたちの日頃の様子を少し注意深く観察するだけで，あふれんばかりの解離現象の連続を目にすることができよう。幼い子どもというのは，瞬時にして「忘れてしまう」ことができる存在である。彼らは，そのエピソード全体を忘れてしまうこともあるし，ある一定の期間の記憶をなくしてしまうこともある。あるとき，あるいはある状況では思い出せた記憶や情報が，別のとき，別の状況下ではアクセス不能になってしまう。彼らの記憶は驚くほどコンテクストに依存したものなのだ。貯蔵された知識ですらコンテクスト依存的な場合もある。彼らは，何か行ったり行おうとした際に，そばにいる大人がまさしく目の前でそれを目撃した場合ですら，真剣な顔で否認することができる。子どもたちには常に「自分が聞きたいと思う言葉しか聞こえない」のである。子どもにとって，この言葉はまさしく文字通りの意味を持つ。彼らはまた，思春期の子どもたちと同じように「感度を失ってしまう」こともある。幼い子どもたちと思春期の子どもたちとの唯一の違いは，思春期の子どもがそのプロセスを意識しているのに対して，幼い子どもはまったく意識しておらず，それに関する信頼するに足る報告を行うことができないという点にある。

　子どもたちが倦怠感や「自分自身でないような感じ」を訴えることはない。そのかわり，その認知‐行動的スタイルが文字通り解離様式（dissociative mode）になってしまった子どもの場合，周りからは非常に奇妙な存在と見られ，精神病であると診断されてしまったり，「中枢系における情報処理の障害」があるとされたり，あるいはもっと大ざっぱに「学習障害」だととらえられてしまうことが多い。こういった子どもは，周囲の子どもからバカにされやすい存在となる。極端な場合には，その存在をまったく無視されてしまうこともめずらしくない。

　何らかの極端なストレス状況への反応としてとらえた場合，解離反応の適応的性格を認識することはさして困難ではない（Bettelheim, 1979；Bliss, 1984；Braun & Sachs, 1985；Frankl, 1962；Kluft, 1984；Spiegel, 1984）。しかしながら，そういった極端な状況というのが明確に認識されない場合，子どもの臨床像の解離的性質は完全に見過ごされてしまう可能性がある。臨床家のなかでも鋭い視点をもったものは，たとえクライエントや関係者がそういった情報を自発的にもたらさない場合であっても，その成育歴に何らかのトラウマの存在を探そうとするものである。しかしながら，より驚くべきことには，解離を生じるに十分なトラウマが成育歴にはっきりと存在しているにもかかわらず，臨床症状の明らかな解離的性質が見過ごされてしまう場合があるのだ。

　　ジョージが3歳半のとき，23歳になる彼の母親は心臓発作で急死した。それは，彼女がジョージの唯一のきょうだいであるビリィを2週間ほどの早産で生んでからたった9日後の出来事であった。母親の死に対して，母親からは過保護に育てられ恥ずかしがりやで内気であったジョージは，ひたすら引きこもるという反応を示した。彼が通っていた幼稚園のスタッフは，彼が自閉症かあるいは「中枢系の情報処理に問題のある」知的障害だと考え，精神科の診断と治療を求めてやってきた。最初の面接の時点でジョージは6歳であったが幼稚園の3歳児クラスに通っており，人との関わりは持てず，言葉がけに対してももっぱら反響言語で応ずることがほとんどであった。

　前回の診断記録には，彼の母親が死亡したという事実のみが記載されているだけで，彼女がきょうだいの出産直後に自宅で予期せぬ急死をとげたことなどはどこにも記されていなかった。その診察記録に繰り返し現れたのは，ジョー

ジが自分の経験したことを「理解していないように思われる」あるいは「記憶していないようだ」という記載であった。ジョージが普通の知能を持った男の子であり，その奇妙な臨床上の外見はトラウマによってもたらされたものであることが明らかとなってかなり時間がたってからも，知的障害児クラスの担任教員はジョージが「知的障害である」と頑固に主張し続けた（ジョージの心理療法における「親の死」については，第9章参照のこと）。

　パットナム（Putnam, 1989）は，「離人症の感覚はかなり広く見られ，（成人の）精神科のクライエントの場合，その診断に関係なく，15〜30％にその存在が認められる」と述べている。さらに彼は，「離人症候群は，長期にわたるトラウマ（たとえば，強制収容所の体験など）と関連して生じることが多い」とも記している。上記のようなトラウマを体験した後，分類的でかつ的を得ていない治療をうけることによって，ジョージはさらに混乱していったのである。パットナムが対象とした成人とは違って，ジョージは離人体験に関する苦痛を訴えることはなかった（そればかりか，彼は何一つ訴えることはなかった）。彼はひたすら離人したのである。

　子どもたちの自己報告は思春期あるいは成人期のそれとは異なったものであるが（そしてその結果，思春期や成人期に見られるような分類的な離人症候群を子どもに見ることはない），深刻な混乱を抱えた子どもたちの体験は，離人症を生じるものとほとんど変わらないと言っていいだろう。

避けることのできないショックのモデル

軍事医学と動物研究の成果から

　ヴァン・デア・コルクとグリーンバーグ（van der Kolk & Greenberg, 1987, p. 67）は，回避できないショックを経験することによって中枢神経系のある種の神経伝達物質，たとえばノルアドレナリンやドーパミンなどが枯渇してしまい，一方で回避できるショック体験は逆にこれらの物質を増加させる可能性があることが，近年の動物研究から明らかになったと述べている。回避不能のショックに対する衰弱反応（無力症候群）の中心的なファクターはショック体

験それ自体ではないように思われる（というのは，動物実験で用いられた電気ショックは，トラウマを生じることのないような正常範囲のものであったからである）。むしろ，コントロールの欠如という体験（実験では，動物は軽度の電気ショックから逃げられないように設定された）が，その中心的要素となっているのではないかと考えられる。同じ程度の電気ショックを与えても，回避ができるようにしておけば，深刻なトラウマ・ストレス反応は生じなかったのである。さらに，かつて回避可能なショックにさらされた経験のある動物は，そうした経験のないものに比べて，回避不能なショック事態においてもよりストレス耐性が高かったのだ。

　　回避不能なショックに対する動物の反応と自己を圧倒するようなトラウマに対する人間の反応との間には，驚くべき共通点が認められる。グリンカーとシュピーゲル（Grinker & Spiegel, 1945）は，第二次世界大戦での戦闘ストレスにさらされた後の兵士にカテコルアミンの枯渇による自律神経系および錐体外路系の多様な症状を観察している。これらの症状としては，仮面様の表情，まばたきの減少，はみば歯車のような硬さ，屈曲姿勢，および四肢の粗大な震えなどがあった。回避不能なショックにさらされた動物に見られるカテコルアミンの枯渇による行動変化は，人間のPTSDの陰性症状とかなり酷似している。ヴァン・デア・コルクら（van der Kolk et al., 1985）は，PTSDにおける意欲の減退，職業的な機能の低下，および全般的な抑制は，（ノルエピネフリンの）枯渇と相関しているのではないかという考えを提出している。人における過剰反応性の症状（驚愕反応，爆発的な激怒，悪夢，侵入性想起など）は，急性のトラウマを被った動物における一過性のカテコルアミン欠乏状態の後に起きる慢性的なノルアドレナリンへの慢性的な過敏性によって生じる症状に類似している（pp. 67–68）。

　　回避不能なショック事態にさらされた動物の中には，格子を越えて電流が流れていない場所に引っ張ってこられることによって，その後のショックを回避できるようにトレーニングできる場合もある。こうした「やり遂げ」（putting through）という手続きによって，回避不能のショックに

よって生じた神経化学的変化のいくつかを元に戻すことさえ可能になることもある（Seligman, Maier & Geer, 1968）。この動物実験による発見は人間にも応用可能かもしれない。クライエントを電気の流れていない場所に連れてくるのと同じことを，セラピストが心理療法で行えばいいということになるのだ。つまり，クライエントがコントロールを再体験できるような行為をとることができるように積極的に援助するわけである。そうすることで，PTSDと診断された人に共通して見られる慢性的な無力感と被害感の一部を軽減できる可能性がある（p.74）。

トラウマの心理生物学はすばらしい結果を示し，研究や臨床に対して非常に重要な意味を持っているが，シンプルな見方をした場合，その有用性はより明確となる。たとえば実験室のネズミを，身体が触れる部分すべてに電流を流したケージに閉じ込めたとしよう。そのネズミにとっては，逃げ道はない。ヴァン・デア・コルクとグリーンバーグが記したように，「アニスマンとスクラー（Anisman & Sklar, 1979）は，測定可能な効果を持たないような電気ショックを，かつて回避不能なショックにさらされた経験のあるネズミなどの脆弱な動物に与えた場合，その動物は（ノルエピネフリンの）欠乏状態に陥り，逃避ができなくなってしまう」のである。このように，以前に回避不能なショックを体験したネズミは，通電している格子が比較的限られておりショックから逃れることが可能であるケージに入れられた場合でも，そのストレス反応があまりにも強いため，身動きがとれなくなってしまう。ほんのわずかな嫌悪刺激に対してさえ，回避できなかったという以前の経験が影響して，行動や生理的反応を抑制してしまうことになるのだ。

子どもの頃の「軽微」なトラウマの持つ回避不能性

子どもは2つの点で実験室のネズミとは異なっている。子どもは認知的にも行動的にもネズミよりはるかに複雑な存在であり，また，生活や人生における回避不能性の持つ意味が違っている。乳児，幼児，そして子どもたちは，生存していくためには養育者のケアと善意に文字通り依存するしかないというまさにその事実のため，家族そのものが逃れることのできない時間的物理的空間を

構成していることになる。その結果，たとえ「軽度」の虐待であっても，家族内で起こった場合には子どもにとって現実的な脱出が存在しないため，心理的に避けることのできないトラウマを構成することになる。子どもは車を拾って家族のもとから走り去ることはできない。また，家族を取り替えたり，親を離婚させることも不可能である。さらに，隣家に駆け込む，学校の教師に話す，子どもの虐待ホットラインに電話をするなど，逃げ出すための物理的な方法があったとしても，その家族に今一度戻るための手段が考えられなければ，子どもたちはそういった方法をとろうとは夢にも思わない。家族内でのトラウマとなるような被害を受けた子どもが，「身体的な侵襲や監禁などといった特定の出来事を同定できないために回避不能なショックを受けたとは考えられない」と言うセラピストがいるとしたら，そのセラピストは子どもが経験している世界がどういったものであるかをまったく理解していないということになる。

　ここでは，子どもがネズミであると考えてみよう。格子に電流の流れたケージが虐待的な家族である。「子ども保護機関」（Child Protective Service ［訳注：虐待が生じていると疑われる家族に対して初期介入を行う公的機関で，全米の各郡・市の設置されている］）が介入し，子どもを家族から分離して里親家庭に養育を委託する。子どもは，里親家庭で，被害を受けることなく，安定して連続性のある大人のケアを体験することによって，信頼の感覚と次に何が起こるかは予想可能であるという感覚を次第に身につけるようになる。適切な子どもの心理療法が提供され，回避が可能であることを子どもが経験することによって，子どもは真の心理生理的現実を獲得するようになる。回避できない苦痛にかわるような別の選択肢があるのだという知識（これは必ずしも意識されたものであるとは限らない）を得ることによって，再統合のプロセスが生じることになる。

　その後，子ども保護機関は，「家族を守り，家族での生活を促進するため」という考えのもとに里親養育という安全で保護された環境から子どもを引き離し，再び子どもを傷つけるような環境に彼らを戻すのである——この背景には，われわれの社会が，家族というものは作業的な用語であって，決して分類的な用語ではないということを理解していないという事実が存在する。もとの家族に戻った子どもは，再び虐待され，恐ろしい思いをすることになる。回避できない電流の流れたケージから引き離されて電流の流れていない新しいケー

ジに「移され」たわれらがネズミは，再びもとのケージの戻されたのである。このプロセスを通して，もしこのネズミあるいは子どもが言葉を理解できるとしたら，これらすべてのことは「あなたを守るため」であり，「あなたの利益のため」だと教えられる。そして，ほどなく，子ども保護機関は再び親のもとから子どもを引き離し，里親家庭に養育を委託せねばならなくなる。

しかし今度は，子どもは里親という「養育者」の手によって虐待されてしまう。あるいは，里親家庭にいる別の人から虐待を受けることになる。というのは，虐待を受けた子どもの35%が，里親家庭で再び虐待を受けるという実態が存在するからである（Coppolillo, 1987, p.347）。わが幼き子ども‐ネズミは，今度自分が入れられた新しいケージが虐待的な格子という避けられないショックからの救出を経験した最初のケージとまったく同じものだと告げられるわけである。しかし，事実はそうではない。回避できないショックに加え，子どもは上を「下」と言われ，右を「左」と言われるような極端な認知的混乱を経験することになる。そして，再び子どもを「保護」するという目的で，この小さな子ども‐ネズミは，その里親家庭から再び離され（仮に，幸運にも里親家庭における虐待が発見されれば，の話であるが），もとの「家族」，あるいは新たな里親家庭に移されることになる。ケージからケージへ，ケージからケージへと移されていく。

どうすればネズミを文字通り狂気に駆り立てることができるのかを理解するのは，さほど困難なことではないだろう。そう考えると，ネズミよりはるかに複雑な存在である子どもにとって，このような取り扱いがもたらす影響とは一体いかなるものであると言えようか。ネズミとは違ってただ生理的に反応するだけではなく（ネズミの複雑性にできる限りの敬意を払ったとしても），子どもは自分の身に起こったことを認知的に解釈する。しかも，非常に独特の主観性をもって解釈する傾向がある。こういった取り扱いを受けた後に標準的な精神科診断を受けた子どもは，まったくの誤解を受けることになる。

虐待的な家族は電流を流したケージとおなじようなものであると考えると，虐待を受けた子どもはネズミにたとえやすいだろう。自己を圧倒するような痛みの存在と，脱出できないという点では，ケージも家族も同じである。しかし，このたとえは，親による虐待がなかったジョージの場合にもあてはまるのだ。子どもの依存性と，家族における子どもの位置自体が逃避不能性を作り出

す。たとえ，これまでに意図的な危害が加えられていない場合でもである。このように，意図的ではない，しかしながら逃避不能な経験によってトラウマを受けた子どもたちは，残酷な虐待者の手によって痛めつけられた子どもと同じように，影響を受けることになる。

解離と解離技術

　トラウマを受けたクライエントと関わりを持っている研究者や臨床家の見解は，まさにトラウマが生じている事態では解離反応は適応的であるという点で，おおよその一致を見ている（Putnam, 1989 ; van der Kolk, 1987）。トラウマが生じているような事態では，心理的に生き延びるため，あるいは場合によっては身体的，物理的な生き残りをかけて，自己は乖離して断片化したり，あるいはまったく否認されてしまうこともある。

　子どもの心理療法に解離技術を用いる目的の一つは，意識のレベルで何を扱うことができるか，あるいはできないかを子どもが決定するのを援助することにある。これは，子どもの認知スタイルおよび相互作用スタイルの性質の理解に基づいたプロセスであるととらえられるべきで，すべての事柄を子どもの自覚的意識に上らせるための第一歩であると考えてはならない。解離現象は，それ自体が病理的なものであるわけではないことを明記しておくべきである。解離の存在が適応的な変化を妨げるようになってはじめて，解離現象は病理的なものとなる。

　　　　10歳のマットは，われわれの心理療法のセッションで，各セッションのはじめの部分をこの一週間を振り返って話し合うための時間に当てるというやり方に対して，非常に強い不快感をもっていた。一週間の振り返りは，家庭や学校，地域で，彼がどれほどの進歩を遂げ，良い行動があり，何を達成できたか，という話で開始されるのが常であったが，特にマットは，この一週間にあった問題行動や問題となったやりとりを母親が報告するのを非常にいやがった。否定的な出来事についてもオープンに話す母親に対して，マットは非常に強く反応した。彼は興奮し，その一週間の出来

事についての母親の話を否認し，母親を嘘つきとさえ呼んだ。しかし，まるでタフガイのような態度とは正反対に，いったんプレイルームに入ってからの彼は，いつもセラピストが，その直前に母親が話したまさにその出来事を，ぬいぐるみを使った遊びで母親の話通りに再現するのに何の抵抗も示さなかったのである。マットは，セラピストが描くストーリーの正確さを否認しなかったばかりか，その話に細かな点を付け加え，自分をよく見せようとはしなかった。それはまるで，マットが役者に演技指導を行ってそのシーンをよりよいものとしようとしている映画監督の役割を担っているかのようであった。このプレイと，彼の母親の話とがまったく同じものであるという自覚的な意識化はセッションのどの時点においてもなされなかった。

こうしたある特定的な出来事や主張の正確さに関する「間接的な容認」を，子どもがその問題を意識化することでその内容を取り扱おうとしている，あるいはセラピストに扱わせようとしている兆候だととらえることは，一般的に言って賢明な受け取り方ではないと言える。マットの場合，そうしたプレイから自覚的意識への移行はついぞ起こらなかった。それでも，彼が責任を意識的に自覚するのを妨げていた問題は解決したのである。すべてはプレイという枠組みのなかで起こったのだ。彼の行動は急速な変化を見せ，母親はセッションの開始時に報告する出来事が日に日に少なくなっていることに気づいたのである。別の子どもの例では，その子のやりとりのスタイル次第で，プレイの内容とセッション開始時に行われる子どもの行動に関する報告の内容とが一致していることを子どもが意識化する場合もある。そのような場合には，その問題をオープンに扱っていけばよい。しかし，オープンな意識化に向けた動きは常に起こるわけではなく，むしろそういった場合のほうが少ないかもしれないということを強調しておきたい。こうした違いは，善し悪しではなく，単に子どもの認知および関わりのスタイルの違いを反映しているに過ぎない。

発達的な統合の失敗としての解離様式

しかしながら，自己を圧倒するようなトラウマ（それが微妙なものであった

としても）に対する潜在的には適応的な反応としての解離現象と，統合性の発達の不全あるいは障害を示すものとしての解離現象とは区別されなければならない。MPDの発達におけるトラウマの役割を概観するなかで，パットナムはスペクトラムについて述べている。

　幼少期から児童期の中期にかけて生じる深刻で慢性的，反復的なトラウマは，いくつかのメカニズムが間奏され絡み合うことで，MPDの発達を促進するものと考えられる。まず第一に，さまざまな行動状態を含みながら一つの自己として結晶化し，それらの状態の調整に対するコントロールを獲得するという発達上の課題の失敗がある。トラウマの繰り返し（多くの場合，虐待である）にさらされた子どもは，トラウマが生み出した圧倒的な感情や記憶を隔絶しておくために，さまざまな行動状態の分離を強めてしまう。特に，解離状態に入ることによって，トラウマから逃避するために解離する能力を使うようになる可能性がある。意識の解離状態は急性のトラウマに対する適応的反応だと考えられてきている。というのは，解離状態のおかげで，①現実の束縛から逃れることが可能となり，②トラウマとなった記憶を通常の自覚的な意識の外に閉じこめておくことが可能となり，③自己感覚の変成あるいは切り放しを可能とし（その結果，トラウマは誰か他の人，あるいは脱人格化された自己に起こったことになる），④無感覚状態を与えてくれるからである。
　ほとんどのMPDのケースでは，親あるいはそれに代わる養育者の手によって子どもへの虐待が行われている。養育者にとってもっとも重要な課題の一つは，特に子どもが幼い場合には，そのときの状況に応じた適切な行動状態に入ってそれを維持できるように乳幼児を援助することにある。そのことを知るためには，上手にやれている親がどのように乳幼児に授乳しているかを見ればよい。彼女たちは，子どもが適切な状態に入ってそれを維持できるように，そして，不適切な状態を抑制したり，いったん不適切な状態に陥った場合はそこからうまく抜け出せるように，子どもたちを見事に援助している。虐待をともなうような不適切な養育では，子どもが自分の行動状態を調整できるような援助を与えることができていないのである（Putnam, 1989, p. 53）。

発達の「段階」対 心理生理的「状態」

　子どもたちが人生の非常に早い段階でトラウマを受けた場合，あるいは，養育者が乳児の統合的な発達のプロセスを媒介しなかった，もしくはできなかった場合には，彼らは自分の経験をどのように組織化していいのかわからなくなる。こういった子どもは，前述のジョージのように，器質的な障害があるように見えることもある。彼らの臨床像は，かつて適応的であった心理生理的スタイルではなく，障害を生じた心理生理的スタイルを映し出しているのだ。時間を超えて安定した自己感覚をつくりあげるには，子どもに構造を与えるような操作，しかもすべてのやりとりに対してすばらしい感受性をもった操作が繰り返し提供されることが必要なのかもしれない（構造化された，かつ構造を与えるような相互関係については第6章を参照のこと）。しかしながら，自己を圧倒するようなトラウマに対する自己保存的な反応として発達してきた解離的な操作を身につけた子どもは，たとえそれがどれだけ奇妙なものであろうと，かつてそうしたように，現在でも解離を活用する。こうした行動は，それを見るものがいかに奇妙なものだと考えようとも，修正可能な状態なのであって，決して抜け出すことのできない段階ではないのだ。

　　11歳のトッドは，実父母から，そして後には里親から，身体的，性的虐待を受けていた。彼は教育可能な（educable）知的障害の子どもたちのためクラスにいたが，いまだに時間が言えなかったり，お釣りの計算ができないという状態であった。彼はファンタジーの世界に没頭していることが多く，彼が関わりを持つ人や出来事のほとんどは，映画やテレビドラマのなかの存在であった。彼の気分は，まるで急勾配の坂を上り下りするかのごとく変化し，また，フラストレーションに対しては，暴力的な爆発という反応を示した。社会的な事柄や対人関係に関する判断力は極めて貧困であり，他者の身体的，情緒的な空間への侵入を繰り返した。しかしながら，彼の養母は無限とも思える忍耐力で彼を包み込んでいた。
　　トッドは，それがいかに些細なことであろうと，批判に耐えることができなかった。ある日，彼の養母は，その一週間はずっと彼は「テレビにへば

りついて，子どものネットワークを見ていた」と報告した。その報告を受けたセラピストは，プレイルームに入るや部屋の隅に行き，ぬいぐるみの人形が並べてある棚の横にあぐらをかいて座った。彼女は壁のほうに手を伸ばし，想像上のチャンネルを回した。「何やってんの，バカ見たい」とトッドは言い，面白がった。「ほっといてよ。私，ディズニーチャンネルを見てるんだから」とセラピストは応えた。セラピストは「ほっといて」「テレビを見させてよ」と数回言った以外は，非常なる忍耐力を持って，セッションの45分間を壁を見つめて過ごしたのだ。セッション終了の5分前になったとき，彼女は想像上のテレビを消し，テレビを見ていたときの「心ここにあらず」といった態度で，遊びで使ったものを片づけるようにトッドに言った。その後，彼女とトッドは母親とコウ・セラピストがいる部屋に戻ったが，プレイルームで何があったはひとことも語られなかった。しかし，それ以来，トッドがテレビにへばりついて母親を完全に無視するといった事態は二度と起こらなかったのである。

　トッドは5分間という時間に起こった10の行為を否認できる子どもであった。幼い頃の虐待に関する健忘は非常に深刻で，心理療法を何年にもわたって受けていたが，この健忘の問題は完全には解決されていなかった。誕生以来の数年間は，彼を取り巻く世界で起こったすべての出来事の責任をとらされて非難され，彼にはまったくどうしようもないような出来事のためにひどく殴られるという経験をしていた。プレイルームで起こった相互作用の経験の内容を意識化させるような働きかけ（たとえば，「あなたがテレビにしがみついているとお母さんがどんな気持ちになるか，これでよくわかったでしょ」といったような）をしたなら，彼が恨みと非難の言葉を並べ立てて爆発したであろうことは想像に難くない。

　彼が里親養育を受けていたとき，その里親が彼にはまったく責任のないことで彼を激しく責め立てていたという事実が明らかになったのは，上記のセッションから数年が経過した頃のことであった。トッドにはどうしようもないようなことで里親がいかに残酷でサディスティックな体罰を彼に加えていたのかという記憶が戻ってくるにつれ，彼の学業成績は急激に上昇し，時間を言えるように，またお釣りの計算もできるようになった。やがて，彼の名前が学校の

優等生名簿に載るようになった頃，これまで長きにわたって間違いないとされてきた彼の知的障害に疑念が生じるようになった。ピアジェ派の観点にたった場合，トッドのような子どもを発達のヒエラルキーの一つの段階から次の段階へと移行させるのは並大抵のことではない。対人関係的，環境的な介入によって心理生理的様式を修正することのほうがずっと簡単である――この方法は，明らかな「段階の成熟」（stage maturity）を生じうる。このプロセスの詳細については，第６章を参照していただきたい。

心理療法のテクニックにとっての意味

　子どもの頃の正常な解離反応はあまりにもよく見られるものであるため，病的なものも含めて解離が起こった場合のすべてを自覚的な意識に上らせようと試みることは，まったく実践的ではない。そんなことをすれば，セラピーは，まるでムカデがすべての脚を意識的に動かそうとするかのごとく，不能な徒歩主義（pedestrianism）に陥ってしまうだろう。しかし，その人に重大な障害をもたらす可能性のあるような多重人格における解離反応ですら，ある時点では適応的な目的を持っている可能性があるのだ。パットナムやヴァン・デア・コルクが述べているように（第１章参照），「MPDは解離や，その後に起こるトラウマの記憶の喪失は，もともとの苦悩を壁の向こうに押しやってくれるが，一方で，その後に生じたストレスに対して，あたかもトラウマの再来であるかのごとき反応をクライエントに生じせしめるのだ。クライエントは，そうとは知らず，本来のトラウマに備わっていた強烈な情緒を経験する」（p.7）のである。それがゆえに，大人に対する心理療法の関心の中心は，トラウマ記憶の回復と統合とに向けられることになる（Greenberg & van der Kolk, 1987；van der Kolk & Kadish, 1987）。こうしたアプローチは，セラピストとクライエントが共同して過去を探り，記憶を取り戻すといったプロセスをとることが多く，そこにあっては，プロセスに対するクライエントの自覚が重要な役割をはたすことになる。

　子どもにとっては，記憶の回復と再統合のプロセスそのものが，自覚的な意識から解離されてしまう可能性がある。とは言え，子どもの場合には大人のモデルを踏襲すべきではないなどと言っているわけではない。子どものなかには

大人のモデルを適用できるものがおり，鋭敏なセラピストは子どものそうした能力をうまく活用できている。しかし，われわれが常に心しておかなければならないのは，言葉に依拠した大人型の様式を子どもに押しつけないことである。多くの子どもにとって，そのような相互作用のあり方はきわめて不慣れなものであって，不安を喚起することになりかねない。さらに言うなら，子どもに備わった解離の能力のために，子どもがセラピストを喜ばせようとして大人型のモデルに従うといったことが起こりうるのだ——その後で，セラピーで経験したすべてを解離してしまう。その結果セラピーは，非常に印象的ではあったが，しかしながら空虚な，心理的な荷物の一つに過ぎなくなるのだ。

「トラウマを受けたクライエントは心理療法に積極的に関わりを持つことが困難である」（van der Kolk & Kadish, 1987）と感じるセラピストは少なくない。この場合のキーワードは「積極的に関わりを持つ」である。第1章で見たジョイのセラピストもまた，この幼きクライエントが積極的に関わりを持とうとしないと見ていた。どうしてそうなったかと言えば，治療的な関わりに関するセラピストのモデルが成人型の言葉によるものであったがためである。トラウマを受けたクライエントは——子どもであろうと大人であろうと——自分のことが理解されていると感じることができれば，治療的な働きかけに対してより敏感に反応するようになるものである。彼らが話す内容——それができればの話であるが——の大半は彼らの自覚的な意識から解離されているがゆえに，トラウマを受けたクライエントが，精神医療や臨床心理が行う伝統的な「質問」に対して反応できることはまずない。さらに彼らは，そういった類の質問に対して嫌悪感をおぼえがちである——なぜなら，第一に，その様式が彼らにとってはあまりにも疎遠なものであり，第二に，そういった質問をすること自体が，医者やセラピストがクライエントのことを理解しておらずしたがって援助を提供できないだろうと感じさせてしまうためである。

成人のクライエントのなかに住んでいる傷ついた子どもは，リスクをおかしてでも賭けに出るといったことはしない。幼い頃や思春期にトラウマを受けた成人クライエントに見られる敵意の大半は，こうしたことが理由ではないかとわれわれは考えている。クライエントとの最初のやりとりにくじけることなく，クライエント（年齢にかかわらず）の心の中にいる子どもに，純粋な気持ちで，心地よい状態で，相手に対する敬意を失わずに話しかけることができた

なら，クライエントがきわめて満足した状態を見せることに気づくかもしれない。「スイッチを切る」(turn off)，「ボーッとする」，あるいはセラピストがあたかもそこにいないかのような扱いをするといったまさにその解離能力が，今度は急速な統合的変化をもたらしうるということを，心にとどめておくべきだろう。解離そのものは否定的なものでも，肯定的なものでもない。解離とは単に心理生理的事実に過ぎない。クライエントは解離を適応的にも不適応的にも使うことができる。そして，解離が治療的な意味を持つか，あるいは反治療的になってしまうかはセラピストの関わり次第なのである。

　ここで注意しておかねばならないことが一つある。トラウマそれ自体の経験的な内容があまりにも強烈なものであるがゆえに（真に心理生理的意味での）愛着のプロセスが促進され，あるいは維持されてしまう結果，トラウマへの「嗜癖」(addiction to trauma) のパターンを崩すのが非常に困難になることがある。さらに，ヴァン・デア・コルクとカディッシュ (van den Kolk & Kadish, 1987) が記しているように，「解離現象に備わる驚くべき柔軟性」が，転換反応，フーグ，ある期間の健忘，脱現実化，離人症，再現性，精神病など，非常に広範な行動上の反応を生じうる――しかも，一人の人に。こうした広範な行動上の反応は極端な「カメレオン様」の**能力**として表れる可能性がある。トラウマを受けた成人は，それがいかに苦痛をもたらすものであろうと，こういった行動上のマスタリーを手放すことにためらいをもつ。子どもの場合には幸いなことに，こうしたパターンへの結びつきがかなり弱い――肯定的な柔軟性が安らぎ，安全性，あるいは今までとは異なった新たなマスタリーの感覚をもたらすことを経験すればなおさらである。

　注意していただきたいのは，われわれはトラウマを受けたクライエントの多くが示す治療的な変化への抵抗を――とりわけ変化を可能にするようなテクニックや相互作用の様式に気づいている臨床家がほとんどいない現時点にあっては――トラウマによる修正不能な生理的変化によるものだとは考えていないということである。トラウマによってもたらされたある種の生理的変化――たとえばパットナムら (Putnam, 1987) が NIMH で研究を進めているようなトラウマによるものと思われる早期の性的成熟など――は確かに修正不能であるかもしれない。しかしながら，トラウマによってもたらされた性的早熟は，正常な成長の生理的**段階**がトラウマによって早期に現れたということであって，

決して障害とよばれる**状態**ではない。われわれの臨床的経験や，今日ますます増えてきている事例研究（たとえば，ヴァン・デア・コルクとカディッシュ [van den Kolk & Kadish, 1987] によるココナッツ・グローブ火災のサバイバーに関する報告など），あるいは段階と状態に違いに関する論理的説明などを考慮に入れた場合，トラウマによって生じた心理生物学的変化の多くは軽減が可能であり，場合によってはまったくの修復さえあり得ると言えるかもしれない。こうした心理生物学的変化には，注意障害と過覚醒（分類的な注意欠陥障害から完全な躁状態にいたるまで），フラッシュバックや悪夢，夜驚などの侵入的な再体験（Donovan, 1989），あるいはトラウマへの嗜癖状態が含まれる。分類的な診断が多動性をともなう注意欠陥障害（Attention Deficit Disorder with Hyperactivity : ADHD）であった子どもが，実は不安によって生じた過敏性の問題を抱えていたという例を示そう。

　4歳のブライスは両親から身体的，情緒的虐待を受けた経験があった。かれの生活は混沌としたものであり，両親は司直の手から逃れるために幾度となく夜逃げを繰り返していた。3歳のとき，ブライスは父親が母親を殴りとばし，レイプし，そしてスクリュードライバーで刺して殺してしまうのを目撃した。その後，彼には夜尿や失禁，大人の指示に従わない，誰彼なしにその個人的な空間に侵入する，夜間にほんの数時間しかベッドにいられない，などの問題が見られるようになった。幼稚園では，彼は教諭との接触の「スイッチを切る」ことが多かった。初回の評価面接でのブライスは，常に動き回り，アームチェアにすわっている祖母の体によじ登ったり——その際に彼の革靴がどれほどの痛みを彼女に与えているかなどはまったくおかまいなしに——した。彼を自分の椅子にとどめようとする試みは一切功を奏さなかった。しかし，母親がどうなってしまったかをブライスにどう説明したかというわれわれの質問に祖母が答えたときに事態は変化を見せた。「お母さんは天国で眠っているのよ。だから心配しなくていいのよ」と伝えたと彼女は答えた。この答えを聞いたセラピストは立ち上がって，ブライスが祖母の膝の上でのたくっている椅子に覆いかぶさるようにしながら，彼の両腕を優しく，しかししっかりとつかんで，彼の目をまっすぐ見つめた。「ブライス」，とセラピストはゆっくり，はっきり

と，そして真剣さをもって語りかけた。「あなたのお母さんは眠っているんじゃないの。お母さんは死んだのよ。眠っているんじゃないのよ」。さらに彼女は「お母さんは死んだの。死んで，埋められたの。土の中に埋められたの。だからお母さんは，ぜったいに，ぜったいに，ぜったいに帰ってこないの。お母さんは死んじゃった，だから，もう起きあがることができないの」と繰り返した。その瞬間，多動は消失し，ブライスは悲しみをたたえ，静かな正常な反応を示した。

パイヌースとエス（Pynoos & Eth, 1986）は暴力（殺人，自殺，レイプ，激しい暴力，事故による死亡など）を目撃した子どもたちとの関わりを通して，安全な状態で親の物理的な死亡を信じることができたときにはじめて，子どもたちは悲哀を表すことができるという事実を見出している。彼らの用いた治療的な面接技法の中心的特徴は，子どもの描画における暴力行為の具体的な表現にあった。ブライスの場合，トラウマティックな経験から1年が経過していたにもかかわらず，この面接での治療的な介入によって不安がかなりの軽減を見るまで，彼は何の絵も描くことができていなかったのだ。

行動記憶

第1章では，われわれが発達心理言語学の洞察力を備えていれば，子どもの思考やコミュニケーションの内容や複雑さが非常に大きな意味を持つようになることを見てきた。見方をこのように変えるだけで，幼いジョイの「混乱した」プレイは非常に多くの表現に満ちたものとなり，行動に備わるコミュニケーション的な内容に関するわれわれの視野は拡大する。この発達的な見方はわれわれの視点を非常に豊かなものにしてくれ，診断上の，あるいは治療上の道具を提供してくれる可能性がある。第3章で，われわれはコンテクストという観点を付け加えたが（ジョイの行動を理解するために），そのことによって，人間の経験と行動に抽象的・分類的な意味を押しつける危険性――それがために子どもを子どもの精神医学へと引き戻してしまうことになる――がかなり低まった。

第4章　子どもの解離——正常なもの，病的なもの，そして治療的なもの　　107

　トラウマ記憶の理解に対して大いなる貢献をしているのは，カリフォルニア大学サンフランシスコ校でレノア・テア（Terr, 1979, 1981, 1983 a, 1983 b, 1985 a, 1985 b, 1986）が現在進めている研究である。彼女は何年にもわたってトラウマの被害を受けた人たちを追いかけており，そのため，トラウマの早期の記憶がどうなっていくのかを臨床的に研究できている。以下に示したテアの臨床例が，行動記憶（behaivioral memory）と言葉による記憶の違いを描き出してくれる。

　　おそらく，これらの小さなグループの状態から導き出されるもっとも驚嘆すべき発見は，言語能力が確立される以前にトラウマを受けた子どもたちが，何らかの形でその記憶を持っているということであろう。ヒルガード保育園の3人の幼い子どもたち（ポルノグラフィーの被写体となるという被害にあい，おそらく性的虐待を受けた）——グロリア（当時0か月〜6か月），サラ（15か月〜18か月），ブレント（3か月〜2歳）——は全員，「これまでに誰かの家に行ってベビーシッターにお世話されたことがある？」「ヒルガードのこと，おぼえている？」「あなたのベビーシッターのこと教えてくれない？」といった質問を私のオフィスでしたときには，何の記憶も報告しなかった。しかし彼らは，オフィスでのプレイと，それにともなった恐怖感の表現によって，トラウマの際だった認知的記憶の存在を示してくれた。2歳のグロリアは小さな人形に，ずっと大きな重たい人形を，毛布を，あるいは車やトラックを（まるで大人が子どもに覆い被さるように）押しつけた。彼女は人形の衣服を脱がせて，自分の指を人形のヴァギナの位置に突き立てた。彼女はまるで，私がよそ見しているときをうかがうかのように部屋を見回しながら，この人形を突き刺したのだ。
　　4歳のブレントは私のオフィスでホテルを作り，「ここで映画が作られてるんだ」と言った。彼はホテルにはいる順番を待っているトラックの運転手を一列に並べた。ブレントは遊びながら「みんな，服を脱いで映画を撮るんだ」と説明してくれた。「この人たちは……子どもが取っ組み合ったりじゃれ回るのが好きなんだ。お父さんやお母さんも服を脱がなくちゃいけないんだよ。お父さんやお母さんもときどき映画にでるんだ，服を脱いでね……これはゴムのおばあちゃんとゴムのおじいちゃんだよ……子ど

もたちは映画にでるのが好きなんだよ。みんなとっても興奮するんだ。それからオチンチンが変になって，体から離れちゃうんだ。子どもたちはオチンチンがなくなっちゃうのが好きなんだよ。ホテルにいる人はみんな，それ（なくなったオチンチン）が欲しくて走り回るんだ……子どもたちが遊びや大騒ぎを止めたら，オチンチンはすごく柔らかくなるんだよ。ボクがいつここから出るかって？……運転手の男の人が喧嘩して大騒ぎになるんだ。その人たちは自分のオチンチンで遊ぶのさ。ゴムおばあちゃんは遊ばないよ……ゴムおじいちゃんだけ。車の荷台に乗ってる人はこれが好きだよ。ゴムおじいちゃんは自分のオチンチンで遊ぶ……この男の人は遊びが終わって，静かにトラックに乗ってるの。もうおしゃべりはしないんだ（実際に，ブレントは言葉を含めてかなり発達が早かったが，2歳になった頃に数か月にわたって言葉がでなくなっていた）」。

　私のところで4回，別の子どもの精神科医と1回の精神科面接を行ったが，ブレント・バーンズは生後3か月から24か月の間に彼の身に起こった苦痛な出来事の記憶を，言葉の上ではひとことも報告していない。彼はヒルガード一家（保育園を運営していた）のことはまったく忘れていた。ベビーシッターや保育園について尋ねられると，ブレントは3歳以降に彼を見てくれたベビーシッターの名前を列挙した。しかし，ブレントのプレイは，おそらく彼の身に起こったであろうことをほぼ正確に物語っていたのである（Terr, 1985, pp. 65-66）。

行動記憶の解離様式にとどまるとき

　テアらがブレントの面接を行ったときには，性的虐待とポルノグラフィーの撮影から2年が——つまり彼の4年間の人生の半分という時間が——経過していた。その間，ブレントの安全は確保され，彼が安心感をもって生活できるような配慮がおそらくはなされていたのだろうが，それでもなお，彼は解離様式をもってしか，自分の身に起こったことの記憶にアクセスすることはできないでいた。それとは対照的に，われわれが前章で見た非常に意味のある「無意味な」行動を示す2歳9か月のジョイの場合は，女性のセラピストが最初の評価面接を行った時点では虐待的で非常な混乱を呈する環境の真っ直中にいた。

第4章　子どもの解離——正常なもの，病的なもの，そして治療的なもの　　109

ジョイの言語能力がかなり優れたものであったにもかかわらず，ジョイの苦しみを理解しているということや，彼女の行動が「障害」以外の何ものかであると考えているということを一切示さなかったセラピストに対して，ジョイが少しも打ち解けた態度を見せなかったことは，別段驚くべきことではない。ジョイのセラピストが子どもの解離様式についてもう少し知っていれば，セラピストは，シェルターへの入所以前の出来事——特に性的虐待——に関する行動記憶の出現を目にすることになったかもしれない。

　　セラピストとの最初の面接から数か月の後，ジョイは状況を理解してくれる別のセラピストのところに行った。そこで，何か良くない触られ方をしたことがあるかと尋ねられたジョイは，母親や部屋にいたもう一人の女性から離れて男性セラピストのほうを向いた。そして，彼女は突然，自分のスカートを顎のところまでたくし上げてパンツを下ろし，部屋で唯一の男性をしばらくの間じっと見つめたのである。それから彼女は，自分の性器を手で押し広げて，にっこり微笑んだ。この行動に驚いた母親は，ジョイが性器を見せるという行為を終わりにする気配を見せることがなかったため，パンツを上げて椅子に戻るようジョイに告げた。まるで，止めるように言われるまでは母親がそこにいることは知らなかったとでも言いたげに，驚いたジョイはパンツを引き上げて大きなソファーに戻ったのだ。

　ブレントの心理療法の次の段階がどのようなものであるのについて，テアは述べていない。しかし，われわれが想像するに，ブレントの過去を解決するうえで，トラウマ記憶の意識的な回復が重要な役割を果たすのではないだろうか。危険から逃れて安全な状況にいて，ブレントがトラウマの記憶を統合できるようになることで認知様式は修正され，将来に再現が生じる危険性や個人的な脆弱性，あるいは「虐待される—虐待する」という悪循環が起こる危険性を減じることができよう。しかし，わが幼きジョイの場合はそうではない。解離技術を放棄することは自我の崩壊の危険に身を委ねることになる。彼女は，最初の評価面接やそれに続く数年間の心理療法の期間，危険な状況から逃れていなかったし，また，これから先そうなる可能性もほとんどなかった。ジョイのセラピストとしては，母親や社会機関，あるいは裁判所までもが彼女の安全性

を確保できないという現状にあっては，その間に心理的な統合性を維持する手段として解離技術を活用する必要があるということを認識しなければならなかった。ジョイには，環境が自分の安全を確保してくれると信じるに足る理由はどこにもなかったがゆえ（ジョイの父親の面接交渉権が保証されていたために），自分の解離様式を手放すことなど，まったくできなかったのである。

　子どもが知っていることを，経験したことを話してくれさえすれば周囲が子どもを守ることができるのだと，言葉巧みに子どもを説得しようとする行為は，結局のところ子どもに無視されてしまう。危険な状態にあるときに実際に周囲の手で守られたという経験をすることによってのみ，子どもは解離技術を放棄するという，リスクのともなう行為を実行する気になるものなのだ。虐待的な環境によって報復されるという恐怖は，解離技術を維持させに十分な効果を持っているのである。

　　ミッチは6歳，妹は5歳である。彼らは2人とも，実父と継母から虐待とネグレクトを受けていた。ミッチの妹は，やせていて栄養不良であることは明らかだったものの，年相応の外見をしていた。一方，ミッチのほうは妹よりも1歳年上であるにもかかわらず，裁判所の命令で心理評価にやってきたときに私たちのオフィスのスタッフが3歳くらいだと思ったほどであった。彼は6歳の男の子と言うよりは，強制収容所のサバイバーのミニチュアのように見えた。
　　180cmほどもある継母を前にして，ミッチは自分の生活状態についての質問に答えた。ノー，自分の部屋に閉じ込められて鍵をかけられたことなんてない，イエス，いつも十分食べている，といった具合に。その後，プレイルームでプレイを行ったが，その際，先ほどとまったく同じ質問が――ただし今回はプレイというコンテクストにおいて――発せられていることに彼は気づかなかった。セラピストは片側が開いている大きな人形の家のベッドに小さな男の子の人形を寝かせて，いかにも子どもっぽい言い方で「この男の子は夜中にとってもお腹がへったんだ！　どうしようか？」と聞いた。「冷蔵庫のとこに行って何か食べる物を持ってくれば」と，しどろもどろになりながら彼は答えた。セラピストはさも当然といった調子で「あなたも夜中にお腹がへったときには冷蔵庫から食べ物をもっ

てくるんだ」と聞き返した。「えっ，違うよ」とミッチ。「えっ，どうして？」と彼女は続けた。「どうしてって，部屋に鍵がかかってるもの」。セラピストはベッドに横たわった男の子人形を見ながら「それって，中から，それとも外から？」と聞いた。ミッチは「外からさ」と答えた。

　「公式」の面接が終わった後でクリニックのキッチンに連れて行かれたミッチは，クッキーが入った大きな缶にまるで飛びこまんかなといった様子を見せ，文字通り両腕一杯にクッキーを抱えてプレイルームに戻ってきた。オフィスに戻ってきた継母は，ミッチが家に持って帰ろうと手にしていたクッキー入りのプラスティック・バッグを目にするや，「まあ，私のためなの」と叫んで，ミッチの手からそのバッグをもぎ取った。そのときの彼女は，その場にいた2人の臨床家がその行為をどう思うかなど，ほとんど意に介していないふうであった。評価の過程でかなり明るさを取り戻していたミッチは，再び，沈んだ様子になった。彼の自発性やアイ・コンタクトは消失し，セラピストとのやりとりは瞬時に消え失せた。

　この評価の目的は，子どもの保護機関（CPS）のチームが，ミッチの明らかな「成長障害」(failure to thrive) の理由を確定することにあった。興味深いことに数名のワーカーは「ミッチの状態は，身体が食物を適切に取り入れることができない」ことによるものだと主張し，彼の面接時の行動に虐待やネグレクトの兆候を見ることはなかった。医療的なケアを提供する里親家庭で，家にいた頃彼が腕を骨折していたことが明らかとなり，また，成長曲線が急速にキャッチ・アップするまでは，彼の状態が人の行為によるものであることをこのワーカーたちは頑として認めなかったのだ。

家族の秘密

　家族の秘密は有害で病理的な解離を生じる原因となりえる。秘密がいかなる性質を備えているかを考えれば，その理由は明らかである。意識化された問題や葛藤，あるいは障害には，意識の上での解決や和解，あるいは調整が可能である。それらの問題，葛藤，障害が無意識のものであったとしても，無意識に

おける（しかも，ときにはとてもすばらしい）解決，解消，調整がありうる。しかし，秘密には解決がない。秘密は，まさにその性格のために，アクセス不能なのだ。それゆえ，まさにその性格のために解決不能なものとなる。こうした理由で，それ以外にはまったく無害でとるに足らないような秘密でさえ，認知や行動に悪影響をおよぼす可能性がある。

　その簡単な例として，学業成績におよぼす秘密の効果を考えてみよう。もっとも簡略で本質的な言い方をすれば，学校とは，子どもたちが自分の知っていることを大人に——口で，あるいは書いて——伝える場所である。家族の秘密とは，子どもたちが，自分が知っていることすら意識してはならない知識である。この奇妙な状況が「認知的に見えない状態」を作りだし，子どもたちはその状態を家族のなかだけにとどめておくことができない。その結果，子どもたちは自分が知っていることを知っていると認めたり，あるいは人に伝えることができなくなる——そして，当然の帰結として成績が下がる。しかも，ときには劇的に。さらに，家族の秘密とはそんなに些細なことでない場合が多い。家族の秘密とは両親の秘密であり，両親は子どもたちが知らないはずだと考えている。しかし私たちの長年の経験によれば，子どもたちは大人が思っている以上に知っているものなのだ——しかも，ずっと幼いときから，そんなことが可能だとは思えないほどの複雑さをもって。こうした乖離した知識は子どものプレイや好みの遊びのテーマに現れる。子どもの意識はアクセスできないものが，行動記憶の形をとって出現することはめずらしくない（行動記憶の顕著な例としては，pp. 77〜79 のチャーリーのケースを参照のこと）。

第5章
成育歴の聴取，論理という道具，親の問題

> 歴史を繰り返すとういう愚を避けるためには，歴史を熟知する必要がある。
>
> ——ジョージ・サンタヤナ

　本章のタイトルに掲げた成育歴の聴取，論理，そして親との関わりという問題は一本の紡ぎ糸によって結ばれており，それを知ることがセラピーの全体を知ることになる。親（あるいは保護者）を知ることなしには子どもの成育歴を知ることはほぼ不可能である。親と治療的な同盟関係を作るためには，子どもたちがどのように考え，相互に関わりあい，コミュニケートし，そして変化するのかについての基礎的な知識を親たちに持ってもらう必要がある。また，子どもたちをセラピーという場面に連れてくる原因となった行動上の問題や認知的な問題を，何もないところで子ども自らが自主的に述べるということはほとんど期待できないため，純粋な変化が生じることを期待するなら，セラピーのプロセス全体を通して親の問題を創造的にうまく取り扱っていくことが必要となる。

　セラピストと親との最初の接触は成育歴の聴取のプロセスで起こるのが一般的である。現在の主訴となっている問題が発展してきた（歴史的な）コンテクストについて話し合うことが，子どもの認知に関する親の理解を生んだり変化させるための最良の方法であり，また，成育歴の聴取というプロセス自体がセラピスト／コウ・セラピストにとっては子どもと親に同時に関わりを持つ機会を提供してくれる。本章では，こういった臨床的な出会いに備わっている治療的な潜在性を最大限に活用するために，セラピストと親がともに知っておく必要のあること，する必要のあることを取り扱っていく。

治療的な評価を構造化する

成育歴の重要性

　成育歴は評価の最も重要な一部である。成育歴の聴取によって得られるコンテクストなしに，あるいは子どもとの臨床的な関わりへの下準備的な効果なしに，子どもとの臨床的な面接をブラインドで行う場合そのリスクは非常に大きなものとなる。成育歴には，子どもや家族の見方，あるいは，子どもや家族を治療という場面に連れてくることとなった問題が現れる。そして，治療を有効に進めるためには，可能な限り多様な見方ができるようになることが必要である。したがって，学校，社会的な機関，施設，病院やその他の臨床機関で行われたアセスメントや終結時の経過報告などのあらゆる資料が，子どもとの初回面接の前にわれわれのもとに送ってもらえるよう依頼している。こういった資料に目を通す目的が，他の機関や専門家がこの子どもや家族をどのように見て治療してきたのかを現在の状況も含めて理解することにあるとするなら，こういった資料が初回面接時，あるいはそれ以降に送られてきてもあまり意味がない。

　こうした情報のすべてが仮説的なものであることは十分承知しているが，以前に行われたアセスメントやテスト，あるいは治療経過の概略や学校で起こった事件の報告書は，臨床家がその子どもの生活や人生，あるいは問題とされている事柄の大きなアウトラインを知るうえで重要な出発点となる。また，こういった情報は，子どもの人生や生活において何がしかの権威を持った人たちがその子どもをどのような観点から理解——あるいは誤解——してきたのかを教えてくれるものでもある。これらの前知識によって，臨床家は一連の作業仮説や疑問を持つことができる。また，こうした情報を手掛かりに，臨床家は成育歴における不整合や空白——これらは潜在的に意味のあるものかもしれないし治療的に有効なものであるかもしれない——に気づくこともある。こういった不整合や空白は，両親が子どものことをあまり考えていなかったり，あるいはそのケアが不適切なものであるといったことから，子どもの情緒的・認知的な

成長や適応に影響を及ぼすような重大な秘密がその家族に存在するといったことまで，何かがあることを示唆しているのかもしれない。

初回面接

　成育歴を聴取するプロセスを含めて臨床的な面接そのものは，その家族との最初のコンタクトから始まることが多い。予約時間の手配は秘書や事務関係のスタッフが行い，何の準備もせずに家族や子どもと第1回目の面接を行い，したがってその子どもがどういう理由でカウンセリングにやってきたのかを知らないような臨床家は，出遅れもいいところという状態になってしまう。そのため，私たちのところでは，問いあわせの電話に対しては臨床家自身が直接電話をかけなおし，予約を入れるようにしている。「医者」や「セラピスト」が直接電話をかけてきて予約を入れるということについて，驚きを隠せない親も少なくない。われわれのクライエントである子どもたちの親は，こうした医者やセラピストからのコンタクトを「そんなことをしてもらって恐縮だ」とか「時間を取らせてしまって申し訳ない」というふうに感じることが多いが，われわれはそう思ってはいない。われわれ専門家の側は，親に「時間をとらせる」以上の重大な犠牲を求めることはよくある。たとえば，セラピーにために子どもを送り迎えする，費用を捻出する，その他の家族の成員と関係を持つ機会が少なくなる，職場の同僚や上司とすごす時間が少なくなる，などである。したがって，医者やセラピストの側が，こうしたある意味で「自己犠牲」的な経験をすること自体が意味のあることなのだ。われわれが親に対するのと同じようなことを自分自身にも課することで，親をセラピーのプロセスに乗せていくのが容易になるものである。さらに，精神保健のサービスに対して支払われる保険がますます厳しくなっているという状況を考えるなら，たとえわれわれが治療費を値下げしたとしても，治療に要する費用は多くの親にとってかなりの負担になっていると言えよう。そのため，親がセラピストから個人的な電話を時間外に（とんでもない時間外に，ということがままある）受けるという体験は，個人的な犠牲を払っているのは自分たちだけなのだという親の感覚を幾分低減させてくれる可能性がある。

　ある種の「親」にとっては，個人的および経済的な犠牲が主観的には非常

大きなものとなる。ここで言うある種の親とは，ある意味で親ではない人たちである。われわれが会う子どもの「親」のなかには，「実」の親が養育を放棄したり，あるいは何らかの理由で養育が不可能になったあとに，その子どもを養育する義務を「引き継いだ」親族たちが少なくない。もし状況が異なっていれば，彼らは子どもを養育するという選択はしなかったかもしれないのである。そのため，初回の面接をどのように行うかといったようなほんの些細な事柄が，技術的，治療的に非常に重要な意味を持ってくる可能性があるのだ。

　援助を求める電話を自らの意志でかけてくる親が多くいる反面，そうでない親もまた少なくない。そういった親たちの多くは，自分たちには援助が必要であり電話をすべきだと誰かに言われている。少年裁判所，刑事裁判所，検察，あるいは学校などが行う何らかの司法的な措置に代わるものとして治療を求めさせようと，かなりのプレッシャーが親にかけられることもある。というのは，こうした措置がとられようとしている子どもは，（たとえば通常の学校教育などの）ある種のプログラムから除籍されようとしていたり，あるいは何らかのプログラムへの強制的な参加を余儀なくされつつある状態にあり，こうしたプログラムに対して親が何らかの脅威を感じていたり，あるいは子どもがそういったプログラムに参加させられることを到底受け入れることができないと考えているためである。こうしたプレッシャーが存在する場合，よほど適切に取り扱わない限り，セラピーがある種の強制，あるいは懲罰といった様相を帯びてしまいかねない。このようなプレッシャーは，一種の障害であると感じられるかもしれないが，実は，問題解決のための協力関係といった雰囲気を作るうえで，臨床家にとっては絶好の機会を提供してくれる場合もある。そういった機会をうまく活用できた場合，親が問題の解決をイメージすることで心理的な形勢が逆転し，親が臨床家と同盟関係を結ぶといったことが起こりえるのだ。電話による臨床家との最初のコンタクトによって，自分の子どもが治療を必要としていたり，あるいは治療を受けさせるようにと誰かから要求されているという事態に対して親が抱いているかもしれない罪悪感やスティグマ感がかなり減少する可能性がある。

　子どもの行動や成育歴について，親が電話で簡略に述べたことが，実際の問題をシンプルに理解するための手がかりになるといったことはよくあり，こうしたシンプルな理解がシンプルな説明へと結びつくことも多い。このように，

第5章 成育歴の聴取，論理という道具，親の問題

　初めての電話によるコンタクトは，親や保護者，あるいはその家族に関わっているケースワーカーに「何とかなるかもしれない」という期待をもたらす可能性がある。この時点で，臨床家は，これまでとは違った立場に，そして治療的により有利な立場に立つことになる。つまり，「相対する」2つの側（訳注：親や保護者の側と，子どもに治療を求めさせようとする裁判所や学校の側）からともに協力関係にある存在と見なされるわけである。

　また，電話による初回のコンタクトによって，臨床家は初回の面接では登場してこない別の問題の存在に気づくかもしれない。子どものセラピーを行っている者には周知のことであるが，主訴が実際の問題であるとは限らない。電話による初回のコンタクトで，親のアルコール症や精神病歴などといったいわゆる家族の秘密——これらの秘密については子どもは知らないことになっている——が明らかになることもある。電話をかけてきた者は，面接時にはこれらの問題には触れないでほしいと求めてくることも多い。あるいは，電話をかけてきたものの声の調子から，まだ隠されている何かがあることが明らかに感じ取られることもある（正式なプロセスがまだ開始されていないこの段階で，すでにこうしたことが明らかとなる可能性があるのだ）。母親のなかには，現在問題になっている子どもの父親と結婚する以前に別の子どもを養子に出した経験があり，現在の子どもか父親，あるいはその両者ともがその事実を知らない，といった話をしてくる人もいる。必死で助けを求めながらも一方では「過去を掘り返す」というプロセスを恐れているといったことが事態をさらに悪化させるのだ。同じように，子どもがまだ小さかった頃に中絶をしたということを告げてくる母親もいる。こうした母親は，子どもの前ではこの話題に触れたがらないかもしれないし，なかには，子どもの存在の有無にかかわらずこの話を一切避ける母親もいる。このような場合，電話でのコンタクトが非常に有効となり，時間と苦悩をかなり節約してくれる可能性がある。というのは，子どもの行動上の問題は，秘密となっているはずの事柄について子どもが無意識のうちに知っている——しかも，非常に詳細かつ正確に——という事実を映し出している可能性があるということを，電話であれば比較的容易に指摘できるからだ。そして，現在の破滅的な状況を継続させるうえで，その無意識的な知識がどういった役割を果たしているのかを親に示すわけである。

　このようにして，親はセラピーにおいてあまた存在する困難な，あるいは苦

痛に満ちた決定の最初のもの（これは同時に「一縷の望み」としての性格をも併せ持ったものである）――つまり，一つの問題の解決は常に別の問題の解決をももたらしうるということ，そして，事態が良い方向に進んだ場合には，家族のうちの一人だけが変化したりあるいは「良くなる」のは非常に困難であるということ――に直面することになる。こうした親たちは，彼らの秘密がいつ表沙汰になるかということを長年にわたってひどく恐れている。そのために，自分の子どもの問題を解決すると同時に，その背後に存在する自分たちの秘密――こういったことがなければ永遠に脅威であり続けたかもしれないもの――をも取り扱うことができるという機会を，ほっとした気持ちで迎えることができるものなのだ。私たちは電話で次のように言う。「もし仮に，ご自分たちの抱える秘密を解決する機会が欲しいとこれっぽっちもお思いでないのだとしたら，その秘密について電話で話されるようなことは一切なかったはずですよね。オフィスでの成育歴の聴取のときにこの話題をどうしても避けたいのであれば，ただ"そんなことはなかった"と言ってくれさえすればいいのですよ」と。この言葉は，親を一個の人間として批判することなく受けとめるという姿勢を伝えるとともに，適切な臨床的判断や実践においては，防衛的な親に治療の流れを思うままにさせるといったことはありえないのだということを明確にするためのものでもある。こういったやりとりは，一種のトリアージとしての効果をも持っている。私たちの経験では，初回の電話によるコンタクトを何とかやり遂げ，その後の治療につながった親たちは，子どもの心理療法によって自分たち自身が利益を受けるようになるのが一般的である。彼らが治療的なプロセスの協力者となるにはそれほどの時間を要しない。

　一方，秘密を隠し通そうとして臨床家に共謀を求め続ける親の子どもたちは，どのような治療上のテクニックを用いてもうまくいかず，劇的な行動化を呈したりもする（こうした行動化は，公に親を罰し恥かしい思いをさせるための非常に効果的な方法である）。ただし，その行動化が本当に意味するところは，家族の秘密を知っているものにしか分からないだろう。臨床家が親のこうした制限を受け入れるということは，治療の失敗をも受け入れることになるのだ。

　親が秘密を隠し通そうとするのは，罪悪感をもつということ以外に，その秘密が子どもに分かれば親としての権威が修復不可能なほどのダメージを受ける

のではないかという怖れを持ってしまうためである。そこでわれわれは次のように指摘する。「あなたが電話をかけてこられた理由の一つは，お子さんが大人に対する尊敬の念を持っておらず，あなたがたがお子さんの行動をコントロールできないでいるということにありますよね。だから，あなたが恐れているのは，権威を失うことではなく，すでに失ったものを回復できないということじゃないでしょうか」と。さらに必要だと思ったときには，こうした苦境に立たされている親は決してその人だけではないということを示すような話を，簡単な例を挙げて示すようにしている。私たちの経験では，こういった人たちの多くはオフィスでの面接の予約を取り，援助が必要だという強い動機づけをもって初回の面接にやってくるものである。

　子どものセラピストのなかには，心理療法の開始の段階で，自分自身が認識している以上に大人としての権威性のかなりの部分を放棄してしまっているものがいる。こういったことは，「民主的」という奇妙な概念を尊重するところからきているようである。こうした態度は，大人と子どもの間に存在する境界や，能力，権利，特権などの違いをあいまいにしてしまう。したがって，初回の面接の予約に際して子どもを参加させたり，果てはセラピストへの電話を子どもに入れさせるなどといったコッポリロ（Coppolillo 1987, pp. 125-126）のやり方には賛同しかねる。私たちの考え方では，親は「大きな人で，正当な理由をもって彼らのことを心からケアしているがゆえに，小さな人たちに何をするべきかを伝える存在」なのである。われわれの治療的な作業の多くは本当の意味での（子どものための）親の権威性の再確立を目指すものであるため，治療のはじめからこういった努力を放棄する正当な理由はどこにも見当たらないのだと考えている。親が最初の予約を子どもに取らせようとするなら，子どもは次の予約をキャンセルできる「権利」が自分にあるのだと考えてしまうかもしれないのだ。

初回セッション：データの収集と介入

だれと会うのか——その理由は

　初回の面接には両親ともにそろって子どもに付き添ってきてくれるようにお願いしている。その際，両親がそろってやってきてくれることによって私たちが家族のことをよく知ることができるというだけではなく，子どもに対して両親が協力して関わっているんだというメッセージを伝えることになるのだということを話すようにしている。私たちの経験では，初回の面接に母親が子どもに付き添ってきたくない，あるいは付き添ってこられない場合，心理療法はあまりうまくいかないようである。最初に電話をかけてきたのが祖父母である場合（母方の祖母であることが多い），そのことをまず話題にするようにしている。治療が祖父母の電話によって開始されたということが，世代間の境界を越えた重要な家族の問題の存在を示唆している可能性があり，母方の祖母が母親の親としての能力や権威性に信頼をおいていないということを指し示しているかもしれない。一方で，唯一祖父母のみが援助を求める勇気を持っていたからそうなったということもままある。そういった場合には，子どもや祖父母と生産的な関係，あるいは楽しめさえするような関係を確立することによって，脅えている親を，時間をかけて治療的なプロセスに「誘い出す」といったことが可能になるかもしれない。

　両親のいずれかがセラピーへの参加を拒否するようなケースでは，その事が必ずしも重大な問題となるわけではないということをもう一方の親（母親であることが多い）に伝えるようにしている。また，関係が持てる親に，真の変化よりも興味深いことはほとんどなく，とりわけ変化が不可能であるかのように思われるときや，子どもの行動が心理療法に関わろうとしない親に関係しているように思われるときにはなおさらそうである，とも伝えている。さらに，あまり心配しないで，関わろうとしない親を心理療法に引きずり込もうとするプロセスを一種のチャレンジであると見てほしいとアドバイスしている。こうしたアプローチが常にうまくいくとは限らないが，「リフースニク」

(refusniks，訳注：旧ソ連において国外［イスラエル］への出国を禁じられたユダヤ人のこと）を面接の場に登場させることに成功する場合も多い。家長としての権威を持っている祖母や曾祖母（父親も祖父もいない家族で）といった人が，「間違ったことが起こらないようにするため」という目的で心理療法の場に訪れることがあるが，これは非常に魅力的な出来事である。こうした「権威を持った女」のうちの何人かは，町にやってくるたびに——なかにはすでに州外に引っ越していた人もいた——私たちのもとを訪れるようになった。心理療法にもっとも抵抗を示していた親が，もっとも辛辣かつ，セラピストとしてはやりがいのあるクライエントになることもしばしばある。

　親のなかには家族全員を連れてきたがったり，あるいはそうすべきかどうかを尋ねてくるものも多い。家族全員に同席してもらうというやり方を好むセラピストが多くいるが，私たちの経験では，問題とされているクライエントとその両親だけが出席した場合のほうがよりうまくいく——しかもより早く——ようである。実際，子どもたちは自分の個人的な空間を守ることやプライバシーを守ろうとする気持ちが認識され尊重されたときに，より早くより完璧に変化する傾向があるということを経験してきているため，私たちのところではできるかぎりきょうだい（特に赤ちゃんは）は連れてこないようにしてもらっている。子どもがプレイルームから出て待ち合い室に行って，自分のきょうだいが何か悪さ——それが取るに足らないことであっても——をしているのを見てしまったら，それまではうまくいっていたセッションがすべて台なしになってしまうこともある。子どもたちはセラピストをひとりじめできる関係でプライバシーを持てることをとても喜ぶものである。だから，私たちは，オフィスのなかで家族場面を再現するようなことを避け，家庭とセラピーとの境界線をあいまいにしないようにできる限りの努力をしている。

　子どもが社会福祉局や裁判所と関わりがあったり，あるいは，問題が主として学校で起こっているといったような場合，子どもを心理療法に紹介してくるようになった理由について最も詳しく知っているケースワーカーや学校のスタッフに出席してもらうようにしている。その目的は，できる限り詳細で正確な成育歴を聴取することと，家庭と治療機関との対立を最小限にすることである。自分たちが同じプロセスの一部であるのだと，関係している大人全員が感じることができたなら，その子どもに対して純粋に治療的なサービスを提供で

きる可能性が高まる。親が無関心であったり，極度に防衛的である場合には，家族を治療に巻き込んでいったり，両親に対する心理療法的な関わりを家庭で試みたりせねばならず，その際にはケースワーカーの果たす役割が非常に重要なものとなる。

初回面接の設定

親，保護者，あるいはケースワーカーが書類に必要事項を記入し終えたら，彼らと子どもをオフィスに招き入れる。オフィスは「子ども立ち入り禁止」とはしていない。オフィスには何千冊という本や，コンピュータ，プリンター，タイプライターなどが並んでおり，これらはすべて子どもの手が届くところにおいてある。非常に深刻な問題を持つ子どもであっても，このオフィスという場所とそこに置いてあるものを大事に扱ってくれるはずだとわれわれは考えており，実際のところ，ほとんどの子どもがそうしてくれている。また，親やケースワーカーには，オフィスでの子どもの様子を見てもらいたいと思っている。子どもがこういった場所でどう振る舞うのかを見ることによって，実に多くのことが分かるものである。子どもや親と最初に出会う場所を「子ども立ち入り禁止」にしていないのは，子どもが現実の世界の制限や要求に適応できるだけの力を持っているのだという私たちの期待を，暗黙のうちに親に伝えようとしてのことであり，こうしたことは私たちのアプローチの随所に見られるものである。このようにして，子どもや親に言葉で伝えることはなくとも，治療に対する楽観に基づいたプロセスはすでに始まっているのである。私たちのオフィスを見学に来た同業者の多くは，私たちが備品や器材を危険にさらすことをいとわないとの印象を持つようであるが，そうではない。実際のところ，この6年間で，何かが傷ついたり壊れたりしたことは一度もない。

成育歴の聴取：家族のコンテクスト

親と子どもにはソファーに並んで座ってもらい，その対面にセラピストとコウ・セラピストが座るようにしている。この2人ないし3人の人がどこに，どのように座るのかを見るだけでも，多くのことが分かるものである。ソファー

にはかなり大きなクッションが3つ置いてあるので、そのクッションを使って家族メンバーそれぞれが自分の空間を確保できることになる。初回のセッションでは座る場所を指示することはないが、2回目のセッションでは、子どもには自分のクッションに座るよう指示する。こういった単純なことで、個人としての安全性を促して対人関係における境界を受け入れるように援助できるのである（またそうすることで、子どもや親が本当に感じたり考えたりしていることを表現するのを妨げる可能性のある身体接触などの非言語的なコミュニケーションを妨げることもできる）。

「私たちがこれから一緒にいろいろとやっていくうえであなたがたのことを知るための、そして、あなたがたがどういった理由でここに来られたのかを理解するための、いささか形式的で決められた手順」をこれから始めるということを子どもと親に伝えて、成育歴聴取のプロセスに入っていく。この決められた「手順」の概略として、家族のこと、ここに来る理由となった問題のこと、子どもの人生や生活のことについて、15分から20分の時間をかけて話し合うということを伝える。そして、情報集めのための時間が終わったあと、子どもはみんなと別れて別の部屋でコウ・セラピストと過ごし、それから「また一緒になって、一体どういうことが起こっているのかをみんなで考えて、事態を改善するためにはどのようなことができるのかを話し合う」といった説明をする。

親（後見人やケースワーカーではなく）に対しては、形式に基づいた成育歴の聴取を開始するにあたって、緊張を和らげるための質問をするようにしている。その質問とは、「さて、今日お尋ねしなければならないことのなかで最もうかがいにくい質問なのですが——お母さんのお年は？」というものである。最初にされる質問は、往々にして困難で苦痛に満ちたテーマに関するものであるため、まさにこの最初の質問（非常に深刻な調子ではじめて、最後は笑顔で締めくくるようにする）は全体の調子を和らげてくれることになる。私たちの文化では（こっけいなことかもしれないが）女性の年齢は「秘密」だということになっており、女性に年齢を聞くことはその人を傷つけて恥ずかしい思いをさせる可能性があるとされているため、この単純な質問が——催眠における暗示のように——深刻な問題を話し合っていくのだがこの場所ではそうしても安全なのだということを伝えることになる。

父親にも年齢についての質問をしたあと，彼らが結婚した年齢，「二人の間に生まれた子どもたち」のこと，そして，子どもの喪失を経験していないかどうかを尋ねる。つまり，「中絶や死産，流産や子どもの死亡がありませんでした？」と聞くわけである。この質問によって，面接の参加者は早期の段階から周産期の喪失の意味を理解する機会を得ることになる。面接のためのガイドラインとして示されているものの多くには，この種の質問がさまざまな形で含まれてはいるものの，その多くはこの質問を単なる情報としてしか扱っていない。しかし，周産期の喪失というコンテクストは，単なる流産の記録としての意味をはるかにしのぐ重要性を持つ可能性がある。というのは，こうした喪失は，その後の喪失やアイデンティティの投影（子どもに投影されたアイデンティティ）に影響を及ぼすからである。その流産や死産が妊娠の後期に起こったものであった場合，次のような経験に近いものがあったかどうかを尋ねるようにしている。赤ん坊は埋葬されましたか？　お葬式はやりましたか（子どもが別室に行った段階で，その赤ちゃんがどうなったと母親が思っているのかを問う。赤ちゃんは解剖されたと思っているか。埋葬されたと思っているか，廃棄物として捨てられたと思っているか。医療実験のために使われたと思っているか，など）？　子どもの喪失に関する質問への答えが「いいえ」であり，それが分類的あるいは紋切型に発せられたものであった場合には，たとえば「3回妊娠して3人の子どもを産んだんですね」といったふうにより具体的な質問をする。

　次に，事実関係を中心に以前の結婚について尋ねる。この質問に対して，両方，あるいは一方の親から，ある事柄に関して触れて欲しくないというサインがはっきりした形で，あるいはそれとなく示される場合がある。私たちは親のこういった要求を尊重し，できるかぎり親を安心させる形で質問を続けていく。このような場合には，子どもがコウ・セラピストととも部屋を出ていってから詳しい話を聞くことが多い。出席している一方の親が継父もしくは継母であった場合，あるいはひとり親であった場合には（正式な離婚をしていない場合にも），子どもが両親の関係についてどのような経験をしたのか，あるいは離婚によって家族がバラバラになったことが子どもにどのような経験をもたらしたのかについての詳細は子どもの人生や生活に関する継時的な概観の段階に委ねるにしても，別居や離婚の理由についてはここで聞いておく必要がある。

また，子どもが生まれてから以降，誰か別の大人が同居したか，あるいはしているかどうかを尋ねる。親以外の別の大人が同居していることは少なくないが，特にそのことについて問われない限り，親の口からその事実が自発的に告げられることは少ない（たとえ，インテークの際に記入してもらう質問紙に「お宅には他に誰か住んでいますか」という質問項目があったとしても）。この質問にはペットのことも含まれる。ペットに関する質問が，トラウマを生じるような喪失があったことを明らかにする場合もめずらしくない。
　親が家族の写真を持ってきている場合には，その写真を見せてもらうようにしている。その際には，写真を見ることで，私たちが子どもに関りのある人のことをよりリアルな存在として認識できるようになると説明している。写真に写っている人について，あまりにも類似性があったり，逆に非常にかけ離れている場合，そこには大きな意味があるかもしれない。また，詳細な質問にもかかわらず言及されなかったすでに亡くなっている家族メンバーが写真に写っていることもある。あるケースで，たくさんの写真があるにもかかわらず，そのほとんどに夫が写っていなかった。その理由は「いつも彼が写真を撮るため」であるとされた。しかし，彼は面接にも現れず，あるいは，常に家族のなかには存在しなかったのである。すでに亡くなったきょうだいがいる場合，その子の写真を見せてもらうことはきわめて重要である。というのは，その姿を見ることによって現在の問題の意味を理解するための非常に重要な鍵がもたらされることがあるからだ。こうした情報の聴取は，4～5分程度の時間しかかからないにもかかわらず，非常に重要な情報をもたらしてくれる可能性がある。

成育歴：問題を同定する

　前述のプロセスで子どもを取り巻く人たちについて必要最低限の概観ができたら，「今日，ここにやってきた」（われわれは「セラピー」や「精神科」あるいは「治療」という言葉は使わないようにしている*）のはどういう理由であ

　＊　もし子どもが――とりわけ思春期の子どもが――この時点で「変人を扱う医者」（shrink）など必要ない，あるいは嫌いだといったようなことを言った場合，この絶好の機会をとらえて私たちは「エキスパンダー」（訳註：原語は "expander" で，その動詞形の "expand" は上述の "shrink"［「縮む」］の意味。俗語で「変人を扱う医者」の意がある］の反対語）であって「変人を扱う医者」でも「頭をこねくり回す医者」でもないと伝えて雰囲気を明るくするようにしている。

るかということを，きわめて具体的に両親に聞く。ここでは，両親が自分たちの関心事や心配ごとにオープンで率直になり，そういった関心や心配がどういう理由で生じたのかを詳しく述べてくれることが重要なのだということを強調する——たとえ，初回の電話面接での内容の繰り返しになってもである。親のなかには，詳しい話は子どもが部屋を出てからにしてほしいと言うものもいる。同じように，まず子どもの両親だけと会ってから，次に子どもと個別で会うといったやり方を好むセラピストも多い。こうしたやり方——それが両親の希望でそうなったにしても，あるいはセラピストの好みで行われた場合でも——の結果は同じである。つまり，子どもが問題に関するはっきりした見解を聞かない限り——少なくとも両親，後見人，あるいはソーシャルワーカーが何を問題だと見ているかを子どもが知らない限り——セラピーは方向を見失いさまよう結果となるのだ。何が問題だと見られているのかをはっきり言葉で表すことで，電話によるコンタクトで開始されたセラピーのプロセスに**コンテクストが与えられる**ことになる。

　私たちは「何が問題なのか教えてよ」とか「どういう理由でここに来ることになったのかなあ」といったことを子どもには聞かないようにしている。子どもが解決可能な問題を話してくれるのを待つということは，絶望的なほど意味のない作業である。というのは，幼い子どもたちにはそれは不可能だし，思春期の子どもはそんなことをしたいと思わないからである。また，こうした質問をしたがために，セラピストが，親や学校あるいは少年裁判所のシステムが問題だと考えていることと，幼い子どもや思春期の子どもが問題だと考えていることとの間で，板挟み的な立場に立たされる結果を招く危険性もある。第1章および第3章で見たように，問題の輪郭を明確にすることでもたらされるコンテクストの効果なしには，プレイルームにおける子どもの行動（あるいはオフィスでの思春期の子どもとの会話）はコミュニケーション的な意味をまったく持たなくなる可能性がある。さらに，これは特に思春期の場合にあてはまることだが，問題が言われた通りであるかどうかはまったくわからないし，あるいは子ども自らが何らかの情報を提供してくれるといった保証はどこにもない。しかし，問題だとされたことが，仮に偽りや間違いであったり，あるいは子どもとの関係よりもむしろ両親間の関係の問題であった場合ですら，解決のためには問題を明確な形で提示する必要がある。（プレイルームやその他の場

所といった）一人だけの場所に閉じ込められてしまったら，子どもは提示された問題に対して反応することができなくなってしまう。こういった理由からわれわれは，幼い子どもや思春期の子どもの心理療法に関して責任のある大人に，心理的評価を必要とするようになった関心事や心配ごとのすべてをオープンに述べるようにしてもらっている。

成育歴：子どもの成育歴

　問題の概略が詳細に述べられたら，次に子どもの個人的な成育歴に移っていく。家族についての話を聞きながらジェノグラム（家族図）を作成していくことで（McGoldrick & Gerson, 1985），子どもの出生以前の出来事に関するざっとした「像」を得る。その後，家族歴を継時的に追っていき，どこで子どもが誕生したのか，妊娠や周産期，あるいは出産の詳しい状況はどうだったかを聞いていく。その際，伝統的な成育歴の聴取では，分類的な診断の確認が行われることが多い。たとえば，「注意欠陥」や「学習障害」の場合には周産期に問題があったとか，あるいは精神病や感情障害が疑われる場合には家族に「何らかの重大な精神疾患」が見られるといった具合である。分類的な診断がどのようなものであろうと，セラピストは共通の課題——現在問題とされている事柄を解決すること——に直面するわけであるから，われわれはこのようなパターンの一致には何の関心もなく，また，有用性もほとんどないと考えている。

　成育歴聴取のこの部分では，親が子どものことを分類的な意味でどう見ているかを垣間見ることができる場合も多い。次に示す事例では，アイデンティティの投影が見られている。

　　　長年にわたって「学習障害」「中枢系の情報処理の障害」という診断を受けてきた10歳の少年，フィルの父親は，彼が「完全な逆子状態で出生」したことと，出生時にへその緒が首の周りに巻き付いている「ように見えた」という事実を非常に重大視していた。「そこで起こっていたことを見たときには，私は本当に心配になった」「これから大変なことになるぞと思った」と父親は述べている。フィルの出生時体重は正常であり，彼は

2歳でアルファベットをマスターでき，3歳で文章の意味をかなり正確に理解できたという事実があるにもかかわらず，この父親は，たとえばトイレット・トレーニングのような協力を必要とする発達課題に対するフィルのあからさまな反抗的態度を「脳障害」の兆候だと考えたのである。これは重要な意味を持っていた。というのは，周産期および発達に関する情報が分類的な障害の存在を示唆しているからではなく，フィルの父親自身が3か月の早産で生まれ，3ポンドをわずかに超える程度の出生時体重しかなかったにもかかわらず，自分自身の周産期の状況――フィルのそれよりも潜在的な危険性は明らかにより高いものであった――に何の重大性をも見出していなかったためである。この父親の心の中では，自分自身の安全性，健康，そして発達上の潜在的な問題点に関する心配は否認され，あるいは矮小化され，その心配が自分の息子に投影されていたことは明らかであった。

子どもの初回面接における発達歴に関する質問はすべて，単に情報として有用な事柄を引き出してくれるだけではなく，潜在的な治療的有用性を備えた情報をもたらしてくれる可能性がある。

　　たとえば，ある母親は，7歳になる自分の息子について，「この子は生まれたときは死んでいたの」「でも，お医者さんが生き返らせてくれたのよ」と語った。この子は，夜，寝るときになると圧倒的な恐怖におそわれており，私のところに紹介してきた医師は「不安障害」と見ていた。しかし，母親の解釈が間違っているのだということを「医者から」聞いただけで，この子の様子は良い方向に劇的な変化を示した。つまり，彼は決して「生まれたときに死んでいた」のではなく，自力での呼吸に困難を生じていただけであり，心臓は動いていたし，気道が確保されたとたんにすべて順調になった，という情報が彼の恐怖を減少させたのである。

もしもこの子が成育歴の聴取に際して同席していなかったら，母親が「生まれたときには死んでいた」と述べたときにこの子の不安のベースラインが急激に上昇するのをセラピストが目の当たりにすることはなかっただろう。

第5章 成育歴の聴取，論理という道具，親の問題

周産期の成育歴に引き続き，現在に至るまでの子どもの毎年の状況を，簡潔に，しかしもれなく聴取する。ここでは，健康，発達，学校の成績，家族の出来事を押さえるようにする。標準的な分類的質問（健康，発達，成績，友人関係，何らかの治療経験）を省かないようにすることは言うまでもないが，われわれの経験では，分類的な聴取よりも，逐年的に聞き取っていくほうが，一人の人間としての子ども（あるいは大人）の像をより鮮やかに描き出してくれて，それだけ治療的に有用なきっかけを与えてくれるようである。

そこで得られる生のデータとは別に，子どもが同席している場合にはこのプロセス自体が実にさまざまなことを教えてくれる。成育歴の聴取段階における親子の相互作用に関する非常に劇的な事例が第9章で紹介されている（スティーブの事例）。ケースによっては，面接のこの段階で，セラピーの実際的な作業が開始されることもめずらしくない。

　　極端に過剰な反応を示す6歳の男の子が，ミセスTという独身の母親に連れられてやってきた。ミセスTは，この子のことを「重大な脳障害」があって「ひどい学習障害」であると述べた。実際のところ，この6歳の男の子は，ひっきりなしに動き回り，しきりにまばたきをし，爪がほとんどなくなるまで爪嚙みをしていた。息子は早産で生まれてそれが非常に大変な出産であったこと，にもかかわらず出産後にはほとんど身体的な問題は起こらなかったことを母親が話した直後に，セラピストはミセスTに対して，お子さんの主治医はとてもすばらしい医者だったのだろうと述べた。その言葉を聞いた彼女は，「いいえ，ぜんぜん！」と言い放った。彼女は両腕を高く掲げて天上を見つめながら，「この子を直してくれたのは神様です！」と叫ぶように言ったのである。

　　セラピストは，ミセスTの息子は多少神経質ではあるけれども，神経発達に関してはむしろ早熟であり，注意の保持にはまったく問題がないと判断し，この子はキリストの「再来」かとミセスTに尋ねた。「おっしゃるとおり」と彼女は答えた。「ということは，あなたは聖書がまさしく神の御言葉であると信じておられるのですね」とセラピストは続けた。「もちろんですとも」と彼女。「とするなら，神が天国と地上と，そして地上を行き交うすべてのものをお造りになったと？」「当然ですわ」とミセス

Tは信仰心の豊かさを誇示する様子で答えた。「そして，神は男性と女性をお造りになった——そこには，**すべての人が含まれているのですね？**」とセラピスト。彼女は「もちろん」と答える。「ということは，神様はその医者もお造りになったに違いないわけですよね」。この問いに直面したミセスTは顔を赤らめ，かなり躊躇しながら，これまでよりもずっと張りのない声で「ええ，まあ，そういうことです」と答えた。

そこでセラピストは，彼女の目をしっかりと見つめながら，「申し上げたいことがあります。あなたはたった今，神様が中古車のセールスマンと同じ——その意味で正直者ではない——だと考えるか，それとも，信仰心を失ったかのいずれかです。さて，ここを出たら直ちに近所のディスカウント・ショップに行って息子さんにボクシンググローブを買ってあげて下さい。6ドルで売っています。そして，食事の時以外には常にそれをつけさせて下さい。わかりました？」と言った。「はい，わかりました」とミセスT。「では，来週の同じ日，同じ時間に来て下さいね」。

翌週，ミセスTと彼女の息子が予定の時間通りに姿を見せた。6歳の男の子は，静かな様子で微笑みを浮かべながら部屋に入ってきて，手を上に掲げて生えてきた爪をセラピストに見せた。その後，セラピストの膝に這い上がった彼は，セラピストがもっとよく見えるよう手を広げて前に突き出した。セラピストはミセスTに「ボクシンググローブは買わなかったでしょ，違いますか？」と聞いた。「ええ，買いませんでした……だって，高すぎたんです。25ドルも出せません」（セラピストはたった1週間前にグローブが6ドルだったことを自分の目で見ていた）。彼女は恥ずかしそうに「息子には靴下を手にはめさせればいいかと思ったんです」と言った。「でも，それもしなかったんじゃありませんか，そうでしょ？」とセラピスト。「ええ，その通りです，しませんでした」。「さて，ということは」とセラピストは事実を淡々と述べる口調で，しかし優しい言葉遣いで述べ，「あなたが神への信仰を取り戻したというわけですな」と続けた。

このケースでは，わたしたちが日頃子どもに用いる戦略をミセスTに対して用いたわけである。つまり，ミセスTは「論理の窮地」に追い込まれ，そ

こから逃れるには健康に向けた「一歩」を踏み出さざるをえなかったのだ。初回の面接でこうした急激な動きが起こることはそう多くはないが，セラピストとしてはこういった好機をとらえそれを利用するよう，常に心がけておく必要がある。

　子どもの人生や生活を年を追って見ていく際には，重要な家族の出来事を見落とさないようにしなくてはならない。こうしたプロセスをとることで，親や子どもは，問題が次第に発展してセラピーにやってくることになった経過のなかで，それらの出来事が重要な意味を持っているかもしれないと感じるようになる。われわれはこういった出来事の多くを扱うようにしているが，決してそのすべてをというわけではない。彼らの人生において生じた出来事の意味をみんなで協力しながら理解していこうするわれわれの試みに対する親の反応はまちまちである。ほとんどの親は，このプロセスに乗り，すぐに同盟者となる。しかし，なかには，このプロセスが早すぎるとしてかなりの不快感を示す親もいる——とりわけ，これまでにどこか別の場所で何年もの間心理療法を受けた経験があって，それがうまくいかなかったという人にはこうした反応が現れやすい。どれぐらいのスピードでこのプロセスを進めるかの判断をセラピストが下せるためには，臨床経験を積む以外にはない。

　子どもの人生や生活を継時的に見ていくことの利点は，特に学校での状態を見ていく際に際立ったものとなる。学校での成績や行動，あるいは出席の状況を，生活上の出来事と並べてみることで，どうして問題が生じたのかを容易に理解できる場合も多い。子ども（あるいは思春期の子ども）の成績がかなりの長期にわたって低迷しているような場合，学校の教師ですら，その子がかつてはかなり良い成績であったり，ときにはきわめて優秀な成績であったという事実を忘れてしまっていることもめずらしくない。器質的な外傷ですら，心理的な原因が除外されない限り，学業成績の下降を**分類的**に説明することはできない。事故や疾病の後では，抑うつ，自己や身体イメージの急激な再構成，あるいは主体性と能力に関する混乱といった心理的事象が子どもに強い影響を与え，障害が生じたように見えてしまう可能性がある。事故や非常に致命的な疾病などといった壊滅的な出来事を子どもの人生や生活という発達的なコンテクストのなかに置くことによってはじめて，子どもの能力が再び活性化するための心理的アプローチについての展望が得られることもある。

親の成育歴を簡単に聞き取る際にも，健康状態に関しては子どもの場合と同じように聞き取るようにしている。親の事故，疾病，不在といった事柄を概観する。というのは，これらはすべて，同時に子どもの体験でもあるのだから。子どもが親の話したことを理解できているように見えるときでも，その出来事のことを子どもに尋ねるとよい。

　ある6歳の女の子は，離婚して別々に暮らしている父親のところに行っていたということを報告してくれたときに，「ママが"子宮摘出"のために入院してたから」とその理由を自信たっぷりの口調で話した。セラピストが「"子宮摘出"って？」と問うと，彼女は肩をすくめて，「知らない」という表情をした。

成育歴：両親の成育歴

　子どもがコウ・セラピストと一緒にオフィスを出てプレイルームに行った段階で，両親から彼らの人生の詳細を聞く。その際，子どもについておこなったのと同じように，時間的な流れを追っていくようにしている。生まれた場所や出生時の状況からはじめて，彼らの両親のこと，きょうだいやきょうだいの子どものことなどを，順次聞き取っていくわけである。こうした作業を行っている際に，現在の子どもの問題に非常に関連の深いテーマが現れてくることもめずらしくない。

　　自殺念慮のある18歳の女の子の母親は，彼女自身の母親が子どもを失った経験があるかと尋ねられたとき，たまたま，デスクに置いてあった乳児突然死症候群の記事を見ていた。「ねえ，これって面白いわね」と彼女は言った。彼女は淡々とした事務的な調子で「私のお母さんが10歳のとき，彼女の母親——つまり私の祖母——が最後の赤ん坊を自宅で産んだ。お医者さんが帰ったあとで，祖母が母親をベッドに呼んで，微笑みながら生まれたての赤ん坊を両手で掲げて——そして，首を折った。そして祖母は母親に"おまえがやったんだ"と言った。結局，それは"ゆりかごの死"ということになったわ」と述べた。たった10歳だった自分の母親がその事件によってどれほど恐ろしい影響を受けたかということを，この

第5章 成育歴の聴取，論理という道具，親の問題   133

女性は今までの人生で一度たりとも考えたことがなかったのだ。そして今や，自分自身が自分の継子である娘——彼女の母親は5年前に癌で亡くなっていた——を，無意識のうちに自殺念慮をともなう抑うつ状態に追い込んでいたということも。

このケースでは，「責任のある親」とのはじめての面接によって，セラピーの展開が予想できた。と言うのは，この継母は彼女の祖母がおかした行為の想像を絶する残虐性を見ることができなかったし，あるいは，そのことが彼女の母親に重大な影響を与え，それがさらに自分自身にもおよんでいるということを認められなかったからである——たとえ専門家でないものの目にも，その影響の重大性は明らかであるにもかかわらず。この女性が子どもの頃に作り上げた「心理的に目が見えない状態」は現在の継子との関係にまでおよんでいた。彼女の「心理的に目が見えない状態」は，自分の子どもに影響を与えていることについては——それが子どもの死に関わることである場合には特に——「母親たち」に一切の責任がないのだと告げていたのである。

セラピーの展開：共働作用のプロセス

親は，子どもと同じように，構造やルール，そして境界を理解し，確立する必要がある。親のセラピーを子どものセラピーとリンクさせることによって，親のセラピストは，子どもの心理療法の展開を親がどのように見ているかを扱うことが可能となる。このときのセラピストは，臨床におけるスーパーヴァイザーのようなものである（実際のところ，このプロセスがうまくいくためには，親が家庭において「共同治療者」とでもいったような立場に慣れることが必要となる）。親は，親のセラピストと子どものセラピストが治療的な経験を構造化していく様子を進行形で見ることになる。この「疑似参加」体験によって，親は子どもと親との両者に同時に同一化し，それぞれのプロセスのうちでもっとも役立つものを取り入れることが可能となる。このような形で子どもの心理療法に親が積極的に参加することによって，子どもの個人的な成功体験と並行して，親が成功を経験することが潜在的に可能となるのだ。子どもと親の心理療法をそれぞれ並行して行うことで，親自身の子どもの頃の問題（こうし

た問題としては，親の自殺の目撃やレイプなどのトラウマから，より日常的な喪失体験などが含まれる）のワーク・スルーが促進される可能性がある。それと同時に，子どもへの同一化によって親はこうした自分自身の問題を扱っていく機会を得ることが可能となるため，いわば代理的な作業を行うことになり，この点で親のメンツを損なうこともないのだ。

親と子どもが同席する時間の構造化

　子どもと親に心理療法を行っていくうえで，われわれのところには標準的な構造があり，非常にまれな例外を除いてはこの構造を適用している。この標準的な構造は，治療的評価のための初会面接の時点からすでに適用されることになる。つまり，セッションの最初の部分で親子いっしょに面接し，その後，親と子どもを別々にしてそれぞれ別の場所で，別のセラピストが面接する。そして，セッションの終わりの部分でもう一度親子いっしょに会うといった構造をとっているのである。

　各セッションの開始直後には，この前のセッション後からの様子や出来事を概観するようにしている。この場合，悲劇的なことが起こっていない限り，常に肯定的な話題から扱っていく。たいていの子どもは，これは親や教師，あるいは臨床家とて同じなのだが，否定的な事柄をまず意識するといった傾向がある。こうした傾向が見られた場合には，われわれはできる限り迅速に，かつ一貫性をもった態度で，肯定的な事柄の話に方向修正するようにしている。その週にあった肯定的な出来事のレビューが終わりその週の進歩が確認されたら，次に否定的な出来事について見ていく。親にとって，自分が「罠にかかった」と感じているような場合には，子どもがどのように行動していたかをオープンに話すのが難しいといったことも少なくない。また，子どもとコウ・セラピストが部屋を離れるまでは，非常に重要な情報が親の口から聞かれないといったこともめずらしくはないのだ。そのため，われわれはセッションを始めるごとに，情報は非常に重要でありコンテクストを与えてくれる性格があるのだということを必要に応じて何度も繰り返し説明している。

　セッションの終わりの部分で，コウ・セラピストと子どもが，親とセラピストがいる部屋に戻ってきて（ドアをノックして，招き入れられるのを待つとい

うのが常である），セッションを閉じるか，あるいは，セッションを終了するに先だって重要な事柄を話し合ったり解決したりする。45〜50分のセッションで必要なことすべてをやり終えるというのは非常に難しいようである。こうした時間の設定は伝統的なものであるが，これは，クライエントのニーズによってではなく，セラピストにとって便利なように決定されたものである。われわれのところでは，セッションはすべて約1時間という設定にしている（ただし例外として，初回の面接は1時間半から2時間に設定される）。

子どもの頃の傷をかかえた親のコウ・セラピー

われわれは，子どもの心理療法と並行してすべての親と会うようにしており，こうした面接が，親にとって純粋な心理療法的な体験へと発展していくことが多い。なかには，こうした面接が非常に強烈な体験となる親もいる。コウ・セラピーという方法を取ることによる利点の一つは，セラピーが進展していった際の子どもの経験が，親にとっては「鏡」となって，その鏡に写し出された自分自身の中に住んでいる傷ついた子どもの姿を見，さらには，その傷が癒されるための援助を受ける子どもを見ることになる*。自分の息子や娘がセラピーのなかで成長していって新たな可能性を発見するということを目の当たりにするまでは，自分自身の個人的な機会の範囲がどれほど狭いものであったかを認識できている親は少ない。子どものセラピーの進展が，親──ほとんどの場合母親である──の記憶をよみがえらせるきっかけとなり，親にとっては治療的な機会を作り出すことになる。

　　われわれがドナルドとその母親マーシーに初めて会ったのは，彼が9歳のときだった。彼は私たちのオフィスの前にとめたファミリー・カーの

---

* ここで言う「コウ・セラピー」とは，1人のクライエントに対して常に2人のセラピストが共同してあたるという意味ではなく，子どもの個人療法と並行して行われる親のセラピーを指している。通常，セッションの最初と最後の5分間は同席の形を取る。セッションは，両方のセラピストと子ども，親が同席のもとで始められる。親のセラピーは──親の個人的な問題をもっぱら取り扱うようなものから子どもとの関わり方を中心にしたものまで内容は多様であり，そのあり方はそこに関わる個人のニーズによって決まってくる──子どものセラピーと並行して進められる。並行して行われるセラピーに参加した親の約3分の1は，子どものセラピーが終了したのちにも自分自身のセラピーを継続することを選んでいる。

フードの上に座り，母親は義務的とでもいうような雰囲気で彼の靴の紐を結んでいた。これまで，ドナルドは「失語症様の状態」や「コミュニケーション障害」であると「見なされ」てきており，最終的には「知的障害」であると判断された。知的障害との判断は，別の州の自閉症の子どもたちのためのプログラムを提供している有名な機関によってなされていた。その機関の薦めもあって，彼は小学校に入学した。

　彼は教育可能な知的障害の子どもたちのためのクラスに通うようになった。ドナルドは3つの州で教育可能な程度の知的障害があると判断されていたが，彼の何が「本当」の問題なのかをめぐって若干の混乱があったため，教育委員会の指示で彼は精神科医のところにやってくることになった。ドナルドの母親は，心理的な評価が終わったあとにも，彼をセラピーに連れてこようと決めた。

　マーシーは，ドナルドと同様，すぐにセラピーにのってきた。ほどなく，ドナルドには知的な障害はなく，むしろ聡明なのだが非常に複雑で混乱した状態に陥っており，本来の能力に対してかなりのアンダー・アチーバーであることが判明した。この「発見」に反応して，マーシーは彼女自身が聡明で，混乱しており，アンダー・アチーバーであることを認識した。彼女は大学を中退し，その大学の教員と結婚し——この結婚は後に悲惨な状態になった——その後，職を転々としていた。結婚生活が長くなればなるほど，彼女は自分の外見や体重に関心を示さなくなり，また，家庭の整頓や清潔にも無関心になっていった。

　「知的障害で気が変だ」という外見の下に隠された「真実のドナルド」についてのわれわれの発見に反応して，マーシーは「本当のマーシー」に何があったのかを考え始めた。セラピーが始まってまもなくの頃，「本当のマーシー」の身に何が起こったのかを認識した。8歳で小学校3年生であった頃，彼女は隣家に住む年老いた男性に性的虐待を受けていたのである。彼は，「良い子にしている」代わりに25セントをくれたという。自分が「セックスの代償にお金を受け取った」という事実が，彼女に激しい恥辱感をもたらし，また，極度の混乱に陥らせた。そのため，この8歳の少女はその事実を母親には伝えなかった。彼女は，何があったのか，何か具合の悪いことがあるのではないかということを母親に気づいて欲しかった

のだ。

　この記憶は新たに2つの認識をもたらすことになった。ひとつには，彼女は，自分の母親が自分にしてくれなかったことを自分の子どもたちに，とりわけドナルドにしてきたということである。それは，子どもの心を読む，ということであった。そのため，マーシーは子どものニーズにすぐに反応してしまっていた。しかも，ドナルドが自分に必要なことを言葉で表すよりも早くにである。つまり，ドナルドの「コミュニケーション障害」の多くは，マーシーのこの予期的な反応のために生じていると考えられるのだ。もうひとつは，マーシーは自分のアンダー・アチーバーという状態と自尊心の欠如というパターンが，8歳のときの虐待によって生じた「自分が悪い存在だ」という感覚や自己無価値感の反映なのだと理解したということである。

　また，この時点で，彼女には次のような考えが浮かんだ。もしかしたら，ドナルドの父親が彼に性的な虐待を行ったということがあり得るだろうか，もしそうだとしたら，そのことが彼の抱える困難性に何らかの関係があるのだろうか，と。その後，実際に，ドナルドの父親が5人の子どもたち全員を20年以上もの間虐待し続けていたということが明らかになったのである。

　自分が悪い存在であるという感覚や自己無価値感が解消していくにつれて，彼女はセラピーをうまく活用できるようになっていった。その様子はまるで，子どもが自分に関心を向けてくれる親からのサポートを活用しているかのようであった。その後の2年弱という期間に，彼女は子どもたちを連れて離婚し，子どもたちにとってより良い学校と生活環境を求めて2回転居した。その間に，彼女の自尊心は飛躍的に向上したし，会社での地位も最低の段階から管理職のポジションへと出世をはたし，年収も随分と増えたのだ。

　健忘や選択的な記憶，そして否認が影をひそめるにしたがって，マーシーは隣人による性的虐待のことを母親に話せなかった理由を次第に理解できるようになった。彼女は「自分がとってもとっても汚らしくって，何の価値もないように感じていたんです」「一体何が，私をあんな男のもとに行かせて，25セントをもらわせるなんてことをさせたんでしょう？

いずれにせよその当時の私は，それは間違ったことだし，そうする理由があってしているんだと感じていました」と述べた。その後，彼女は子どもの頃の非常にはっきりした記憶の一片にその「理由」を見出す。それは，4歳の頃，彼女がおねしょをしたときの記憶であった。彼女の母親は「おねしょをするような子は孤児院にやってしまう」と言って彼女を脅したのである。マーシーは，それ以来，母親が自分のことを悪い子どもだと思っていると確信し，母親に自分のことを理解してもらおうとは思わなくなったのである。

親が変化しないとき

　心理療法のプロセスは健康的な相互性というコンテクストにおいて最もうまく展開するものであり，それは認知構造および感情構造の発達と似ている。したがって，最初の治療的な変化が壁のどちら側（つまりプレイルームの中か外か）で起こるかはあまり関係がない。最初の変化は，それ以降に生じるであろう変化の触媒のようなものである。しかしながら，子どもが変化したときに，それに応じて大人が変化できないでいると，子どもとの治療的なプロセスは結局失敗のうきめを見ることが多い。

　　モリスは11歳の黒人の少年で，現在5年生である。彼は3年間にわたって落第を繰り返しており，その後10歳のときに情緒的な障害のある子どもたちのためのクラスに入れられている。それ以降，モリスは多動で，反抗的，破壊的，攻撃的な子どもだと見られるようになった。彼は椅子や机を投げつけて乱闘騒ぎを起こすことが多かった。そんなある日，モリスの担任教師は，この2週間，彼がずっと欠席しているのだと思っていたが実はそうではなかったことに気づいた。彼が問題を起こさずにおとなしくしていたため，教師が彼の存在に気づかなかったのである。そのことを不思議に思った担任は，何かあったのかとモリスの母親に聞いてみた。その結果，数日前にモリスは自転車から転倒し首を痛めて「むちうち」のようになっており，そのために市販薬を飲んでいるということがわかった。市販薬に含まれる何らかの成分が彼の行動を劇的に変化させたのだと

考えた担任教師は，精神科的な評価を求めてきた。

評価の結果，母親が飲ませていた売薬に含まれる少量の成分のうちで，何らかの影響を生じた可能性があるとすれば，それは抗ヒスタミンしか考えられないということになった。モリス自身には，器質性の障害あるいは神経発達的な障害の兆候は一切認められなかった。そこで，彼にプラセボ（訳注：偽薬）の投与を試みることになった。われわれはこの偽薬を"CALMOGESIC"（落ち着き薬）と名づけ，この薬は非常に強力でかつ非常に高価なものであるため，月曜日と水曜日，そして金曜日にしか飲んではいけないとモリスに指示した。そして，彼の担任教師には，モリスの行動が落ち着いていたときに彼が飲んでいた薬の成分のなかで何が有効に作用していたのかがわかったということ，そして，これからさらに効果のある薬を彼に飲ませるので，その間の彼の様子をモニターしてほしいということを伝えた。その後のモリスの行動は，すばらしく落ち着いたものであった。

モリスの母親は，彼をわれわれのところに連れてくるためには往復4時間のドライブをしなければならなかった。これはかなり大変なことだったが，息子の将来を考える彼女はこの苦労をいとわなかった。モリスの母親は，長い間清掃の仕事をしてきた人だった。ある日，新聞で看護助手の養成コースの広告を見つけた彼女は，早速受講した。その結果，彼女の仕事の状況はかなり変化した。数年後のある日，自分のやっていることが「基本的には看護清掃婦である」と考えた彼女は，再び学校に入りなおし，今度は正規の看護婦となった。看護婦として10年ほど働いたのち，彼女は再び前回と同じような結論にいたり，再度学校に戻ることとなった。

われわれが彼女に出会った時点では，彼女は病院の専門治療サービス部門の看護部長として働いていた。彼女は「私は6人きょうだいの長女で，モリスは6人きょうだいの末っ子。私の人生は終わりを迎えつつあるけど，彼の人生は今始まったばかり」と述べた。「私はモリスにあらゆる機会を与えてあげたい」とも言った。われわれは彼女の言葉には賛成しかねると伝えた。彼女の態度は「うまくいくはずがない」と。自分の人生が「終わりかけ」と言うには45歳という年齢は若すぎる。たとえば，毎週10ドルを彼のために積み立てていくことで彼女が決して得られなかった

ものを彼に与えようとしたとして，21 歳になった彼がそれを引き出そうと銀行に行ったときにそれが偽物だと分かったとしたら，いったいどんなことが起こるだろう？　彼女は彼に最良の服を着せることはできるけれど，その服を身に付けた彼が鏡面に見る自分のイメージに何の変化も見出さなかったとしたらどうだろうか？　彼女こそがモリスの鏡なのだ，とわれわれは強調した。もし彼女が変わらなければ，どうして彼は自分が変われると信じられようか，と。これこそが，この種のセラピーにおける暗闇のさした一筋の光脈であった。一人の人間が変わっていくのは大変なことである。しかし，彼女は，自分の仕事は大きく変化してきたけれども，個人的な生活の部分はまったく変わっていないことを認識する必要があった。彼女にはあいかわらずアルコール症を抱え，何もせずにブラブラし，彼女の全面的なサポートを必要とする夫がいた。さらには，甥や姪の養育の責任までもが彼女におしつけられていたのである。彼女には自分の人生がなかったのだ。

　モリスの母親がこうしたことを考えるようになった数か月間というもの，モリスの行動は目を見張るほどすばらしいものであり，成績も急上昇した。しかし，結局のところ彼女は変わらなかったのである。彼女は，職場と家庭で 1 日 20 時間も働き，家族や友人からの一切のサポートを期待せず，また現に得ることなく，あらゆる人の問題を解決していったのだ。また，モリスが非常にすばらしい行動を示しているにもかかわらず，また，われわれが彼を普通学級に戻すべきだとの意見を提出しているにもかかわらず，モリスの担任は彼を情緒障害児のクラスにとどめる決定を下した。その理由とは，「私のクラスに入った子は最低 1 年は在籍してもらうようにしているから」とのことであった。母親が，モリスが彼自身の人生を変えていくのを手伝いはするけれど，彼女自身の人生は変えないと宣言した時点で，モリスがようやく見つけた自尊心はあっというまに失速し，彼の行動はふたたび破壊的で攻撃的なものに戻ってしまった。そして，そうした状態がその後何年にもわたって継続したのである。

　子どもというのは非常にエコロジカルな存在である。そのため，必要とされる環境からのサポートなしには，心理療法の最高の技術ですら，その効果は

あっという間に頭打ちとなってしまうのだ。

子どもの論理と親の構造

親：子どもの論理の犠牲者，あるいは，操作者？

　親は，子どもがどのように考え，相互に作用し，コミュニケートし，そして変化するかを，臨床家がそうするのと同じように理解しなければならない。われわれ臨床家は，1週168時間のうち1時間以上をクライエントである子どもと過ごすことはまれである。しかし一方で，子どもの親たちはセラピーのための1時間を除いた時間すべてに対応しなければならない。そのため，われわれはこの本に記したようなさまざまな問題をレビューするために親との話に多くの時間を割いているのだ。われわれが関わりを持つ親たちは，われわれの見方や理論を試してみる「実験室」を手近に持っているとでも言えばいいだろうか。彼らがわれわれのオフィスにやってきた直後から，この実験室を利用することが可能となり，素晴らしい学習の機会を提供してくれる。われわれが，子どもがどのように考えるかを説明し，彼らの経験や認知発達において論理構造が非常に重要な役割を果たすことがめずらしくないということを親たちに伝えた場合には，親と子どもたちとの相互作用が非常にドラマティックな実例を提供してくれることになる。こうした非常に美しい身近な臨床例を示してくれる親が大半であるため，私たちのほうがうまく説明するための例を考えねばならないといった事態はほとんどないほどだ。

　われわれが関わりを持つようになる子どもの多くは，論理につかまっている。そのため，論理による拘泥がどのようにして起こり，それをどのように解いていくのかを親に説明するという作業が，治療的なプロセスの一部として行われるのは自然な流れだといえよう。こうしたプロセスは，自然に，幼少期の子どもの言語や思考がどういった論理的な性格を有しており，どうして大人が論理の落し穴を避けることができないのかといったテーマの話し合いに結びつく。こうした話し合いによって，親たちは子どもが言葉をどう理解し用いているのかを非常に早く理解するようになる。なかには，こうした理解が初回の

セッションで起こることもある。たとえばわれわれは，社会的な慣例による表現は慣例的に受けとめられるものだという仮説を持っている。しかし，幼少期や思春期の子どもたちとのやりとりでは，必ずしもそうはいかない。たとえば，われわれは無意識のうちに疑問形を命令形として用いることがあるが，子どもの心の中では疑問形は疑問形なのである。「宿題を済ませてしまったらどう？」という疑問形は，どれほど強制的な言い方をしようと，疑問形であることには変わりがない。したがって，論理的には答えとなる言葉が得られればよいはずである。その答えとは，もちろん言うまでもなく，「ううん，ボク，やらない」である。同様に，「〜っていうのはどうかなあ？」「〜という考えもあるんじゃないかなあ？」「〜したほうがいいんじゃない？」などといった疑問形が，大人がそうするのと同じように受け取られることはまずないだろう。一日の仕事で疲れはてて帰宅した父親が，「パパが家に帰ってくるまでに宿題を済ませておくようにって言ってなかったかい？」とジョニーに言ったとしよう。ここでも同じことが起こっているのだ。つまり，父親は自分が疑問形で話していることに気づいていないのだ。もちろんジョニーも，意識の上ではそのことに気づいてはいない。しかし，ジョニーの無意識は父親が疑問形で話していることに気づいており，無意識のうちに答える。「うん，そういったよ。それがどうしたの？」と。ジョニーの答えを聞いて，父親は言う。「宿題を済ませておきなさいと言ったんだぞ」「そんなこと言ってないよ」といった具合に，お互いに譲らないやりとりが繰り返されていく。ここでもジョニーが正しいのだ。つまり，父親は，彼がその日の朝に言ったことを覚えているかと**尋ねた**に過ぎないのである。親は，表面的な意味と埋め込まれた意味の違いというものを理解していなければならない。**表面的な意味**とは，発せられた言葉の慣習的な意味のことを指し，**埋め込まれた意味**とは，字句どおりの（論理的な）意味のことを言う（奥に潜んだ意味をどのように治療的に用いるかについては，第11章参照のこと）。

　以下に，2つのケースで，こうした奥に潜んだ意味の極端に病理的な例を示そう。最初のケースでは親の潜在的な意図が現れている。2番目のケースでは，これ以外の場面では子どもに対して配慮の行き届いた母親が知らず知らずのうちに命令を発してしまっている。

イアンは 18 歳の青年である。子どもの頃，彼は隣家に住む当時 13 歳と 15 歳の兄弟とよく遊んでいた。イアンが 7 歳のとき，その弟のほうが彼をセックスの遊びに誘った。弟が夫の役になって，おそらくは妻役であろうイアンの上に乗ったのである。また，彼はイアンを誘ってオーラル・セックスをした。この一件があった直後，今度は兄のほうがイアンに同じようなことをしてきた。イアンは，この兄弟が 2 人でこういった遊びをしていたのだということ知った。彼らは，大人の性行為について，かなり詳細な知識を持っていたのである。
　　こうしたセックスの遊びをするようになってから 3 年が経過したある日，この兄弟の母親は，弟のほうが寝室でイアンと性的な行為をしている場面を偶然にも目撃してしまった。彼女は「二度と私にそんなところを見せないで！」と怒鳴りつけ，イアンを家に帰した。イアンは「そして，彼女は二度とそんな場面を目にすることはなかったさ」と，この悲しい物語をしめくくったのである。

　イアンは，この物語を話しながら，この友人の母親はセックスの遊びを二度とするなとは言っていないことに初めて気がついた。彼は，これまでは一度もこの事実を考えたことはなかったのである。彼女は，**彼らがセックスの遊びをしているところを二度と自分に見せないで**，とはっきり述べている。この母親の発見によっては，兄弟 2 人の幼いイアンに対する性的な行為の強要は止まなかった。より秘密裡に行われるようになったに過ぎない。

　　マーシーには 5 人の子どもがいたが，彼らは全員，20 年間にわたってマーシーの夫による情緒的および性的な虐待を受けていた。自分の過去の経験をくわしく振り返るという作業をはじめたある日，彼女は，一度，虐待の件を夫につきつけた経験があることを思い出した。彼女が子どもの寝室に入っていくと，そこにはきょうだいのうちの 2 人と，「とてもバツの悪そうな表情をした」父親がいたという。「今度，子どもたちに悪さをしているところを見つけたら殺してやる！」と彼女は怒鳴りつけた。そのことがあって以降も，彼女の夫は子どもたちを辱め，傷つけ，虐待し続けたのであるが，イアンの隣家の母親と同じように，彼女がその場面を目にす

ることは一度もなかった。

マーシーが自分の言った言葉をはっきりと思い出し，それが実際には何を意味しているのかを直ちに理解したのは，彼女のセラピストが先に述べたイアンの話をしているときのことであった。彼女は「あのねえ，私，今まで気づかなかったんだけど，その話とまったく同じ経験があるの」と話し始めた。こうした問題に対してセラピストが物語的なアプローチをとった場合，つまり似通った物語をクライエントや親に披露した場合には，こういったことがよく起こる。しかし，こうした類似の物語なしに，自発的にこれらのことがクライエントの口から発せられることはまずない。

同じことがセラピストにも言える。「先週は，どんなことがあった？」という疑問形は，「何も」とか「覚えてない」といった反応を引き出しがちである。子どもにとっては，こうした疑問形よりも，「先週あったことを教えてちょうだい」といったような命令形のほうが，反応をしないでおくことは困難となる。たとえ，こうした命令形に対して子どもが何の反応を表さないとしても，子どもは答えを探し始めていることが多い。このように，子どもから反応を引き出したいのであれば，疑問形ではなく命令形を使うべきなのだ。

個人の境界線をぼかしてしまう親

また，親が言葉によって個人間の境界をあいまいにするといったことも起こる。子どもが自分の責任を取らないといって騒いでいる親に限って，子どもが成績表をもって帰ってきたときに，「さて，今回の**私たち**の成績はどうだったかしら？」というような言い方をする。子ども部屋がゴミだめと化しているという事態に耐えられない親たちは，「今週は**私たち**の部屋をきれいにできなかったわね」と言う。親たちは，こういった代名詞の混乱が個人間の境界をあいまいにし，個人の責任をぼやかしてしまう一因となるということを理解する必要がある。親が，子どもの悪い成績を「私たちの成績表」と言ってしまったなら，子どもの心のなかでは個人的な責任は拡散してしまう（あるいは，親に帰されてしまうことも少なくない）。こうした状況が続いているなかで，幼児期や思春期の子どもに責任を認めさせようとするのは，まったく不毛の努力だ

と言えよう。そのため，われわれとしては，親たちがおかしがちな，ときには自ら唖するという結果にもつながる間違いに気づけるよう，援助することが必要となる。

親の偽善

　幼少期や思春期の子どもたちにとって，分類的な規則もまた，これまで見てきたような疑問や命令と同じように論理的な解釈の対象となってしまう。その結果，大人が子どもを分類的なルールに従わせようとするなら，大人自身がルールを破るわけにはいかなくなる。この拘束の最も簡単な例は，「私がどうするかを見習うのではなく，私の言うようにしなさい」という，よくある親としての命令であろう。親が「自分のしたいようにする」のを続けている限り，子どもも「自分のしたいように」し続けるのである。

　親の偽善もこの範疇に含まれる。子どもたちは，大人のちょっとした一貫性のなさや偽善に対して驚くほど過敏である。親のほとんどは，子どもたちが分類的な命令を分類的に認識するということに気づいていない。分類的なルールに対して，われわれは皆ある種の文化的，社会的相対主義でもって応じているため，わたしたちの行為が，私たち自身のルールと矛盾を生じていることを認識できないこともある。

　　ストーミは16歳の女の子である。彼女がセラピーにやってきたときには，すでに一度，子どもを流産していた。彼女の両親はすでに離婚していたが，その父親が彼女をセラピーに連れてきた。その理由とは，彼女が家のルールに従わず，また，知能は優秀であるのにテストの成績が非常に悪い——しかも一日も学校を休んでいないにもかかわらず——というものであった。ストーミは家出を繰り返しており，飲酒もしていた。ひとことで言えば，要するに彼女は「ルールに従わない」ということであった。
　　ストーミの父親は身体が大きく，聡明な男性であったが，あまり感受性が高いとは言えなかった。彼は，自分の娘がなぜルールに従って行動できないのかまったく理解できないでいた。彼は，マリファナの葉をモチーフにしたロゴ入りのTシャツを着ていた。さらに，彼のドレッサーの引出

には，かなりの量のマリファナが常時貯えられていたのである（訳注：アメリカにおいては，一般にはマリファナの吸引はさほど大きな罪とは意識されない傾向がある）。娘を慣習的なルールに従わせようとするなら，まず彼がマリファナを止めることだと指摘された際，彼は大いに混乱した。彼は，自分のやっていることが娘の行動に関係しているという事実を，まったく理解していなかったのだ。さらに彼は，止めなければいけないのはマリファナだけではない，ということも告げられた。それが高価なものであったとしても，マリファナのロゴ入りのTシャツも脱ぐようにと彼は指示されたのだ。彼のマリファナは娘のアルコールと同じように違法なのだということを説明されても，彼にはそのつながりが理解できなかった。そして，ストーミーは酒を止めず，ルール破りを続けたのである。

さらに，もう一つの例として指摘しておかねばならないことがある。それは，両親が結婚した日と，最初の子どもの出生日とが異なっているという事実である。この事実は非常に衝撃的であるため，これに気づかずに通りすぎる子どもは一人もいないようだ（第8章参照）。その結果，親たちが自分の子どもに対して性的な遊びをいくら禁止しようとしても，子どもがその禁止に素直に従うはずはないのだ。

環境的な操作による論理的な問題解決

行動の論理はときとして非常に抽象的なものであるため，最初はその意味が分からないこともある。

> ロンは9歳，小学校3年生の少年であるが，その体重はすでに52 kgを超えていた。彼には友人がほとんどおらず，常に不機嫌で，何かにつけ要求がましかった。さらにロンは，反抗的で乱暴で，常に口論をふっかけ，何かにつけ首を突っ込み，学校での成績も悪かった。また彼は，両親のもとをいっときも離れず，どこで夜を迎えようと，最後は必ず両親のベッドか姉のベッドで眠りについたのである。彼はいつでも，誰かと一緒にいる場所で眠りについた。

ロンは3人目の子であった。長女である第1子の誕生の際には何の問題もなかった。しかし，第2子の出生時には，Rhの不適合のためにあやうく子どもは命を落としかけた。そこでロンが生まれたときには，母親は必死で彼の世話をした。しかし，両親の説明では，ロンは母親の母乳に対して「アレルギー」があったとのことであった。この状態を，母親は文字どおり身体的な拒否として体験した。さらにロンは，両側性の鼠蹊ヘルニアをわずらった。ロンはまた，「非常に過敏で，いっときも休まることの知らない子」だった。さまざまな薬を試してみたが，どの薬も彼をさらに過敏にするだけだった。そして両親が最後に選んだ方法は，毎夜，彼を抱っこして寝かしつけるというものであった。このようにして，彼らは毎夜，ロンを抱っこして家の中を歩きまわったのである。これは，単に家族の奇妙な習慣という程度のものではなかった。彼らは，**必ずロンを抱っこしなければならなかったのだ**。なぜなら，じっとしていることによってロンの下腹部の圧力が上がりすぎたなら，彼のヘルニアは破裂してしまう——少なくとも両親はそう信じていた——からであった。

　ロンは，母親から離れるという必要性と，自分が生きていくためには母親との密接な関係が必要だという感覚との間でとらわれの状態となっていた。結局のところ，彼は何年にもわたって抱かれ続けたのだ。そしてついに，解決の道が開かれた。ウォーター・ベッドの出現である。

　ウォーター・ベッドのおかげでロンは寝ながらにして体を動かすことが可能となった。出生以来始めて，彼はベッドに横になりながら身体を動かし続けることができたのだ。常に動き続けることによって，ロンは初めて安らぎを得ることができた。解決は非常に単純なものであった。睡眠にコンスタントな動きを加えればよかったのである（ロンが呈していたその他の問題は解決がより困難であった。というのは，これらの問題の解決のためには，多くの家族メンバーに変化を求める必要があり，それが家族にとってかなり困難であったためである）。

3つの有効なテクニック

　子どもの論理的な思考について上記のように考えていくことによって，両親と子どもの関係を急激に変化させうるような単純な，しかしながら重要な道具（あるいはテクニック）が導き出されてくる。まずは，非常に簡単な報告のための工夫で，私たちが「笑顔のチャート」と呼んでいるものである。

「笑顔」のチャート

　私たちが関わりを持つ子どもの多くはチャートを使用する。このチャートは標準的なサイズのノートを半分にしたものに手描きされたもので，午前中と午後の2つのセクションからなっている。もちろん，記録としてはもっと細かく分割していくことが可能ではあるが，通常，一日を2つのパートに分けるだけで十分なようである。親などの保護者に，子どもの行動を評価してもらい，行動が肯定的なものであった場合には「笑顔」か「悲しい顔」を，否定的であった場合には「う〜と言っている顔」や「唸っている顔」を描いてもらう。この評定は，非常に一般的カテゴリーにしたがって行ってもらう。そのカテゴリーとは，「実際にとても素晴らしい自分」であったこと，「初めて指示にしたがったこと」と，子どもそれぞれにあわせて作られた3番目のカテゴリーである。
　このチャートは，子どもたちがつかまってしまいがちなもう一つの論理の束縛の存在を示してくれる。私たちの学校区にあるすべての小学校の教室にはおよそ90,000人の子どもたちが在籍しているが，そこにある黒板は「良い」側と「悪い」側に分けられている。「良い」側には伝統的な「笑顔」が，そして「悪い」側には「しかめっ面」が描かれている。しかし，その「しかめっ面」は，実際には**悲しい顔**に見える。ということは，現実の生活で実際に悲しいことがあったために本当に悲しんでいる子どもが黒板の**悲しい**側に自分の名前を乗せてもらうためには，**悪い子**でなければならないということになる。私たちは，低学年の子どもを担当する教師に，「悲しい顔」を冷たそうな「唸っている顔」に代えるようアドバイスした。その結果，教室での子どもたちの行動に

「驚くべき」変化が見られたのだ。子どもたちは，悲しんでいるときには文字どおり「悲しい」顔を手に入れようとして行動する。そして，「悲しい」顔が「悪い」行動を表しているとしたら，彼らにとっては悪い行動をする以外の選択肢はほとんどあり得なくなる。

　また，このチャートを使うことによって，子どもがすることはどんなことでも「注意を引くため」のものではないかという多くの親や教師の考えに対応することも可能となる。このチャートには，笑顔と悲しそうな顔は大きく魅力的に，そして「唸っている顔」は小さく描くようになっている。さらに親には，笑顔と悲しそうな顔はペンで描いてもらうのに対して，唸っている顔は非常に小さく鉛筆で描いてもらうようにしている。というのは，問題となる行動は次第に小さく小さくなっていき，鉛筆で描かれた顔を消しうるのと同じように，最後には消え去ってしまうからだ，と私たちは説明している。親には「オフィスにある鉛筆にはぜんぶ消しゴムがついているでしょう」と言うようにしている。

　その1週間の子どもの行動を報告する親の多くは，「この子は完全にコントロールを失った状態になってしまいました」とか「自分というものを見失ってしまいました」といった言い方をする。こうした表現をすることによって，子どものそうした行動に文字どおり弁解や言い訳を与えてしまっていることに彼らは気づいていない。その言い訳とは，「コントロールを失った」である。もし，子どもと親が変化しようとするなら，あるいは健康的な変化を維持しようとするのなら，このような観点で行動を見るのは止めなければならない。そのため，チャートを描く際の第一カテゴリーの基準は，「実際にとても素晴らしい自分であることを**選んだ**」という具合に，主体性を持った行為という形を取っている。親には，子どもの自由──選択肢を認識する自由，選択する能力──を認めないような表現をしないように注意を促している（Wheelis, 1973）。その結果，「ジョニーは自制心を失って自分の部屋にゴミをまき散らした」という表現は，「ジョニーは自分の部屋にゴミをまき散らすことを選んだ」という表現に置き換えられることになる。その行為が子どものコントロールを超えたものであると操作的に定義するとしたら，子どもの行動に肯定的な変化が起こったとしても，その変化が永続するという望みはほとんどないことになる。子どもにセラピーのプロセスを意識的に自覚するようなことを求めはしな

いが，子どもが自分の行為の主体は自分自身であることを意識し自覚できるように常に努めている。

　　ブラッドレイは現在6歳。出生時には900ｇほどしかなく，非常に信心深い一家は，彼が生き延びることができたのは奇跡だと信じていた。彼は生まれたときから目が見えず，そのために，就学前には特殊プログラムを受け，就学以降は視覚障害児のためのクラスに在籍した。ブラッドレイは極端に反抗的で，人の指示に従わず，自分ひとりでできるような非常に簡単なことですら拒否した。担任教師は，こうした彼の行動にとても苛立ちをおぼえた。というのは，教師はブラッドレイがかなり見込みのある子どもだと感じていたからである。たとえば，杖を使った歩行の練習をするときでも，ブラッドレイが自分の手で周囲をじっくりと探るという作業をまずすませないとクラス全体が練習に取りかかることはできなかったのである。要するに，彼は練習を拒否していたのだ。
　私たちはブラッドレイにも笑顔のチャートを使ったが，その際，笑顔の代わりに窓などの目詰めに使うビニールの粘着テープの一片を，そして唸っている顔として粘着式のサンドペーパーを使ってみた。使いはじめてすぐに，彼はサンドペーパーの触感が気に入っており，唸っている顔を手に入れようと行動していることが判明した。そこで，サンドペーパーをはがして，唸っている顔の場合には空白のままにすることにした。すると今度は，ブラッドレイはビニールテープのなめらかな触感を好むようになったのである。
　セラピーにおいて，ブラッドレイがほとんどすべてのことを自分一人の力ではやろうとしないのは，「神が視力を与えてくれるのを待っている」ためであるということが明らかとなった。そのために，彼は自分の力では何もしないことを**選んで**いたのである。仮に，自分の生存が奇跡なのだとしたら，どうして神は，もう一つの奇跡を起こして彼の視力を回復させることができないのか？　これに対して，われわれは２つのことを行った。一つは，神は彼に聡明な頭脳と，何でも感じ行うことのできるすばらしい手を与えてくれたのであり，そのうえで神は彼が「自分の力で行動できるようになるのを待っている」ということをブラッドレイに指摘したのだ。

2番目として，以前は「実際にすばらしい自分である」としていた行動のガイドラインを，「実際にすばらしい自分であることを**選ぶ**」に変更した。

　私たちの判断が正しかったことが次のセッションで明らかとなった。このセッションでの母親のブラッドレイの行動に関する報告は，あまり芳しいものではなかった。日曜日の朝，彼はいつものごとく両親のベッドに潜り込んできたが，今回は父親のところに行き，父親の顔をめがけて長く大きなオナラをしたのだ。どうしてそんなことをしたのかというわれわれの問いに対して，ブラッドレイは，「どうしてって，そうしようと**決めた**からさ！」と答えたのである。

彼の行為は確かに否定的なものではあったが，それにもかかわらず，これはブラッドレイが自分の意志によるものと認めた初めての行為だったのだ。ここに，肯定的な意思による行為への道が開かれ，「神が愛をもって彼に与えてくれた」才能を試していくための最初の一歩が踏み出されたのである。われわれの治療的アプローチにとっては，**主体性**を同定し動かすことが中心的な特徴となる。この点は，終章に示した事例で詳しく見ていくつもりである。

　子ども——特に幼い子ども——が，先週よりも今週のほうが良い行動を示しはしたものの，まだ満足できるレベルには達していないという場合には，セラピストがチャートを描く際に，子どもに好きな色を一つだけ選ぶことができるようにするといい。さらに行動の改善があったときには色を2つ選べるようにする。このようにしていくと，子どもがどのような色を選ぶかでセラピーの進展をうかがうことができる。たとえば，黒人と白人の間に生まれたある子は，セラピーの開始時には自分の褐色の肌を嫌っていたが，セラピーの進展に伴って次第に褐色を選ぶようになっていった。こうしたことがあるため，われわれはコピー機やコンピュータのプリンタを使って「標準的」な笑顔のチャートを作っておくといったことはしていない。そのようなことをすれば，この小さな道具から繊細な有用性を奪いかねない。

　われわれのところで使っているこの笑顔のチャートは，学校でよく見かけるような「愚かな行為のチャート」や「行動モデルのカード」などとは違って，さまざまな形で利用できる非常に強力な道具である。セルフ・イメージを形成したり改善するうえでもこのチャートは有効に使えるし，あるいは，否定的な

同一視が起こっているような場合にはそれを取り消すためにも有効である。親には，子どもの行動についての短い記録――どのような行動で，それが良かったか悪かったか程度――を書いておいてもらうようにしている。そうしておけば，セッションの最初のところでその1週間の様子を概観する際に思い出しやすい。こうしておくと，われわれは（そして彼らも）パターンを見やすくなるものである。極端に否定的な行動がチャートに現れ続けるといった場合，それはたとえばどちらかいないほうの親（離婚したり，行方不明になった親――多くの場合父親）のとっていた行動の残滓であるかもしれない。こうしたパターンが繰り返し認められた場合には，同一視が起こっていることが子どもにとっても親にとっても明らかとなり，治療的な取り消し（therapeutic undoing）の作業が容易になる。

「怒りのパッド」

子どもの怒りや破壊的な行動の減少を促すもう一つのテクニックに，怒りのパッドとわれわれが呼んでいる道具を使ったものがある。このテクニックを使う場合，まず子どもとのセラピーでこの方法について紹介をし，その後，子どもが一緒にいるところで親に説明するという手順をとる。まず，12インチ×12インチ程度のサイズの紙パッドを親に用意してもらう。そして，このパッドは，怒りの感情を取り除くという目的にのみ使うことにしてもらう。子どもが誰かに対して本気で怒っているときに，このパッドを持ってこさせる。子どもはそのパッドに腹が立っていることを絵に描き，好きなだけ殴り書きをし，最後にはそれを破り捨てるのである。親と子どもには，紙は必ず破り捨てるのであって決して手元に残しておいてはならないこと，怒りのパッドを何かの遊びや楽しみのために使ってはならないことを，しっかりと強調しておく必要がある。つまり，境界線は常にはっきりさせておかねばならないということだ。同様に，このプロセスはプライベートなこととして扱われねばならない。つまり，子どもは自分が誰に怒りを感じているのかを誰にも話す必要がないということである。にもかかわらず子どもがそれを話したとしたら，このささいなテクニックがいかに強力なものであるかを示していると考えていいだろう。

ミックは7歳の男の子。彼の父親は,「怒りのパッドはあまりうまくいかないようだ」と不平を述べた。ミックは,6歳になる隣家の友人ティミーに非常に腹を立てた。というのは,ティミーが彼と一緒にゲームをするのを拒んだからである。父親が言うには,ミックは家に帰ってきて怒りのパッドを持ち出し,再びティミーのところに行ったとのことであった。彼はパッドに絵を描きながら「いい,これがティミーだよ」とティミーに話しかけた。そして彼は,「こんなものこうしてやるのさ」といいながら絵の上に殴り書きをし,その紙を破いた。ミックの父親は「ティミーは完全に脅えてしまいました。この方法って危険じゃないですか？」と心配そうに述べた。われわれは怒りのパッドがプライベートでシンボリックなものであって,人前での使用は絶対にお勧めできないということを,再度,父親に説明した。さらに「そんなことをすると,まるでブードゥーみたいでしょ」と付け加えた。

「5分間」

　今回紹介する3つ目のテクニックは親子のコミュニケーションの改善を目的としたものである。セラピーを始めた段階で,自分の本当の気持ちや心配に思ったり気がかりであること,あるいは批判的に思っていることや恐れていることを,親に話ができている子どもはほとんどいない。したがって,セラピーのできるだけ早い時期にこうしたコミュニケーションを確立,あるいは再確立することが非常に重要となる。
　自分の感情が純粋に理解されるという体験は非常に力強くて治療的であり,これに類するような体験は他にはそうないだろう。このように言うと,読者の多くはロジャーズ（Rogers, 1955）の「無条件の関心」という概念を思い出されることだろう。しかし,われわれがここで紹介するアプローチは,はっきりした構造を持っており,時間制限的であり,いくつかの特定的な目的のためにデザインされたものであるという点で,この無条件の関心とは異なっている。
　これまでにも繰り返し述べてきたように,子どもの不適応的な行動や破壊的な行動はコミュニケーションとしての内容を持っている。したがって,こうした不適応的,破壊的行動を減少させるための方法として,こういった行動に

代わる別のコミュニケーション・チャンネルを提供するという方法が考えられる。私たちが「5分間」と呼んでいるテクニックは、そのためのものである。「5分間」の目的は、反抗的な行動、受動‐攻撃的行動（passive-aggressive behavior）、あるいは自己攻撃的行動（self-defeating behavior）——これらの行動は明確に認識された内容というものを持っていない——を、内容豊かな相互作用に置き換えるのを援助するということにある。いくつかの例を挙げてみよう。学校でうまくやれなかった子どもが、親や教師など子どもに対して権威を持つ大人に反抗的な態度をとったり、彼らのものを盗んだり、あるいは人前で両親や家族に恥かしい思いをさせるような行動に出たとき、そこには**行動による表現**がなされていると考えられる。しかしながら、親や教師などが、子どものこうした行動の持つコミュニケーションとしての意味に気づいていることはまれである。そして、こういったコミュニケーションとしての内容が認識されない限り、事態が解決される可能性はないのだ。親のものを盗む子は、もしかしたら、自分が親の愛を受ける価値のない存在だと感じていることを、あるいは、親が自分のことを愛していないと感じていることを、その行動によって表しているのかもしれない。人前で親に恥かしい思いをさせるような行動をしてしまう子は、現在あるいは過去の親の行状——たとえば不倫など——に対して、自分は承認できないということを行動によって表現しているのかもしれない。あるいは、過去もしくは現在の自分の心の痛みに対する怒り、あるいは両親が自分を適切にケアしてくれていないことに対する怒りを行動化しているのかもしれない。しかしながら、こうした行動による表現はほとんどの場合、子どもにとって不利になるような結果を生じることになる。というのは、こうした行動は子どもをさらなるトラブルに巻き込んだり、診断的なレッテルをさらに悪いものにしたり、あるいは、この子は手におえない子だという親、教師や専門家の思いを強化してしまうからである。

　「5分間」は、無邪気さを思わせるほどシンプルなものなのだが、別のコミュニケーションの方法を提供するきわめて強力なテクニックである。ここでもう一度強調しておくが、「理解されているという感じ」とは、子どもにとっては必ずしも意識的な経験ではない。おそらくは**プロセス**であって、それがうまくいったかどうかは行動の変化という形で潜在的に現れてくるものであり、意識的な自覚として顕在化することはほとんどない。そのため、子どもが理解

されているのだということを，いかに雄弁に子どもに言葉で伝えようとしても，その試みのほとんどが失敗に終わるのだ。

　自分の子どもと十分な時間を過ごすことができている親はほとんどいない。そして，親の多くは，子どものために使える時間はほとんど，あるいはまったくないと主張する。それゆえにわれわれは，子どもと過ごすためにある程度のまとまった時間をとることはほとんどの親にとってきわめて困難であることを認め，失敗するに決まっているような不可能な課題を親に押しつけることはしないという点からスタートした。ひとり親家庭の場合，あるいは両親ともが働いている場合には，それが毎日ということになると10分，15分という時間すら見出すことは容易ではない。それゆえ，われわれは過大な要求はしない。私たちが親に求めるのは，子どもと過ごす特別な時間を5分間だけでいいから毎日取ってほしいということである。これは個別の形をとる必要がある。つまり，子ども一人と親一人という組み合わせで行ってもらうようにするのである。この特別の「5分間」は，子どもが自分の考えや経験，あるいは気持ちを親に伝えるために特別に設定されたものであることを，親と子どもの両者に説明する。この際にわれわれが特に強調するのは，この5分間は「不公平」でアンバランスなものになっているということである。つまり，これは子どものための時間であって，子どもの心の中にあることをなんでも親に伝える——親に対して敬意を失わずにということは，もちろん言うまでもないが——ための時間だということをはっきりさせるのである。

　この「5分間」に重要性を見出すようになる家族は多い。またそれと同時に，親がこの毎日の活動にあまり興味を示さないように見えたり，あるいは実行を怠ったような場合には，それ以外の場面では親を避ける傾向にあるような思春期の子どもからですら不平が聞かれることも少なくない。このプロセスを促進するためのものとして，一連のルールと定義があるが，それを以下に示そう。

1．この時間はプライベートな時間であり，絶対に邪魔されないこと

　これは，父親や母親が電話に出ることなどを含め，あらゆる中断があってはならないという意味である。この「5分間」の持つ潜在的な力の一部は，これが非常に短い時間であるという事実によっている。したがって，もし親が，何

者かがこの時間を妨害するのを受け入れたり，あるいは親が何かをするために中断が生じるといったことがあれば，子どもは「やっぱり，ボクには5分の価値もないんだ」と考えて当然なのだ。

2．この「5分間」を，他のどんな活動とも競合させてはならない

つまり，旅行中の車の中でだとか，あるいは一緒に何か雑用をしながらといった具合に，何か別の活動を行っている最中に「5分間」をもってはならないということである。この「5分間」にゲームをしたがる子は少なくない。だから，ゲームをするのはこの活動の目的を台なしにしてしまうということと，子どもは現実の抱えている問題を無意識のうちに避けようとしてこれらゲームなどをしたがる可能性があるということを，最初の段階から伝えておく必要がある。もし，子どもがゲームなど別のことをして親に話すのを避けているようなら，親はこの時間は「私たちが一緒に過ごす特別な時間で，ゲームはいつでもできるのだから」ということを子どもに優しく伝えてもらう。それでも子どもがゲームを止めない場合，親はただそこに座って，決められた時間を静かに待つようにするといい。その際には，子どもに対して苛立ちを感じているとか，あるいは子どもに拒否されたように感じているといったことを子どもに見せないように注意しなければならない。

子どもたちは，自分がどんなことを考えていても親は決して興奮したり，あるいはこの時間の設定を止めてしまうことは決してないということを**実際の経験を通して**確信できるまでは，口にできない考えを持ちながら黙っているということもめずらしくない。困難なケースでは何ら意味あるやり取りがなく数か月が経過するといったことが起こりうるが，そうした場合でも，このプロセスが重要なのだということを親が見失わないように注意していく必要がある。

> 10歳の男の子と養子縁組をしたある父親がいた。彼は，「養子の心理」について私たちが話したことはすべて「ナンセンスのかたまり」であると考え，その10歳の息子との「5分間」も「時間の無駄」だし，いつも「子どもがうんざりした顔をしている」ためもうそろそろ止めようかと考えていた。しかし，ある日，彼はいつになく興奮した様子でセッションにやってきて，「あなたの言う，あの馬鹿げた"5分間"とやらをもうそろ

そろ止めにしようと思っていたんだが」と話しはじめた。彼は相好を崩しながら、「昨夜、そのダンが私のほうを向いて、"ねえ、おぼえてる？ ボクの産みのお母さんはたった14歳のときにボクを産んで、その時お金がなくて、親戚も誰も助けてくれなかったって言ったよね。それでお母さんは、ボクにちゃんとしたお家と家族のある生活をさせたいと思ったんだって言ったよね。おぼえてる？ そういうふうにボクに言ったんだよ。ということは、ボクにはどこかに24歳になるとってもすばらしいお母さんがいて、それともしかしたら、きょうだいがいるかもしれないんだよね"と言いはじめた。私はとにかく驚いた」。彼は続けて「あなたが以前に、ダンがそういったことを考えているはずだと言ったときには、私にはまったく信じられなかった」と言った。ダンのセラピーと親子関係にとって、この短い「5分間」がターニング・ポイントとなった。ダンの父親は、こちらを苛立たせるような沈黙に満ちたこれまでの2か月間が、決して「無駄」ではなかったことを知ったのだ。

　彼らはこの2か月間に、彼の父親の自分に対する関わりや関心は十分に安全なものであり、「ライバル」となる家族について自分が考えていることを伝えても十分に持ちこたえられるものだということを、ダンが感じられるために必要な経験的な基礎を積み上げてきていたのである。

　この「5分間」に現れてきた事柄にともなう緊張や深刻さを、親や子ども、あるいは双方が身体的な接触や親密さによって、無意識のうちに逓減させようと試みる場合もある。わたしたちが最初にこのことに気づいたのは、あるセラピーの場面においてであった。

　それは、定期的なセラピーのセッション中、子どもがプレイセラピーの部屋から戻ってきたときのことである。かつて、あるいは現在の出来事で、何か彼を傷つけたか、あるいは悲しませた出来事があって、彼はそのことを親に伝えけれ ばならなかったのだ。「ジョニーには、お母さんに言わねばならないことが何かあるようだね」と私が言った瞬間に、母親は彼を自分の側に引き寄せて、彼の体に触れた。彼女は、自分は彼の話を聞いており、何か言いたいことがあったら何でも言っていいよ、と口では言っているものの、非言語的なメッセージは全く別のことを伝えていた。大人が子どもに身体的な親密性や接触を

求めるときには，自分自身が傷つきやすい状態であること——これは言葉にはならない——を伝えることになる。その結果，子どもは，プレイセラピーの部屋で言おうと決心したことを，親に向かって持ち出すことができなくなってしまう。親からのこうしたサインによって，子どもが親に対する「直面化」を取り下げてしまうことがよくある。こういったことが起こった場合には，何が起こっているかを親に知らせること——しかも優しくていねいに——で，「直面化」が本来の「コミュニケーション」となるようにもっていかなければならない。

　こうした無意識の非言語的コミュニケーションを見つけ出してコントロールすることは，セラピーの場面では比較的容易である。しかし，「5分間」の設定ではそうはいかない。「5分間」の相互作用の持つ微妙さを敏感に理解することのできる親が，この特別な時間の間中，子どもの背中や足をやさしくなでているといったこともめずらしくない。親に背中や足をやさしくなでてもらっていい気持ちになっている子どもが，困難あるいは苦痛をもたらすような問題を親にぶつける気にはならないであろうことは火を見るより明らかである。この「5分間」がどのような意味を持っているのかということを，改めて明らかにしておく必要があろう。治療ということに関して非常に熱心な親ですら，無意識的な防衛のおかげで，この関わりの目的を台なしにしてしまうことがあり得るのだ。

3. 不可能な状況でない限り，「5分間」は毎日行われなければならない

　親子がその日の早い時間に「この一年間でもっともすばらしい話し合いをしたから」という理由で「5分間」を省略したり止めてしまった，といったことをよく耳にする。そういったことがあったとしても，「5分間」は続けなくてはならない。もし，自発的な会話があったという理由で親がその日の5分間を省略したとしたら，子どもの様子が再び悪化するというリスクをおかすことになる。こうした親の行為に対して，子どもの心の内部では次のような論理の流れが生じる。「あなたは，"5分間"が重要だって言ったよね。それなのに，ボクがひとことしゃべったらあなたはどうした？　止めちゃったじゃないか。結局，"5分間"なんて，あなたにとってはぜんぜん大事じゃないんだ」。また，子どもは，親が熱心になっているのはプロセスや「テクニック」であって，

子どもに熱心に関わろうとしているわけではないのだと感じるかもしれない。「5分間」が儀式的に，繰り返し行われることがどれだけ強力な意味を持っているかは，日曜日ごとに教会にでかける人のことを考えれば分かっていただけるのではないだろうか。彼らは，「非常に満足のいくお祈りができたから，今週はもう教会にいかなくてもいいだろう」とは決して考えないものである。

建築にたとえてみよう。非常に小さなブロックであっても，それが規則正しく，隙間なく並べられている限り，非常に堅牢な基礎を作ることができる。しかし，そのブロックの一部が欠落していたとしたらどうだろう。その欠落を煉炭で埋めることはできない。それと同じように，いくつかの「5分間」を欠いておいて——欠落の理由がいかなるものであれ——，ある日の「5分間」を延長することによって欠けた時間の穴埋めをしようとしたら，「5分間」の目的は台なしになってしまう。基礎工事とまったく同じである。とばしたところがあるなら，そこに戻って，欠落部分に一つずつ本物の，あるいは経験的な「ブロック」を置いていくしかない。もちろん，ある「5分間」が発展していって5分の枠を超えた話し合いが行われるということは，それ自体すばらしいことである。しかし，「より多く」が「より良い」ものとなるのは，それが自然に生じたときのみなのである。

親が定期的な出張のために家を不在にすることがある場合には，「5分間」を行うために電話をかけるという方法がある。そうすることで連続性は保たれるだろう。

4．ここでの関係は，その必要性から，アンバランスなものとなる

理解され受け入れられていると感じられることが必要なのは子どもであって，親ではない。こうした考えを理解し受け入れることが困難な親もいる。特に，長きにわたってアンバランスな状況に我慢してこなければならなかったと感じている親の場合にはなおさらである。「つまり，そこに座って，彼が言うことを何でも聞きなさい，というわけですね。それはフェアじゃない」といった反応が返ってくることもある。実際，この「5分間」は，そこに参加している双方に同じような機会を設けるといったふうに，公正さを求めて設定されたものではない。また，親のなかには，子どもが何か間違った行為をしたときですらこの「5分間」を行うということが間違った行為に報酬を与えることに

なってしまうのではないか，と考えるものもある。ここで再度強調しておきたいのは，親が子どもの話を，説明したり，言い訳したり，あるいは別の見方を提案したりすることなく聞くことが重要なのであり，親の作った構造やルールという「鍵を子ども自身が外す」機会を作るのが目的なのだということである。実際，家族（あるいは里親家庭）のなかには，極端に親を避ける傾向のある子どもが，親から否定的な反応を引き出さずにすむ唯一の機会がこの「5分間」であるといった場合もある。これ以外のところではうまくいっているかもしれないすべての関係をぶち壊そうとする子どもの試みを何とかひっくりかえすためには，こうした「理解という名の島」が必要なのかもしれない。

この「5分間」のプロセスを促進するために，われわれは親が守るべき3つのルールを考案している。そのルールとは，①説明しない，②弁解しない，③別の見方を提案しない，である。

説明はその裏に修正をともなっているという事実を私たちは見落としがちである。つまり，あることについて人に説明するという行為は，シンプルかつ非常に強力に，その人が間違っているのだと指摘することになる。したがって，ある出来事の真の意味について，あるいはある行為の背後に存在する本当の意図について，子どもの理解が実際に間違ったものであったとしても，それについて説明をしないということが重要となる。それと同じように説明は言い訳となってしまうことが多く，その結果，「あなたは，私がそう言ったように思っているようだけれど，私はそういうつもりで言ったんじゃないんだ」ということを子どもに伝えることになる。こうした言葉は，結果的に，子どもが間違っていると指摘することにもなる。これは，別の見方を提案する場合にも同じである。そして，その結果，子どもには強いフラストレーションが生じることになる（「ボクは何てバカなんだ。感じ方が間違っていただけじゃなくって，何があったかについての考えも間違っていたんだ！」）。そして，それが受動的な攻撃性へとつながり，やがては意味のない行動としての反応を生じる。このことを示すのにちょうどよい事例がある。

> バート（第6章参照）は14歳の少年で，頭部外傷後脳性麻痺のために運動協応と発語にかなりの障害が見られた。彼は4歳のときに交通事故にあい，数か月にわたって意識不明の状態となった。当初は，一生ベッドか

ら起き上がることはできないだろうと考えられていたほどひどい状態であったが，その後，奇跡的な回復を示し，車椅子を使えるまでになった。その段階ではもうこれ以上の回復は望み得ないと考えられていたのだが，彼が私たちのところへやってきたときには，松葉杖での歩行が可能になるまで回復していた。バートの父親は，事故の直後，離婚して家族のもとを去っている。彼は極端な「マッチョ」タイプであったため，自分の後を追ってくることができなくなったバートの存在に耐えられなかったのだ。

　バートの自尊心は驚くほど低下していた。そのため，彼は自分の身だしなみや清潔にはまったく関心を払わず，また，自分の所有物を大事にすることも一切なかった。彼は常に受動－攻撃的な状態にあったが，これは怒りが彼の全身を覆い尽くしていることを示していた。しかし，彼はこの怒りの存在をにこやかに微笑みながら否認した。彼は，長年にわたって，事故に対する怒りを否認し続けていた。幸いなことに，バートの母親はこの「5分間」の意味を理解し，また，3つのルールがなぜあるのかを適切に理解することができた。そのため，バートがついに母親に対する怒りを表現できたとき，母親は防衛的にならずにその怒りに応じることができたのである。彼は，その日の「5分間」セッションで，「**ボクが車に轢かれたとき，あなたはどこにいたの？**」と怒りをあらわにしながら聞いてきた。母親は，自分が町のはずれに買い物にいっており，彼のそばにいることができなかったということを，正直に答えた。さらに彼女は，そのときにはバートの父親が彼の面倒を見ることになっていたこと，彼は昼寝をしており，そのために4歳のバートが一人で家を出ていくのに気づかなかったこと，そしてバートが三輪車で家の前の道を下っていってラッシュアワーの車道に突っ込むはめになってしまったことを——ここでも正直かつ誠実に——説明したのである。こうした説明を行いつつも，彼女は「あなたは私に見捨てられたような気持ちになったのよね」と繰り返し述べた。この言葉は，彼女が口にできた他の言葉と同じように真実のものであった。と同時に，彼女がバートの気持ちを理解しているということを純粋に伝える言葉でもあった。こうしたやりとりのあったその日のうちに——しかも，これ以外には何ら特別なことはしなかったにもかかわらず——バートの身だしなみは改善し，これまで一貫して見られていた受動的攻撃性はかなり改

善したのである。

　これまでバートの母親にとっては，彼の行動に垣間見られる怒りに直面することはとても困難であった。そうすることによって，自分の側の罪を無言のうちに認めてしまうことになると感じていたからである。その結果，何年もの間，事故の問題を回避する息子に加担することになってしまっていたのだ。
　こうした「反射的」反応は非常に一般的である。われわれは皆，自分に罪や責任を感じることに対して防衛的となる。その状況下では，問題の悲劇を避けるために自分にできたことは何もないのだということが頭では分かっていても，防衛的になってしまうものだ。こうした防衛への欲求は，本当に責任のあった人物——たとえばバートの父親のような——がすでに身近にはいなくなっており，反応性の怒りを受けることができなくなっている場合に最も強くなると考えられる。バートが怒りを表現することで，また，その怒りを受けとめることによって——しかも，彼の今の状態に対する責任が自分にあるのだというふりをすることで防衛的になることをせずに——母親は，その当時感じていた苦痛に満ちた責任の念を再びよみがえらせることになった。これは，どんな心理療法をもってしてもなし得なかったことである。また，母親が示したこの態度は，過去に起こったできごとで，実際には彼女にはどうすることもできなかったできごとに対する責任を，彼女が暗黙のうちに引き受けることはもうしないということをバートに伝えることにもなった。怒りに満ちたバートの疑問に対する彼女の素直な反応が，バートの「あなたはまるで罪の意識を感じているかのごとく振る舞っているよね。だとしたら，あなたに責任があるんだよね」という無意識的な論理の持つ悪循環を断ちきることになったのだ。
　「5分間」はそれ自体が解決をもたらしうる。たとえば，私たちのところに電話をかけてくる親たちのなかには，私たちのオフィスから遠く離れたところに住んでいたり，経済的な状況のために割引での治療費ですら払うことが困難だったりという人がいる。あるいは，あまりにも多忙を極めているためにスケジュールがあわず，心理的な評価を行う時間さえとれないといったこともある。こうした場合で，電話をかけてきた親が他のセラピストに援助を求めるということを拒むようなときには，私たちは「5分間」の目的と構造を電話で詳しく説明し，その日からこれを試してみるようにすすめている。この「5分

間」が先に述べたような悪循環を打ち破ってくれることも少なくない。以下に，そういった例を示そう。

　　私たちのオフィスからかなり離れた地域に住むある女性が電話をかけてきた。彼女の隣人がかつて私たちの行ったトレーニング・セッションに参加したことがあり，その人から私たちのことを聞いて電話をかけてきたとのことであった。彼女は，最近，一番下の妹の息子である10歳になる甥っ子の親権者となったという。彼はティムといった。母親はティムを虐待し，ついには見捨ててしまったのである。彼女はティムのことを非常に心配していた。というのは，ティムが常に悲しげで，かつ怒りを抱えているような状態であったからである。ティムは学校でもうまくやっていけず，最近，自殺をほのめかすような発言がときどき見られるようになっていた。

　　電話で話していて，彼女はよかれと思いながらやっていることで，不運というしかないような技術的な誤りがあることが判明した。彼女は，ティムの母親は「病気」なのであって，彼女は本当のところは彼を愛しているのだがそれを表現できないでおり，ティムが母親のことを「憎む」のは間違いで，そんなことをするのは残酷なことなのだと言っていたのである。われわれは彼女に「自分の妹がそんな振る舞いをするのを見るのはとても苦痛で大変なことでしょうね」と共感したうえで，彼女の説明は，ティムが経験した深刻な虐待と「捨て去り」を「愛」の名のもとにおいてしまうことになると指摘した。子どもの思考に特徴的な論理と自己中心性（egocentrism）について簡潔に説明したところ，彼女は，ティムの母親が「良い母親だけれど，その良さをみせることができない人」だと説明することは，ティムが「悪い子」であって，虐待されてもしかたのない子なのだということになってしまう，ということをすぐに認識した。また，彼女は，母親に対する彼の（十分に理解可能で正当な）怒りの表現をブロックしてしまうことによって，彼の非常に強い怒りを誰か他の人，あるいは彼自身に向けさせてしまっているのだということも理解できた。

　　彼女に対するわれわれの指示は，まず，われわれへの電話の件はティムには内緒にしておくこと，そして，彼の母親が彼にしたこと，あるいはす

るべきなのにしなかったことについて，ティムが腹を立てるべきではないと言ったのは自分の間違いであったと彼に説明するというものであった。このプロセスをすすめるにあたっては，「5分間」は非常に理想的であると考えられた。というのは，「5分間」を行うことによって，現在，彼の日常生活のあらゆる局面を妨げている激しい怒りと，自分が悪いという感覚とを切り離すことが可能になると思われたからである。彼女は「5分間」を試してみて，2週間後に電話で状況を報告し，さらに必要であればそのときにわれわれのところにやってくる予約を入れる（彼女のところからは車で2時間かかる）ということになった。約3週間ののち，彼女は電話をかけてきた。彼女の話では，ティムの気分，行動，そして態度に「驚くべき」変化があったという。そして，この変化は家庭と学校の両方で見られたとのことであった。1年後に再び彼女から電話があったが，この時点でも変化は続いており，前の状態には戻っていないとのことであった。

　この例は，非常に簡単な介入が強力に作用し得る可能性を持っていることを示している。この少年の送ってきた人生のすさまじさや，自殺のほのめかしの深刻さを考えた場合，多くの臨床家が彼にとっては入院が必要だと判断するだろう。しかし，ティムの場合，この時点で彼を精神科に入院させることは，ズタズタになっている彼のセルフ・イメージを追認し，自分が「悪い子」であるという感覚をさらに強めてしまうことにしかならなかったであろう。また，入院によって，「自分の人生に起こることを自分はコントロールできない」のだと彼に確認させることになり，さらには，「病気」の母親への同一視（こういった同一視は壊滅的な影響を与える可能性がある）を強め，「自分は良い存在であることはできない」との思いをもたらしてしまったかもしれない。今回は入院という方法はとらなかった。その代わりに，電話によるガイダンスを受けた「良い母親」が，彼に主体性の感覚と人間としての価値の感覚を取り戻させることによって，ティムの状況に真の解決をもたらしたのである。われわれは皆，人の――とりわけ母親の――ケアを「引き出す」ことができると感じられる必要があり，また，自分にはそうしたケアを受ける価値があるのだと感じることができる必要がある。「5分間」はこうしたプロセスを促進するよう構成されている。

セラピーが成功裏に終結して 2～3 か月たってから，子どもが「前の状態に戻ってしまった」と電話をかけてくる親がときおりいる。そうしたときにわれわれがまず尋ねるのは，「"5 分間"を続けていますか？」ということである。多くの場合，「ああ，いやあ，やってません。あれはセラピーの一部だと思ったもので……」という答えが返ってくる。われわれは「違います。"5 分間"は**関係性の一部なんですよ**。もう一度"5 分間"を始めてください。そのうえで数週間後に電話をかけてきてください。その時点できていただく必要があるようだったら，そのときに予約を入れましょう」と話すようにしている。実際のところ，子どもが私たちのところに舞い戻ってくることはめったにない。

第6章
治療空間

> 無限の空間に広がる永遠の沈黙に私は畏怖する。
> ——ブーレズ・パスカル

　セラピストのなかには，子どもの頃には空間というものが非常に特殊で，一種特権的な意味を持っていたことを思い出される人もいるだろう。この特別な意味というのを概念化することはきわめて困難である。というのは，空間に関するわれわれの考えが，われわれのほとんどが意識していないような形で，非常に微妙に，かつ劇的に変化したためである。筆者の一人は，1940年代の後半から50年代の前半にかけて子ども時代を過ごした。当時は，テレビが現在の特権的な場所——ほとんどすべての子どもの世界の中心——を占拠してはいなかった。この，どちらかというと小さい2次元のスクリーン（その色，明るさ，あるいはそこに展開される行為は，それが死んだ空間であることを示している）はそこに存在しておらず，今日のようにあらゆる経験を大きな皿に盛って提供してくれるといったことはなかった。空間とその内容は子どもが作り出していくものであった——ラジオの場合でもそうだったし，本の場合にはまさしくそうだった。イマジネーションが空白を満たさなければならなかったとでも言えよう。古いラジオ・ショーである『スカイ・キング』に聴き入る6,7歳の子どもは，スカイ・キングや姪のペニーがどんなふうで，エンジン2基を搭載した彼らの飛行機がどんなものなのかを，果ては彼らの飼っている犬の様子までをもイメージする必要があった。こうしたイマジネーションは創造性の働きである。今日，土曜の朝に漫画やアクションものの映画を見ている6,7歳の子どもは，創造性とはまったく無縁の存在である。

　イメージしなくてはならないことの結果として，経験の豊かさが生まれ，イ

メージされたものへの参加という耽美的な感覚が生じ，無限に広がる「別の世界」につながる多数の途を開いてくれたのだ。たとえば，リビング・ルームのソファーの後ろの空間をジャングルのアクション・ヒーローが複雑なストーリーを展開する秘密の世界に変えてしまうことなど，何でもないことであった。どこにでも転がっているような木片や雑貨品に重大な意味が付与され，それが何時間にもわたる満足を子どもにもたらしたものである。これは，父親が巨大なおもちゃ屋から買ってきてくれたテレビのキャラクター人形にすぐ飽きてしまう今日の子どもには想像もできないことだろう。今日ほどファンタジー過飽和状態のなかで子どもたちが暮らした時代はない。また，今日の子どもは，かつてないほどのファンタジー貧困の状態を呈している。テレビがない状態でその子ども時代の大半を過ごした読者は，子どもたちが繰り返し行うステレオタイプ的な遊びを見て，そこに悲しみに包まれた空虚さを感じたり，自発的な創造性が欠如していることにショックを受けられたりするのではないかと思う。また今日，メディアに媒介された生活というものが疑問をさしはさむ余地のない基準となってしまっているため，人間的な経験の持つ全体的な次元をすぐに失ってしまうということにすら気づかなくなってしまっている。

　これは非常に重要である。というのは，空間の体験におけるこの変化がセラピーをどのように構造化すればいいのかにどれほど重大な影響を与えうるのかということを若手のセラピストが認識できるためには，かなり重大な認識のシフトが必要となるからである。筆者のうちの一人が子どもの精神科の研修医であった当時，指導医から子どもが普段どのようなものを見ているのかを知るために土曜の朝のテレビアニメを見るようにと言われた。そうすることで，子どもがクリニックで行うプレイに表されるものをよく理解できるようになるとの説明であった。この指示をした医者は子どもの精神医学に関する理事会の試験出題委員の一人であったが，彼は，理事会が行う試験の口頭試問で土曜の朝のテレビアニメの内容が出題されるかもしれないとほのめかしさえしたのだ。皮肉なことに，一見子どもに対してセンシティブに見えるこの指示は，実は子どもがどのように考え，相互に関わり，そして変わっていくことができるのかということに関するまったくの誤解の表れであり，またテレビの画面という空虚な世界に知らず知らずのうちに観念的に関わっていることを表している。この指示に従った子どもの精神科医は，自分が臨床で子どもたちと出会うための空

間をどのように構造化すればいいかを学ぶことができなかっただろう。彼らの空間は，子どもたちのためではなく，彼ら精神科医のために構造化されているのではないだろうか。しかも彼ら自身そのことに気づかぬままに。

　治療空間（therapeutic space）とは，そこで子どもとセラピストが相互関係を展開する，物理的，時間的，そして対人関係的な空間である。この空間はバーチャルで潜在的な性格を備えているため，常に工夫を重ねて作りあげていく必要がある。これがどのような空間であるかという定義は，完全に作業的なものである。つまり子どもとセラピストがどのような経験をするかによって，この空間の性格が決まってくるということなのだ。空間に含まれるあらゆる物理的存在がこの空間の構造を決定するのに関与する。それは，時間についても同じである。時間がどのように使われるのかも，構造の性格に関与する。治療的空間に関してこれまで述べてきたことを認めるとしたら，評価と治療という二分法的なとらえ方はたちどころに意味をなさなくなる。治療空間の概念が意味を持つとするなら，臨床場面での子どもとの出会いは，まさしく初回から治療的なものとなりうるということになる。実際，セラピーに効果が期待できるかどうかという治療開始時点の評価にとっては，治療空間を認識し活用する子どもの能力をどう評価するかが中心的な課題となってくるのだ。

　治療空間はいくつかのシンプルな前提の上に構成されなければならない。この前提としては，たとえば次のようなものがあげられる。

1. 構造，ルール，および境界が明確になっており，維持されなければならない。
2. 治療的な関係とプロセスは，かつて子どもを傷つけたかもしれない関係やプロセスと重なるものであってはならない（意図したものであっても，意図したものでなくとも）。
3. 心理療法のプロセスは，子どもの間違った自己認識や否定的な自己認識の表現を促進することがある。こういった表現自体は治療的であるが，これをそのままにしておいてはならない。ということは，自分や他者を痛めつけるような行為，および器物に損害を与えるような行為は，治療的なセッティングにおいては許されてはならないということになる。

構造，ルール，および境界

　構造，ルール，および境界の必要性については，次の事例によってよく理解していただけると思う。

　　何年も前のこと，私（デニス）は子どもの入所治療施設を訪れた。それ以前に，私は24時間体制というユニークな治療環境で数年間精神病の子どもと関わるという経験をしていたが，そのことを知ったその施設のディレクターは，施設見学の際に，そこのプログラムに参加している子どもは，私が関わりを持ってきた子どもたちほどひどい状態にあるわけではないと強調し，そのうえで「ただし」と付け加えた。「おそらく，マーティンを除いてはね。ほら，向こうにいる子がマーティンですよ」と彼は言いながら，遠くの空間を見つめている12歳の男の子を指さした。「マーティンは12歳で，いまだに字が読めないんですよ。夕方，この時間になったら決まってここから街路を眺めるんです。何をしているのかって聞いてごらんなさい。街路に灯がともるのを待ってるって答えてくれますよ。気が変になっているんでしょうねえ，私には彼のことがさっぱり理解できませんよ」と，そのディレクターは話を結んだ。
　　私は彼の成育歴を聞いてみた。そして，この入所治療プログラムにやってくる以前の12年の間に，彼は何と25もの里親家庭を転々としてきたということが分かった。私はディレクターに，「夏休みの終わりに喜び勇んで学校に戻ってくる子どもが，一体どのくらいいると思いますか？　もしいるとしても，とっても少ないでしょうね。子どもが何かを学ぼうとするのは，私たちを喜ばせようとしてのことなんですよ。彼らは，最初は親や教師を喜ばせようとして学習します。それで，うまくできたら，今度は学ぶこと自体が楽しくなって学び続けるんです。読んだり書いたりするのを学ぶためには，認知の安定性と連続性が前提となります。そして，こうした認知の安定性や連続性が成立するためには，経験の安定性と連続性が必要となるのです。マーティンの人生には，まさしくこの安定性と連続性が

欠如してきたんです。今日から3年間はこの施設にいることになっているとマーティンに告げてみて下さい。彼があなたの言葉を確信したら，きっと，あなたを喜ばせようとして字を読むようになると思いますよ。さて，どうして私がこんなに自信たっぷりなのか，お教えしましょうか？　それは，彼の気がおかしくなっているとあなたがお考えになった，まさしくその事柄があったからですよ。11月というこの時期に，絶対に確実なことって何だと思いますか？　それはね，午後5：30に灯る街灯ですよ。車のヘッド・ライトとね。何らかの理由で，マーティンはこの街の灯の点灯を絶対に信頼できるものとして選んだんでしょうね」。2か月後，マーティンは読み書きを学び始めたということだった。

　マーティンの行動と学校での学習に，単純ではあるが深遠な変化を生じさせるためには，2つの要素が必要であった。一つには個人的な主観的経験という要素であり，もう一つは，新たな治療的セッティングにおいてマーティンの経験をどのように構造化するのかについての知識であった。そして，この2つの要素がどのように絡み合うのかを理解している必要があったのだ。本章では，外来というセッティングにおいてこの構造化をどのように行うのかということと，その理論的な裏づけを論じることにする。

治療空間の構造化

　子どもたちは，ほとんど例外なく，非常に象徴的な生き物である。子どもたちは，一見無頓着で，しかも何事もすぐに忘れてしまうように見えるため，自分を取り巻く空間に対して非常に感受性が高く敏感であるという事実が見落されがちである。実のところ，治療空間内に存在するあらゆるものが，子どもにとっては重要な個人的な意味を持つと考えられるのだ。いったんこの事実を確信し，一定の期間の実践を重ねることによって，新たなクライエントと出会うたびに治療空間のことについて考えるといった必要はなくなるものである。しかし最初の段階では，治療の連続性を維持するために治療空間をどのようの構造化すればいいのかを，その日ごと，あるいはクライエントごとに考えなくてはならない。連続性の維持ということが心地よさを与えてくれる一種の習慣と

なりえたあとには，ありとあらゆる種類の創造的なバリエーションが可能となる。しかし，一つだけ心にとめておかねばならないことがある。それは，子どもが，自分の人生とセラピーに固有のものを人物や動物といった何らかの「像」で表現できるためにセッションの連続性という一貫性の「基盤」必要としているのと同じように，セラピストも，それぞれの子どもの自己表現である「像」を構成する微妙さ——これはときとして信じがたいほど微妙なものとなる——を認識するための基礎となる連続した実践の「基盤」を必要としているのだということである*。

　子どもというものは，最初の出会いの瞬間から，自分が出会った空間が自分のことを「理解」してくれるかどうか，そして，①自分のことを安心して開示でき，②その空間が自分に安全感を与えてくれるようなしっかりと安定した構造を持っているかどうかを感じ取るものである。以下に述べる「ルール」（あるいは，治療空間に関する記述と言ってもいいだろう）は，こうした空間がどういった性格を持つものかに関して，われわれが考えている最低限度の作業的な定義を示したものである。ここに掲げた「ルール」のほとんどは，必要に応じて子どもに提示される。しかし，子どもに対して，このルールすべてを箇条書きにして読み上げるのはあまり良い方法とは言えない。子どものセラピーで生じる多くの事柄と同じように，このルールの持つ意味は個々の状況によって異なってくるため，相互関係というプロセスのなかでそれぞれの子どもに応じて提示されるべきものなのだ。

　本書の初期段階の草稿を見る機会があった人がいたとしたら，こんなにたくさんの「恣意的」なルールが厳格に守られるような環境でどのようにしてセラピーを行うのか，と思われたかもしれない。しかし，その同じ人がセラピーのプロセスをワン・ウェイ・ミラーの向こうから見る機会があったとしたら，これらの「ルール」の多くを実際のセラピーの過程で見出すことができるだろう。というのは，これらのルールは，その大半がセラピストと子どもの実際の

---

*　ミルトン・エリクソン（Milton Erickson）——これまで存在した者のなかで，おそらくもっともユニークで才能あふれた精神療法家——にとっては，自分自身とクライエント以外の存在は必要ではなかったかもしれないが，これまでに彼のような精神療法家には出会ったことがないし，今後，出会わないだろうことには疑う余地がない。したがって，コントロール可能な場合には，自分の環境を注意深く定めるようにしておいたほうがよい。そのうえで，自分の技法を磨いていくように考えたほうが賢明であろう。

やり取りから生み出されてきたものであるからである。これらのルールのうちで子どもに対して絶対的なものとして提示されるのは，ごくわずかでしかない。治療空間は，ボウルビー派の人たちが言うところの「安全の基地」の一種となる（Bowlby, 1973）。ヴァン・デア・コルクが記しているように，「成人がテロリストの誘拐犯に同一化するように，虐待を受けた子どもは，彼らを虐待したものを守り，その人に同一化することによって，自分を取り巻く環境にすばやく適応する」（van der Kolk, 1987, p. 16）のである。治療空間という，ときとして微妙な，しかしながら強烈な経験は，傷ついた子どもに対してもうひとつの環境を提示することになる。そして，その環境とは，治療的な変化と解決を促進するものなのだ。

治療空間を定義する作業的「ルール」

1. セラピストを除いて，プレイルームには大人は入ることができない。子どもの親といえどもプレイルームに入ることはできない。

プレイルームは子どもにとって個人的な空間であるべきである。子どもたちは感情を表現したり，あるいは，実際にあった出来事や空想上の出来事を話す必要があることが多いが，彼らは，自分が言ったことが誰にも——特に親に——知られないと思わない限り，そういったことを話さないものである。多くの子どもにとって，自分たちの空間の不可侵性やプライバシーの確保が，治療関係自体の守秘性をあらわすことになる。このシンプルな境界を守ることが信頼を確立し維持することになるのであり，それは，言葉をいくら尽くすよりも効果的である。それに加えて，ある子どもの個人的（身体的あるいは情緒的）な空間が，これまでにどのくらい侵犯されてきたのかを知ることは不可能である（こういった侵犯は，必ずしも意図的な虐待によるものだけではないことを思い出していただきたい。「自然」災害ですら，個人的な空間の侵犯として経験されうるのだ）。したがって，子どものあるがままの状態に応じて，その空間の統合性を守ることがもっとも理にかなっているということになる。虐待を受けている子どもの場合，プレイセラピーを行う部屋が，子どもの生活のなかで唯一，常時安心できて安全で不可侵な空間であるといった可能性がある。

臨床家のなかには，子どもの空間から親を排除するというこのルールを実行する際に，それがあたかも懲罰的な色彩を持っているかのような方法をとっている者がいる。セラピストとコウ・セラピストとは，子どもの個人的でプライベートな空間と親との間の移行的な結び付きといった意味合いを持つ存在である。こうしたセラピストと親の間で，真の治療関係が確立されている場合には，親が排除された，あるいは拒否されたという感覚を持つにはいたらないものである。

2. 子どもがプレイルームでしたこと，しゃべったことは守秘性を持つ。ただし，純粋な意味で子どものケアを考えた場合に，子どもが行ったりしゃべったりした事柄を親または保護者に伝える必要があると判断された場合にはこの限りではない。

　子どもたちは，親や保護者が彼らの特別の空間に入ることができないだけではなく，そこで何が起こっているのかを知ることもない——もちろん，子どもが親に知らせることを選ぶ場合は別である——ということも知っておく必要がある。そのため，私たちは，プレイルームでの出来事は子どもとセラピストとの間のことであり，誰にも知らせないということをはっきりと伝えるようにしている。もしそう望むのであれば，**彼ら**——子どもとセラピスト——は親や保護者に伝えてもいいが，そうでない限りは守秘性が守られることになる。
　しかし，子どもが世界を支配することは許されないのと同じように，セラピストが何を親に伝えるのかの最終決定を下すのは子どもではない。子どもが「秘密」を守ることを主張していても，子どもの主張に反して，ある事柄を親に伝えるべきだとの確信がセラピストに生まれることがままある。そうした場合，まず，親に話すことに子どもが同意してくれるように優しく説得する。それでも子どもが同意しない場合には，その問題を「他の男の子（あるいは女の子）」の話にしてしまうようにしている。もちろん，この「別の子」が，その子と同じ，あるいはよく似た状況に陥っていることにすることは言うまでもない。非常に頭が良くて批判精神にあふれた子どもでさえ，想像上の「別の子」の話ということで自分自身から距離がとれれば，その話を親にすることには同意するものである。こうした形で必要であると判断した事柄を親に伝えた結

果，子どもの信頼感が損なわれたり，セラピーそのものが行えなくなったりという経験は，少なくともわれわれにはない。

　上述のテクニックは，子どもの持っている正常な解離能力を活用しただけに過ぎない。さらに，子ども自身がそれとは正反対のことをどれほど主張しようと，彼らは自分がケアされ，守られることを望んでいる。この事実を認識できないセラピストは，結局のところ，破局へと向かって進んでいくことになる。最後のところでは，子どものことをケアしている大人が，何が子どもにとってベストなのかを決定しなくてはならない。発達的に大人に依存した状態にある子どもの心理療法に「正直さ」や「オープン性」を押し付ける似非民主主義（Coppolillo, 1987）は，心理療法を誤った方向に導く危険性がある。また，世代間の境界をあいまいにし，子どもの純粋な主体性の感覚を混乱させてしまうものとなる。

3. プレイルームには何も持ち込んではならない。また，プレイルームからは何も持ち出してはならない。

　治療空間とルールがどれほど詳細に一貫性を持って工夫されたとしても，このルールが守られなければすべては無に帰してしまうことになる——ただし例外がないわけではない（第5章で述べた「笑顔のチャート」は毎週プレイルームで作られ，それを子どもが持って帰るようになっている）。「何も持ち込まない／持ち出さない」というルールは，子どものセラピーの多くにとって重要な役割を担う境界というものを作業的に定義するのに役立ってくれる。このルールの存在は，個人的および対人的空間への尊重の念を起こさせるのに役立ってくれる。とりわけ，虐待を受けてトラウマを生じた子どもの場合，対人的空間が流動的で不確実なものとなっていることが多い。

　　　メーは性的虐待を受けた8歳の女の子である。彼女が自分の心理療法の時間に適用されるルールになじんで，それを心地よいものと感じるようになった頃から，メーは身に付けていたアクセサリー類を誰に言われるともなく外すようになった。これらのアクセサリーは，一般的に言って，8歳の女の子が付けるようなものではなかったのである。付き添ってきた母親

のもとを離れ，セラピストとともにプレイルームに行く時間になると，彼女はごく自然な様子でアクセサリーを外した。彼女は，これらのアクセサリーがプレイルームに属する類のものではないことを知っていたのだ。

子どもはこうしたルールを直感的に理解するものである。というのは，こうしたルールが最終的には安定感と安心感につながっていくからだ。

　　まるでジプシーのような格好をした聡明な4歳の女の子の話である。彼女は，プレイルームに入る前に口紅を落とすように指示された。セラピストは彼女に「あなたが本当のママなら，別の部屋では口紅を付けてもいいわ。プレイルームから戻ってきたときに，また付ければいいのよ」と伝えた。その子は，とてもうれしそうに口紅を拭きとった。

この少女はピアスをしており，そのピアスをとるようにとは誰も言わなかった。というのは，彼女は生後6か月の頃からピアスを付けていたため，彼女の普段の格好の一部となってしまっていたのである。

これがルールなのだということを理解したら，子どもの多くはこのルールを破ろうと試みるものである。**どのようにして**このルールを破ろうとするか——そして，どの程度の激しさで——が，診断的にも，あるいは予後を測るうえでも意味を持つ。たいていの子どもは，セラピストがどの程度本気で言っているのかを知るために，そして破ったとしたらどうするのかを知るために，ルールを破ろうとする。子どもは，ポケットや脇の下にものを隠し持ったり，生意気な態度をとったり，靴や靴下のなかにおもちゃを隠したりなどなど，およそ考えられる限りの計略を尽くして，セラピストが本気でルールを守らせようとするかを見ようとする。子どもが何かを隠し持っているのを見つけた場合には，ドアの外におくだけでもいいからそれを部屋の外に出すようにするべきである。そうでないと，子どもはセラピストのことを信頼しなくなるものである（というのは，セラピストはこの空間をコントロールできないということになるから*）。

幼い子どもですら，自分はセラピストよりも機転が利くと考える傾向がある（そして，この考えは時として正しい）。子どもがこういった結論を下した場

合，セラピーは壊滅的な影響を被ることになる。というのは，こうした結論のために，セラピーは妥協の産物ということになってしまい，最悪の場合にはまったく疑いの対象にしかならなくなってしまうからである。自分のほうがセラピストよりも機転が利くと考える子どもは，セラピストを信頼しなくなり，その結果，セラピーの持つ可能性を十分に生かすことができなくなったり，あるいは純粋な自己開示を行わなくなったりする。これは，虐待を受けた子どもの場合に特に当てはまる。また，虐待のなかでも，性的虐待を受けた子どもの場合にはとりわけそうである。ここにいたって，空間の侵犯がまさしく特別な意味を持ってくるのだ。

　もし，虐待を受けた子どもがプレイルームに何かを隠して持って入り，それを発見されずにすんだとしたら，彼（あるいは彼女，ただし多くの場合は彼）はセラピストの空間の**レイプ**に成功したことになり，それはセラピストをレイプしたのと同じ意味を持つ。多くの人はまったく正反対のことを考えているかもしれないが，事実，虐待を受けた子どもはときとしてセラピストのレイプを試みるのである。子どもが持ち込んだ物を発見してそれをプレイルームの外に出すことができなければ，その結果，セラピーが失敗に終わる危険性がある。虐待を受けた子どもが治療空間の侵犯に成功し，そのことを発見されずにすんだ場合でも，その子の心理療法がうまくいったかのように見えることがある。しかし，それは単なる幻影であって，**臨床的**には何の意味もないことが多い。こういった子どもがセラピーの結果として変化を示すことはまずない。

　子どもがプレイルームに何かを隠し持って入ろうとする理由には，次に述べる３つが考えられよう。第一に，そしてこれがもっとも無害なものなのであるが，セラピストが少なくとも自分と同程度の鋭敏さを備えているということを知って安心したい，そして，セラピストが定められた地面にしっかりと立っている（だから，信頼できる存在である）ことを確かめたいという気持ちが子どもにあり，この行為はそういった気持ちの表れだ，というものである。子どものなかには，自分がなぜプレイルームに物を持ち込もうとするのかが分から

---

　　*　（前頁注）もしかしたら誤解を招いたかもしれないが，ここで述べたことは完璧主義的な感覚で行われるべきものではない。ポケットに何か隠し持っていないかを「検査」するようなことはしない。プレイルームに何かを隠し持って入ろうとする子は――ポケットに何かが入っていることをうっかり忘れてしまっていたという子とは正反対に――自分が何かを持っているんだということを，何とかセラピストに知らせようとするものである。

ず，ただそうしたいという衝動だけがあるという子もいる。こうした衝動は，行動記憶（Terr, 1988）と関係しており，何か重要な事柄が表面化しつつあることを示しているのかもしれない。そうした場合，過去に何があったのかを子どもが言葉で表現できなくても，子どもは相互作用的なプレイのコンテクストのなかでその出来事を行為で表現しているのかもしれないのだ。一方で，そうすることで一種ひねくれた喜びが得られるという理由で，治療空間を**何度も何度も**侵害しようとする子どももいる。そういった子どもは，自分の行為が何度発見されようと，安心感をえることもなければ，その行為を思いとどまろうとするわけでもない。こういった現象はかなり複雑な人格障害の可能性を示唆するものであり，予後はかなり悪いと考えられよう。治療空間をうまく**活用**できる能力を示す子どもは，セラピーがかなりの効果をあげると考えられる。その反対に，治療空間を乱用（abuse）したり侵害したりといった試みが繰り返えされる場合には，他者に重大な危害を加えるのを思いとどまらせるような価値観に深刻な障害を生じていることが示唆される。

　子どもが，自分がケアされているのだと確信できるかどうかは，まさにこの治療空間をどのように経験するかにかかっている。何人かの臨床家（たとえば，Dodds, 1985）が推奨するような，セラピストが子どもをケアしているということを伝えるという目的でプレゼントをあげるといった方法は，治療空間が純粋に考えぬかれたものである限りは必要ないと言えよう。実際にところ，プレゼントの提供は反治療的となる危険性がある。というのは，プレゼントという行為によって，治療空間で起こるプロセスそのものを子どもが治療的なものとして経験するかどうかについてセラピストが確信を持てず，子どもをケアしているのだという「証拠」を提供する必要性があるとセラピストが感じているということを，子どもに伝えてしまうかもしれないからである。

4. プレイルームにおいてあるものにはすべてそのもの固有の場所があり，その場所は変わらない。

　この本を著している時点で，われわれのプレイルームにおいてあるものとその配置は6年間ずっと変わっていない。いつも変わらず同じものが同じ場所に存在するということが，治療空間のパワーを驚くほど高めてくれる。大人はこ

うしたことにあまり注意を払わないかもしれないが，子どもたちは自分をとり囲む環境の構造や順序にきわめて敏感である。子どもが前週のセッションの終了時に片づけたおもちゃを，次の週には何の迷いもなく自分のおいた場所から取り出すという場面を幾度となく目の当たりにすることで，われわれはこのことを確信するようになった。また，再びこの点に言及することになるのだが，週にたった1時間だけ訪れるこの空間の秩序と信頼性こそが，彼らの人生や生活のなかで**常に変わらず経験できる唯一の信頼性**であるという子どもが多く存在するということを，われわれとしては心に刻んでおく必要がある。したがって，この空間がもたらしうる肯定的なインパクトに関しては，どれだけ評価しても過大になることはない。それに加えて，セラピーのプロセスが決して不連続なもの，恣意的なものではなく，セラピストと子どもの出会いの，豊かな意味を持つ連続だと考えるなら，当然，セッション間の連続性は維持されるべきである。

セラピストがこうした連続性の維持に努めることによって初めて，どのように治療空間と関わりを持つかはそれぞれの子どもによって大きく異なるという体験から，多くの事柄を学ぶことができるようになるものである。子どものなかには，何年もの間セッションが中断されていたにもかかわらず，セッション間に驚くべき連続性を示すものもいる。彼らは，セッションに戻ってきたとき，まるでその前日にプレイルームにいたかのように自分が必要とするものをすぐに見つけることができる。もちろん，セッションの再開にあたって，もう一度治療空間への導入を行わねばならない子どももいる。彼らに対しては，ここで述べたルールをていねいに説明しなおすようにしている。

こういった単純なことがどれほどの力を持っているのだろうか？　この疑問に対する回答はある偶然の出来事に見ることができる。数年前，私たちのクライエントの身に，彼らにとって困難を引き起こしかねない3つの出来事が立て続けに起こった。その3つとは，筆者の結婚（私たちの幼いクライエントのほとんどは私たちの結婚式に列席した），ハリケーン・エレナ（エレナはわれわれが住む地域を直撃した。その結果，クライエントやその家族との私たちの関係に大きな影響が生じた），そして，われわれのオフィスの移転（新しい建物にオフィスを移転した）である。新しいオフィスのプレイルームは，幼いクライエントたちがなじんでいた以前のプレイルームとはかなり異なったもので

あった。以前のプレイルームが完全な正方形の空間だったのに対して，新たなプレイルームはかなり奇妙な形をしていたし，外の景色が見える窓がワン・ウェイ・ミラーとなり，以前は子どもたちの手の届かないところにおかれていたレゴがすべて手の届く範囲の本棚に置かれ，室内にシンクができ，カーペットの一端が壁の中央までをも覆うようになった（これは，安全に物を投げられる場所を確保するためである）。驚いたことに，このオフィスの移転で混乱を呈したのは，60人ほどいるクライエントのうちでたった2人であった。1人は，母親が殺されるのを目撃した4歳の男の子であり，もう1人は，非常に未熟で，知的な遅れがある12歳の少年で，彼は身体的および性的な虐待を受けていた。この2人以外は，何の混乱もなく自分の欲しいものをすぐに見つけることができた——その様子は，彼らがセラピストと出会う物理的な空間には一切何事もなかったことを示しているようであった。ここに，経験の一貫性と連続性が，どれほどまでに体験の安定性を確かなものとするのかが見て取れよう（ここで，読者には技術的な事柄に関する疑問が生じたかもしれない。その疑問とは，治療プロセスの統合性にとって境界が非常に重要だと主張しておきながら，どうしてクライエントである子どもたちがセラピストの結婚式に出席したのか？　この出席が，治療のプロセスに悪影響を及ぼさなかったのか？　ということである。結局のところ，私たちは「伝統的」なルールの多くを破ったのだ。この疑問に対する答え，あるいは，クライエントの人生や生活に立て続けに起こったこういう環境上の混沌がどうしてセラピーを撹乱しなかったのかについては，次節で見ていくことにする）。

　この構造と境界の問題は，プレイルームを共有して使用するというやり方で子どもの心理療法をうまく行うことができるのかという非常に根本的な疑問を提起することになる。ここで，最も重要なのはセラピストという「人」なのだということを，もう一度指摘しておかねばならない。子どもは，自分がセラピストと出会う空間というものをセラピストの延長としてとらえる傾向がある。そして，子どもを取り巻く環境が混沌としたなかで，毎時間毎時間，そして毎日毎日，それぞれの子どもが向けてくる熱意のこもった関心にうまく対応できるほど才能あふれたセラピストなどは，私たちの知る限りでは存在しない。たとえば精神保健センターなどといった一般的な場所で働く臨床家であれば，プレイルームの物理的な環境に関しては厳格な基本的ルールを策定しておいた

ほうが賢明だろう。そのルールを決めるにあたっては，子どもの人生や生活において安定性と連続性が重要であること，そして，それにまつわるほんの些細なさまざまな事柄が，重要な意味を持ってくることを理解しておく必要がある。

　8歳のチャックは，両親が離婚する以前に，父親と母親間のトラブルに巻き込まれてとても苦しい時を過ごした。離婚後間もなく，彼の母親は交通事故にあい，もう少しで命を落とすところであった。母親は助かるのだということをチャックがようやく信じられるようになった直後，今度はデパートの窓ガラスが落下するという奇妙な事故が彼女を襲い，母親は再び重傷を負ってしまった。彼女は治療とリハビリテーションのために長期にわたる入院を余儀なくされた。チャックは学校恐怖症のような状態になり，なかばヒステリーのような様子で母親にしがみついて離れようとしなくなってしまった。チャックのセラピーに対する反応性は良く，母親からの分離を可能にするためのテクニックをいくつか編み出していった。そういったテクニックの一つにチェッカーがあった。日常の突発的な出来事によって安全性や予測可能性が崩れたと彼が感じた場合に，彼はチェッカーで遊んだのだ。彼にとって，チェッカーのボードにははっきりした境界があり，ゲームは非常に単純であるため信頼をおくことができ，いつも変わらない一定したルールで行われるために安心感が持てたのである。
　チャックの心理療法が行われていた当時，私たちのオフィスは別の建物の中にあり，そこには毎日150人もの患者さんを診察している別の開業医のオフィスも入っていた。その医者と彼のスタッフはプレイセラピーのためのプレイルームと一般のプレイルームとがどれほど違うのかということをまったく理解していなかった。そのため，彼らの子どもたちが週末にわれわれのプレイルームで何をしようとあまり気にかけないでいた。そしてある週末，子どもたちはチェッカーのセットをどこかに持ち出してしまったのである。
　もう一つ別のまったく予期不能であった新たな事件がチャックの家族を襲ったとき，チャックはプレイルームに来るなり，信頼できるチェッカー・ゲームに慰めをもとめようとした。その事件があってからプレイセ

ラピーにやってくるまでに数日という間隔があったが，チャックはこれまでのセラピーの成果でその時間を持ちこたえていたのだ。しかし，それも，プレイルームにやってくるまでのことであった。チェッカーがなくなっていることを発見したチャックは大変な混乱状態に陥った。彼が失われた地平を回復するには，数回のセッションを要したのである。

治療空間が細かな点まで完全にコントロールされているほど，治療的な相互作用の力はより強力なものとなりうる。これから述べるルールを考えると，こうした厳密なルールがどうして必要なのかが理解されよう。

5. プレイルームにおいてあるものは，セッションの終了時にはすべて元の場所に戻されなければならない。子どもに片づけを強要することはしないが，すべてが元どおりになるまで，子どもには部屋のなかにいてもらうようにする。

プレイルームが元の状態に戻っていないうちは，子どもを部屋からは出さないようにする。子どもにとって，ときおりの治療的な出会いによって得られる秩序こそが，彼らの人生や生活における唯一の安定した秩序であるかもしれないということを，今一度思い出していただきたい。「部屋のなかにあるものを元の場所に戻すこと」が持つ象徴的な力については，いくら強調しても足りないと言っていいだろう。たとえ子どもが片づけに拒否的であったとしても，セラピストはすべてが元の状態に戻されるまで，子どもをプレイルームから出してはいけない。

このルールに関して懐疑的なセラピストは，簡単な実験を試みるといい。そうすれば，このルールの重要性が理解できるだろう。日常の臨床で，部屋のものを片づけることはしていても，元あった場所に戻すことはしていないという人は，それぞれのあるべき場所を決めて，各セッションの終了時にはそれぞれをその場所に戻すようにするといいだろう。あるいは，あなたが他のセラピストとプレイルームを共有しているとしたら，自分のクライアントが常時使用するものについて——部屋においてある他のものがいかに無秩序な状態におかれていようと——セッションの開始時にはそれがいつものところにあるように

し，また，終了時には元あった場所に戻すようにするといいだろう。そのうえで，セッションでの子どもの行動や，セッション間の子どもの様子を注意深く観察してみることである。セラピストが一貫性をもって行動すれば，セラピーのプロセスに何らかの改善が認められるようになり，また，構造やルールや境界に対して子どもが関心を示すようになるだろう。

　さて，ここで，前節で述べた疑問に対するわれわれの回答を提示しよう。私たちが移転のためにオフィスを閉じることになったとき，子どもたちはかなりの混乱を経験した。ハリケーン・エレナ，移転，そして，プレイセラピーの部屋の形状や備品のかなりの変化は，子どもに無秩序という感覚をもたらしたことは疑いようがない。また，クライエントとその家族が私たちの結婚式に列席するということが，クライエントの混乱をさらに深めたのではないかと考える人もいるだろう。しかしながら，治療空間の時間的，対人関係的，物質的な構造については，かなりの程度，同一性が保持されていた。プレイルームの形状は変わっても，そこにおいてあったものはすべて以前と同じ場所（それぞれの位置関係という意味で）に配置されたし，以前とまったく同じに取り扱われたのである。したがって，治療プロセスは完全な連続性を維持できると私たちは考えた。治療空間の構造が持つ安定性，連続性，そして予期可能性の力こそが，こうした移行をスムーズなものとしてくれたのだとわれわれは確信している。

> 6. プレイルームにおいてあるものは，少数の例外を除いて，すべて一般的なものでなくてはならない。何らかの「テーマ性」を備えたものはおくべきではない。

　これは言うまでもないことだが，私たちが知りたいのは子どもの（現実の，あるいはイメージ上の）生活や人生でどのようなことが起こっているのかであって，テレビで起こっていることを知りたいわけではない。そのためには，オフィスと家庭の間に現実のはっきりした境界が必要となる。したがって，プレイルームにおいてあるものは，子どもの家庭という世界にあるものを想起させるようなものであってはならないということが原則となる。また，テレビづけの子どもたちに空虚な生活からの空虚な物語の再現を生じさせるような

「テーマ性」を持ったおもちゃ——スーパーマンやキャベイジ・パッチ人形など——はプレイルームにはあってはならない。そこにあるのはできる限り一般的なもの——白人と黒人の家族人形（もちろん，セラピストがどういった地域で仕事をしているかに応じて，その他の民族の家族人形も）や，家にはないような動物のぬいぐるみ（ちなみに私たちのところにはカンガルーやカモノハシ，コアラの家族のぬいぐるみがある）など——でなくてはならない。

アナトミカリィ・コレクト・ドル（anatomically correct doll [訳注：性器が備わっている人形。性虐待を受けた子どもの心理的評価の際に用いられる補助的道具]）は，私たちのプレイルームやオフィスにはおいていない。子どもたちが——とりわけ性的な虐待を受けた子どもたちが——こうした人形をセラピストにとっての必需品としてすんなり受け入れると考えるのは，あまりにも単純すぎよう。子どもたちは，見かけ上は理解しているかのように見えるかもしれないが，このような奇妙な人形がどうしてセラピストのオフィスにおいてあるのだろうと怪訝に思うものである。「仕事が終わったあとで，あの人形を使ってどんなことをするのだろうか？」「どこで買ったのだろうか？」と。アナトミカリィ・コレクト・ドルの使用は不適切な性的刺激となってしまう危険性があることは明らかである。子どもたちが経験してきたトラウマを作為的に繰り返させようと強いるのは，セラピストとしては好ましい行為だとは言えない。アナトミカリィ・コレクト・ドルはあくまでも司法的な目的で使用される道具であり，子どもが不適切な性的行為を経験しているということを大人が確信するために使われるものである。子どものセラピーにとって，本質的な道具でもなければ，必要なものですらないのだ。

伝統的な子どもの分析家にとっての典型的な「肛門期固着に関係した物」——たとえば粘土やフィンガー・ペインティングの道具——は必ずしも必要というわけではない。というのは，セラピーのなかで粘土や絵の具を塗りたくっているような子どもは，何ら意味のある進展を示しているとは思えないからである。こうした遊びは，一般的に言って，子どもの人生や生活に困難をもたらしている現実の大きな問題の気晴らし的な役割しか持っていない。「肛門期固着」を生じている子どもですら，こうした固着を行動として示す必要はない。彼らにとって必要なのは，変化し，成長し，進んでいくことなのである。

同様に，ゲーム類のほとんどが必要不可欠なものではない。実際にセラピ

でゲームが使われるのは，セラピストが子どもと何をすればいいのかわからないときであることが多い。この場合，セラピストは治療空間を活用せずに子どもとゲームをしているということになる（かつて経験したことだが，ある子どものプレイセラピーのほとんどがセラピストとのファミコンに費やされていたということがあった。しかも，3年以上にわたってである）。しかし，チェスやチェッカーは，ある特殊な状況のもとでは，非常に意味のあるゲームである。子どものなかには，ルールが単純明快で破ることができないといった類の遊びに，ときどき戻ってくる必要のある子がいる。われわれの経験では，コントロール不能といった感覚を持つ子の場合がこれにあたる。こういった子どもは，チャックのように，ときどきチェッカーで遊ぶ必要があるかもしれない。というのは，境界がはっきりしたボードの特徴や，シンプルで破りようのないルールによって，子どもたちは一時的にでも自分を取り巻く世界を統合的に把握することができるためである。世界というものを無秩序で予期不能なところであると経験している子どもたち――てんかん発作を抱えた子どもたちは特にその傾向がある――にとっては，秩序と予期可能性を繰り返し経験することが必要となる。また，こういった子どもにとっては，チェスの駒を正しい秩序で並べることが，ゲームそのものよりも重要な意味を持っているのかもしれない。チェスとチェッカーのもう一つの活用法として（ルールのシンプルさという点から，おそらくチェッカーのほうが適していよう），反抗的で指示に従わない傾向のある子どもに対して，セラピストが故意にルールに破ることによって，子どもたちがルールの遵守をセラピストに**求めるようになる**といったものがある。この方法は，子どもの側に何ら意識的な認識を要求せず，また，直面化も行わないため，非常の効果的であると言える。

　ここでも，テーマ性を持ったボードゲーム――たとえば，モノポリィなど――は避けたほうがよい。また，お仕着せの「表現」を導き出すようなゲームも不適切である。

　きわめて稀な例外を除いては，チェッカーやチェスのゲームでセラピストがわざと子どもに勝たせたり，従来のルールを変更して新しいルールを作る必要はない。セラピストが子どもにわざと勝たせておきながら，それでもセラピーの主導権は自分が握っていると考えるとすれば，それは非常に悲しい誤解であると言わざるをえない（第11章のジョンの「北のセラピスト」の事例を参照

のこと。また，シンプルなボードゲームがどれほど心理療法的な意味を持ちうるのかについては，第8章と第11章を参照のこと)。

7. 原則として，プレイルームにおいてあるものは，簡単に壊れるものであってはならない。

　構造や安全性あるいは統合性が，子どもとセラピストが出会う空間を特徴づけるものであるとしたら，その世界がバラバラになったり壊れてしまったりしたのでは意味がないだろう。大人は世界を一つにまとめてバラバラにならないようにしなければならない。子どもというのは，自分の周囲で起こった出来事を自分と関連づけて認識する傾向があり，また，出来事の共時性と因果性とを混同してしまう傾向があるため，自分の希望や感情が実際の出来事を生じさせたのだと信じ込んでしまうことがある。

　同僚の一人が，第二次大戦中の若かりしころの話を聞かせてくれた。当時，彼はイギリスで精神科医をしていたが，ある日，彼の勤務する精神病院が空襲を受けた。それはあっという間の出来事であり，すべてが大混乱に陥った。爆弾の直撃を受けたときには，彼は自分がいつ走って逃げたのかも意識しないまま，気がついたら数ブロックを走っていた。彼は立ち止まって周囲を見渡した。そして，彼の近くに一人の男性が立っているのに気づいた。その男性は，慢性精神病の患者の一人だった。その男は手に水洗トイレ用のチェーンの切れ端を握り締めていた。「ああ神様，ミラー先生」と彼は信じられぬほどの驚きに満ちた顔で言った。「私には力があると思ってましたけど，まさかこれほどとは思ってもいませんでした」。彼がトイレの水を流そうと思ってチェーンを引っ張ったとたんに，病院の建物が吹っ飛んだというのである。ミラー先生の患者さんは論理の犠牲者となったのだ。これと同じことが，子どもたちにも起こりうるのである。

　大人は，子どもたちのこうした傾向を「魔法的思考」と考えてしまいがちである。しかし，子どもたちのこうした思考は魔法的というよりは論理的なのだ。認知的な構造の不完全さ，きわめて独特で限界のある認識のあり方，そして，論理のルールのため，子どもはこうした共時性を因果律として経験する。子どもたちが，こうした「力」を世界の他の領域にも拡大して考えることを楽

しめるという事実のために，われわれは子どもの思考に魔法性を見るようになったのではなかろうか。しかし，子どものこうした思考を「魔法的」だと考えることによって，子どもにとって時として恐ろしげなものである現実からその意味を奪い去ってしまうことになり，われわれに子どもの経験の強烈さを過小評価させてしまうことになるのではないだろうか。

　こうした子どもたちと多く出会う可能性のあること，そして，セラピーがかなり進展してからでないとこういった「壊滅的な偶然」が彼らの身に起こっていたということがわからないということを認識した場合，災難を導く可能性のあることに対しては（このルールを設定することで），安全弁を施しておくほうがいいのではないだろうか。セラピーの目標の一つは，子どもにはそれほどの力がないのだということを子どもに認識させる（言葉以外の方法で）ことにあると言えよう。したがって，彼らにそういった「力」があるといった信念に加担するような結果につながることが起こりにくい──まったく不可能ではないにしても──ように治療空間を構造化するのはセラピストの責務といえよう。

　このルールには 2 つの例外がある。例外の 1 つは，われわれのプレイルームにおいてあるクレヨンの箱である。このクレヨンの箱は，かつては宝石箱であり，かなりガタのきたみすぼらしいものである。そのなかには古いクレヨンがたくさん入っており，一本として新しいものや未使用のものはない。

　　　バートは軽度の知的障害のある思春期中期の子どもである。彼は 4 歳の頃に車にはねられ，その結果，脳性麻痺となった。彼は人に対して過剰になれなれしく，他者の個人的な空間を尊重せず侵入的であった。しかし彼のこの態度は，クレヨンの箱を提示されて絵を描くようにとの指示が与えられたとたんに変化した。セラピストは「この箱は，昔，宝石箱だったのよ」と告げながら，彼の目の前のテーブルの上にその箱を置いた。「それがね，壊れちゃったのよ。でも，クレヨンの箱としては申し分ないでしょう？　そう思わない？　それにね，なかのクレヨンはみんな使い古しなんだけど，いいかなあ？」。この言葉に対するバートの反応は，何らかのハンディキャップを被った他の多くの子どもたちや，何らかの理由で自分自身が「ダメージを被った」だとか「壊れてしまった」と感じている子ども

たちのそれと同じであった。彼はそのクレヨンの箱を，暖かい微笑みで迎えたのである。

プレイルームにおいてあるもので，決して壊れないだろうと思っていたものが予期せず壊れてしまったときに，**言葉によってそのショックから子どもを立ち直らせて安心させることが不可能であるように**，自分がダメージ受けた，あるいは壊れたと感じている子どもに「ぜんぜん問題ない，大丈夫だ」と思わせることはできない。彼らはそんな言葉が嘘だということは知っている。したがって，こうした言葉を子どもに与え続けることは，結果的に彼らを侮辱することになってしまう。こうした子どもの目の前に使い古したクレヨンの入った箱を差し出すことは，彼らの気持ちや感受性を理解していることを象徴的に示すことになる。しかも，そういったことを話題にすることなしにである。

私たちのプレイルームにあるもう一つの例外は，古ぼけた木製のヘリコプターである。このヘリはすぐにローターが外れてしまうといった代物である。このおもちゃはあまりにも素朴で不格好なものであるため，6歳の子どもの関心すら引かない。

　　ローリーは13歳の女の子。ひどいO脚のために動きがぶざまであることを，彼女はひどく気にしていた。彼女は自分の父親を知らず，また，母親のボーイフレンドたちから幾度となく性的虐待を受けていた。ローリーが里親のもとにいるとき，彼女の母親はほとんど電話をよこすこともなく，あるいは，ローリーとの面会の約束もほとんどすっぽかした。さらに母親は，ローリーの誕生日やクリスマスでさえ忘れてしまった。しかし，福祉局が親権の喪失と養子縁組の方向にむけた動きを示しはじめたとたんに，母親は，社会福祉局に対する山ほどの公式上の苦情とローリーへのプレゼントを手に，姿を現すのであった。
　　この時点でのセラピーでは，母親の相次ぐ面会のすっぽかしが，ローリーにかなりの痛手を与えていることが明らかとなっていた。しかし，ローリーは，自分がそのことで傷ついているということを認めておらず，逆に，セラピストが「私にお母さんを憎ませようとしている」とソーシャルワーカーに訴えた。次のセッションで，ローリーとセラピストがプレイ

ルームに行くまえに，ローリーのソーシャルワーカーはこの話題を持ち出した。セラピストは，そのようなことは一度も口にした覚えがなかったが，ローリーの言ったことを否定しなかった。セラピストはローリーに「もしあなたがお母さんで，あなたの子どもが里親さんのところで暮らしているとしたら，あなただったらどうする？」と尋ねた。「毎週電話をかけるわ」とローリーは答えた。「じゃあね，電話が話中でつながらなかったら？」とセラピストは続けた。「もう一度かけ直すわ」「でも長い間，そうね，1時間以上もずーっと話中だったら……？」「それでもあきらめない」とローリー。「つながるまでかけ続けるもん」。

この時点でセラピストはローリーをプレイルームに連れていった。部屋に入るなり，セラピストはシンクの下に積み上げてあった画用紙の束を動かし始め，先週ローリーが描いた絵を取り出そうとしているかの様子であった。「見つけた」と言いながらセラピストはローリーに古い木製のヘリコプターを手渡した。「ねえ，お願いがあるんだけど。このプロペラを元どおりに取り付けてくれないかなあ」。ローリーは何度も試みたが，ローターのシャフト用の穴が大きすぎてローターを固定することができず，何度やってもローターは落ちてしまった。ついに彼女は怒り出し，「だめよ，これ，私には直せない」と言いながらヘリをセラピストに返してよこした。セラピストはヘリを受け取りながら，「これが直らないのは，ローリーのせい？」と聞いた。「ううん，ヘリコプターのせいよ！」と答える彼女。この時点ではそれが何を意味するのか，彼女には分からなかった。その答えを聞いた直後，セラピストは――やさしく，ただひたすらやさしく――「あなたのお母さんが電話をかけてこないのは，あなたのせいかしら？」と聞いた。ローリーの目から一筋の涙がこぼれた。

こういったもの（使い古したクレヨンを入れた壊れかけの宝石箱やサイズ違いのローターのついたヘリコプター）が役立つとしても，故意に壊したおもちゃではだめだろう。また，事例として書くと簡単にみえるかもしれないが，こうした介入をいつ行うのかの判断は非常に難しく，かなりの臨床経験が必要となる。

8. 壊れてしまう可能性のあるものについては，いつでも修理できるようにしておかねばならない。そして，事故で何かが壊れたときには，それの修理が終わるまでは子どもをプレイルームから出て行かせてはならない。そういった修理が不可能な場合には，子どもに同じ物を持ってこさせるようにする――そのために，子どもには内緒で親にその購入のためのお金を渡すこともある。

　もし，前出のローリーがプレイルームで壊れやすい人形を手にしたとしたらどんなことが起こるだろうか。おそらく，怒りに包まれたローリーは赤ちゃん人形（あるいはお母さん人形）を壁に投げつけるだろう。そして人形は壊れてしまうかもしれない。それを見たローリーは，自分にはとんでもない悪い力があるという誤った信念を再び強くすることになるのだ。われわれは「子どもというのは具体的思考をするものだ」と言いながら，こうした具体的思考の引き起こす結果についてあまりにも無関心であり過ぎはしないだろうか。子どもが壊した人形を壊れたままにしておくということは，子どもにとって最悪の恐怖――つまり，自分には悪の力が備わっているという恐怖――が本当であったと思わせることになる。またこうした態度は，大人は悪いことが起こるのを放置し，何が起ころうと気にかけないのだということを子どもに伝えることになる。これまでのプレイのプロセスで象徴的な意味や情緒的な意味を持ってきたものが壊れてしまった場合には，それは非常に重大な結果をもたらしかねない。

　　ティムは非常に聡明な10歳の男の子である。彼は担任の教師に対して受動的攻撃性を示し，常に無礼な態度を取り続けていた。ティムは赤ちゃんの頃に養子として現在の家族に迎えられ，その後の5年間は非常に順調に育った。ティムが6歳のとき，大きくて力強い，経済的にも社会的にも成功をおさめていた父親が全身に発疹を生じた。この発疹は非常に重症で，一晩のうちに父親の風貌はまったく別人のそれ――しかもとても醜いもの――に変わってしまった。ティムは，父親がそんなふうに変わってしまったことに対して怒りをもっているということを認めなかった。しかし，そのことがあって以来，彼は父親に対して無礼な態度を示すように

なったのである。ある日のセッションで，彼はついに父親に対する怒りを認め，父親人形を壁に投げつけた。すると，人形の首がとれてしまった。その出来事に対してティムはさほど取り乱した様子もなく，人形の首を接着剤で元どおりに引っ付けてセッションを終えた。その後，彼は母親のいる部屋に戻り，しめくくりのセッションが始まった。この日，父親は庭の植え込みのバラをお客さんのために摘んでおくためにセッションに遅れてやってくることになっていた。遅れてやってきた父親の足には切り傷があり（彼は夏用のショートパンツをはいていた），傷口からは血が流れていたのだが，その場に居合わせた誰もがしばらくの間はそのことに気づかないでいた。しかし，その血を見たティムの顔には，見る見る恐怖の表情が浮かび上がった。彼の表情からは，「ぼくが腹を立ててお父さん人形を放り投げたからだ——これはぼくがやったことなんだ！」という叫びが読み取れたのだ。

このセッションがあった週は，ティムにとっては非常に大変なものとなった。しかし，彼のセラピストは次の週のセッションでこの一連の出来事を活用して，ティムがどれほど自分の怒りを恐れているか，そして自分がその怒りを直接表現したら，きっともう一度両親を失うことになるに違いないと考えて恐れているか，ということを取り扱うことに成功したのである（ここで注意していただきたいのは，治療的な変化をもたらすためには，ティムのこの「ファンタジー」を意識化するだけで十分だったわけではないということである。父親に対する怒りに直面し，その怒りが何か恐ろしい出来事を引き起こしたりはしないのだということを経験する必要があった）。

9. 暴力的行動，攻撃的行動や行動化を示唆したり促したりするようなものをプレイルームにおいてはならない。

子どもたちは，怒りや敵意を表現するためにおもちゃの銃やナイフ，あるいは戦争のおもちゃを必要とはしない。子どもは，自分のいる「空間」が，自分の象徴的な表現を理解してくれると感じたときに，怒りや敵意を象徴的に表現するものである。セラピーにおける危害や暴力に関係したおもちゃの存在は，

控えめに言っても，賛否両論であると言える。こういったおもちゃがどうしてあるのかを考えようとしたとき，子どもは深刻な混乱を生じる可能性がある。こうしたおもちゃの存在は，どうしても暴力的なプレイを示唆しているようにしか思えず，その結果，子どもの空間が汚れてしまいかねない。さらには，臨床像を混乱させてしまう危険性もある。今日のおもちゃの大半が，何らかの形で戦争や暴力と関係しているがため，こうしたおもちゃをプレイルームにおくことによって特定的なテーマに子どものプレイを導きかねない。こうしたテーマの特定されたプレイに，その子どもに固有の内容が含まれることはない。結局のところ，こういったおもちゃはプレイルームには無用だということになる。

さらに重要なことに，こうしたおもちゃは，率直に言って反治療的な効果をもたらす危険性がある。確かに，怒りや敵意は表現される必要があるかもしれないが，その怒りや敵意について何らかの解決を得ようとするなら，その表現はコントロールされた形で行われなくてはならない。怒りが――まるで尿のように――人の体から「排出」されなければならない「量的」なものとして存在するという考えは，19世紀のヘルムホルツの物理学に基づいた誤謬である。換気扇は空気を「入れ換える」。人は象徴的に変わるのだ。子どもに「人を叩く代わりに枕を叩かせて」おきながら，子どもが自分の怒りを「吐き出した」場所でぐっすりと安眠できると考えるのはいかがなものだろうか。こうした「テクニック」は，決して怒りや敵意に解決をもたらしはしない。単に，表現の様式をあるものから別のものへと変更させるに過ぎない。

　　ニックは聡明だが，混乱し怒りに満ちた6歳の男の子である。彼はクラスメートや家族に対して反抗的で攻撃的であるため，学校では情緒的な混乱を抱えた子どもたちのためのクラスに在籍していた。また，これまでに何回もセラピーを受けていたが，ことごとく失敗に終わっていた。これまでのセラピストはニックの母親に，ニックは「怒りを出し切ってしまう必要がある」と伝え，彼が現実の人に対してもっている怒りを別のものへと向け直させるためのさまざまな方法を教示してきた。つい最近まで彼に会っていたセラピストは，ニックに，家族の代わりに枕を殴らせていた。われわれのプレイルームでの初回の評価面接で，セラピストはニックに，

彼の枕がどのように感じていると思うかと尋ねた。「きっと，ぼくのことを殴り返したいと思っているよ」とニックは答えた。ニックの攻撃性は，彼の怒りの原因が明らかとなりそれが解決されるや，消失していったのである。

かつて私たちがヨーロッパで行ったワークショップの際に，出席者の何人かが，われわれが攻撃性や暴力に関係したおもちゃをプレイルームにおかないのは，合衆国には暴力が蔓延しているという事実と関連しているのではないかと指摘した。ヨーロッパは合衆国ほど暴力的ではなく，個人の表現に対して「リベラル」で「寛容」であるため，銃やナイフや兵士，タンク，大砲といったおもちゃがプレイルームでは攻撃性や暴力以外の意味を持つ可能性がある，というわけである。このコメントは 2 つの反応を引き起こした。まず，そこに提出されたヨーロッパの事例には性的な虐待――身体的な虐待をも含む――のケースが驚くほど多くあり，子どもの人生における暴力の存在は普遍的なものであることを示しているのではないかということ。そして第二に，プレイルームにそういったことに関連したおもちゃが存在するということは，そこを取り巻く世界がどのようなものであるかとは無関係に，暴力を示唆し，あるいは許可することになるのではないか，ということであった。従来，伝統的にこうしたおもちゃがプレイルームにおかれてきているのは，子どもの怒りや激怒からセラピストを守って，セラピストがこれらの感情をもろにかぶることがないようにするという目的を持っているからなのかもしれない。われわれの観点からは，暴力性に関連したおもちゃをプレイルームにおく必要性を支持する論議には，何の合理性もないと言える。

10. 自分自身や他者を傷つけたり，あるいはものを壊すという行為はあってはならない。

セラピストが子どもたちの安全性や快適な状態をどの程度本気で気にかけており，それを守ろうとしているのかということに，子どもたちは非常に敏感である。したがって，プレイルーム内で絶対に守らねばならないルールの一つに，「自分自身や他の人を痛めつけない，ものを壊さない」ルールがあるとい

うこと，そして，こういったことが起こった場合にはセッションをすぐに中断するのだということを，セラピーの開始にあたって子どもに説明することは非常に重要である（このルールに関する，稀であるがしかし重要な例外については，p. 202 を参照のこと）。また，このルールは当然セラピストにも適用され，彼あるいは彼女自身も傷つけたり壊したりしてはならないのだということも，あわせて説明しておく。

　子どもたちはこのルールが本当かどうか，セラピストが本気かどうかを試しにかかってくるものである。子どもたちは驚くほど細かな方法で試しを行う。セラピーのセッティングで起こるほとんどあらゆる出来事が象徴的な性質を備えているため，セラピストはこれらの些細な行為にも適切に応じていかねばならない。

　　マイクは 11 歳の少年であり，非常に賢く，人に対して操作的であった。彼は，家庭ではさまざまな嘘を連発していたが，それと並行してセラピーでは試しの行為を続けていた。ある日，彼は冷静な態度で小さなレゴ・ブロックのピースをはじいてセラピストの顔にぶつけた。「オーケー，じゃあ，おしまいね」とセラピストは言った。「ルールは知ってたわよね。この部屋では，誰にも物をぶつけないっていうことだったよね。だから，今日のセッションはおしまいね。待合室に行って，デニスがあなたのお母さんと話しおわるまで腰かけて待っててね」。マイクはむっとした表情で疑念を浮かべながら「冗談だろ！」と叫んだ。「おまえが投げさせたんじゃないか！」「こんなことぐらいでどうかしてんじゃねえか，臆病者！」「おれはただレゴに触っただけじゃないか！」といった言葉がセラピストに浴びせられた。それでもセラピストはマイクがルールを知っていたことを指摘し，セッションを終了した。しかし彼女は，彼女のコウ・セラピストがマイクの母親と面接しているところにすぐに顔を出すことはしなかったし，マイクとのセッションが早々に終了したことを告げることもしなかった。彼女とマイクは，セッション終了予定の時間に――まるで何事もなかったかのような顔をして――オフィスに入っていったのである。

　こうしたエピソードがあった次の週，マイクの行動は格段の改善を見せた。彼は熱心にセラピーに取り組むようになったのである。

子どもたちは，自分が「傷つけない」というルールを破ったために早く終了したセッションのことを「何の問題もなくうまくいった」と，親に嘘をつくことがある。あるいは，そのセッションの内容を細かな点まで作って聞かせることもある。セラピストはこれを否定的な出来事としてとらえてはいけない。これは単に，子どもが自分の治療空間のプレイバシーと統合性を守ろうとしてのことであり，了解可能なことなのである。また，子どもがプレイルームでした何事かのために親が子どものセラピーに入り込んでくることがあったとしたら，セラピーの構造的な統合性が崩れてしまう危険性があることを，親に説明しておくことがきわめて重要な意味を持つ。セラピーの境界を尊重しなければ治療空間が失われてしまうのだということを，親に理解してもらわねばならない。親が子どもを罰したりしつけを試みたりすれば，セラピストに対する子どもの信頼すらも損なわれてしまいかねないのである。

　5歳になるジョニーは，3回目のセッションでセラピストの口のあたりを殴ってしまった。この出来事は何の前触れもなく，不意に起こった。従来から極端に注意が散漫で「多動」であり，人に対して過剰にベタベタして他者の境界を平気で破る傾向のあったジョニーは，セラピストが突然セッションの終了を告げた際に非常に不安定になった。日頃から自分の母親を罪悪感でもってコントロールしていたジョニーは，セラピストが本当に*彼の*セッションを中断することなど信じられなかったのである。彼は泣き叫びはじめた。そしてその泣き声は，建物の外にまで響き渡った。
　母親と継父は，ジョニーがセラピストの口元にパンチを喰らわせ，彼女が唇を切って出血したということを知って，その場で彼に罰を与えようとした。それに対して，セラピストは彼らに，この場でそれをしてはいけないだけではなく，帰り道にもその話をしないこと，そして，何事もなかったかのようにジョニーに接することがいかに重要かを説明した。そして，ジョニーのほうからその話をしてきたら，プレイルームであったことは彼とセラピストの間だけのことだから，自分たちはその話をしないということを彼に伝えるようにと指示した。ジョニーの両親はこの説明をよく理解した。そして，その翌週の彼のセラピーは，その内容だけではなく，他者を尊重するという点に関しても格段の進歩を見せたのである。

これは，彼の母親も，そしてもちろんわれわれも知らなかったことであるが，この小さな5歳の少年は，かなり過酷な状況で性的虐待を受けていた。この虐待は，彼の父親——彼は精神分裂病であり，母親は彼とはすでに離婚していた——のもとに，裁判所の決定によって，ジョニーが訪れた際に起こった。初めての性的虐待のあと，父親はジョニーを屋外に連れ出して，鳩を銃で撃って見せた。「今日したことを誰かに話したら，こういう目にあわせてやるぞ」と彼はジョニーを脅した。その後，こうした脅しは何度となく繰り返された。
　ジョニーのセラピストは，細心の注意を払って，復讐や罰にならないような方法で，構造，ルール，境界の維持に努めた。その結果，ジョニーはようやく安心感を持つことができ，2年ほど前に彼の身に起こった出来事をセラピストに話しはじめたのである。この時点で，彼の母親と継父がセラピーのルールを遵守することがきわめて重要な意味を持つこととなった。というのは，彼が虐待を受けたということをかなりの長期にわたって話せなかったのは，ジョニーが父親のもとへと返されるのではないかと恐れていたためであることがあとになって判明したからである。確かに，ジョニーが何か悪いことをした際に，母親は「お父さんのところで生活させる」と言って彼を脅すことがあった。母親は自分の言ったことがジョニーにとってはどんな意味を持っていたのかを知って，とても恐ろしく思ったことは言うまでもない。
　繰り返しになるが，プレイルームにおいては，害を与えるいかなる行為も——それが実際のものであれ象徴的なものであれ——同様に扱われなければならない。つまり，それはセッションの終了を意味し，子どもは残りの時間を待合室で過ごすことになる。この種のルールの目的は治療空間の構造，ルール，境界が現実のものであり，これは侵すことができないものなのだということを子どもに確信させることにある，という点をここでは強調しておきたい。こうしたルールは，決して子どもに恥ずかしい思いやバツの悪い思いをさせるためのものではない。したがって，セッションの終了時には，子どもとセラピストは親がもう一人のセラピストと会っている部屋へと入っていくことになる。コウ・セラピストでさえ，子どものセッションが予定より早く終了したという事実を知らされない。ほとんどの子どもたちは，何があったかを漏らすようなことはしない。セッションが早く終わったことを親に告げる子どもはほとんどいない。子どものセラピストは，このルールの適用にあたっては感情を交えず事

実にのみ基づく態度をとらなければならない。もし，セラピストがその出来事によって嫌な思いをしたということを示したなら，その時点ですべての出来事に個人的な意味合いが加味されることになり，治療空間の持つ力はみるみる減少してしまうことになる。子どもと深く関わりたいと考えているセラピストは，ジョニーのような子どもとのセラピーがどれほどの忍耐とセルフ・コントロールを要求するものであるかを知っておくべきだろう。

11. 服は脱がないこと——靴でさえも。

　子どもたちを取り巻く象徴的な世界のことを真剣に考えたなら，その世界がどれほど複雑で緻密であるかを知って驚くことだろう。子どもとセラピストがお互いに出会うたくさんの象徴の込められた空間では，単純で当たり前の行動が全く別の意味を持つようになるのだ。たとえば，疲れ果てた母親がオフィスで靴を脱いでリラックスするのは，正常で取るに足らないことのように思われるかもしれない。しかし，虐待を受けた子どもにとっては，身につけたものを脱ぐという行為はわれわれが考える以上に重要な意味を持つかもしれない。そういったことを考えに入れるなら，コートなどは例外として，身につけたものは脱いではならないというルールを定めるほうが安全であろう。このルールにどのような意味があるのかを理解した子どもには，治療空間を自ら守ろうとする傾向が生じる。

　　ジョイ（第1章参照）は4歳のときに再びわれわれのところにやってきた。彼女は3歳になる前に父親からの性的虐待を受けていた。われわれのオフィスで，彼女は椅子の上に足を上げて座った。「足を下ろしなさい」と優しく指示されたとき，彼女は非常に取り乱し，「足を下ろしたくないの！」と叫びはじめた。ジョニーの母親は，私たちが家具を汚されるの嫌がっていると考えて，彼女の靴を脱がせようとした。「それはしないで下さい」と私は母親に告げた。「お分かりになっていないかもしれませんが，ここでは，虐待を受けてきた子どもたちには，どんなものでも脱がせるということはしないんですよ。それが靴であろうとね」。このルールが守られるんだということをジョイが認識したとき——泣き叫びながらであって

も——そして，自分のとった行動に対していかなる罰も与えられないんだと確信できたとき，ジョイは静かになったのである。

　本章で述べてきたルールは主としてプレイルームの中でのことに関するものであるが，本ルールに関しては子どもと親が接触するオフィス全体についても適用される。われわれのオフィスでは誰も着衣をとらない——コートなど常識的なものは別として。このルールは親にも適用される。子どもがプレイルームに行っている間に靴を脱ぎたいとする母親に対しては，子どもがセッションを終えてオフィスに戻ってきたときには靴をはくようにと指示しておく（一般的な境界の遵守として，子どもはオフィスのドアを開ける際にはノックすることになっている）。

　12．原則としてセラピストは家庭や学校の訪問は行わない。

　このルールは，ここに述べたルールのなかではもっとも恣意的なもので，それゆえ「堅すぎる」と思われるかもしれない。しかし，長年にわたる経験から，このルールを遵守したほうが賢明であると私たちは感じている。私たちのセラピーが，微妙なものではあっても非常に重要な意味を持っているため，治療空間の境界をあいまいにするようなことは治療のプロセスを遅らせることになり，その結果，治療の効果を妨げることになってしまうと感じている。このルールに対する例外は，子どもが危険な状態におかれており，それに対する社会的なサポートが期待できないような場合である。
　家庭訪問や学校への訪問を行った場合，子どもが何らかの不適切な行動をしているのを目撃することが多い。そういった場面に出くわした場合，どう対応すればいいのかというアドバイスを求められることは必定である。もし求めにしたがってアドバイスを提供したら，子どもの目の前で親や教師に対する子どもの信頼を損なってしまうことになる。といって，アドバイスの提供を控えた場合には，自らの手で不愉快な状況を作ることになってしまう。こういったことを考えたうえで，学校での行動上の問題については，子どもへの対応を支援するために教師やカウンセラーとのミーティングを行いはするが，子どもがいるクラスルームや家庭では扱わないようにしている。こういった訪問を求めて

くる親や教師に対しては，治療空間の持つ意味を損なわないように最大限の配慮をしながら，彼らが必要としているものを別の形で提供するようにしている。

13. 子どもが作りあげたもの（たとえば，レゴなどで作ったもの）は，終結セッションの終了時に，子どもの手によって解体してもらう。それがたとえ，最初で最後のセッションであったとしても。

最初のセッションで棚の上にレゴで作られたものを見つけてそれが何なのかを聞いてくる子どもがいる。われわれはそういった子どもたちに，あれはプレイルームに定期的にやってくる子どもが作ったものなのだと伝える。このとき，子どもは，彼の予後に関係するかもしれないことを伝えてきている可能性がある。もし子どもが，セッションの終了時に悲しげなそぶりで自分の作ったレゴをバラバラにしはじめたら，これから進むべき道は苦難に満ちたものと考えていいだろう。それに対して，子どもが「ぼくのレゴもここにおいていい？」と尋ねてきたら，この子は可能性を秘めており，現在の状態がどれだけ否定的なものであっても，おそらくセラピーはうまくいくだろうと予想される。

通常，子どもは棚の上のレゴが誰のものかと聞いてくる。セラピストが，その子がここに戻ってくることはないということを知っていながら，自分のレゴを棚の上におくという子どもの希望を認め，そうしたとしたなら，それは子どもに対する大きな過ちとなる。棚の上においてあるレゴが何なのかを説明したうえで，彼が次にここにやってきたら，そのときには彼のレゴも棚の上におこうという約束をするといいだろう。それ以外のことをするのは，少なく見積もっても子どもをからかったことになってしまう。最悪の場合には，子どもを欺いたことにすらなる。子どもに自分の作ったレゴを解体するように指示することは，セラピストにとっては非常につらいことである（子どもに対してその悲しみを見せることはないにしても）。しかし，それが子どもにとっての最良の選択なのだ。たった1回限りの出会いからですら，子どもは何がしか肯定的なもの――そしてときには子どもの救いになるようなもの――を持ち帰ることができる。決してここに戻ってくることのない子どものレゴをそのまま取っておかせるという行為は，子どもに対する偽りに満ちたからかいであり，場合

によっては，1回の出会いが持っていたかもしれない魔法の力を台なしにしてしまう危険性すらあるのだ。

　治療の終結時，子どもの作ったレゴの創造物は子どもが解体する。これは終結の手続きの一つである。子どもがセラピーによって多くのものを得ていた場合には，レゴが表していた以上のものを，彼あるいは彼女は手に入れたのである。

時間の診断的および治療的活用

　時間とは，空間と同様，一つの次元である。したがって，時間は経験であるとともに，道具ともなりうる。大人と同様，子どもも道具を使う——しかし，そのやり方は必ずしも大人と同じではない。子どもが時間をどのように経験し使うのかを理解することで，セラピストは，子どもにどういったことを期待しうるのかに関連した診断的な問題を明確にできることがある。たとえば，子どもたちのなかに，一対一の状況にない限り，注意に問題があり，集中が困難で落ちつきがなく，自分の興奮をコントロールできないと言われている子が多くいる。こうした子どもたちは，自分についている人との直接的なやりとりがなくなったとたんに，周辺的な刺激のおかげでその注意が目の前にある課題を離れてしまう結果，注意の集中が困難になるのだと考えられる。

　私たちのところでは，プレイを終えて別室にいる親とコウ・セラピストのところに戻るまでにあと5分となったときに，その旨を子どもに伝えることで時間を構造化し，時間の境界を作り出すようにしている。多くの場合，注意の集中ができない，あるいは課題を完成できないとされている子どもたちは，終了5分前が告げられると非常に乱暴になったり，あるいは要求がましくなるものである。そして，これが注意の問題ではなく，コントロールの問題なのだということが明らかになることも少なくない。終了時にコントロールの問題で不安定な状態になる子どもたちは，通常，プレイルームでの体験を楽しんでいるものであり，そこでは快適な気分に浸り，自分が守られていると感じている。あるいは，これまで親にも保護者にも話したことのない恐怖や怒りをそのセッションで表現したのかもしれない。親や保護者が混乱しており，子どもとのやり取りが混沌としたものであったり，あるいは子どもに対して挑発的であった

りする場合にも，終了5分前の予告で子どもが不安定になることはありえる。こうした場合，子どもは時間の延長を懇願したり，それがうまくいかないときには乱暴になったり攻撃的になるなどして，セラピストとの関わりを何とか引き伸ばそうとするものである。子どもが自分自身の状態を悲しみとして表現できるようになるまでは——決して分析的な話ができる必要はないが——プレイルームでの満足に満ちた状態からオフィスへの移行はうまくいかないかもしれない。

治療空間に対する脅威

　子どものセラピストの多くがゲームやその他の何ら内容のともなわない遊びに終始するのは，子どもの言葉や行動がときとしてこちらの武装を解除してしまう可能性があることに無意識のうちに気づいているからなのかもしれない。実際のところ，治療空間が崩壊の危機に瀕することは多くあり，それも，何らかの偶然の出来事をきっかけとしてその崩壊が起こることもめずらしくない。非常に意味深い象徴的なプロセスに没頭していた子どもが，突如としてその象徴から抜け出してしまうことがある。その場合，セラピストは状況を見誤らないよう注意しなくてはならない。

　　　ニールは非常に頭の良い4歳の男の子である。彼は約1年前に実父から性的虐待を受けていた。最初の出会いの瞬間から，セラピストは，彼のこれまでの人生そのものが象徴的で操作的な「セラピー」であったのだとの印象をもった。彼はプレイルームの構造や内容の目的を直感的に感じ取り，セラピーの開始直後から自分の世界を構成しはじめたのである。
　　　ニールのその1週間が良い週——つまり，攻撃的にも性的にもなることがなかった——であった場合には，そのセッションでレゴ・ブロックの小さな警官人形で遊ぶことが許された。そして，セラピストがその物語に介入して治療的な修正を行った。ある日，ニールはオフィスに着くなり，「今日はおまわりさんで遊んでもいい？」ときいてきた。セラピストはニールの母親の顔を見た。すると母親は，今週は彼にとっては良い週でなかったことを優しい口調で，しかし間髪を入れず答えた。それを聞いたセ

ラピストは「今日は遊べないよね，知ってる？ ニールが今週したこと，おまわりさんはとっても悲しんでるんだって。本当のこと言うとね，おまわりさん，泣いてたよ」とセラピストは答えた。それを聞いたニールは，いつもとは打って変わった様子で，「バッカじゃない！」と叫んだ。そして，ニヤニヤした笑いを浮かべながら「おまわりさんは泣かないよ，彼はプラスティックだもん！」と言い返したのである。セラピストは冷静さを保ちつつ，「そう，あなたの言っていることは正しいよ。あのおまわりさんはプラスティックだよ——それでも彼は悲しんでるし，泣いてるんだよ」と答えた。

聡明な子どもたちは——特に現実の生活で何らかのフラストレーションを経験したあとに——セラピストが作りあげた構造に穴を穿とうと試みることが多い。セラピストに恥ずかしい思いさせたり，あるいはフラストレーションを感じさせようとするこうした試みは，一般的に言って自然に行われることが多く，こうした試みに当人である子ども自身すらも驚いてしまうことがある。成人のクライエントと関わりを持つセラピストの多く，とりわけ州立の精神病院の緊急処置室での勤務経験があるセラピストは，クライエントからのこうしたいわゆる挑戦になじみがあるはずだ。これは一種の脱価値であって，これによってクライエントは一時的な力，主体性およびコントロールの感覚という幻想を持つことが可能となる。こうした感覚は，おそらくはそのときにクライエントが感じているであろう無能感や恥辱感とのバランスをとる作用があるのだろう。クライエントが子どもであっても，あるいは成人の場合でも，セラピストが示すべき反応は同じである。つまり，われわれの示す反応が彼らの要求する力を彼らに与えるものでない限り，クライエントはそうした力が幻想のものであることを「心の奥底」では知っていると考えるべきだということである。まさしくその行動を活用することによって，ほとんどの子どもは象徴の世界へと戻ってくる。ちょうど，ニールがそうであったように。

　　リッキーは 13 歳の少年である。彼は 6 歳のときに船の事故にあい，その後遺症で脳性麻痺となった。彼は自分の身の清潔などには一切無頓着で，学校では本来の能力をまったく発揮することなく，人に対してはなれ

なれしく，何かにつけ横柄な態度をとった。実際のところ，彼は自分にとって役立つように人を操作することについては天才とも言える能力を示した。

　ある日，私は仕事中に部屋のドアをノックする音を聞いた。ドアを開けてみると，そこにはリッキーが立っていた。彼の表情は，笑っているとも，辟易しているともつかないものであった。「こっちに来てあなたの奥さんにばかな真似を止めるように言ってくれよ」と彼は言った。「これはテレビじゃなく窓だって言ってやってよ。それから，そんなふりはやめるように言ってよ！」と彼は私に請うた。私は自分のオフィスの隅に行って窓ごしにプレイルームの様子をうかがった。私の目は，大きなアームチェアに大の字になって，間歇的に体を震わせながら「私にはハンディキャップがあるのよ，チャンネルを変えてよ。私にはハンディキャップがあるのよ」と繰り返している妻，つまりリッキーのセラピストの姿をとらえた。私は彼女の目の前にある大きな窓——部屋の一面をなす本当に大きな窓——を見ながら，「リッキー，あれはテレビだよ。巨大なプロジェクター・テレビなのさ。さあ，向こうに行ってチャンネルを変えてあげなさい。彼女にはハンディキャップがあるんだから」と彼に言った。

　私は微笑みを浮かべながら自分のオフィスに戻り，ドアを閉めて仕事を再開した。このセッション以降，リッキーは人を操るための道具として自分のハンディキャップを利用することはなくなり，われわれとのやりとりにも真剣さが見られるようになった。そして，自分の状態についてどう感じているかを話しはじめたのである。そこには，無力という仮面のもとにかくされた感情があったのだ。

「だれも傷つけない」というルールの例外

　子どもの攻撃性や自傷性があまりにも強いため，テクニックの大きな変更を余儀なくされる場合がときおりある。こうした子どもは，構造をまったく受け付けようとしないか，あるいは，ひたすらそれを破壊しようとする子どもたちである。こういった子どもたちを伝統的な診断分類のもとに一くくりにすることは不可能である。というのは，一人ひとりの子どものセラピストとの関係の

あり方や，その子どもたちがセラピストと出会う空間との関わり方は，さまざまな点で異なっているからである。彼らは自分自身のことをコントロール不能だと見ているし，周囲の大人もそう見ている。

われわれはこうした子どもたちが「万能的無力状態」とでも言いうるような状態にあるのではないかと思うことが少なからずある。こうした子どもたちは，個人的な力の感覚が無限とも言えるような状態にありながら，一方では他者から純粋なケアや個人的な尊敬を受けるにはどうしたらよいかがわからないといった点に大きな矛盾が存在する。しかし，われわれは推測する。子どもたちは力を欲し，力への嗜癖とでも言った状態にありながら，その実，心の奥底では力を欲してはいないのだと。子どもとして，そんな力を持つことはただただ恐ろしいのである。

たとえば7歳のアデルは（詳細は第8章参照のこと），まず，構造もルールも境界も受け入れなかった。彼女の経験は発作に支配されたものであり，世界は混沌と侵害に満ち溢れていた。彼女は自分が発作によって傷つけられ自分の空間を侵害されたように，他者を傷つけ，侵害することを求めた。アデルは通常の境界をことごとく拒否したため，かなり重大な修正を施すことなしにはわれわれの治療構造が彼女を包み込むことは不可能であった。非常に強烈でコントロール不能な侵害（たとえば事故や，複数回にわたり繰り返された侵入的な医学的／外科的処置など）を経験した子どもたちのなかには，治療空間の構造を一切尊重せず，きわめて破壊的であるという子が存在する。もちろん，身体的な空間や情緒的な空間を繰り返し著しく侵害されるというトラウマティックな虐待を経験した子どもたちもここに含まれる可能性がある。

私たちは「……うる」とか「……の可能性がある」という表現を使用しているが，これは意図的なものである。というのは，子どもたちの多くは——非常に恐ろしいトラウマを体験した子どもの場合でさえ——治療空間の微妙な特徴に敏感に反応し，その構造やルール，あるいは境界をかなり短期間のうちに受け入れるようになるからだ。経験したトラウマの客観的な強烈さは，子どもの個人的，情緒的空間やそこに定められた構造への尊重の欠如の程度とは，必ずしも相関しないようである。そこに，われわれが治療空間における「傷つけ」に関するルールをこれほど厳格に定める理由がある。セラピストがこのルールを簡単に放棄してしまったら，多くの子どもたち（診断分類的には深刻な情緒

的混乱状態にある子，あるいは破壊的な子ということになろう）から治療的に良好な反応性を引き出すことに失敗するかもしれない。その結果，子どもの持つ治療可能性を見誤ってしまうことにもなりかねない。

　しかし，なかにはプレイルームに入ることを拒否して外に走り出てしまったり，プレイルームにおいてあるものやセラピストを破壊したり傷つけようとする子どももいる。こうした子どもたちを，とりあえず構造の有する象徴性で包み込んだり，コントロールしようとすることは不可能だ。子どもが走り去ったら，われわれは子どもの安全性を保持し行動を見守ることはするが，物理的に彼らをプレイルームに戻そうとは決してしない。子どもが本当に危害を加えそうになったり，あるいは自分を傷つけたり物を壊しそうになったときには，成育歴の聴取段階であきらかになった情緒的な問題へのアプローチを試みつつ，一方では子どもを身体的に制限するようにしている。この制限はしっかりと，しかしできるだけ優しく行い，子どもが動けなくなるのに必要な力以上は決して行使しないようにしている。驚くべきことに，単に子どもを止めるだけで，さほど力を加えなくてもかなりの数の子どもが冷静になるものなのだ。こういった子どもたちは，優しいやり方でコントロールされることを望んでいるかのようである，しかし一方では，そうされることでメンツを失ってしまうことに敏感なようでもある。こうした事態にいたった場合，子どもの親には，たとえば子どもに知られないように注意を払うなど子どもに恥ずかしい思いをさせない方法で，事の顛末を説明しておかねばならない。

　セラピールーム内で子どもの身体を物理的に押さえなくてはならない事態においても――その頻度はセッションの中止ほどではないが――同じような方法がとられることになる。子どもの行動を制限する際には，子どもを個人として尊重すること，子どものプライバシーを尊重することを常に伝えるように心がけねばならない。こういった丁寧な尊重というスタンスをとり続けることは，セラピストにとってかなり困難な課題である。というのは，子どもはときとしてセラピストや治療空間をまったく尊重することなく，残酷といえるほどに破壊的になってしまうからである。子どもに対する尊重を崩さないままに子どもを抑制しようとして，セラピストの腕などに痣や嚙み痕ができることもある（私たちは両方とも経験している）。しかし，その結果はほとんど常に満足のいくものであった。子どものこういった行動は，セラピストが本当に自分のこと

をケアしているか，そうするだけの力があるのか，本気で関わろうとしているのかを試すためのものなのだとわれわれは考えている。こうした制限を必要とするセッションが数回にも渡って続くことはまずない。そしてこういった制限が子どもの精神科への入院――こうした「コントロール不能」な子どもたちに対する対処が入院となることは多い――を予防することになる。

　ジルは10歳の女の子。彼女の母親が精神病院への入退院を繰り返していたため，彼女の人生は混沌としたものになっていた。ジルが生まれて以来，母親は非常に乱暴で，彼女の行動は予期不能であった。離婚の際の親権をめぐる両親の争いも，人生が混沌として不確かだというジルの感覚に一役買ったようである。ある日，ジルの母親は街に現れ，父親が知らないうちにベビーシッターのもとから彼女を連れ去ってしまった。父親がジルの居場所を発見するまでには数年を要した。ジルの母親が何回目かの自殺未遂事件を起こした直後，裁判所は親権を父親と定める判決を下した。ジルが最終的に父親の家に居を定めてから数か月後，交通量の多い通りを横断しようとした母親は車に轢かれ，死亡した。母親の死亡の報に接したジルはほとんど何の反応も示さなかったが，葬儀の際に祖父母の家に行くことができないと知って不安定になった。

　父親と継母がジルをセラピーへと連れてきた。彼女が非常に残酷で，少しでも自分の思い通りにならないことがあると，それがどんなに些細なことであっても，ひどいかんしゃくを起こしてしまう，というのがセラピーを求めた理由であった。彼女のかんしゃくはときとして1時間以上にもおよび，その間には物を放り投げたり壊したりし，自分は死んだってかまわない，父親や継母や異母妹なんか大嫌いだ，おじいちゃんとおばあちゃんのところに帰りたい，と泣き叫んだ。祖父母のところというのは，母親が入院中にジルが過ごした場所である。ジルは異母妹の存在に耐えられず，彼女に対しては態度を極端に変化させた。あるときは彼女に対して優しくサポーティブであったかと思うと，次の瞬間には冷徹で脅すような態度をとったのである。それはまるで，彼女の母親がジルに対して示した態度と同じであった。また，ジルにはいまだに夜尿が見られた。

　ジルがわれわれのクリニックにやってきたその瞬間から，彼女が「きわ

めて不機嫌」であって，ここには来たくなかったということは明白であった。彼女は反抗的で，ここでしなくてはならないことがあると告げられたときにはセラピストの頬を平手で打った。これがすべてを象徴した。以降のセッションで彼女は，常に不機嫌で冷たく，セラピストに嚙みつこうとしたり，蹴ろうとしたり，殴りかかってきたり，あるいはプレイルームから逃げだそうとした。ジルは，最も強い抵抗を示す子どもにですらある程度有効であった多くの象徴的な介入に対して，全く反応を示さなかった。その結果，ジルのセラピーを継続するためにはわれわれの作業的な「ルール」の大半について，彼女を例外としなければならないということが明らかとなった。彼女の行動には，両親とセラピストに対する挑戦の意味が込められていることは明らかであった。彼女の行動は「あなたが私のことを包み込むことができない限りは――私がどれほど冷徹であなたのことを侮辱しようとも――私はあなたのことを信じはじめることすらないのよ」とでも言っているようであった。ジルは，母親が「コントロールできない行動」や他者への危害および自傷の危険性のために幾度となく精神病院へとやられてしまうということを経験してきていた。したがって，セラピー場面や家庭でのジルの行動は，父親や継母が自分をどこかにやってしまう――母親が精神病院にやられたように――ことがないかどうかを試すという意味を持っているのだと，われわれは考えた。家庭での彼女の残酷な行為はますますエスカレートし，ついに継母は，目を涙で一杯にしながら，二人の妹たちが脅えきってしまっており最近ではジルの行動を真似るようになったため，ジルの行動がよくならないならジルは家から出なくてはならないと彼女に告げるまでになってしまった。コウ・セラピストのサポートによって，継母はさらに忍耐し，ジルを脅すことはせず，彼女に構造を与えるべくこれまで以上に努力するようになった。父親と継母は，ジルがこれまでの何年もの間体験してきた混沌と恐怖に満ちた生活のことを非常によく理解した。

　セラピー場面でのジルの行動は，セラピストがどれほど本気で彼女のことをケアしてくれるのか，本気で関わってくれるのかを試すためのものでありつつ，一方では次第にポスト・トラウマ的な特徴を示すようになった。セラピストに対するジルの反応は徐々に変化し，ついには完全な恐怖

の様相を呈するようになった。セラピストはジルを抑制しつつ，ジルの母親は長年にわたって精神科での治療を受けたり入院を経験したりしたが，それにもかかわらずジルの目から見てちっともよくならなかったため，ジルがセラピストのことを試しているのだと，繰り返し繰り返し彼女に語りかけた。また，ジルは，母親が彼女のことを置き去りにしてしまったり，自分は出て行くと言ってジルを脅したり，あるいは家中にごみをまき散らしたりなどといった場面を，彼女自らの手で再現したのである。

　プレイルームでのジルの行動が悪化するにしたがって，家庭での状態は次第に改善を見せるようになった。心身ともに消耗し尽くすようなセッションが何週間にもわたって続いたのち，ついに彼女は，悲しみの涙を流した。ジルが見せた初めての涙であった。そのセッションの終了時，ジルは継母に向かって，歩いて家に帰ると言った。ジルの家はオフィスから4マイルも離れていたのだが，継母は賢明にも，すさまじい身体的な格闘が展開されたプレイセラピーと，言葉によるコントロールが比較的できている家庭との境界を明確にしておくほうがよいだろうと判断し，歩いて帰りたいという彼女の希望を認めた。ジルは2時間かかって家にたどり着いた。家に帰ったあと，彼女はクリニックの電話番号を継母に聞いて電話をかけてきた。ジルはそのとき，もうセラピーには行かないと告げようとしたらしい。しかし，クリニックの電話はすでに留守番電話になっていた。留守番電話はメッセージを残すように求めたが，彼女はひとことも話さずに電話を切った。その週の彼女の行動は，打って変わってすばらしいものであった。その翌週のセッションで，ジルは母親が彼女を殺そうとしたことが数回あったのだと話した。この世のものとは思えぬほどの恐ろしい思いをした，と彼女は語った。

　ジルのような激しい行動化が見られた場合，精神科への入院を考えるのはいたしかたない話である。しかし，この10歳の女の子を入院させることは，慢性的な精神疾患にあり，さらには自殺傾向を示す母親へのジルの同一視をさらに強化し，どうしようもない状態に彼女を追い込むことにしかならなかっただろう。ジルの経験では，精神病院とは人を良くするような場所ではなかった。ジルは，大変な粘り強さで，われわれが彼女を拒否するように仕向けようとし，

さらに，彼女に治療不能というレッテルをはらせようとしたのだ。しかも，その彼女の試みはかなりうまくいった。こうした努力は数週間にわたって続いたが，最終的にはセラピストから否定的な反応を引き出すことはできなかった。特に，女性のほうのセラピストはそうであった。そしてジルは，最終的に，彼女が心から欲しがっていた個人的な人間関係を求めてみるという賭けに出たのである。

このケースを見ると，治療のモダリティとして心理療法が有効であるかどうかについて分類的なアセスメントを行うことがいかに非生産的であるかがわかる。もしわれわれが疲れきってしまい，あるいは心理療法の効果に悲観してほんの数週間だけ早く治療の継続をあきらめていたら，その後に起こった行動の変化を見ることはなかっただろう。

「転移」に関する若干の見解

子どもがどのように考え，相互に関わり，そして変化してくのかを真剣に考えたなら，そして治療的な空間をどのように経験するかを決める構造やルール，あるいは境界の重要性を認めたとしたら，幼い子どもたちとの心理療法において「転移関係」を促進したり，あるいは活用したりすることに何か意味があるのか，あるいはそもそも「転移関係」は何らかの役割を果たしているのかということを考えなくてはならなくなる。大人の精神分析からの援用であるこの概念を子どもの治療に適用することに，何らかの理論的裏づけが存在するのだろうか？　私たちの見解では，転移という概念を正当化する理論はまったく存在しないばかりではなく，この概念は文字どおり臨床的には障害となり，人がどのように考え，関わり，コミュニケートするかに関する固定的な見方を子どもに押しつけたいとするセラピスト側の自分勝手な欲求の現れにすぎないということになる。

子どものクライエントとの間で「転移関係」が成立するのを待つ必要などどこにもない。実際のところ，転移関係を促進しようとすると対人関係の境界がぼやけてしまい，自分を取り巻く無秩序で危険に満ちた世界を治療的に何とか再構成しようとする際に子どもが依って立つ構造が揺らいでしまうことになる。転移という概念そのものが解釈を重視した治療様式を意味している。転移

の解釈は，治療的に適切な時点でセラピストの存在を意識的に認めることを子どもに求める。そして，その瞬間，そこで起こっている事柄の持つ象徴的な性質という魔法は消え失せてしまうのだ。たとえば，4歳の子どもに対してなされた転移の解釈は，その子にとっては侵入であって決して援助とはならない。キリストの降臨とでも言いえるほどの詩的な豊かさを備えたその瞬間を，大人の身勝手な，歪んだからかいに変えてしまう。この行為は，子どもを助けることにもならなければ，子どもの世界を変えることにもならない（詳細は第10章参照）。

　さらに悪いことに，プレイセラピーの場所で起こっている相互関係を転移／逆転移の概念で見た場合，主体性の所在（locus of agency）に関する混乱が，子どもとセラピストの双方に生じることになる（この点は第10章のビリーの分析に特に顕著に示されている）。したがって，伝統的な分析的アプローチを中心とした心理療法や分析的な影響を強く受けた心理療法を以前に経験した子どもが，新たな治療関係を持つようになった際に境界に関する大きな混乱を生じるのである。そういった状態に陥った9歳の男の子は私に向かって，「"あなたは私のことを，まるで私がお父さんであるかのように接しているみたいだね"なんて言わないよね？」と言った。子どものプレイに対して適切な介入を行うためには，子どもの「内的世界の役どころ」では誰が誰にあたるということを十分に理解しておかねばならない。十分な理解のないままに発せられたこの種のコメントは治療のプロセスを壊してしまう結果にしかならない。

トラウマ反応の修正における治療空間の役割

　急性あるいは慢性のトラウマによって生じた心理生物学的変化は，体験によってもたらされた変化である。生理学的なものは経験によって形成されていくのだから，経験が新たな生理学的プロセスを形成しなおすこともありうる。治療空間は，正常な解離を活用し，病理的な解離を受けとめて包み込み，そして最後には病的解離の修正を行うことを目的とした高度に構造化された特性を備えている。こうした目標がどの程度達せられるかは，環境的なサポートと協同作業の性質，安定性，連続性，回復のために解離技術を活用する子どもの柔

軟性，および治療空間の密度にかかっている。

　パットナム（Putnam, 1987）は，交代人格の存在によって非常に深刻な断片化を示しているように見える子どもの多くが，「虐待環境から保護されることで一つにまとまっていくような様相を呈する」と述べている。また，同じように，リチャード・クラフト（Kluft, 1987）は，多重人格性障害の状態にある子どもたちとの関わりのなかで，誰かが再統合のための鍵，あるいは懲罰的な悪い人格を拒否するためのきっかけを与えてくるのを待っているように思われる子どもたちが存在することに気づいた。この障害の深刻さを考えるなら，子どもたちが急激な変化を示す可能性があるとするこれらの記述は，セラピストにとっては大いに励みになることであり，治療に対して楽観的なスタンスを取らせてくれるものである。それがたとえ，クライエントがこれまでの治療に「反応」せず，非常に混乱した状態にあったとしても，である。

　「トラウマを受けた子どもは脆弱性が高まっていることが多い」（van der Kolk, 1987, p. 15）とされる一方で，仮にこれを取り扱うべき現象に過ぎないととらえるなら，必ずしもこの脆弱性が評価や治療の妨げになるとは限らない。治療空間の高度に構造化された，しかし一方では優しさを備えた性質が，極端に傷つきやすい状態にある子どもにすら，心地よさと安らぎの感覚を生じせしめうるのだ。これは治療的に重要であるとともに，診断的な重要性をも備えている。

回避できないショックな体験の修正

　ヴァン・デア・コルクとグリーンバーグ（van der Kolk & Greenberg, 1987）は，回避不能なショックに関する動物実験において示されたモデルが「主たる精神疾患に関するモデルとしてはトラウマを受けるという経験そのものにではなく，主として抑うつ（学習性無力状態）に適用されるものである」ということを見出し，非常に興味深い疑問を提起することになった。回避不能な嫌悪刺激にさらされたことの影響として，彼らは，①嫌悪を生じる新たな状況から逃げ出すことに関する学習の障害，②あらたな出来事に対して学習しようとするモティベーションの低下，③慢性的な苦悩感，④腫瘍の発生の増加と免疫機能の抑制をあげている。以前にも指摘したように，ヴァン・デア・コル

クとグリーンバーグは，トラウマを受けた子どもの治療にとってきわめて重要な意味を持つ事柄についてわれわれの注意を喚起してくれている。彼らは「回避不能なショックに続く無力状態症候群はショックそれ自体によるものではなく，コントロールの欠如にその原因が求められる——実際のところ，回避可能なショックにさらされたあとの行動的変化や生物科学的変化は，回避不能なショックのあとのそれとちょうど正反対のものとなる」(p. 67) と述べている。「回避不能なショックに対する動物の反応と，自己を圧倒するようなトラウマに対する人の反応とは驚くほど酷似している」という事実は非常に重要である。というのは，「人間における反応性過敏の症状（たとえば驚愕反応，感情爆発，悪夢，侵入性想起など）は，急性のトラウマを受けた動物におけるカテコルアミンの一時的な枯渇によるノルアドレナリン性の慢性的な過敏性によってもたらされて状態に似ている」(pp. 67-68) からである。回避不能なショックがもたらす行動への影響は「引きずって動かす」というプロセス——動物を格子に電流が流れている場所から電流の流れていない場所へ，文字通り引っ張っていくという方法——で元に戻すことができる。このプロセスは，「回避不能なショックによる神経学的な変化のあるものですら元に戻す可能性がある」ため，人間にも適用できるのではないかと彼らは考えている。「セラピストは，クライエントを電流の流れていない場所に引っ張っていくのと同じことを，心理療法的に行う必要があるのではないか。つまり，クライエントに再度コントロールを経験できるための行為をとらせるような援助を提供する，ということである」。

　こういったタイプの強制的な「除反応」がうまくいったという経験を持つセラピストはたしかに多いだろう。しかし，われわれのとるアプローチはもう少し複雑で，かつ潜在的な危険性がより少ないものである。成人の心理療法のモデルは，何らかの形での実際のトラウマの再体験を必要とする。しかし，たとえこうした方法が不可欠であることが示されているとしても，トラウマを受けた個人に対して治療空間が重要なインパクトを与えうる方法は他にたくさんある。治療空間において理解され，包み込まれ，ケアされていると感じることによって，回避不能との感覚をミクロなレベルで解消することが可能となる。コントロールと主体性の感覚を増大させるようなあらゆる経験（たとえば，自分自身が客体ではなく，主体であると感じるような経験）が解決を促進してくれ

る。治療空間の構造，ルール，境界がもたらす感覚，あるいは子どもを痛めつけないように注意しながら行われるコントロールがもたらす感覚があってこそ，子どもに自分はコントロール不能の状態に陥っているという感じを与えることなしにセラピストの主導によって怒りを表現することが可能となるのだ。このコントロール不能という感覚は，安全というコンテクストを注意深く確立せぬままに感情の開放を促進するようなセラピーを行った際に特徴的に見られるものなのである。

　プレイルームで行われる課題のなかで，失敗する可能性のあるものはすべて，たとえそれがどんなにとるに足らないものであっても，統合力を持ったマステリーをもたらす機会となりうる。私たちのプレイルームには「カスケード」という名のおもちゃがある。これは，たくさんの長方形の木片が紐にとおされていて，一番下の木片をまわして外すと，次々と木片が落ちてきて，まるで滝が落ちていくかのように見えるようになっている。われわれのところでは，最初のセッションの終わりにこのカスケードを子どもに見せることが多い。それまで心を閉じて抵抗を示していたり，あるいは攻撃的で非協力的であった子どもですら，この「魔法のような仕掛け」を「マスター」することで安らいだ雰囲気になったりオープンな態度を示すようになるが，その効果は，何よりもまず，行為の単純性にあるように思われる。この6年間というもの，その子の知的な能力にかかわらず，この仕掛けが「単純過ぎる」，あるいは「誰にでもできる」と文句を言った子どもは一人としていなかった。このことはとりもなおさず，子どもがおそらくは失敗しようのないこのおもちゃの特性に何か意味があるのだということを示している。

　この単純なおもちゃは，子どもが必要としている主体性の感覚を子どもに与えてくれるものであり，また，自分にこのおもちゃを渡した大人にそれをやって見せたときにプライドの感覚が生じるのかもしれない。大人にやって見せるという行為が持つ力は，その大人はプレイルームの外側からそれを見なければならないという事実のために，より一層倍化されることになる（大人はプレイルームの敷居をまたぐことができないというルールがあることを思い出していただきたい）。かくして，この無邪気な遊びは，傷ついた子どもに4つの強力な経験を与えることになる。その4つの経験とは，まず，マステリーと個人的なプライドの感覚であり，第二に構造についてのほとんど身体的ともいえる感

覚，第三に親しい大人の行動をコントロールし制限するという体験（「あなたは入ってこれないんだよ，ここは子どもだけが入れるんだ！」），そして第四に「ルール」が大人の入室を禁じていることによって環境に備わる安全の感覚である。子どもの経験の持つ複雑性と非常に細かな部分に対する（ほとんど無意識的な）関心とが，肯定的な統合をうながすようなあらゆる体験に潜在的な解決の感覚を与え，それゆえに回避不能という慢性的な感覚に楔(くさび)を打ち込むような状況を作り出すことになる。子どもにとって，回避不能とは必ずしも身体的なものだけではなく心理的なものでもありえるがため（たとえトラウマが身体的な回避不能性を生じるとしても），子どもにとっての象徴的な解決の可能性は数多く存在するのだ（ネズミにはその可能性はなくとも，である）。

　こういったやりとりは非常に微妙なものであるが，子どもに重要な変化を引きおこすことがある。そのため，劇的で，ときには脅威を与えるような破壊的な，あるいは危険な症状的行動（たとえば，多重人格，健忘，フーグ，パニック・アタック，爆発的な激怒，あるいは再現，身動きの取れなくなるような不安，恐怖症など）が現実に変化し，その変化を長期にわたって維持するためには，同じく劇的な治療的介入が必要なのだと考えることがいかに誤りであるかが明らかとなる。極端なストレス下（主観的に回避不能と認知された事態）におかれた場合，病理的な解離は生き延びるための心理生理学的な方略となる。したがって，回避するのと同じだけの意味を持つものとして子どもが認知（ということはそれが現実ということになる）した経験はすべて，子どもにとっては解決に向けた潜在的な機会を提供してくれることになるのである。

　トラウマを受けた子どもは，解離の技術を自己保存のための方法として活用し経験してきている——ときには何年にもわたって——ため，こうした経験が回避と同じ意味を持つのだということを子どもに無理やり意識化させることは，その治療的な力を奪い，セラピストへの空虚な従順さを生じさせたり，あるいは子どもを孤立化させる可能性がある。子どもは，解離状態で生じた変化が本当のものなのだと容易に信じる（知っている）ものである。こうした変化が本当のことだと受け入れるために意識的な努力を必要とするのは大人だけなのだ。

　虐待を受けた子どもの解離様式の結果として，子どもたちはあるコンテクストではその体験を思い出せるのに，別のコンテクストでは思い出さないといっ

たやっかいな問題が生じることがある。パットナム（Putnam, 1987）が述べているように，「このため，司法関係者は窮地に立たされることになる。なぜなら，子どもたちはある人には自分の体験を話すのに，別の人にはまったく話さないからである。私が思うに，子どもがどれほど解離を生じやすいか，また，ある瞬間には解離時の記憶に容易にアクセスできるのに別の瞬間にはまったくアクセスできなくなるかということを，大人はあまりにも知らなさすぎる」のだ。もし子どもがある特定の状況（たとえばプレイルームにおいて）でしかトラウマとなった体験にアクセスできないとしたら，回復的な作業をその状況にのみ限って行うというのは臨床的に正しい判断だろう。

　ここで再び，2種類のショックの間に存在する非常に重要な違いを見ることになる。心理生理学的な形成を生じるのは，自覚的な意識ではなく，経験なのだ。こういった方法で治療関係を構造化しようとするセラピストは，それができるようになったときに過去のトラウマティックな出来事を再び意識に取り戻して再評価するための経験的な「基礎」を作ることになる。大人，それにある種の子どもたちは，自覚的意識を使って自分自身の再統合を促進するような経験を構造化するかもしれない。しかし，自覚的な意識それ自体には人を癒す力は備わっていない。セラピストの多くが本末転倒を起こしているのである。成人のクライエントにとってすら，意識的な理解が意味を持つためには，経験が作り出す基礎が必要になる。経験は安全を示していないにもかかわらず，頭で安全性を理解させようとすることは，それが子どもであっても大人であっても，無意味なばかりか，臨床像を実際に悪化させる危険性すらある。

第7章
治療適性の評価

> 真実を求めようとするものの多くは，骨を折ることを忌み嫌い，自分がいま手にしているものしか見なくなるものである。
> ——トゥキュディデス
>
> いかなるやり方であれ，その人の全体以下のものをその人に要求し，あるいは帰することは，その存在の品位を下げ，存在を無駄にする行為である。
> ——ノーバート・ウィーナー
> *The Human Use of Human Beings*

　治療適性とは，治療空間を創造的な形で活用できる，つまり治療的な出会いに潜在しているコミュニケーションと変化可能性を作業的に認識する子どもの能力を意味している。ここでのキーワードは，**作業的**ということである。ここで作業的と言ったのは，治療空間に備わっている多種多様な可能性を「認識」する子どもの能力が行動的に——決して言葉としてではなく——表現されるからである。子どもが治療空間をどのように使うかということがこうした能力の有無を反映する。したがって，アセスメントは作業的なものとなる。こうした定義を念頭においた場合，臨床的なアプローチを診断，治療計画，そして治療という伝統的な3つのフェーズに分割することは意味をなさないということに気づく。学校や各種の機関の要請でセラピストが1回限りの心理的評価に従事するという機会が多く，そのために初回面接が往々にして最終面接になってしまうといった現状を考えるなら，なおさらである。治療的な面接の多くは1回限りのものであり，あらゆる面接が治療的な可能性を持っているのだから，診断／治療の二分法を維持しようとするのは倫理的にも問題があるという主張には説得力がある。また，一方的な中断が非常に高率（85％）に見られるという報告がある（Novick, Benson & Rembar, 1981）。したがって，最初のセッ

ションや治療の初期段階が持つ治療的な効果は，子どもの人生にとって非常に重要な意味を持っている可能性があると言えよう。

プレイとプレイイング

行動的発話行為（behavioral speech act）と行動の意味

言葉に関する哲学から導かれたある単純な区別が，心理学および精神医学の実践にとって重要な事柄を多く示唆してくれる。その区別とは，文章（sentence）と陳述（statement）の違いである。この違いあるいは区別については，発達言語学者や，特に，たとえばリンスキィ（Linsky, 1967）やダント（Danto, 1969）ら，言葉を専門とする哲学者の手によって記されてきている。この区別なしには，発せられたある言葉が何を意味するのか（意図したものなのか）を知ることは不可能である。バートランド・ラッセル（Bertrand Russell）の独特な論理に関するP. F. ストローソン（Strawson, 1950）の批判を要約したリンスキィ（1967）の記述はこの区別を明確に示している。

> 文章には意味がある。しかし，文章には真である，偽であるということはない。むしろ，無意味ではない文章が陳述を構成し，その陳述のあるものが真となり，あるものが偽となる。真と偽は陳述を特徴づけるのであって，文章をではない。ある文章の前提条件となる陳述が真なるものではないとしたら，たとえ意味のある文章が発せられたとしても，真偽にまつわることは何も述べられていないことになる（p. 98）。

換言すれば，文章は——それがどれほど意味あるものであろうと——それが陳述であるときにのみ，あるいは何らかの指示の対象を有するときにのみ，真あるいは偽という価値を持つことになる。「フランスの王ははげている」という文章ははっきりとした意味を持っているが，真‐偽の価値は備えていない。なぜなら，現在のフランスには王が存在しないため，これは陳述ではないからである。

こうした区別を認識することは，単に「象牙の塔」的な知的な思考にとってのみ重要なのではない。たとえば，夜中に州立の精神病院の当直医がある30歳の女性患者を診察したとしよう。彼女は「妄想型精神分裂病」でこれまでに3回入院していたとする。彼女に対して，この当直医は「"ガラスの家に住んでいる人は石を投げてはならない"という言葉はどんな意味だと思いますか？」という，メンタル・ステイタスを調べるための伝統的な質問をした。彼女の「私の尻のところにはガラスがあるのよ。あなたは繊細さに欠けていると思う」という答えを聞いて，医者は彼女に「思考障害」が認められると判断した。彼女が述べたことは，結局のところ彼にとっては「意味をなさなかった」のである。彼の判断は正しいだろうか？　また，同じ精神科医が，今度は別の患者にどういったことが問題なのかを尋ねた際，「私は自分がイエス・キリストだと思うんです」という言葉が返ってきたとする。この言葉で，その人には妄想があるとする結論を下したとき，この精神科医は正しいだろうか？

これらの疑問に対する答えはいたって簡単である。その答えとは，この2人の患者がどういう意味で言ったのか理解するまでは確かなことは何一つわからないということである。「発話行為」（speech act）とは——成人モードの文法的な適切さについて聞き手が行う慣習的なアセスメントではなく——その言葉を発した人が何を意味したのかを表す行為である（Grice, 1967）ということを念頭におくなら，この30歳の「精神分裂病者」が繰り返し性的虐待（ガラス性のデキャンタのふたの部分を肛門に挿入されるという被害体験もあった）を受けていたということを知ってもさほど驚きはしないだろう。また，「妄想」を抱えたこの患者は，自分がイエス・キリストであると本気で信じているのではなく，この言葉を発したときには人生の重荷に圧倒されており，そのために「（まるでキリストのように）十字架に貼り付けられた気分」であったのだということがわかったとしても，大きな驚きにはならないだろう。もしこの精神科医が，彼らの発した言葉をコンテクストにおいてみることができたなら，つまり，彼らの人生の経験というコンテクストでこれらの言葉を理解したなら，分類的な誤ったレッテルを貼ることはなかったかもしれない。そうした誤りを回避することで，精神科医は，この2人の人を病院に連れ来ることになった「人間」としての問題の解決に一歩近づけていたのである。

プレイの意味論

陳述と文章の違いは子どもの行動を理解し，アセスメントを行ううえで非常に重要な臨床的（そして研究的）意味を持っている。文章は意味を備えた発言であるが，それが何か現実的なものと関係しているかもしれないし，あるいは関係していないかもしれない，ということを思い出していただきたい。この文章が陳述であれば——つまり何か指し示す対象があれば——真偽の価値を持つことになる。これを簡単なパラダイムで表してみよう。

　　陳述　　→　　プレイ
　　文章　　→　　プレイイング

このように考えると，子どもの心理療法において，いわゆる「フリー・プレイ」に意味がないことがより明確になる。つまり，フリー・プレイには意味的内容がないからである。さらには，観察している子どもが象徴的な表現をともなうプレイを行ったとしても，そのプレイから子どもの思考，情緒あるいは人生や生活といった情報を得ようとするのはあまり効率的ではない。思い出していただきたいのは，文章には真偽の価値はないということである。それは陳述にしか備わっていない。したがって，子どもがミニカーやおうちごっこで遊んでいるところを観察したり，ママゴト遊びをしているところを見てもあまり意味がないのだ。私たちの目的からすれば，こういったプレイは**空っぽ**の活動だということになる。そこには，子どもの生活や人生と深く関連した内容はまったくない。子どもが無目的にプレイルーム内をうろつくのを眺めて，彼らが何か意味のあることを「言う」（say）のを待つことには何の意味もない。次のパラダイムを見ていただきたい。

　　陳述としてのプレイ　　→　　意味のある反応の喚起
　　文章としてのプレイ　　→　　反応を喚起せず／空っぽの反応の喚起

（同様に，成人のセラピーにおいて，クライエントが無目的に「自由連想」を

行い，何か意味のあることを口にするのを待つというのも無意味である。フロイトの後継者たちは，真実を告げる解答を生じせしめるような質問を自分自身［あるいはクライエント］にするにはどうしたらいいかわからないがために，フロイトは自由連想という技法を生み出したという事実をいまだに認識できていない。フロイトに現実のトラウマの持つ心理生物学的影響の深刻さを認識せしめたいわゆる「誘惑理論」［seduction theory］を彼が捨て去った時点で，真実にいたらないようにするためにこそ自由連想という技法が必要だったのだ。時の経過とともに，本来は作業的な理解で満たされるはずの場所をこの「技法」が占めるようになった）。

意味対象を持つプレイ（semic play）と「遊び」としてのプレイ（ludic play）

さてここで，われわれの「プレイの意味論」をもう一歩進めてみよう。

「遊び」としてのプレイ	意味対象を持つプレイ
↓	↓
意味を持つ非陳述と類似（行動による文章）	コミュニケイティブ（話し言葉による陳述と類似）

　理解し，問題解決に向けた適切な方法で反応するためには，精神科医はクライエントの話したことが単に意味を持った文章なのか（つまり現実の指示対象を持たないもの，あるいは真偽の価値を持たないもの），それともコミュニケイティブな陳述なのかを判断しなければならない。それと同じように，子どものセラピストは**意味対象を持つプレイと「遊び」としてのプレイとを区別**できなければならない。「遊び」としてのプレイは文章とよく似ている。意味があり，論理があり，しかしながら，陳述をなしていない。「遊び」としてのプレイは，たとえばおうちごっこやミニカーで遊ぶなどといった，内容のないプレイである*。それに対して意味対象を持つプレイは，話し言葉による陳述と同じようなものである。指し示す対象を持ち，それゆえに真偽の価値を内在して

いる。

　この違いは非常に簡単である。たとえば，小さな女の子が人形の家であそんでいるところを考えてみよう。彼女は哺乳ビンを取り出し，それを洗って中に温かい液体を注いだふりをする。それから彼女は，赤ちゃん人形にミルクを飲ませる。これは「単なる」プレイング，つまり「遊び」としてのプレイである。この「遊び」としてのプレイからは，彼女が家で見た母親の行動を真似て楽しんでいるということ以外の意味を引き出すことはできない。つぎに，同じ7歳の女の子が哺乳ビンに熱湯を入れるふりをして，赤ちゃん人形の上にその中味を「誤って」こぼしたとしよう。この場合，誰が見てもその「内容」は認識され，その意味するところに関心を抱くのではないだろうか。

　文章 - プレイング／陳述 - プレイというわれわれの図式をもう少し先に進めてみよう。フランスに国王がいないときに「フランスの王様ははげ頭」に対してどう反応すればいいのだろうか？　反応は——そう認識されるかされないかは別として——言葉遊びとなる。同様に，7歳の「おうちごっこ」に対する行動上の反応も，言葉遊びと等価なものとなる。そこには意味があり，楽しいものではあるが，治療的な要素はない。一方で，赤ちゃん人形に熱湯をかけるというプレイに内在している行動による陳述に対する反応は，コミュニケーティブな可能性を十分に備えたものでありえる。われわれは，プレイを通して，この7歳の子がそういった「母親の」行動を目撃したのか，それとも自分自身がそれを経験したのかを問いかけるのである。

　意味対象を持つプレイと「遊び」としてのプレイの違い——つまり行動による文章と行動による陳述の違い——を認識し活用しなければ，心理療法におけるもっとも強力な診断，治療の道具を失うことになる。さらにまた，コミュニ

＊　（前頁注）プレイの「遊びとしての要素」（プレイの楽しさという特徴）をプレイそのものと同じだと考えてしまう傾向があるため，プレイにはさまざまなタイプのものがあるのだということをつい見落としてしまう——「遊び」としてのプレイと意味対象を持つプレイは，もっとも便利な一般的カテゴリーである（誤解を避けるために付け加えるが，私たちは決して，プレイのもっとも伝統的な役割を軽んじているわけではない。「遊び」としてのプレイがなければ，われわれ人類の今日の姿はなかっただろう。プレイはさまざまな発達的，認知的，社会的機能を果たしており，これらはきわめて重要である。「遊び」としてのプレイの重要性を過小評価することはできない。しかし，これは現在の私たちの関心の外にある。プレイの多種多様な側面に関心のある読者は，フェインとリブキン（Fein & Rivkin, 1986）やロジャーズとソーヤーズ（Rogers & Sawyers, 1988）を参照していただきたい。

ケーション――それが非常に複雑なものであったとしても――は意図を必要としないということを肝に銘じておく必要がある。多くの証拠を不注意にも残してしまう犯罪者は意図的にそうしたわけではなく，また，そのプロセスを意識していたわけでもないのだ。

コミュニケーションとスピーチ

ほとんどの大人は（子どものセラピストでさえも），子どもの言語能力を知るためにはその子がしゃべってくれなければならないと考えている。しかし，言語とコミュニケーションとを分類的にとらえてしまうと，言語はインタラクションにおける相互性から生まれてくるのだということを見落としてしまう危険性がある（第1章参照）。そこで，子どものセラピーを，インタラクションにおける相互性のコンテクストにおくなら（子どもを部屋に一人にしてフリー・プレイをさせるという状況はこれにあたらないことは明白である），非常に豊かな治療的可能性が生まれることになる。したがって，そのプロセスを詳細に検討するまでもなく，心理療法に関する悲観主義的な見方に対して不同意を唱えることができる。その悲観主義的見方とは，「機能水準の低い子どもの心理療法はその正当性を示すことが困難である」，あるいは精神病や広汎性発達障害の診断を受けたクライエントにとって心理療法は「クライエントがある程度年齢が高く（10歳以上）コミュニケーション可能な言語を持っている場合にはじめて意味を持つ」（Adams & Fras, 1988, p. 364）というものである。これから見ていくように，治療適性は子ども個々について決定されるべきものである。たとえば「自閉症児」といったようなある一定のグループを，単に「低機能である」という理由だけで分類的に排除することはできない。実際のところ，治療適性のアセスメントはDSM診断とは無関係であるばかりではなく，治療適性が見出されることによって，それまでの「確定された」DSM診断に疑念が生じることすらある。

スピーチをともなわないコミュニケーション

治療空間をよりしっかりと定めることができれば，それだけ，セラピーが，

論理から選択的な意味の付与への移行を促進する可能性が高まることになる。選択的な意味の付与とは，厳格な論理の拘束につかまっているように見えるプレイに対する子どもによる（通常，無意識の）意味の付与を言う。クリス（第2章参照）は，死から復活したキリストに強く同一化していたが，致命的ともなりうるような論理的な拘束に閉じ込められていた。このクリスがいい例である。誰もがペニスを持って生まれるのであり，自分のペニスを失う危険にさらされているのだとの彼の確信をひっくり返すためにセラピストが用いた方略は，現実‐世界の真偽の価値を持たない意味のある論理から真偽の価値を持った選択的な意味への移行を促進したいま一つの例である。

　セラピストは，表現的，操作的，あるいは場合によっては反復的な行動に対して，意味を与えること——場合によっては押しつけを試みること——ができる。しかし，こういった真の意味の付与たるためには，子どもがその意味を認識し受け入れなければならない。これは，子どもの側に主体性の感覚を発達させ表現させるものであり，したがって子どもを解放する可能性を持っているという意味で，**選択的**なのである。選択的な意味の付与によって，子どもの論理の拘束というゴルディアンの結び目を断ち切ることができる。これは，治療的な出会いには，子どもをがんじがらめにしている論理の拘束から子どもを解放し，純粋な認知的再構成を生じせしめる可能性があることを意味する（しかしながら，子どもがこのプロセスを意識的に自覚しなければならないという意味では選択的とは言えない）。

　ここに，評価／治療の二分法に慎重にならざるをえないもう一つの理由が存在する。次に示す例は，論理の拘束から意味の選択的付与への移行の作業的な促進を示したものであるが，それだけではなく，1回限りの短期間の介入が，治療的な出会いを統合的な方向で活用する子どもの能力に光を当てうるのだということを示している。

　　ジョージ（第4章参照）は，深刻な混乱を抱えており，6歳半であるにもかかわらずいまだに3歳児のための就学前クラスに在籍している。彼をわれわれのところにリファーしてきた就学審査委員会のセラピストは，ジョージが「精神病，脳障害，自閉性障害，あるいは中枢神経系の情報処理の深刻な障害」を抱えているかどうかを知りたがった。父親からの成育

歴の聴取の過程で，ジョージの母親はジョージの弟を2週間の早産で出産して9日後に脳内出血のために，23歳の若さで突然予期せぬ死を迎えていたことがわかった。当時，3歳であったジョージは，母親が病院から連れ帰った新たな赤ん坊に対して，ずっと嫌な思いを持ちつづけていた。

彼の行動は非常に混乱したものであり，セラピストの発する指示や質問をまったく理解していないかのように思えた。その後，ジョージはレゴ・ブロックを組み合わせて，奇妙な物体を作った。その物体は何かの乗り物のように見えたが，前後がはっきりせず，まちまちの方向を向いた6つの車輪がついていた。ジョージがこの奇妙な物体から手を離したときに，セラピストはそれを手に取り，すばやく解体した。そしてセラピストはひとこと，「死んじゃった」といった。しばらくの間ジョージはあきらかに混乱した様子を示したあと，バラバラになったレゴ・ブロックを使って今度は小さな乗り物を2つ作った。今度のは前後がはっきりしており，車輪も同じ方向を向いていた。

さまざまな混乱した行動のなかでジョージが示したこの1回限りの反応は，彼の心理的混乱を表しているとともに，臨床的な介入が慎重かつ適切に行われてた場合には統合のとれた形で反応する能力が彼にはあることを示すものであると考えられた。その結果，治療に対して明るい見通しがもたれたが，その見通しの正しさが，その後，約2年間にわたる彼の状態の変化によって証明されることになった。彼の知能指数は30ポイントも上昇し，また，3歳児就学前クラスから公立学校の情緒的な混乱を抱えた子どもたちのためのクラスへと転校した。その後，統合教育の普及にともなって，彼は普通学級へと転学級したのである。

母の死以降，ジョージは自閉型の様式に入り，自分を「閉じて」しまったのだ。再び話し始めたとき，彼は数週間にわたってセラピーで「ボクはママにすごく腹がたったんだ。そしたら，ママは死んじゃった」と，強迫的とも言えるような様子で繰り返し述べた。ただし，学校や家庭では，母親の死と自分の責任に関するこういった発言は一切見られなかった。「死んじゃった」という言葉によるセラピストのたった一度の介入が自分の母親の死を望みそれがうまくいったという論理への束縛から，彼と彼の弟（小さな2台の車）は生き残った

のだという確信への移行を生じせしめた。彼の作った物体の意味は，セラピストの介入によって劇的な変化を生じ，治療的な「出口」を提供した。それと同時に，治療的なプロセスを活用するジョージの能力を適切に評価することを可能にしたのである（ケースの全体像は第9章に示す。ジョージの弟は，母親の死と自分の出産とが時期的に重なっていることの意味を認知的に理解できるようになったときに，きわめて恐ろしい拘束につかまってしまったのだ）。

治療適性の作業的アセスメント

プレイを意味対象をもったものと「遊び」としてのプレイという2つのタイプに大別し，この2つの主要なタイプをさらに作業的に分類することによって，図2に示したように，治療空間を活用する子どもの能力を合理的に評価できる可能性が高まる。作業的概念は，実際にはそういった表現はされないものの，実質的には「もし……なら，その場合には……」という形のアセスメントをとることになる。臨床家や教師にとっては，これがプレイの重要な側面の一つを表している。

幼い子どもをプロトタイプのモデルとしてみよう。治療適性の適切なアセスメントのためには，どのような疑問に仮説的に答えていったらいいのだろうか。まず知りたいのは，子どもの症状的な行動に何らかの意味があるかという

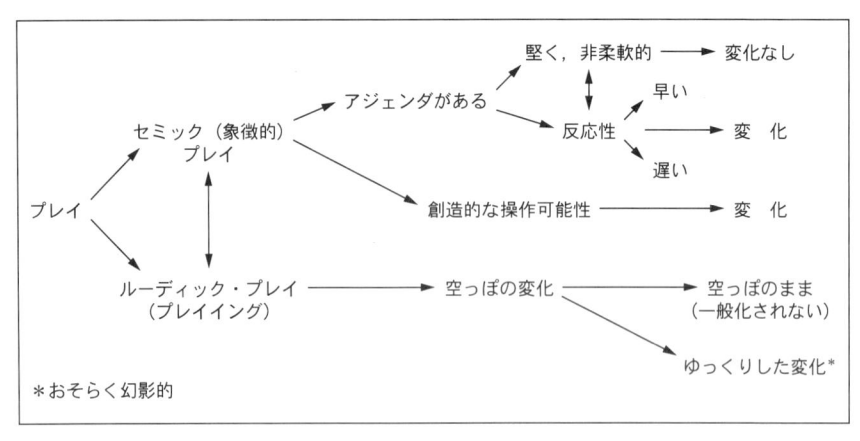

```
                        ┌→ 堅く，非柔軟的 ──→ 変化なし
                        │     ↕      早い
         セミック（象徴的）→ アジェンダがある → 反応性 ──→ 変　化
プレイ →  プレイ                            遅い
       ↘                 → 創造的な操作可能性 ──→ 変　化
         ルーディック・プレイ → 空っぽの変化 ──→ 空っぽのまま
         （プレイイング）                       （一般化されない）
                                         ↘ ゆっくりした変化＊
 ＊おそらく幻影的
```

図2　「プレイ」の作業的アセスメント

ことである。もしそうなら，その行動にはコミュニケーションとしての可能性が存在しているのかも知りたい。その行動は，子どもに混乱を与えている現実世界に何とか意味を見出そうとする試み，あるいは（認知された）問題を何とか解決しようとする試み──たとえその結果として生じた行動が現実的には不適応的なものであったとしても──を表したものであるか？　その行動には反応性や変化可能性は備わっているか？　変化が生じうるとしたら，その変化は早いか遅いか？　表面上の病理などの仮面の下にすばらしい治療適性が潜んでいないか？

　前出のケースの場合のように，初回の出会い（つまり評価面接）において，これらの質問が「問われ」，そして「答えられる」のが理想的であろう。しかし，治療適性および臨床的な予後に関するアセスメントが合理的なレベルで得られるまでには，幾度にもわたってこれらの質問を繰り返す必要のある場合も少なくない。治療可能性を信じることは非常に合理的な態度であり，治療の見通しに対してすぐに悲観的な態度に飛びつくことは合理的ではないばかりでなく，場合によっては危険であるということを肝に銘じておくべきだろう。

　第5章で見たように，プレイルームに入ってくる子どもは，最初の面接──このときにセラピストは成育歴を聴取し，親と子どもがどういったことを心配したり関心を持っているのかを聞いており，彼らがどういう人であって何が問題なのかということが作業的に述べられている──によって，予備的な知識を持っているということを心に留めておく必要がある。そのため，子どもの評価面接の際に起こることは，それまでにあったことへの反応であるかもしれない。この時点で，子どもの行動的なコミュニケーションを解釈する（ここでは，「理解する」の意味。決して「セラピストの側がストックしている意味を付与する」ことを表すのではない）ためのコンテクストがすでに生まれていることになる。実際のところ，初回の成育歴聴取の際の子どもの反応によって，その子どもがセラピーに対してオープンであるかどうかがある程度分かる場合も少なくない。したがってこうした子どもの行動で，セラピストはある程度の答えをすでに得ているかもしれない。しかし，そういった場合でも，セラピストはまずもっとも基本的な質問に答えを見出すことから始めなければならない。その質問とは，この子はプレイが可能か，それとも「ただ遊ぶだけ」なのか？　というものである。

意味対象を持つプレイ，あるいは「遊び」としてのプレイ？

プレイルームに入ったとたんに，プレイセラピーの持つ象徴的な可能性を認識できる子どもは多く存在する。そういったことは，子どもがその空間をきわめて丁寧に扱うことから容易に見て取ることができる。しかし，そうではあっても，子どもが行っているプレイ——それがたとえ構造化された空間でのものであったとしても——が「遊び」としてのプレイなのか意味対象を持つプレイなのかを見極めなくてはならない。

　　マークは7歳の男の子で，両親はすでに離婚していた。父親は非常に暴力的な人であり，家族を捨てた。マークはこれまでに何度も私立の学校を追い出される形で転校しており，現在は公立学校の情緒的な問題を抱えた子どもたちのためのクラスに在籍していた。プレイルームでの初回のセッションで彼が床に座っておもちゃを触り始めた時点で，彼のセラピストはマークの前に家族人形を持ってきた。そしてセラピストは，お父さん人形を使って家族に乱暴な振る舞いをさせ，その後，男の子人形を学校に行かせた。セラピストは「この子は今どんな気持ちがしてるだろう？」とマークに尋ねてみた。「レゴで遊ぼう」と，彼はレゴの箱の中身を出しながら答えた。
　　マークが最初に描いた「おうち」と「そのおうちに住んでいる人」の絵は，人間的な物語を持ったものではなかった。「車で遊ぶのが好きなんだ」と彼は言いながら，ガソリンスタンドらしきものを描いた。さらに，家の前に車が停まっているところを描いた。その家には人が住んでいるはずであったが，家の中にも車にも，あるいは家の周囲にも人の気配はなかった。

初回セッションでのマークのプレイには，彼の人生や生活に関連したような内容は示されなかった。確かに，彼の描く空間の空虚さは，マークが他の人から孤立していると感じていることを象徴的に表していると言えるかもしれない。しかし，彼のプレイには，治療適性を示すものは何も見られなかった（こ

こでは，象徴的に表現するということと，象徴的な変化を生じる——あるいは受け入れる——能力とは，まったく異なったものであるということを強調しておかねばならない）。初回のセッションに示されたマークのプレイの空虚さは，予後の予測にとって非常に重要な意味を持っていた——数年後，さまざまな治療環境で非常に多様な治療的介入が試みられたが，それらはことごとく失敗し，マークは変化を示さなかったのである。

以下に示すある思春期の子どもとの初回セッションは，マークのそれとは対照的である。

　16歳になるジョーは，黒人の高校生である。彼は，学校で問題があるという理由で，心理評価を目的にわれわれのところにリファーされてきた。このリファーは若干ミステリアスであった。というのは，彼は学校で2人の教師，カウンセラーと校長に暴力を振るったためにすでに退学処分となっていたからである。ジョーは大変恐ろしい風貌をしていた。体は大きく，ガッチリとした体格をしており，まるでNFLのラインマンのようであった。そのジョーが，母親が同席した初回の成育歴の聴取で，財布から黄色くなった新聞記事の切り抜きを取り出した。その記事は，1年半前に交通事故で悲劇的な死を遂げた彼の友人に関するものであった。彼は，家族構成に関する質問をされた直後，自分からこの記事を取り出して見せたのである。家族構成に関する質問への答えで，ジョーの父と母は結婚していないことが分かった。

彼の父は裕福で，近隣に住んでいたにもかかわらず，ジョーの養育にまったく関わらないばかりか，ジョーが自分の息子であることをまったく認めようとすらしなかった。しかも，ジョーが彼の子どもであることは周知の事実であったにもかかわらず，である。

プレイセラピーでは描画を行ったあと——このときにもジョーは子ども用の小さなテーブルの前に腰掛けていた——セラピストは黒人の家族人形を持ち出し，父親人形と赤ちゃん人形以外の人形を脇にどけた。それから彼女は，赤ちゃん人形をがらんとした床の上におき，父親人形をソファーの背後に放り投げた。「あのお父さんは赤ちゃんに何の関心もないの。この赤ちゃんはどんなふうに感じているかなあ」と彼女はジョーに聞いた。

彼は床を見下ろしながら「すごく悪い――それに悲しい」と彼は言った。そのときの彼はとても落胆した様子であった。

　驚くべきことに，学校の教職員はジョーのことを非常に恐れていたのである。そして最終的に，彼は大人に暴力を振るったために退学処分となっていた。しかし，女性に対する暴力的，敵対的行為については，一切記録にはなかった。実際のところ，学校のスポーツに関しては――大人の監督指導が適切で支持的な場合には――彼はかなりまじめに取り組んでいた。彼は，男性の大人が監督指導にあたっており，それやり方が一方的で専横的であったときに限り問題を起こしたのである。

　ジョーのセラピストが家族構成を聞くためにした質問が，交通事故で死んだ彼の友人に対する気持ちの表現を引き出した――それ以外の反応は怒り，引きこもり，あるいは否定的なものでしかなかったときにである。これは，治療可能性を示すはじめての良好なサインであった。さらにこの反応に基づいて，セラピストは評価面接の一部としてプレイルームというプライバシーが守られた空間で，ジョーの心の中に存在する「子どもに語りかける」のが適切だという臨床的判断を下した。ジョーが表した優しげな感情を見て，セラピストは，思春期の子どもと会う場合に使っているいつものオフィスをやめてプレイルームを使うことにした。その後に示された黒人の家族人形に対するジョーの反応は，彼が象徴的なプレイに対してオープンであるだけではなく，自分の情緒的な傷つき，恥の感覚（「悪い」），そして悲しみの感覚（「悲しい」）をさらに表現したがっていること，そして，こういった人形を使うことに対して「ガキっぽい」といったような否定的な感情がないことを示していた。この大きな力の強い青年は，まるで家にいるかのように，プレイルームの床の上に座り込んでいた。皮肉なことに，ここでアセスメントが困難だったのはジョーの治療適性ではなく，周囲に存在する大人の治療に対する感受性であり，あるいは変化しようとする態度のほうだったのだ。悲しいことに，周囲の環境は行動を分類的にとらえるという観点（「彼は学校の職員に暴力を振るようなやつだ。だから……」）でジョーのことを見続け，彼の印象的な治療反応性については何も見ようとはしなかったのである。

意味対象を持つプレイの多様性

「アジェンダ」を持った創造的なプレイ

　マークの「プレイ」に相互性がまったく見られなかったのに対して，ジョーとセラピストとの間には非常に顕著な相互性があった。意味対象を持つプレイのすべてに相互性，あるいは変化可能性という特性が備わっているわけではない。意味対象を持つプレイは，劇的，創造的に操作できる可能性がある，ということなのだ。子どもたちのプレイのなかには，実際の生活では何も起こっていない一方で，自分のこなごなになった人生や生活の象徴的な「断片」を必死で組み合わせる機会を提供できているという印象を与えるものが少なくない。

　一方で，「行き詰まった」という印象を与えるプレイもある。こういったプレイは「アジェンダを持った」ものである。この種のプレイは象徴的な内容を持っているが，ステレオタイプであり，反復的である。このステレオタイプ性が非常に顕著な場合もあれば，非常に微妙な場合もある。いずれの場合も，当初は象徴的な構造化に反応を示さないことが多い*。

　　スーは家庭で虐待を受けてきた5歳の女の子である。プレイルーム内で彼女はひたすら動き回り，おもちゃを持ち出してはすぐに戻すということを繰り返した。初回のセッションで，家族人形を構造的に使ったプレイにスーは一切反応を示さなかった。彼女は，「服脱ぐ，服脱ぐ」と何回も繰り返し言いながら，実際に服を脱ごうとしたのである。多種多様な介入が試みられたが，それに対して彼女は意味ありげな反応をまったく示さな

　＊　読者のなかには，「アジェンダを持った」という言葉にあまりしっくりこない人もいるだろう。「**ステレオタイプの**」「**プログラムされた**」「**脚本を持った**」といった言い方も可能だが，こうした表現には常に存在しているとは限らない意図の要素を示唆している。**トラウマティック・プレイ**（Terr, 1981）は「アジェンダを持った」プレイでありうる。一方で，アジェンダを持ったプレイのすべてが，厳密に言えば，（ポスト）トラウマティック・プレイとはならない。心理的あるいは行動的内容にある特定の起源を示唆することを避けるため，われわれは，この用語はかなり不格好ではあるものの，それ以外の用語に比べてより問題が少ないと考えた。

かった。

　スーの場合，長期にわたる身体的・性的虐待が，認知的にも情緒的にも非常に大きな負荷をかけていた。この初回セッションは，スーの混乱の深刻さを（そして，ソーシャルワーカー，子ども保護チーム，親権代行人，および司法関係の関わりが必要であるということを）明らかにするという点では意味があった。しかし，このプレイは，治療的なセッティングを活用する能力が彼女にあるかのアセスメントにはいたっていない。ここで注意しておかねばならないのは，スーの反復的行動や反応性のなさが入院治療の必要性を示しているわけではないということである。というのは，身体的，性的な虐待を受けている子どもは，その虐待によって深刻な混乱に陥り，プレイセラピーに注意を向けたり，適応的な形で自分の行動を認知的に再構成することができなくなっている場合が多いからである。この時点でスーを入院させるとしたら，それは臨床的な目的というよりも，安全を確保するためということになろう。プレイルームにおけるスーの行動は，その後数週間にわたって変化を示さなかったものの，最終的には変化を生じることになった。その変化は，安全性が確保され，彼女が安心感を持ったときに生じたのである。

「アジェンダを持ったプレイ」の多様性：反応性

　前述したスーの変化は非常にゆっくりしたものではあったが，しかし，変化は確実に起こった。慢性的なトラウマが彼女の生活から取り除かれたとき，スーはもっとも創造的な形で治療のプロセスを活用することが可能となった。強力ではあるが，忍耐強い，一貫性を持ったセラピーは，スーのような子どもに対してさえも認知的および感情的変化を引き起こしうる。こうした子どもたちは，段階的にステップを踏みながら前へ進んでいくことが多い。認知的なしっかりした構造の上にさらに構造を積み上げていくのである。こうした観点から見るなら，深刻な混乱を抱えた子どもを多く抱えている入院という環境──入院治療という方法は「単なる」外来治療に比べてより強力なものだと考えられることが多いにもかかわらず──の有する混乱が，変化を生じうる子どもの能力のアセスメントの──あるいはそうした能力を確たるものとする

──プロセスを遅らせるということがありえるということになる。深刻な混乱を抱えた子どもの予測不可能性に加えて，一日のうちに何度も繰り返される勤務交代とそれにともなうスタッフ間の連続性や一貫性の欠如が，こうした治療環境の持つ診断的あるいは治療的な力を薄めてしまう可能性がある。こうした環境は，トラウマへの「嗜癖」──トラウマへの嗜癖は，ポスト・トラウマの病理において重要な役割を果たしているのではないかとの認識が持たれるようになってきている（van der Kolk, 1987）──を不用意に強化してしまうことにもなりかねない。

　スーのプレイは，なかなか変化しにくい反応性のアジェンダを持ったプレイの例を示してくれたが，次に示すエリーの反応性のアジェンダを持ったプレイは早い変化を示した。

　　エリーは6歳の女の子である。彼女は，家族や友人と一緒にいるときには常に犬のように振る舞った。エリーは，弟の出生に対する自分の怒りが飼っていた雄の犬を消し去ったと信じていた（この飼い犬は逃げだし，別の犬がそれに取って代わったに過ぎないのだが）。初回の精神科評価面接では，エリーはしゃべることを拒否し，ひたすら犬のようにほえ続けたのである。彼女は犬のような姿勢をとりながら唇をなめ，「ハッハッ」といった声を出し，さらには父親の腕をなめることさえしたのだ。また，彼女は待合室からオフィスまでを四つん這いで移動し，プレイルームにも四つん這いで入っていった。

　　セラピストが彼女に描画を求めたものの，エリーは拒否した。エリーはプレイルームにあるもののうちで犬の関心を引きそうなものにだけ興味を示した。しかしそれは，セラピストが「ミルク皿」を出してきて，家族人形を持ち出したときに変化した。セラピストは小さな女の子の人形を持って，「私のこと，愛してるって言ったよね」と両親の人形に向かって言わせた。さらにセラピストは「なのに，何をしたの？　病院に行って，男の子をおうちに連れてきたじゃないの！　それに，男の子の犬はおうちに残して，女の子の犬はどっかへやっちゃったでしょ！　本当は男の子が好きなんだ。女の子は嫌いなんだ！」と続けた。このとき始めた，エリーは怒ったようにセラピストに**向かって**ほえ続けた。それから彼女は冷静に

なって「私，マジックができるよ。いい，見てて……これを消しちゃうからね」と言いながら，ティッシュ・ペイパーを取り出してきて赤ちゃん人形の上にかぶせた。彼女はこれまでの間，この赤ちゃん人形を完全に無視していた。「私，ものを消しちゃえるのよ──永遠に」。

ここに，われわれは**論理の専横**から**意味の選択的な付与**の持つ自由への移行を見る。セラピストがエリーの問題をどのように理解しているかということを比較的シンプルに提示するという介入への反応として，彼女の行動は突然の変化を示した。エリーは，彼女の両親が男の子のほうを好んでいると感じたため，弟を望まなかった。この介入に対するエリーの反応は，セラピストのプレイによる陳述の正しさを確認するものであっただけではなく，セラピストに対してほえかかった時点で**意味対象を持つプレイ**に入ったことを示したのである（意味の付与が正しいものであるのか，それとも間違っているのかを示すのは子どもの行動であって，子どもの言葉による肯定や承認ではないことを，ここで再び強調しておきたい）。

「アジェンダのあるプレイ」の多様性：非反応性

子どものプレイが硬直化し，反復的でステレオタイプ的なものとなってしまった結果，変容を促すような介入に対する反応性がまったくなくなってしまうといったことが起こりえるだろうか？　この疑問は，決して「ステレオタイプを生じたプレイを消し去れる，あるいは，抑圧できるか？」ということを意味しているわけではない。そういったタイプのプレイのすべてが介入に対して反応を生じないというわけでないとわれわれは考えている。たしかに，こうした子どもは極端に奇妙な状態──まるで，人間という存在でなくなる程度にまで（人間とは本質的に反応性の存在である）──を呈しうる。しかし，それにもかかわらず，ある状況のもとではプレイが非反応的ではあるけれども，一定の機能を果たす「アジェンダ」を持つにいたることがある──それは，ある行動が非反応性であっても機能を持ちうるのと同じである（たとえば，長期の入院を必要とする慢性的なカタトニーなどのように）。こうしたことを考えるなら，子ども（あるいは大人）を取り巻く環境に変化を生じさせる時間と能力と

が重要な要因となっているように思われる。次の例で見てみよう。

　　アートは5歳になる男の子で，恐怖のために身動きが取れなくなってしまい，それにともなって幻覚（あるいは幻覚が恐怖を生じたのかもしれないが）や非常に危険な自殺行動が見られたため，入院治療を受けるにいたった。入院という環境における彼のセラピーに対する反応性は非常に統合的，適応的なものであり，精神病的な行動は数日で消失した。アートのプレイには性的虐待のテーマが出現し，その後，彼は自分が父親から性的虐待を受けていたのだと述べた。虐待についての解決に向かって進展を見せているかのように思えたこの期間には，アートのプレイはますます複雑に，そしてますます統合的で適応的なものになっていった。ところがある日，突然アートのプレイセラピーは「単なる遊び」になってしまい，彼の人生や生活に関連したテーマはすべて消え失せてしまった。その後わかったのであるが，警察の捜査が子どものポルノグラフィーや麻薬の取り引きにまで及びそうになったことを恐れた父親が，アートに「何も言うな」との圧力をかけ始めたのである。

　その後，アートのプレイは象徴的な意味を持たなくなり，彼の治療は中断された。こういったことは，親が法に触れているような場合によく起こる。セラピストが自分のプレイを「読める」ということにアートが敏感に気づいていたことは明らかである。この非常に頭の良い少年にとって，それは**意識化された**認識であった。彼の行動はきわめて用心深いものとなったのだ。しかし，自分が安全で安心できるのだということを環境がアートに確信させることができれば，再びプレイが以前の意味を取り戻すであろうことはまず間違いない。
　初期の段階で反応する能力がまったくないように見えながら，その非反応性が長期にわたる一貫した経験への必要性から生じているといった場合もある。

　　ドロシーは州立精神病院の慢性病棟に入院中の患者である。彼女のカルテには，この20年間，「精神分裂病，カタトニー型」という診断が記載され続けていた。非常に混乱して爆発的な行動を示すということがまれに見られるものの，ドロシーは一日中ベッドに横たわっていた。唯一の反応性

の行動は，食べものをスプーンで口に入れられたときにそれを飲み込むという行動であった。トイレに連れていかれたときにスタッフが彼女をベッドに連れ帰ることをしなければ，ドロシーは何時間でも便器に腰をおろしたままだった。ある精神科研修医は，こうした彼女の行動パターンにショックを受け，関心を持つようになった。彼は，毎日，1時間をドロシーのベッドサイドで過ごすようになったのだ。その1時間，研修医は彼女のカルテに記載されていた成育歴上の事実について彼女に話しかけたり，ときにはカルテを読みあげたりした。その間にも，彼はときどき読むのを中断して，自分がドロシーのそばにいることを彼女に知らせるよう心がけた。その研修医も彼女からの反応を期待するのをなかばあきらめかけるようになったある日のこと，いつもの1時間が終わりに近づいたとき，ドロシーが左の手を，そうとは分からないくらいにゆっくりと動かして，やさしく彼の指に触れてきたのである。「あなたが私のことをあきらめたのかと思った」と彼女は静かに語った。彼女の目は，これまでと同じように前方を見つめていた。「でも違ってたのね。週末だったからだ――あなたは週末はお休みなんだね」。

　無反応の状態があと数日続けば，この熱心で理想に燃えた研修医も，この「カタトニー型精神分裂病」の患者からは反応は引き出せないと結論していたかもしれない。自分をケアしてくれる存在を一貫して経験するということがあってはじめて――しかもきわめて長期にわたって――この女性は自分以外の人間に直接コミュニケートするという**リスク**をともなう行為に打って出ることができたのだ。その後，彼女の口から，子どもの頃に経験した想像できないほど過酷な拒否体験の話が語られた。その話から，彼女が他者とのコンタクトにどうしてこれほどの恐れを抱くのかが十分に理解できた。

これまでの治療歴を活用した治療適性のアセスメント

非治療的な介入のセミック・プレイにおよぼす影響

　ある臨床家にとってのある子どもとの初回の面接は，その子にとっての臨床家との最初の出会いでは必ずしもない。実際のところ，心理評価のために会った子どもが，すでにさまざまな治療を受けていたり，あるいは心理評価のための面接を何度も受けているといったことは決してめずらしい話ではない。子どもにとって，過去の経験が現在の出会いに影響を与えるかもしれないと考えるなら，これまでの心理評価や治療で何があったのかを知っておくことは重要である。

　これまでにその子の心理療法にあたったセラピストがその子に何をすればいいのかまったく分からなかったのだろうと思えるようなケースに出会うこともめずらしくない（たとえば，前のセラピストがほとんど毎回ファミコンをするだけだったと語る親は多い）。こういったケースでは，象徴的な展開をする可能性を持ったプレイが空っぽの環境と出会った，ということになる。こうした状況の最も一般的な例としては，学校で何回も心理テストを受けている子どもたち――たとえば，問題の性格はまったく違っているにもかかわらず，「学習障害」との診断を繰り返し受けている子どもたち――があげられよう。子どもの行動の混乱，アンダーアチーブメント，あるいは注意集中の困難性が，生活や人生における現実の出来事の結果なのだとしたら，こういった子どもたちは一体どうなるのだろうか？

　臨床家の多くは，自分の過去の経験を振り返れば，時間の経過とともに子どもの行動がだんだんと悪化していき，それに対して環境が示す基本的な「反応」は心理検査の繰り返しでしかなく，そのうちについにはあからさまな攻撃を示すようになったという子どものことを思い出すのではないだろうか。周囲からの反応性の欠如は激怒や混乱を導く。場合によっては，精神病的な機能不全を促進するかもしれない。子どもがそういった状態に陥っても，なおも子どもの人生や生活のコンテクスト――おそらくは最初の心理検査の直前に起こっ

たトラウマ性の喪失や壊滅的な経験——にはほとんど注意が払われないのだ。これは次のように表すことができる。

```
                                              ↗ 報復行為
象徴的なプレイが空っぽな  → 激怒に満ちた抑うつ → 自己破壊性
環境と出会う                                  ↘ 精神病性の機能不全
```

　意味対象を持つプレイが「アジェンダを持った」環境と出会った場合にも，同様に悲劇的な状況が生まれる。ここで言う「アジェンダを持った」という言葉は，「アジェンダを持ったプレイ」に関して述べたときと同じ意味で用いている。セラピストになかには分類的な問題の認識に応じて示す反応の「ストック」を持っているものがいる。これは次のように表すことができる。

```
                       ↗ 複雑な行動の一部に対する潜在的な容認
象徴的なプレイが「アジェンダ                       ↗ 抑うつ
を持った」環境と出会う ↘ 意味対象的な拒否  ↘ 復讐
```

　こういった場合のもっとも典型的な例は，子どもの示す攻撃的な行動に対するステレオタイプの反応，もしくはアドバイスに見られる。たとえば，セント・ピーターズバーグ・タイムズ紙のコラム“子どもとのつきあいかた”に見られるアドバイスを例にあげよう。そのコラムの見出しには「子どものかんしゃくがおおごとになったら，それは子どもに“それに代わる別の行動”を教えるとき」とある。ここでコラムニストが掲げている「それに代わる別の行動」とは，子どものセラピストがよく使うものの典型である。

　　枕を殴ったり，濡れたタオルでバスタブを打ちつけたり，家の外や地下室で地団駄を踏んだり，家の壁にスポンジを思いっきり投げつけたりなどして，怒りを物理的・身体的に吐き出させるのです。子どもと一緒に創造的になって，怒りを物理的・身体的に表現する適切な方法を工夫しましょう（Alpert, 1987）。

こういったアドバイスは，役に立つどころか，**複雑な行動の一部に対する容認を潜在的に**，あるいは場合によっては顕在的に与えることになり，事態を解決するのではなく強化してしまうことになる。こうした子どもの行動は，ほとんど例外なく悪化し，たとえば近隣や学校などといった別のコンテクストに般化することも少なくない。論理は極めてシンプルだ。つまり，こうした行為は，攻撃的になることへの許可を意味するわけである。これは，以前に述べたように，人は「怒りを物理的・身体的に吐き出す」必要があるとする，古きヘルムホルツ的概念に由来するものなのである。

　この手の反治療的なアドバイスは事態をさらにややこしくする。このコラムの例では，母親が5歳の娘のかんしゃくを相談してきていたのだが，かんしゃくの原因に関しては一切触れられていなかった。つまり，かんしゃくにはまったくコンテクストが与えられていなかったわけである。それに対して，提案された方法は優れてコンテクスト性を持ったものであった。子どもの怒りの解放のために提示された対象——自分の枕，自分のタオルとバスタブ，そして自分の家——は，この5歳の女の子にとってすべて何らかの意味が備わったものであった。これまで述べてきた子どもの論理的な思考を考慮に入れた場合には，こうしたアドバイスに素直に従った親が今度は次のような問題を訴えてくるかもしれないとの予測が成り立つ。それらの問題とは，この子がベッドに行くのに抵抗を示したり，睡眠の困難を訴えたり，入浴をいやがったり，あるいは家具や家財道具などを乱暴に扱ったり，などである。もちろん，子どもの親は，こういった問題が以前のセラピスト（あるいはコラムニスト）の「治療的アドバイス」によってまさしく生み出されたものであるということを知らない。逆説的なことに（しかし完全に論理的なものである），事態は良くなるどころかどんどん悪化する。ひとことで言うなら，自分の激しい怒りをぶちまけた枕を使って安らかに眠ることなど，子どもに期待してはいけない，あるいは，怒りの対象にさせられバスタブやタオルを喜んで使うと考えてはいけない，ということであろう。

　子どもが臨床家と出会うにあたって，少なくとも潜在的なレベルでは，援助を期待しているという作業仮説に立つなら（精神科医や心理学者，あるいはその他の援助の専門家はそのために存在しているのだから），自分の象徴的なコミュニケーションを聞きとってもらえない場合，子どもは怒りを持つか，ある

いは悲しみに包まれることになると考えるのは決して筋違いではない。こうしたことが繰り返し起こると，子どもが敵意を抱いたり，あるいは抑うつ的になる可能性が高まる（このことに関しては，幼い子どもだけではなく，思春期の子どもや大人であってもそうだろう）。最悪の事態では，純粋なコミュニケーションやニーズに対する「アジェンダを持った」非反応性は，殺人や自殺といった行動を招来する危険性すら生じる。

　子どもの心理療法におけるもっとも悲惨な過ちとは，それ以外では全般的な病理と見られることのまっただなかにあって，健康性を認識し活性化させることができないことである。5歳のスーのケースで見たように，初回のセッションにおける治療適性の欠如から予後を不良である（あるいは不良である可能性が高い）と判断することはできないが，一方で，初回のセッションを創造的な形で活用できる能力が見られた場合，予後が良好であると判断することは可能である——そのときまでの子どもの様子がいかに深刻な混乱を示すものであったとしても。治療に関する肯定的な評価は，適応的な行動を生じるこれまで認識されていなかった可能性を示すことがありえるだけではなく，子どもによっては入院治療が必要となるような事態を未然に防ぐことにもなるのである。

第8章
傷つき「心破れた」子どもたち

> 棒や石でもボクの骨を折ることはできるかもしれないけど，言葉はボクを殺す力を持っている。
> ——10歳の少年

　これ以降の各章を貫くテーマは，経験の解釈とコンテクストによって生まれた意味は深遠な心理生物学的影響を生じうる，ということに関するものである。トラウマという言葉では記述しなかったものの，第1章では，トラウマがもたらす認知的，情緒的，あるいは生理的影響について見てきた。虐待を受け，トラウマを生じ，学習障害という状況に陥り，あるいは精神科的な混乱を生じた子どもにおけるトラウマのこういった影響は，ピアジェ派の見方では分類的に「能力欠如」と見なされる。しかし，これまで「トラウマの影響」という概念を使わなかったのは，当初からこういった概念を持ち込むという行為がわれわれの発達‐コンテクスト的アプローチと相容れなかったからである。できるなら，分類的なラベルを剥ぎ取ってしまった段階で，「学習障害」やさまざまな障害，あるいはてんかん発作といった障害の発達や，子どもの経験の特性を理解しようとする努力のプロセスにおいて，「トラウマの影響」を発見したかったのだ。セラピーに対して純粋に問題解決的なアプローチをとる子どものセラピストは，結局のところ，こうした課題に常にさらされているわけであるから。本章の大半は経験的および伝統的な診断分類に関するものであるが，こういった分類を見通して，その先にある，それぞれの子どもが持つ高度に個人的な世界をとらえることがセラピストの課題なのである。

トラウマの特性

　トラウマとは通常から突出した何ものかであると一般的にはとらえられる。そうだとしたら，容易に認識されうる。粗暴な身体的攻撃，縛ったりサルぐつわをはめたり，あるいは一室に閉じ込めたりといった拘束的な虐待，あるいは暴力的なレイプなどがあげられる。こうした体験がひどいもので，恐怖を与え，人を圧倒し，心を粉々に砕いたりするものであり，耐え難いものであることは誰の目にも明らかである。今日のトラウマのなかでもっとも一般的なものとして性的虐待があげられるが，性的虐待は恐ろしくトラウマティックなものでありえる。一方で，性的虐待は，「愛を持った」「優しさをともなった」微妙な形で生じることもある。このような場合，被害を受けたもの自身にとっても，それが何か恐ろしいこと，あるいは間違ったことだと認識されないこともある。しかし，それでもなお，これらの行為は重大なトラウマを生じうる。

　『ウェブスター新カレッジ辞典』(1961)によると，トラウマとは「損傷，負傷，ショック，あるいはその結果として生じる状態」であり，この定義は標準精神科辞典（Hinsie & Campbell, 1970）にも受け継がれ，トラウマとは「傷害で，何らかの痛みを与えるもの」となっている。本書でのわれわれの目的は新たな分類を創り出すことではなく，経験の影響を理解することである。したがってここでは，トラウマを**何らかの痛みを与えるもの**とするシンプルで広義の概念を採用したい。こういった定義を採ることによって，これまでに見てきたように多くの経験がトラウマを生じうるものとなる。トラウマは非常に大きな体験，恐怖を与えるような体験であるだけでなく，非常に微妙な体験でもありえる。したがってその影響も，微細な認知的歪曲から全体的な心理生物的変化──あるいは死さえも生じうる──まで非常に広範にわたると考えられる。

　どのような形態であるかとは無関係に，あらゆるトラウマはある意味で同化不能のものだと言える。たとえば，養子縁組をした子どもに対して，第三者が不用意に養子であることを伝えてしまった場合の「トラウマとなりうる」影響について恐れを抱くケースワーカーや養父母は多く，そうした予期された「トラウマ」に対抗して子どもにいわば「予防接種」として強制的な早期の告知を

行うことが多いが，一方で，こうした早期の告知がもたらす「二人の母親」のジレンマや，「愛」と「捨て去り」を同等視せざるをえない状態が認知的な発達におよぼしうる微細だが非常に強烈なトラウマティックな影響について認識できている親や専門家は少ない。トラウマとなりうる経験は数多く存在する。養子縁組をされている子どもたち，里親家庭で生活している子どもたち，あるいはいわゆる「孤児」たちは，虐待，ネグレクトなどの不適切な取り扱い (maltreatment)，親の離婚，アルコール症，あるいは親の疾病や障害，家族メンバーの死亡，そして捨てられ体験——多くの場合は捨てられ体験の繰り返し——など，トラウマとなりうる体験を多く経験してきている。こういった経験のなかには，たとえば双子のきょうだいの流産など，トラウマを生じうるとはほとんど考えられていない（場合によってはまったく考えられていない）ものもあるが，子どもの人生においてはトラウマを生じる役割を果たす可能性がある。一見無害に見えるような「家族の秘密」といったものですら，時にはトラウマを生じ，子どもの発達を歪めてしまう力を持っているのである。

トラウマの認識を阻害するもの

　トラウマとなるような体験の認識を妨げる障害物は2つある。ひとつは，子どもに対する社会一般の態度であり，今ひとつは心理学や精神医学が子どもに対して持つ認知である。後者の発達にとって，前者が非常に重要な役割を果たすことは疑うべくもない。しかしここでは両者を切り離して考えたほうがいいだろう。というのは，傷ついた子どもたちの心理療法をうまく進めていくためには，子どものセラピストはこの2つそれぞれと直面しなければならないからである。

　ほんの少し歴史を振り返ってみれば，子どもが家畜か何かのように扱われ，さまざまな虐待の対象にされてきたことがわかる。虐待に関する文献は，こういった歴史的な概観から始まっていることが多い (Schetky & Green, 1988 ; Williams & Money, 1980)。幼少期に関する歴史研究で有名なロイド・ドゥモース (deMause, 1980) は，ある本の序章のタイトルを「我が祖先は幼少期を悪夢とした」としているが，これは社会がどれほど変化したかを示している。しかし，見て取ることがより困難なのは，社会に根強く残っている子ど

に対する否定的な見方である。子どもたちの現実世界を知りたいという臨床家にとっては，『幼少期の歴史』（The History of Childhood ［deMause, 1974］）は必読書である。

　われわれは矛盾だらけの社会に住んでいる。子どもの虐待，とりわけ性的虐待に対して，感情的，道徳的に激怒しながら，一方ではこの虐待という問題がどれほど社会のなかに広がっているかを認識することには激しい抵抗を示す。われわれの社会は，一方の手で子どもを優しく抱きしめながら，もう一方の手でキャベツ畑人形のトレーディング・カードを集めているような社会なのだ。「サークルベッドでの乳児の死亡」（crib death）が近隣でのお茶飲み話やテレビのワイドショーのネタになりながら，一方で，「サークルベッドでの死亡」が突発性の生理学的機能障害以外の何ものかであるかもしれないということを強く示唆するような論文を学術雑誌が採用するまでに何年もかかってしまうような社会なのである。大都市のとある総合病院の医療スタッフの研修で，われわれは，コロンビア地域における乳児突然死症候群（SIDS：sudden infantile death syndrome）の研究（Luke, 1978）について触れ，乳児の死亡の50％以上がきょうだいや親と同じベッドで寝ていたという状況で起こっていることが明らかとなっており，これはこの症候群に生理学的な原因を求めようとする従来の研究に疑問を提起するものだと述べた。私たちの講演の終了後，司法病理学者としての勤務歴が8年あるという医師が私たちのところに歩み寄ってきて，非常に驚いたと感想を述べた。「私はこれまで，"サークルベッドでの死亡"はいつもサークルベッドで起こるものだと思っていました」と彼女は言い，SIDSで死亡した双子のケースについて話した。「最も良心的に考えて，1人は本当のSIDSで死亡し，もう1人は乳児殺しということでしょうね。最悪の事態としては，2人とも乳児殺しで死亡したということも考えられますよね」とわれわれは答えた（双生児が，たとえ一卵性双生児であったとしても，同じ時刻にまったく同じ原因で死亡するという統計的な確率は，はたしてどの程度なのだろうか？　もちろん，その原因が外的なものでない限りは）。われわれの社会は，こういった苦痛に驚き事態を何とか良くしようという議論に酔っている一方で，自分たち自身が子どもに対してキャベツ畑人形的な見方をしているということを認識するのには強い抵抗があるのだ。

　こういった抵抗感が，臨床家が自分の臨床的なアプローチを選択する際の強

力な動因となることがある。これは，きわめて潜伏的に進行していくために認識するのがむずかしく，そのため，この領域を特徴づけている分類的，近視眼的な見方をとってしまいがちになる。トラウマがどれほどの痛みをもたらすのかを子どもから学ぼうとするのではなく，新たな診断分類を求めてしまうのである。以下の例は，子どもの性的虐待に関する最近の研究論文から引用したものであるが，機能不全の分類を求めることで問題の核心からは目をそらしているという状況をよく示している。

　子どもの精神医学は性的虐待の影響に関心を持ち，その被害を受けた人が「性的虐待を受けた子どもの障害」(Sexually Abused Child's Disorder : Corwin, 1985) として特徴づけられうる独自の症状を示すのかどうかを確定しようとしてきた。こうした考えは急速に発展し，子どもの性的虐待の診断に関する1985年の国際会議では，診断を策定し，それをDSM-Ⅲ-Rに含めるように提案することが目標とされた。この考えは最終的には否決されたが，「性的虐待を受けた子どもの障害」という診断自体が否定されたわけではなく，それを支持するデータも，逆にそれを否定するデータも，両方ともが決定的なものではなかったということである。
　今日にいたるまで，性的虐待に関する研究に内在する無数の複雑な要因のために，性的虐待の精神科的影響については本当に漠然としてしか理解されていない (Conte, 1985)。(中略)これまで研究の対象となったケースの大半は，精神障害と考えられるような症状を示してはいない。性的虐待の被害を受けた子どもで，DSM-Ⅲで診断できる臨床的症状を呈していたものは，不安障害や適応障害など，多様な問題を示していた。その機能不全のレベルはかなり広い範囲にわたり，性的虐待を受けた子どもに共通して見られる属性や症状のクラスターが特定できないため，「性的虐待を受けた子どもの障害」(Corwin, 1985) という診断分類を策定することは不適当だと考えられる。虐待や被害を受けた子どもの問題を同定するためのDSM-Ⅲの基準が存在しないために家庭内での性的虐待の被害を受けた子どもに単一の精神科的プロフィールを与えることができない。そのため，そういった子どもの診断評価はより困難なものとなる (Sirles, Smith & Kusama, 1989)。

子どもの性的虐待の精神科的影響が「漠然としてしか理解されていない」のは，「性的虐待に関する研究に内在する無数の複雑な要因のため」ではなく，むしろ，研究の方向性が間違っているからであり，その結果，自分たち自身のまさに目の前にあるものを見て取ることができないでいるためである。診断分類を求めようとするなら——その研究方法や「データ」がどれほど洗練されたものであろうと——現実の子どもや，彼らの現実世界の体験を見出すことはできない。そこに見出されるのは，虐待していると考えられる大人が自分の子どもと遊んでいる瞬間の「スナップショット」以上のものではありえないのだ (Starr, 1987：Froning, 1988 からの引用)。社会が「ゴミ箱キッズ」(Garbage Pail Kids：子どもを汚らしい怪物として見るわれわれの観点を反映している) に熱中し，「キャベツ畑人形」(Cabbage Patch Kids dolls) を「養子にする」こと (子どもが社会においてホームレスの状態におかれていることに対する黙認を反映している) に夢中になっていることを憂慮しないという態度は，診断および治療に対する分類的アプローチ——人間的な内容に対するコンテクスト的な関連性を何ら持たないもの——の受け入れを容易にしてしまう。

子どもに対する敵意——取るに足らぬとは言えないもの

さて次に，子どもの安全と健康的な生活とを確かなものとすべき立場にある，まさにその専門家の子どもに対する敵意——しかも，取るに足らぬという程度のものではないもの——という問題を取り上げなければならない。そのもっとも顕著な例は，子どもが実の親のもとを訪れている最中に性的虐待の被害を受けていることを示す心理学的および医学的な証拠を無視する傾向が広く認められるということにある。シュガーマンとクーニル (Sugarman & Kuehnle, 1987：Froning, 1988 からの引用) は，子ども保護機関 (CPS：Child Protective Service) のワーカーは性的虐待に関する子どもの訴えの74%を，証拠があるにもかかわらず——証拠が不在だからではない——信じていないという実態を明らかにしている。しかし，家庭調停裁判所 (Family and Conciliation Court) 連合会を対象とした調査 (Thoennes & Pearson, 1987) では，親権の争いというコンテクストで行われた性的虐待の訴えのうち虚偽であることが分かったのは全体の6%に過ぎないことが指摘されている。この2つの数値

がいかに食い違ったものであることか。

　ここで概観した5つの研究（Faller, 1988；Jones & McGraw, 1987；Goodwin, Sahd & Rada, 1979；Horowitz et al, unpublished 1984；Peters, 1979）とわれわれのこの研究は，年少の子ども，あるいは思春期の子どもからの性的虐待の訴えのなかで，それが虚偽のものである割合は2〜8％であるとのほぼ一致した結果を示している。（中略）虚偽の訴えの割合がさまざまな研究で一致していることは——特に，サンプルが多様で，評価の手続きがさまざまであり，評価を行ったもののバックグランドも一様ではないことを考え合わせると——特筆すべきである。（中略）しかしながら，これらの研究でもっとも顕著なのは，数多くのCPSのワーカーに生じた「傍観者の視線」と呼ばれる現象であろう。とりわけ，これらのデータが示しているところでは，CPSワーカーの一群には，性的な虐待を受けたという子どもや思春期の青年たちの訴えを，はなから信じていないという傾向が見られた。その結果，あいまいなことがらや話の不一致性を，子どもたちの訴えが虚偽であることの証拠と判断してしまっている。子どもが真実を話していると解釈できるような証拠が存在するにもかかわらず，である。

　子どもの訴えを信じないという偏見の存在は，子どもの報告が虚偽だと判断したCPSワーカーのサブグループのほうが，そうでないワーカーに比べて子どもは嘘をつくものだという考えを持つ傾向が強く，また，立証率（虐待の通報件数に対して，調査の結果，虐待が実際に存在することが判明した件数の占める率）を低く見積もる傾向があったことにもうかがわれる。こういった偏見の存在は，子どもが訴えを取り下げた場合に——申し立てを撤回するようにとの圧力なり強制なりが働いたことを示す明らかな証拠がある場合でも——その取り下げに対して何らの疑問も抱かないことにも明らかである。また，なかには非常に不十分で配慮の欠けた調査があったり，虐待をしたと訴えられた人に対するアセスメントがきわめて不十分であるにもかかわらずその結果を信頼したり，あるいは，虚偽の訴えをする動機となりうるものの存在をその訴えが虚偽であることの証拠である——虚偽である可能性の説明としてではなく——と見なしたりなど，偏

見の存在はさまざまな形で現れている。偏見の極端な例として，ある一人のCPSワーカーが，加害者が虐待の事実を認め，その結果，受刑していたにもかかわらず，9歳の子どもの訴えを強固に否認し続けたことがあげられる（Everson & Boat, 1989, pp. 234-235）。

　子どもに対する危険の存在を示す確たる証拠や，子どもの危険性が現在でも続いていることを示す証拠があるにもかかわらず，子どもの保護にあたる機関が子どもを保護できないことは，子どもに対して加えられた社会の攻撃である（Rothenberg, 1980）。子どもたちに何をなしているのかを見ようとしないことは，非人間的な分類主義的アプローチを強化することになる。これほど明白なものが見えないということを考えるなら，われわれが子どもたちの人生や生活における傷つきを十分に見ていないことに疑問を挟む余地があるだろうか？明白なものを見ようとしないわれわれの態度の結果，精神医学の研究では4か月にわたるインセストを「短期のもの」と分類してしまうことが可能となり（Krener, 1985），こうした分類主義が司法に波及する可能性を見落とすといったことが起こりえるのだ（Donovan & McIntyre, 1985）。

身体的虐待と性的虐待

罪悪感と「悪い子」という感覚の解決

　自己関与的（self-referent）および自己中心的（egocentric）な認知特性のため，子どもはあらゆることが自分に関係し，自分が原因で起こったのだと考える傾向がある。これはまったくノーマルな傾向だが，虐待を受けた子どもの場合には，その経験——子ども一人では自発的に求めるようなことはなかった種類のもの——がもたらした身体的・生理的反応のために事態は複雑なものとなる。強盗にあったり殴られたりというのとは違って，性的な虐待は，情緒的なものと心理生理的なものとが複雑に入り混じった反応——ここには快適なものとして経験されるものが含まれる——を生じ，そのために被害者はあたかも自分の身体が今起こったことを「求めた」かのように感じることがある。あ

まりにも長い間殴られ続けた結果，殴られることで初めて「落ちつく」といった状態になることがあるが，そうでもなっていない限り強盗にあったり殴られたりすることによってはこういった経験は生じない。虐待は，通常，自分よりも年齢が高く身体も大きい人によって加えられるものだが，それにもかかわらず，子どもたちは自分の身に起こったことによって自分が悪い子になり，汚れてしまい，恥ずべき存在になったのだと感じ，その責任があたかも自分にあるように感じてしまう。セラピーの最初の課題の一つは，こうした罪悪感や「悪い子」感の取り除きを促すことにある。責任を明確化した自己を清める作業は，初回のセッションから始まることもある。

　12歳になるジミーは，重度の情緒的な混乱を抱えた子どものためのプログラムへの措置が検討されており，精神科評価面接のためにわれわれのところに紹介されてきた。彼のこれまでの家族生活は非常に混沌としたものであった。ジミーの母親と母方の祖父母はジミーの父親のことを憎んでおり，父親はジミーがまだ幼い頃に家族を捨てて出ていった。ジミーの母親は能力的に問題のある人で，彼が行動上の問題や学力的な問題を長期にわたって抱えているにもかかわらず，それを何の問題とも考えていなかった。彼女は1年のうち4〜5回，「休息のため」と称して州立精神病院に自ら入院した。彼女は「3回か4回」結婚し，「ほうぼうに」たくさんの子どもがいた。

　ジミーは小学校入学の時点でLDのクラスに配置されたが，学校や家庭での問題行動がひどくなり，すぐに深刻な情緒的な問題を持つ子どものための学級に移された。8歳のとき，彼は3人の男子ティーンエイジャーに性的暴行を受けた。それ以後，クラスメイトや学校教職員に対する彼の攻撃性はどんどんエスカレートし，ついには，抑制を加えることができなくなり，彼を見ていくことが不可能になるにいたった。ジミーは，入眠困難，夜驚，悪夢などのポスト・トラウマ症状を示すようになり，母親のベッドに潜り込むのが常となった。同性愛的な性的暴力の被害にあってから4年がたった今でも，彼は母親のベッドで寝ていたのである。「家族の状況が不安定で，決めた時間にやってこないため，一般的な心理療法は不可能」と感じた精神科医は，精神刺激剤と抗うつ剤とを処方した。しか

し，投薬は一時的な効果しかなかった。

　ジミーは魅力的な少年で，もうすぐ13歳になろうかというのに，とても内気な8歳くらいにしか見えなかった。彼は悲しげで，脅え，不安な様子であった。彼はうつむきかげんで，視線を上げることはほとんどなかった。初回の成育歴の聴取の間，彼は椅子の端に腰をかけ，ひとことも発しなかった。「ジミーが8歳のとき，彼の身に何か悪いことがあったんだ」という話を切り出したとき，母親が割り込んできた。「ね，分かるでしょ。ジミーはひとこともしゃべってないでしょ。なのにそんな話を持ち出したら，ここにいる間中，この子は何も話しませんよ」と彼女は言った。セラピストは，彼がコミュニケーションの手段に言葉を使おうが使うまいがそれは関係ないこと，そして彼の人生に起こった悪い出来事についてオープンであることがここでは大切なのだということを彼女に伝えた。

　彼は脅えているように見えたにもかかわらず，母親からはスムーズに離れ，プレイルームでのほうがむしろリラックスした様子であった。彼は依然としてうつむきかげんで部屋においてある物には興味を示さなかった。われわれがいつも行っている描画に彼を誘うと，ジミーは茶色を使って絵を描いた。彼の描いた「家」の横には大きな樹があり，その幹には穴があいていた。そして「この家に住んでいる人」として，母親，父親，乳母車に乗った赤ちゃんが描かれた。父親はそのこぶしを母親の背中に突き立てるようにしており，母親は乳母車を押して離れていこうとしていた。この描画は，暴力的な父親のもとから逃れようとし続けている母親と，常に赤ん坊扱いされているジミーという状態を示唆しているようにもみえた。

　ジミーが床に腰を下ろし，セラピストはおもちゃを手にジミーの横に座った。ジミーはすぐに小さな男の子の人形を手にとってそれをバスタブの中に入れた。成育歴から性的虐待の一件を知っていたセラピストは，ジミーが男の子の人形を誰に言われるともなくバスタブに入れたのを見て，何があったのかと彼に尋ねた。「そのことは誰にも言わない」とジミーは答えた。そこに少年は何人いたのかと聞かれて，ジミーは「3人」と反応した。そこでセラピストは何があったのかを優しく尋ねたが，今度もジミーは話したくないと言った。セラピストは，「レイプ」とは少年が自分のペニスを彼の体の中に無理やり入れるという意味だと理解しているけれ

第8章　傷つき「心破れた」子どもたち　249

ど，ジミーはそういったことを経験しただろうかと尋ねてみた。ジミーは床を見つめながら，「うん」と答えた。

この時点で，彼の身に起こったことに対する自分が「悪くて汚れている」という感じをジミーが取り去るのにセラピストが役に立てただろうか，と聞いてみた。ジミーはニヤニヤしながら，「ううん」と答えた。そこでセラピストは，紙を一枚取り出して，その上に3人の人の絵を線描きした。「本当の人にはこういうことはしないんだよ」と言いながら，セラピストはジミーに紙とハサミを手渡した。それを受け取ったジミーは，紙を切りぬいて，3人の人型を作った。そして，その人型をおもちゃのお城の尖塔に詰め込んだ。それを見たセラピストは，「その3人の悪い子たちにはもっといい場所がある」からと言って，ジミーに3人の人型を集めるようにと指示した。セラピストはジミーをオフィスの反対側に置いてあったゴミ圧搾機のところに連れていった。そこでジミーはボタンを押して，「悪者」を押しつぶした。

セラピストは「専門家専用」と書いてある特性の赤い石鹸を持ち出してきて，この石鹸は過去に起こった悪い出来事のためにジミーが感じた「悪い子という気持ちと罪悪感を洗い流してくれる」と伝えた。彼は外科医用のブラシを使ってこの石鹸で手をゴシゴシ洗い，水を拭い取り，ペーパータオルをさっきのゴミ圧搾機に入れた。そのとき，セラピストは，彼の手を拭ったタオルは「あの醜い少年たち」と同じ場所にいてはいけないと言って，タオルをきれいなゴミ箱に捨てさせた。

プレイルームに帰って散らかしっぱなしにしてあったおもちゃを「きれいに」してから，ジミーは母親の面接が行われているオフィスに戻った。プレイルームとオフィスを隔てる数フィートの廊下を歩くうちに，ジミーは押し黙ってしまった。その後，クリニックを去るまでの間，彼はひとことも発しなかった。ジミーは母親の向かい側に座った。彼はあたかも母親がそこに存在していないかのように振る舞った。ジミーは母親のハンドバッグから大きなサイズのトランプを取り出した。彼はそのトランプを注意深くくって，手元に4枚のカードだけを残した。そして，その4枚を手の上で広げて見せた。そこには，ハートのエースを一番上に，4枚のエースがならべられていた。彼はセラピストを見ながら，ハートのエースを，

そして次に自分の胸を指差して見せたのである。

　たしかに，ジミーにとっては，家族の状況が混沌としていたために，「一般的な心理療法」は不可能であったかもしれない。しかし，「優れた心理療法」は可能だったのだ。ジミーが示したハートのエースの意味を考えたとき，ジミーは心理療法の伝統的な基準には合わなかったかもしれないが，その機会が提供されたときに自らの手で治療的なプロセスを開始したのだと思わざるをえない。その意味で，彼にとって心理療法は効果があると言えよう。
　そのことについては話したくないと繰り返し主張していたにもかかわらず，ジミーはセラピストに（描画によって）自分の人生や生活について伝え，（男の子の人形を「バスタブ」に入れたことによって）自分の罪悪感と「悪い子」だという感覚の解決が可能であることを示唆した。心理療法にとっての主たる障壁であると伝統的には考えられているもの——つまり話すことの拒否——が，コミュニケーションは言葉によらなくてもいいのだという明確なメッセージに出会うことになった。ジミーの非言語的コミュニケーションをセラピストが認識し，「悪い，汚れた存在」という感覚を解消するための手段を提供するというプロセスをていねいに行っていくことで，ジミーはコミュニケーションのために言葉を使いはじめたのである。
　ジミーは「自分にハートを戻してくれた」ことへのセラピストに対する感謝の念を，母親と同席しているときに非常に鋭くかつ詩的な表現で表したが，これはセラピストが意図的に行ったことではまったくなかった。もし意図的にこういったことを仕組んだとしたら，それはジミーの個人的な空間を侵害することになる。ジミーの母親はこの個人的な空間を守ることができない，あるいは守ろうとしないのであり，セラピストのそうした行為はプレイルームでの治療的な時がもたらした魔法を消し去ってしまう。ジミーが「ハートのエース」を見せたのは1時間半の間のたった1回だけであったが，それでも，セッション終了の段階でジミーが自分のことをもはや「ごみ箱の子ども」と見てはいないことは明らかであった。この数年間に，たった1回限りのセッションが自分たちの人生や生活をまったく違ったものにしてくれたという手紙や電話を，私たちは多くの子どもから，そしてもっと多くの親から受け取っている。

子どもの固有のニーズに対応する

　虐待を受けたり，あるいはトラウマを受けた子どものほとんどは，「ハートのエース」のジミーのように，罪悪感や「自分が悪い」という感覚をセラピーのなかで解消できたり，あるいは解決のきっかけをみつけることができるものである。第7章で述べたように，治療的評価の目的とは，こうした能力がどの程度あるかを評価することにある。多くの子どもたちは非常に象徴的な存在であって，「特別な石鹸」を使って「悪くて汚れている」という感覚を「洗い流す」ことが可能であったり，虐待の経験によって生じた否定的な自己イメージを軽減したり，ときには完全にひっくり返すことができる。しかし，ときにはこうしたことを具体的に行っていかねばならない子どももいる。

　　ラリーがセラピーにやってきたのは14歳のときであった。彼には軽度の脳性麻痺，軽度の知的障害，および重度の「学習障害」があり，これらの問題は周産期の不十分なケアによるもので，その意味では「生まれつき」のものだと考えられていた。しかし，セラピーの経過で，こうした脳器質の障害は，彼が里親養育に委託される以前の実父母による激しい殴打などの身体的虐待に原因があることが明らかになってきた。それに加えて，彼は里親家庭で，男性の養育者から性的虐待を受けていたことも明らかとなった。さらに，ラリーは自分の身体や身なりを清潔に保つことができず，下着を大便で汚してしまうこともしばしばであったが，セラピーを始める以前は，こうした問題は知的障害と脳性麻痺によるものだと考えられていた。下着を大便で汚してしまった場合，その下着を洗う責任はラリーにあった。まずトイレで下着を水洗いして，その後，漂白剤の入ったバケツに下着をつけおいてから洗濯機に入れる，という仕事がラリーには課せられていた。
　　ある日，ラリーの養父が，ラリーが──大便で汚れた下着とともに──茶色く汚れた水で一杯のバスタブに浸かっているところを偶然発見した。この「発見」によって，自分が汚れているとの感覚を象徴的に「洗い流そう」とする治療的努力にもかかわらず，また，里親家庭から養父母の

もとに移されてから 6 年という時間が経過しているにもかかわらず，彼は自分が文字通り汚れた存在なのだと考えていることが明らかとなった。そこで彼のセラピストは，彼に浣腸のための用具を 2 つ手渡して，ラリーと養母にその使用法を教えた。ラリーはその道具を使って，2 回浣腸をした。その後，彼は下着を汚すことはなくなり，清潔の維持も顕著な改善を示したのである。

　この 14 歳の少年に，性的虐待から 7 年近くも経過した現在，彼の体の中に精液が残っている可能性はまったくないのだということを，いかにあの手この手を尽くして説明したとしても，それは何の役にも立たなかっただろう。象徴的な解決が失敗に終わったため，われわれはラリーの「逐語的な認知」を受け入れ，彼が「汚れたものを洗い流す」のを手伝った。その際，性的虐待の状況の繰り返しにならぬように細心の注意が払われた。ラリーのセラピストも，あるいは現在の彼の直接的なケアテイカーである養母も，浣腸を行うという作業には直接関わらないようにした。その結果，ラリーは浣腸を――侵入的なものではなく――浄化として経験することができた。これまでラリーに関わってきた医療関係者やセラピストが神経学的な問題（括約筋調整の神経運動的障害）と考えてきた症状が解消することによって，知的障害と「器質性の学習障害」という診断についても，再考が促されることになった。
　このケースで示された治療的な方略は，子どもの心理療法のテクニックの中心的な特徴の一つを表している。その特徴とは，それが間違っているとの証明が可能な仮説の設定――その仮説が正しいことが示された場合には治療的な変化が生じる――と，その仮説を試そうとする操作的な意図である。セラピストのなかには，たとえばコッポリロ（Coppolillo, 1987, p. 253）のように，無意識のものを意識化させることを意図しない技法や，あるいは自覚的な意識によって葛藤を解決することを目指したものではないような技法は，「だましでひっかけ」だと見なすものもいる。しかし，ラリーのセラピストによる浣腸の使用は，「だましでひっかけ」どころか，臨床的な問題に対する適切な思考の，迅速で合理的な適用以外のなにものでもない（トレーニング・プログラムにおいては，問題解決的な技法よりも伝統的技法を教え，あるいは学ぶことが多いため，通常とは異なるものには何でもこういったレッテルを貼ってしまう傾向

がある。これは，おそらく，伝統的なトレーニングを行うものにとっては「作用のメカニズム」が明らかでないためであろう）。

迅速な介入の重要性

　解決と洗い流すというプロセスによって，ジミーは恐ろしい自己イメージを取り除くという作業を開始できたのと同時に，虐待とトラウマによって非常に大きなダメージを被っていた彼の基本的な信頼の再構築が促進されることにもなった。トラウマは，いわゆる「安全の基地」を破壊してしまう可能性を持つ。この「安全の基地」とは，特定の個人——これは一人の場合もあれば，複数であることもある——が，破壊や脅威の真っ直中にあって安全な避難場所となるという子どもの意識された，あるいは無意識の確信を意味する。環境によって理解され，包み込まれ，ケアされているという感覚が子どものなかに育っていくことで，信頼の破壊，人間への親密さに対する恐怖，あるいは日常に対する恐怖ですら（Terr, 1979）治療的プロセスによって軽減させることができるのだ。テア（Terr, 1985b）は，トラウマによってもたらされたコントロール不能という感覚は，親にも影響する可能性があると指摘している。彼女は，チョウチラで誘拐にあった子どもたちの親について，「（子どもたちの親は）自分自身が非常に傷つきやすい状態にあったこと，そして過去においてコントロールを失ってしまっていたことを恥ずかしく思い，あるいはそうした状態に陥ったことに脅威を感じ，誰もがその出来事を思い出したくなかった」と記述している。

　迅速な介入のもたらす利点の一つは，ハートのエース・ジミーのケースで見たように，コントロール不能という感覚と無力感を素早く払拭できるという点にある。虐待されたり，トラウマを受けた子どものケースで，少なくとも一方の親が子どものことをケアするサポーティブな親であった場合，セラピストとの最初の出会いという体験が，子どもにとっても，また親にとっても大きな救いとなるものである。子どもが良くならないということに責任を感じることで，親はコントロール不能感をさらに強めてしまう。したがって，初回のセッションで情緒的な安堵を経験することができれば，それは増幅されて家族全体に広がっていくことになる。

子どもたちはトラウマティック・プレイ（traumatic play）——これはテア（Terr, 1979）が記述したもので，反復的で，満足をもたらさない，突き動かされるようなプレイによる再現であり，子どもにとっては何の解決ももたらさないもの——をはじめとして，反復夢，恐怖，パニック・アタック，不安，閉所／広場恐怖，あるいは過敏性や過覚醒といった問題を呈するが，こうした問題がたった一度の治療的な出会いのあとに劇的に減少することがある。トラウマを受けた子どもは，そういった体験のない子どもに比べて，自傷行為や自己破壊的行為が非常に多いとされているが（Green, 1980），こういった問題も，治療的な出会いが肯定的なものであった場合には一度のセッションで減少する可能性がある。子どもに備わった信じられないほどの可塑性こそが，治療的な作業に大いなる可能性をもたらしているのだ。こういったことを考えるなら，「治療を開始するに先だって，少なくとも3か月，できれば6か月程度の期間，子どもを取り巻く環境が安定した脅威的ではないものであることが望ましい」（Coppolillo, 1987, p. 346）といったコッポリロなどの一部のセラピストの見解に見られる治療に対する悲観的な考えは，必ずしも妥当ではないと言える（もちろん，その意図は非常によく分かるのだが）。急性の問題は迅速に解決するのがベストである。2歳の子どもが虐待されトラウマを受けているといった場合に，子どもの心理的評価を行い心理療法を開始するのを，その子が2歳6か月になるまで待つ必要などどこにもない。遅延は，どのような場合であっても時間のロスを意味する。3歳の子どもにとって6か月の遅れは人生の5分の1に相当する。そして，一般的な臨床家であれば，その6か月間に子どもの生活環境に対して子どものケアのために何らかの働きかけを行うといったことはまずないだろう。また，その間に子どものケアにとって適切なように環境が整えられたとしても，それだけではトラウマによる影響をひっくり返すという特殊な課題に応じることはまず不可能だと言えよう。

日常の経験の意味

　虐待を受けたりネグレクトされた子どもたちは，一般の人にとっては意味が分からないような形で日常の出来事に反応することがしばしばある。かつて虐待やトラウマを経験した子どもに見られる学校での行動上の問題や，理由の見

あたらない学力の「低下」を生じる原因の一つに，保護や危害，あるいは「捨て去り」に関連したテーマが学校での教科の内容に出てきたということがあげられる。親や教師の報告で，治療中の子どもの成績が突然低下したということが明らかとなった場合，臨床家としては，まず，現在の学校での教科学習の内容を調べてみることが必要である。

　ジェニーは明るくておしゃべり好きの，性的虐待を受けた8歳の女の子である。彼女には多少演技がかった傾向があったが，それがかえってタレントスカウトなどに好ましいものと映ったようである。知的な能力は平均以上であり，また，創造性にも優れているにもかかわらず，ジェニーは「学習障害」であって，情緒的な混乱を持った子どもたちのためのクラスでの平均的な学習が「不可能」であると考えられており，そのため，何か新しい課題に挑戦するという機会をほとんど与えられていなかった。セラピーを開始する直前には，女性の担任教師とのけんかが常態化していた。
　学校での学習と行動がかなりの改善を示すようになったある日，ジェニーの社会科の成績が突然急激に低下し，再びクラスでさまざまな問題を繰り返すようになった。ジェニーいわく，他の子どもたちが彼女に悪さをするのにもかかわらず教師は彼らを叱ることをせず，自分のことを守ってくれないとのことであった。
　ジェニーは，授業中に行う社会科の小テストを一度も最後までやり終えたことがなかった。というのは，そのテストの間に怒りが爆発して非常に「退行的」となり，その結果，職員室に行かされるはめになるからであった。セラピストはそのテストの内容をチェックしてみた。その結果，どうしてジェニーがそれほどまでに激しい反応を示したのかが明らかとなった。テストに出された問題は「デイビーが小熊をそっとしておかないで，遊ぼうとしてちょっかいを出したとき，母熊はデイビーに何をしたでしょう？」というものであった。
　このテスト問題は子どもを守ろうとする母（熊）に関するものであり，ジェニーが性的虐待を受けていた当時，彼女の母親が同じ部屋にいたこともあったということをジェニーに指摘してみた。すると彼女は，即座に，自分のところの農場にいるホロホロ鳥の雌ですら子どもたちを守ろうとす

るものなのに，彼女の母親は彼女のことを守ってくれなかったと応えた。ジェニーは，このテストの問題がきっかけとなって，自分が守られなかったという気持ちや非常に傷ついたという気持ちが沸き起こったのだということを，そして，教師が他の子どもたちをえこひいきしているわけではないということを理解できたのである。

人間の残虐な行為に対する周囲の基本的な反応が，そんな行為などなかったかのように振る舞うというものである場合，課題は「無意識なるものを意識化する」ことではなく，正常な認知を妨げている感情的な障壁を取り除くことにある。この女の子の母親は，きょうだいを極端に分け隔てて弟を可愛がり，ジェニーが受けている性的虐待という現実はまったく目に入っていなかった。母親のこのような行動は，長きにわたり子どもたちとの関係を特徴づけるものであった。ジェニーの周囲にいる大人たちのほとんどは，ジェニーの身に何が起こっているのかを知ろうとはしなかった。こうした状況に順応するため，この少女は，自分の対人関係に関する認知の領域を極端に狭めるしかなかった。その結果，本来の知能や創造性は「優秀な子どものためのクラス」に相当するにもかかわらずジェニーは「学習障害」があると見られ，さらには行動上の問題が深刻なために特殊教育が必要だと判断されてきたのである。

「学習障害」と「注意欠陥障害」

治療の序幕：与えられた情報でも，その証拠が見あたらない場合には放棄すること

多くの子どもに関わる機会のあるセラピストは，「学習障害」との診断を受けたりレッテルを貼られた子どもにこれからも繰り返し会うことになろう。精神科医，心理学者，小児科医，臨床ソーシャルワーカー，発達小児科医，神経学者，スクールカウンセラー，教師，そして親など，実にさまざまな人によってこのレッテルが子どもに貼られる。ジェラルド・コールズ（Gerald Coles）が『学習の神秘：「学習障害」に関する批判的検討』（*The Learning Mystique*:

A Critical at "Learning Disabilities", 1987）と題する本に著しているように，知的発達遅滞や精神病など，法的に定義され，その結果，法的に認定されてしまうような個人の状態についてのカテゴリーが数多く存在する。「学習障害」というカテゴリーは，制度としてしっかりと組み込まれてしまった結果，法律の条文で定義されるものとなってしまったのだ。

「学習障害」（Learning disability：LD）は，それ以外には特に問題のない個人において神経学的な機能不全に起因すると推測される学業上の困難さに適用されるレッテルである。実際，このカテゴリーは，当初，学習以外の場面ではよく学べるにもかかわらず学校での学習がうまくいかず，しかも，知能面での問題が認められない（WISC-Rやスタンフォード・ビネーなどの個別知能検査で測定する限り）ミドルクラスの子どもに適用された。この非常に単純な定義が現在でも使われており，その結果，LDの「原因」に関する還元主義的な説明もまた生きているのである。

> たとえばカリフォルニア学校教育法のセクション56026は，学習障害に関してもっとも厳密な定義を定めており，施行法のセクション3030Jは，その生徒が「学習障害」であると分類される際の細かな基準とその手続きを定めている。これらの法律によると，「学習障害」とは，言語の処理に関わる基本的な心理的プロセスに一つ，ないしはそれ以上の障害がある場合と，知的能力と学業成績に大きな開きのある場合だということになる（Kohl, 1988）。

コールズ（Coles, 1987）は，LDという概念の歴史的な展開を次のようにまとめている。

> ヒンシェルウッド（Hinshelwood）以来，学習障害は——あるいは，別の名前で——学業成績が不良なもので，知覚機能や知的能力（IQテストで測定されたもの），あるいは情緒は全般的に正常であって，学業上の問題がこれらの要因では説明され得ないという特定的な問題として公式に定義されてきている。また，この障害は不適切な環境や経験によっても説明がつかないとされる。こういった子どもの多くはミドルクラスの出身で

ある。通常，彼らの家庭は物理的な環境も整っており，家族問題や情緒的な問題も見あたらないようである。また，生徒の学業に関する学校の指導にも大きな問題はないとされている。この学習障害なるものの世界では，こういった知覚的，知能的，情緒的，環境的状況はその要因としては除外されるとされており，これらを問題の原因から除外することによってはじめて学習障害という診断が確定する，あるいは少なくともその確立に向けての道が開かれることになる。この領域の専門家は，学習障害だとされる子どものなかにはこれら除外されるとされた状態を抱えている子どもがいることを知っている。しかし，そういった場合，これらの状態は学習障害の原因ではなく，結果であると判断される。学習障害の結果，子どもが情緒的な問題を抱えるにいたった可能性があるとされ，あるいはそれ以外には何の問題もない家族に人間関係をめぐる葛藤を生み，さらには，子どもの学習が妨げられた結果として知能テストのスコアが低下した可能性があるというわけである。つまり，情緒的問題や家族問題，あるいは知的な問題があったとしても，これらは学習障害そのものを説明するものではないとされているのだ。（中略）学習障害を定義することによって，これら除外要因がおさまることはない。とはいっても，この定義は除外要因だけを定めたものではない。すなわち，学習障害を抱えた子どもには**神経学的機能不全**があるとされているのである。

こうした見方は，アメリカ児童青年精神医学会の発行している『家族にとっての事実』（*Facts For Families*）にも反映されている。

　　学習障害を抱えた子どもは一般的に言って聡明であり，家庭や学校で，はじめのうちは指示に従ったり注意を集中しようと非常に努力し，「良い子」あろうと一生懸命になる。しかし，子どもは学校の課題を達成することができず，どんどん遅れていってしまう。学習障害を抱えた子どものなかには，机の前に静かに座っていることができなかったり，注意を集中することができない子どももいる。学習障害は，学校に通っている子どもの約15％に見られると言われている。
　　学習障害は，情報を受け取り，処理し，あるいは伝えることに関連した

神経系の問題にその原因があると考えられている。また，学習障害のある子どもは多動であったり，注意集中ができるスパンが非常に短くて気が散りやすい傾向がある場合もある（American Academy of Child and Adolescent Psychiatry, 1985 b）。

　仮に，学習障害（学習障害のうちでは，字や文章を読むことの困難がもっとも一般的であろう）が生まれついての神経学的な「中枢系の情報処理（プロセシング）障害」（それを象徴倒錯症と呼ぼうが，あるいは，神経性弱視，遅語症，失読症，学習障害，運動亢進症候群，微細脳損傷，微細脳機能不全，あるいは特異的発達障害，注意欠陥多動性障害と呼ぼうが）の結果であるとしたら，援助の形態としては，何らかの教育的精神医学的なものと，中枢神経系に影響を及ぼすような投薬が唯一の方法だということになる。実際のところ，アメリカ児童青年精神医学会（以下，学会と略す）の発行している『家族にとっての事実』はその立場をとっている。

　　今後ますます，子どもの精神科医は，教育の専門家たちとの協同作業で学習障害があるかどうかを見極めるために必要とされる心理・教育テストを行うようになろう。子どもや家族と面接して彼らのおかれた状況を評価した後，子どもの精神科医は，学校でのクラスへの配置や特殊な治療的教育，あるいは言語療法などの適用についての意見を提出するなど，子どもの潜在的な学習能力を引き出すために両親がとるべき手段をアドバイスし，ときには，多動性や注意欠陥のための薬物を処方することもある。子どもの精神科医は，健康的な発達にとって極めて重要な役割を果たす子どもの自信を強化する手助けをしたり，両親やその他の家族メンバーが学習障害を持った子どもと生活をともにするという現実に対処していけるよう援助するわけである（American Academy of Child and Adolescent Psychiatry, 1985 b）。

　臨床家や教育者はどのようにして子どもに LD が「ある」と知るのだろうか？　まず，LD の原因は神経学的なものだと言われているため，中枢神経系の未成熟もしくは成熟不全を示す微細なサインの存在が LD の可能性を示唆す

ると考えられる。多くの場合，周産期の何らかの問題やこれまでの発達上の遅れがこの中枢神経系の問題の存在を示唆すると考えられている。次に，これはその定義からそうなるのだが，学校での学習上の問題である。そして最後に，心理教育検査が LD の存在を示唆するわけである。学会発行の『家族にとっての事実』は，「もっとも頻繁に見られる学習障害のサイン」をリストアップしている。子どもに以下のような状態が見られた場合，学習障害である可能性が高いというわけである。

- 指示を理解し，それに従うことが困難である。
- 誰かがたったいま言ったことを覚えておくのが難しい。
- 読み，書き，そして／あるいは，計算をマスターできず，そのため，学校での学習がうまく行かない。
- 右と左の区別が困難である——たとえば，25 と 52，"b" と "d"，あるいは "on" と "no" とを混同するなど。
- 歩行やスポーツ，あるいは，鉛筆を持ったり靴の紐を結ぶなどといった細かな運動で，運動協応上の問題が見られる。
- 宿題や教科書などをなくしたり，どこかに置き忘れるといったことが非常に多い。
- 時間の概念が理解できない。たとえば，「昨日」「今日」「明日」を混同して混乱する。

1985 年の全米調査で「学習障害」と分類された子どもは 180 万人だった報告されており，特殊教育がこうした子どもたちを援助できるとされてはいるものの（特殊教育・リハビリテーションサービス局による，ハンディキャップを持った子どもの教育に関する法律の実施状況についての議会報告資料。コールズ［Coles, 1987］より引用），『家族にとっての事実』の結論はもっと悲観的なものだと言えよう。つまり，意見書と処方箋を書くこと以外に子どもの精神科医ができることとは，「両親やその他の家族メンバーが学習障害を持った子どもと生活をともにするという現実に対処していけるよう援助する」ことなのだというわけである。これは明らかにセラピーに対する悲観を表しているが，こうした治療に対する悲観が子どもの精神医学／心理療法の持つ真の潜在的な

可能性の現れではないとしたら，それは，現在の特殊教育の実態を反映したものだということになる。フィラデルフィア学校システム調査研究局およびペンシルバニア大学教育学部大学院に所属するジェイムズ・ライル (Lytle, 1988, p. 118) は，「(学習障害があると"認定"された子どもで) 普通学級に戻ることができるのは全体の 2% にも満たない。また，特殊教育のカリキュラムを受けた場合（言語障害と聴覚障害のためのカリキュラムは除く），その子が高校を卒業できる可能性は非常に少なくなる」と述べている。実際のところ，特殊教育のカリキュラムを受けた子どものうち（言語障害と聴覚障害のためのカリキュラムは除く），メインストリームに戻るのは全体の 1.5% でしかない (James Lytle, 私信, 1989)。

知的な側面に関心がある——そして勇気のある——臨床家はジェラルド・コールズの著書，『学習の神秘——「学習障害」に関する批判的検討』を一読されるといいだろう。コールズは LD に関する仮説の主要なもの（あるいは主要でないものも含めて）と，LD について肯定的な立場をとる専門家が学習障害神経学的病因論を支持するものとして引用している大量の研究をレヴューしている。その結果，「中枢の処理プロセスの障害」説はどれ一つとっても——視覚障害から後天的あるいは先天的な神経系機能不全にいたるまで——精緻な分析的検討に耐えられるものではないことが明らかとなった。すべてを言い尽くし，やり尽くしたあとに残ったのは，「学習障害」の神経学的原因説に対するイデオロギー的信念なのである。この種の信念は，往々にして，知的な不誠実さによってのみ支えられたものとなる。コールズの著書は，正しくない考え方，あるいは不誠実さが臨床報告や研究論文においていかに広く見られるのかをわれわれに教えてくれるものであり，子どもに関わる臨床家や教育の専門家にとっては必読文献だと言えよう。

LD に関する一枚岩的な説明や制度を理解する鍵の一つを，コールズの著書に対する否定的なレヴューに見ることができる。国立失読症研究所のニュースレターの書評でマヤ・パインズ (Pines, 1988) は，「ジェラルド・コールズは（中略）子どもに問題がある場合には常に母親を責めた時代に時計の針を逆戻りさせたいのだろう」と書いている。コールズは，還元主義的な説明がだめならばそこに何を置けばいいのかを一切提示していない，とパインズは不平を述べ，また，カール・クライン (Klein, 1988) はコールズの結論を「教育のシス

テムを再評価せずに指を突きたてながら両親を非難するという教師の自己保身的な神話を永続させるという点で危険である」と述べている。

　しかし，周産期の問題や発達の遅れといった神経学的な「ソフト・サイン」を示し，心理教育検査で「学習障害」であるとされた子どもが，特殊教育という方法ではない何らかの別の援助でその状態の改善——あるいは場合によっては解決——をみたとしたら，それは一体何を意味するのだろうか？　そのときにもまだ，その子は「学習障害」なのだろうか？　「学習障害」に対して問題解決的，発達‐コンテクスト的なアプローチをとる臨床家は，自分がコールズと同じ立場に立たされていることに気づくだろう。そのときには，親や教師たちから，石つぶてや矢が飛んでくるかもしれないことを肝に命じておくべきである。子どもの学業上の問題について，神経学的な要因以外の別の説明があるかもしれないと示唆することは，特に両親からの怒りに満ちた反応や防衛的な反応を喚起しかねない。もし還元主義的な「神経学的」説明が取り除かれたとしたら，何が残るだろう？　初期の段階でLDという診断分類が適用されたのがミドルクラスの子どもたちであったという事実が，コールズが「親を非難している」というパインズやクラインの誤った結論とあわせて，この問題に対する答えの鍵を与えてくれるかもしれない。学業全般においてアンダーアチーバーであったり，あるいは学業以外にはよく学べるにもかかわらず学習がうまくいかなかったりといった子どもの親が，**良い両親**である場合，中枢神経系の障害を考えなければ一体どのような説明が可能であろうか。子どもの問題のために親がセラピーにやってきたとき，その問題の原因が自分たちにあるとして責められるかもしれないという恐怖は非常に大きなものでありえる。こうした問題の解決にのぞむ臨床家は非常に重大な2つの問題に直面することになる。ひとつは，アメリカの教育システムにおいてLDは制度的にしっかり根づいたものとなっていることであり，もうひとつは，責任を負わされるという親の恐れである。

　ここにいたって，発達‐コンテクスト的アプローチの価値がもっとも明らかとなる。つまり，このアプローチをとることによって，最悪の仮説（つまり，子どもと家族が「学習障害を持ちながら生活するという現実に対処」できるようにならねばならないということ）の可能性を探っていくと同時に，変化に向けての最初の一歩を踏み出すことが可能となるわけである。学習の障害に関し

て，単一の還元主義的な説明など存在しえないとしたら，学習上の障害を持った子ども一人ひとりについて，個別的なアセスメントが行われなければならなくなる（家族が全般的な機能不全の状態にあるのか，あるいは，すばらしい家族なのかを含めて）。第3章でスティーブとキャサリンのケースを紹介したが，彼らのアセスメントは抽象的‐分類的アプローチで行われ，その結果，分類的には「正しい」がコンテクスト的には「誤った」結論を導いている。

学習上の障害を**予防**し，それを修正するための実践的な手段の一つとして，コールズは「トラッキング」(tracking) の廃止を提案している。このトラッキングとは，学校教育システムに入った最初の段階で観察された能力によって子どもをグルーピングし，それによって教育システムの階層化をはかることである。この「トラッキング」は，当初，学習（とりわけ「読み」の学習）の促進を目的に行われたものであるが，時間の経過にともなって，子どもの学業上の問題が継続したり，アンダーアチーバーであり続けた場合に，そうした問題を（「この子はもともとそういった問題を抱えた子どものグループにいたのだから」といった具合に）合理化するために利用されるようになった。つまり，「能力」によってトラックに分けられた子どもたちが，今度はそのトラックに縛られてしまうようになったわけである。ここで読者の方がたには，「学習障害があり，多動で，脳性麻痺であった」キャサリンが，そういったレッテルが正しくないとの認識がもたれたとたんに非常にすばやい変化を示したという事実を思い出していただきたい。しかし，キャサリンの進歩を妨げていた階層性のクラスをキャサリンが抜け出すためには，2年という年月を要したこともまた事実である。

階層化と「トラッキング」は心理療法とは無縁のものである。すべての子ども（あるいは大人も）は心理療法による治療が潜在的には可能である。伝統的なアプローチ（Carek, 1979；Coppolillo, 1987；Wilson & Hersov, 1985）は，クライエントを区別（意識を自覚的に活用できる能力，およびセラピストに「関わる」能力によって）しているが，それは特殊教育のプログラムが生徒を区別しているのと同じである。クライエントも生徒も，どれだけセラピーを受けようが，あるいは教育を受けようが，それぞれの分類にとどまり続けることになる。問題解決的な志向性を持ったセラピストにとっては，こういった「トラッキング」は不要なのである。

トラウマ学（traumatology）から学ぶ

　臨床家のなかには，トラウマが学業成績に対して永続的な影響を与えることはないと考えているものもいる。テアは，彼女の臨床経験に基づいて，トラウマを受けた子どもが学業の面で影響を受けることはないと記している。

　　多くの大人が精神的なトラウマによって労働面でのダメージを受け，その影響がかなり長期間にわたって継続するのに対して，子どもの場合には，精神的なトラウマが彼らの労働（つまり学業）成績に与える影響が数か月以上継続することはまずない。子どもが大人に比べて労働面での影響を受けにくいのは，おそらく，彼らに否認や侵入的なフラッシュバック，あるいは精神的麻痺の症状がないということと関連しているように思われる（Terr, 1985 b, p. 52）。

　テアは，集団でトラウマを受けた子ども——特に，チョウチラのスクールバス・ハイジャック事件の被害を受けた子ども——との関わりに基づき，この結論を導き出している。しかし，彼女のこの発見は，トラウマに対する子どもの反応を示したものではなく，むしろ，テアの研究としての努力が子どもに対しておよぼした治療的な効果を示しているのではないかとわれわれは考えている。非常に有能でかつ温かな臨床家であるテア（Terr, 1979）は，チョウチラの子どもたちと，研究に参加してくれた子どもの親たちとの間に良好な人間関係を形成しており，この人間関係がトラウマに関する子どもの精神医学という研究領域に非常に重要な知見もたらしてくれた。それと同時に，彼女はまさしくわれわれの考えの中心をなすものの一つをも示してくれたのである。それは，評価ですら治療的なものとなりうる，ということである。
　トラウマはさまざまな形で学業に影響を与える。そして，多くの場合はそうであるけれど，この影響とは必ずしも認知的な影響にかぎられるものではない。たとえば，怠学傾向を示す子どもにおけるトラウマの認知的影響といったものが観察されることはまずないかもしれない。なぜなら，子どもの「行為障害」がトラウマの認知的影響をうまく覆い隠してしまっており，おそらくは子

ども自身がその存在に気づかなくなってしまっているかもしれないからである。パットナム（Putnam, 1987）と国立精神保健研究所の共同研究者によって開発された解離性行動チェックリスト（Dissociative Behavior Checklist）に記載された項目の多くは，経験――トラウマは認識されやすくまた強烈なものではあるが，こうした経験のうちの一つに過ぎない――が認知に重大な影響をおよぼすのだということをわれわれにいま一度思い起こさせてくれる。深刻なトラウマの場合に見られるこれらの項目をリストアップすると，まるで学会の『家族にとっての事実』と同じのようなものとなってしまう。

- 健忘：子どもが，あることを一つのコンテクストでは覚えているが，別のコンテクストでは思い出せない
- めまいとトランス。たとえば「ボーッとする」など
- 「注意欠陥障害」「学習障害」
- 人格の変化
- 迷子になりやすく，もの（考えを含む）を失いやすい
- 技術や知識に関する，周囲を困惑させるほどのバラツキ
- 描画に示された成熟レベルが異なる
- 行動における急激な退行
- 顕著な否認：「あのランプを割ったのはぼくじゃない！」

トラウマのこうした影響を念頭において，長期にわたる「学習障害」を抱えたある小学生のケースを考えてみよう。

　　J. R. は「学習障害」とされる10歳の少年で，白人と黒人とのハーフであった。J. R. が幼かった頃，彼の黒人の父親は白人の母親を暴力でもってレイプしたが，彼と弟はその「喧嘩」と血だらけの場面を目撃してしまった。クリスマスが近づいたある日，J. R. は次第にイライラし始め，怒りっぽくなっていた。そして，彼が表面的には心待ちにしていたクリスマスの日，J. R. はついに教師に向かって怒りを「爆発」させた。彼女に対して聞くに耐えないような言葉を投げつけ，痛めつけてやると脅したのである。J. R. は前年の同時期に精神科の病院に入院したということが

あったため，学校のスタッフは，このエピソードを記念日反応として理解した。しかし，詳しく調べてみると，この「記念日」にはもっと深い意味があったのだ。というのは，前年の入院自体が，それ以前の出来事に対する記念日反応の一部だったのである。入院の一年前，J. R. の父親は刑務所から出所し，和解を求めてきた。そして，和解を求めた父親の行動は，さらなる暴力事件という結果を生じ，家族は彼から姿をくらますべく引っ越しをしていたのだ。父親の脅迫行為は学校で起こった。父親は学校の建物の外で J. R. を待ちぶせたり，ときには彼の後をつけて教室にまで来ることさえあったという。

さらに事態を複雑にすることがあった。というのは，学校長は J. R. の父親がかつて4年生であったときの担任であったため，「自分の生徒」が「悪い人間になって」しまったという事実を認めることが難しかったのだ。その結果，校長は J. R. を父親の名前——彼はジェームズ・ロバート・ジュニアという名であった——ではなく，J. R. というイニシャルで呼ぶということへの協力を拒否した。また彼女は，父親を学校に近づけないという措置も取らなかったのである。父親が和解を求めてきたとき，J. R. は弟と母親とともに，母方の祖母のところに身を寄せていた。その時期，祖父は性的虐待の疑いのかどで——この性的虐待の事件は世間にかなり知られたものであった——裁判にかけられていた。J. R. の祖父は性的虐待の事実は認めたが，虐待が生じた年齢に関する彼の娘の記憶に関連した技術的な問題のために，彼には無罪という判決が下されたのである。

J. R. はクラスメイトとともに学校で開催されるクリスマス祝賀会に参加することになっており，彼はそのことをとても楽しみにしていた。学校にはテレビカメラ3台が配置され，レポーターや中継用のバンの姿も見えた。そして，テレビ・クルーの姿を目した J. R. は「爆発」してしまった。落ちつきを取り戻してこの一件を振り返ったとき，彼は何がきっかけとなって爆発が生じたのかを理解することができた——この爆発は，彼がこれまでの人生で繰り返し経験してきた暴力的な状況の部分的な再現であったのだ。J. R. の祖父に無罪判決が下されたことや，前の学校で校長が父親に校内に入ってこないように命ずるのを拒否したといった出来事は，彼にとっては「社会」が彼と母親を守って

くれなかったということを意味した。彼が心待ちにしていた祝賀会は一転して恐怖の場所となった。というのは，3つのテレビ局のクルーの存在から，J. R. は父親がテレビで自分の姿を見て，彼の新しい学校を見つけだすにちがいないと確信したからである。もちろんその時点では，彼には父親がテレビで見て自分を探し当てるだろうという恐怖が意識化されていたわけではなかったが，J. R. は大勢の人混みのなかで，あたかも生命が恐怖にさらされているかのように反応したのである。

　これまで見てきたように，必ずしも虐待的，破壊的なトラウマティックな体験でなくとも，子どもの発達に重大な影響を与える可能性がある。子どもが比較的簡単に催眠による暗示にかかる可能性があることや，日常生活において正常な場合でも解離が生じやすいということを考慮に入れるなら，NIMHのチェックリストに記載された行動と学会の「学習障害のもっとも頻繁に見られるサイン」とが似通ったものになることも決して不思議ではなくなる。実際のところ，トラウマ学の観点から見た場合，「学習障害」と「注意欠陥障害」は診断ではなく症状だと考えられる（つまり，注意の転導性，過覚醒，過敏などとおなじ類のものということになる）。行動に現れる意識状態を調整する心理療法の微妙だが強力な力（第6章で詳細に見てきたように）というものを考えたとき，学習上の障害への心理教育的なアプローチの第一歩は，認知的な混乱を解決し，過剰な興奮を低減させ，解離によって距離をとることを少なくし，認知的な束縛から解き放ち，学習をブロックしているもの（たいていは単純なものである）を取り除くことだということになる。こうした解決に向けた心理療法的な取り組みなくしては，分類的な考えに基づいた治療的教育（remediation）をいかに完璧に行おうと，満足のいくような結果は得られないだろうし，場合によってはまったくの失敗に終わってしまう可能性もある。

学習にとっての経験の必要性

　学習のプロセスは知覚の安定性と連続性によって大きく左右され，それは転じて，経験の安定性と連続性の影響を受けるということになる。安定し連続した経験は，空間的な定位や時間的な定位の発達にとって必要であり，また，連続性，不変性，対象恒常性，安定した準拠枠の発達にとっても欠かすことがで

きない。先に見たようにトラウマには解離を生じる作用があり，それが連続性と定位の障害をもたらす危険性がある。この連続性と定位は，認知構造の秩序立った発達と病理的ではないアイデンティティの形成にとって非常に重要な意味を持っている。以前（第4章，第6章）に見たように，経験は何がしかを形成する可能性を持っている。それと同じように，経験には形を歪めてしまったり，再形成を生じる可能性もそなわっている。つまり，経験にそなわった性質が認知および感情の発達にとって決定的な鍵を握っていると言える。子どもの経験に安定性や連続性が欠落しているような場合には，実際には**機能的な障害**（operational inability）でしかないものが，標準的なアセスメントの技術をもってしては分類的な障害（categorical inability）だと判断されてしまうことが多くなると考えられよう。

　　ジョージは12歳の小学校6年生。現在，深刻な学習障害のために特殊クラスに在籍している。彼は，最近，暴言やクラスメイトへの身体的な暴力，授業を受けることの拒否や大きな音を立てての授業妨害など，学校でのさまざまな不適切な行為のため，精神科の評価を目的に私たちのところにリファーされてきた。

　　ジョージは第2子であった。ジョージが2歳の頃，両親はいったん離婚したが，1か月後には再び一緒に暮らし始めた。離婚にいたるまでは激しく争ったにもかかわらず，1か月後に再び一緒に暮らし始めた両親はその後の4年間を快適に過ごしていた。この間，ジョージの父親は極端に「無責任」な状態を示した。1週間に1000ドルを超えるような金を稼いだかと思うと，その翌週にはまったく仕事をしないといった状態であった。次々と買い物をするために家は物で——それとあわせて借金で——いっぱいになった。そしてついにジョージの母親は父親の「一貫性のなさと無責任さ」に耐えられなくなったのである。

　　彼はLDのクラスに1年生のときから在籍していた。ジョージが「学習障害」であるとの診断は彼が幼稚園に通っていたときになされたが，その年，両親は再び別居していた。その翌年，母親は新しいボーイフレンドであるサムと暮らし始めた。ジョージは彼のことを「継父」と呼んだ。その後，サムはジョージの母親と別れることになったが，別れたあとにも，父

親とは違って，ジョージとの接触は持ち続けたのである。こうした混乱した状況のなかで，一緒に住む，別居する，結婚する，離婚する，といったことの意味がますますあいまいなものになっていった。母親は，サムと別れたときにジョージをしばらくの間父親のもとに行かせたが，この母親の行為が混乱に拍車をかけることになった。ジョージが母親のもとに戻ってきたとき，そこにはフレディという新しいボーイフレンドがいたのである。サムとは違って，フレディには飲酒の問題があり，ジョージとうまくやっていけなかった。この頃からジョージの家庭での暴力が始まっており，その後，怒りの爆発はエスカレートしていくことになる。

ジョージの成績の変化は家族生活の変化を反映していた。9歳までに，彼は2度の停学と7回の転校を経験していた。次第に行動上の問題が学業上の問題を上回るようになったため，いったんは深刻な情緒的混乱を抱えた子どものためのクラスに入れられたが，母親はそこから彼を連れ出してしまった。心理的評価を行った時点での彼の学業成績は，年齢に相応のレベルをかなり下回っており，算数では4.0，読みが1.6，書きが1.7という状況だった。興味深いことに，読みによる理解が読みそのものを上回っており，学年半分以上の開きがあった。

学校でのジョージはまったく努力せず，ルールに従わず，非協力的で反抗的だった。彼はよく教師に向かって「ぼくがあなたを殴ったらどうする？」と言ってきた――しかし実際に殴ったことはなかった。12歳のときすでに，ジョージは自分がタフで「マッチョ」な存在であると誇示するようになり，人前でタバコを吸い，授業中に奇妙な音をたて，神を冒瀆するような言葉を吐くようになった。その様子はまるで，誰をも近づけないために必死になっているかのようであった。授業中にノートをとったり授業に参加して発言することは拒否していたが，ジョージはどこか担任教師に好意を寄せているように思われるふしがあり，彼女の誘いがあれば，発言を必要としない場合に限っては授業に参加した。

ジョージの混乱をさらに悪化させた要素として，父親とジョージの関係が，父親とジョージの兄とのそれと非常に違っていたということがあった。ジョージの兄がまだ幼かった頃，父親は「非常にすばらしい夫であり父であった」と言われており，兄に対してその後の発達を遂げていくため

の基礎となるものを与えたことは明らかであった。しかしながら，ジョージについては，母親は「父親と同じように短気」で「無責任なところは父親にそっくり」だと述べている——この短気と無責任に関して母親は「遺伝」だと確信していた。

　治療的評価にやってきたジョージはもうすぐ13歳の誕生日を迎えようとしていたが，リラックスした感じと「何のためにこんなところにいなきゃならないんだ」といったふうな「マッチョ」的な態度とが入り混じった様子を示した。母親が成育歴を述べ，心理学的な評価を求めてやってきた理由を話しているあいだ，彼は落ちついた様子で座っていた。その後，母親と離れて一人でインタビューを受けるためにプレイルームに行く際にも特に問題はなかった。

　ジョージは一見ストリート育ちのタフな少年という感じではあったが，心理療法的な評価はあえてプレイルームで行うことになった。部屋に入る際にセラピストは，「いつもはこれくらいの（手で3～4歳の子どもの身長を示しながら）子どもが使っている部屋だから，笑わないでね」とジョージに言った。ところがジョージは，幼い子どもたち用にアレンジされた空間を目にして気分を害するどころか，笑みを浮かべながら部屋に入り，子ども用のテーブルの前に置かれた小さな椅子に機嫌よく腰をおろしたのである。

　セラピストは画用紙とクレヨンを彼に手渡しながら，「使いさしのクレヨンだけどいいかな？」と尋ねた。彼は「大丈夫，平気」と答えた。

　求められた描画の完成ののち，セラピストはカモノハシの一家のぬいぐるみを取り出してきた。彼女は大きなカモノハシを操作して小さなカモノハシを殴らせながら，同時に「おまえのこと愛してるよ」と言わせ，これは一体どういうことなんだろうとジョージに尋ねた。それに対してジョージは，初めは笑い，それから少し当惑ぎみの表情になった。少ししてから彼は「それは愛じゃない」と答えた。それを受けてセラピストは「でも，ジョージが大きくなって，これ（大きいほうのカモノハシを指差しながら）と同じくらいになって，他の人に今やったのと同じようにしたとしたら，それは愛かしら？」と聞いた。「多分違うと思う」とジョージは答えた。次にセラピストは，ジョージの父親がジョージを愛しているかどうか

を尋ねた。「ぼくはそうは思わない」とジョージ。セラピストは，非常に頭がいいと言って彼を誉めた。

　セラピストは続けた。「さて，仮に，私がこのドアをあなたに見せながらドアの色は黄色よと言ったとするわね。あなたはこれが何色だって言う？」。ジョージはセラピストが示したフィッシャー・プライスのお城のミニチュアを見ながら「茶色だ」と答えた。事実，お城の扉は茶色であった。「じゃあ，さっきの愛の話をもう一度考えてみようよ」とセラピストはさらに続けた。「もし私があなたをぶん殴って（大きなカモノハシを操って小さい方を殴らせながら）"これは何色だ！"と叫んだとしたら，あなたは何て答えるかしら？」。「それでも茶……」とジョージは答え始めた。しかし，彼はセラピストの手にした大きなカモノハシが小さいほうを叩き続けているのを見て，「違う，黄色，黄色，黄色，それ黄色だよ！」と叫んだ。セラピストは，「そうだよね！　痛みを避けるために"黄色"だって言えるなんて，何て頭のいい子なんでしょう。じゃあね，今度は，あなたが学校に行って，もし同じ色を見せられたとしたら，どうなるだろう？　学校ではどういうふうに答えるかな？」。ジョージは「黄色だよ」と言って微笑んだ。「そしたら成績はどうなるかしら？」。ジョージは「落ちちゃう。だって，その色は黄色じゃなくて茶色だもん」と答えた。その瞬間，彼の目は大きく見開かれたのである。セラピストは再び，ジョージがとてもすばらしい心の持ち主だと述べた。

　「さて，じゃあ今度は，あなたの身に起こったことを考えてみましょうよ」とセラピストは述べた。「"結婚"って何かしら？」「2人の人が一緒になることだよ」とジョージ。「じゃあ，"離婚"って？」。「その2人が離れることさ」とジョージ。「でも，あなたの家では，結婚と離婚の意味はどうなってるの？　結婚してるけど離れていたり，離婚してるけど一緒にいるってことになってるみたいだけど」。セラピストのこの言葉を受けて，ジョージは，父親と母親の関係や，母親の2人のボーイフレンドとの同棲など，これまでの経験によって自分がどれほど混乱したかを話しはじめた。

　セラピストはリーダーの教科書を持ってきてジョージに読んでほしいと頼んだ。はじめのうちジョージは嫌がっていたが，セラピストの粘り強いサポートを受けて，ジョージは与えられた教科書を読んだ――年齢的なレ

ベルを下まわっていたことは事実だが，かなり上手に読めた。「男の子は泣きはじめた」という文章のときに，ジョージは「男の子は泣き出した」と読んだ。その際，セラピストは，実際の言葉そのものは間違ったけれど，文のメッセージは理解できているねと指摘した。

その後，ジョージは，母親の車が故障してしまったために最初の面接に来ることができなかったと悲しそうな調子で話した。また，彼は，以前のセラピストとの最後の面接にも行けなかったことについても話してくれた。彼が本当は悲しい思いをしているときに怒ってしまうように思えるということをセラピストが指摘した際，ジョージはすぐにその意味を理解した。

ストリート育ちのタフな，人を寄せつけない思春期初期の少年のなかに，「子ども」は生きていたのだ。学校でのジョージの問題行動は，生来的なものだと考えられていた神経学的な「学習障害」の反応として生じたものではなかった。これらの問題行動は，失敗の上に失敗を重ねるという，恥かしい思いをさせられる状況を回避するという意味で，戦術的には非常に有効なものであった。ジョージが教師に向かって「あんたを殴ったらどうする？」と言ったとき，彼は否定的な出来事に対する自分の情緒的な反応がどういったものになるのか自信がないということを表現していたのである。ジョージの経験では，肯定的な行動や経験は肯定的な結果を生むとは限らず，原因－結果の因果関係は混乱していた。好意を寄せる大人はほとんどいないというこの少年との最初の出会いで，彼には心理療法が有効であり，学習面での潜在的な能力もかなりのものであろうという印象が得られた。学校は彼の本当の能力を認識していなかったが，それはジョージに問題があるからではなかった。心理療法による取り組みで敵意や防衛の強度を減じさせていく一方で，ジョージに対する分類的な見方を改め，分類的には失敗と考えられる事態に直面した際にジョージが態度を硬化させなくてもいいような状況を作っていくことが学校の責務なのである。

言葉と語られる世界

　スチュアートは10歳の少年である。彼の行動と学業成績は，幼稚園以来学校の教職員の頭痛の種であった。彼の担任教師は，スチュアートが言語的理解のための技術をほとんど持ちあわせておらず，彼が何らかの反応として話したことや書いたものはその大部分が意味を成さないか，あるいは不適当なものであると考えていた。また，彼は自己刺激的であるなど「典型的な失語症的特徴」を示し，自分の望まない刺激を「シャット・アウト」することも多いと記録されていた。スチュアートには「中枢系の情報処理障害」があると考えられており，WISC-Rで言語性IQと動作性IQに40ポイントの開きがあることもその可能性を示唆していると考えられていた。その一方で，学校のスタッフは彼が精神病にかかっているのかもしれないとも思っていた。というのは，彼の感情は不適切なものであることが多く，奇妙な行動が見られたからである。また，彼は，ゴジラなどの日本のSF映画のキャラクターのことをいつも考えているようであった。

　スチュアートの母親は日本人で父親はアメリカ人だった。彼らは父親が仕事でアジアに行ったときに出会い，父親が東京に滞在中に結婚した。その後，2人は日本を離れ，ノース・ダコタの地方都市に住むようになった。その時点で，父親は，赤ん坊であるスチュアートには英語だけを使って話すことに決めた。彼は身勝手にも，2つの言語を使うことで子どもが混乱すると確信していたのである。

　父親と母親が同席しての成育歴の聴取で，スチュアートに日本語がしゃべれるかを聞いてみた。彼はニコニコしながら頭を振って否定した。セラピストは突然，「あなたは　ほんを　もって　いますか？」と日本語で聞いてみた。スチュアートは混乱した様子を示したがこの質問に反応はしなかった。セラピストの質問が理解できたかと尋ねられても，彼は以前にも増してニコニコした表情を浮かべながら首を振って否定するだけであった。「私が言ったとおりに繰り返してごらん」とのセラピストの働きかけにも，「できないよ」と答えるのみであった。セラピストがさらに「できなくてもいいからやってごらんよ」と働きかけたのに対して，スチュアー

トは何か意味不明の音節をモゴモゴ言ってから「もって　います」と文章を締めくくった。彼が日本語を理解できたのは明白だった。実際のところ，母親だけとのセッションで，彼女はスチュアートが赤ちゃんだった頃から，こっそりと日本語で話しかけてきたことを認めていたのである。これまでにスチュアートが人前で堂々と日本語を話せたのは，5歳のときに母親の親戚を訪ねて日本に行ったときだけだったのである。

　診断分類的にはスチュアートはかなり深刻な認知障害であるか，もしくは精神疾患を抱えているかのいずれかということになろう。コンテクスト的には，彼は非常に異なった2つの言語と，それに代表される非常に異なった2つの世界観のあいだにつかまって混乱してしまっていると言える。しかも彼には，日本語に対する志向性を世界に対して秘密にしておく必要があり，そのためにさらなる拘泥状況に陥っていたのだ。聞いた言葉を理解できるということを認めたとしたら，精神的に不安定な父親の激しい怒りにさらされる危険性がきわめて高くなる。さらには，スチュアートの母親が日本語「モード」で彼に関わってきたときのみ——つまり2人が日本語で話すときだけ——統合的な認知的発達と言語獲得に必要な相互性が存在することになったわけである。こうした経験が認知の歪みを生じさせ，その結果，英語という言語によって媒介された世界で機能するスチュアートの能力を著しく妨げてしまったのだ。

　この子どもが呈する臨床像を理解するための発達的なコンテクストを持たないなら，スチュアートは器質的な障害があると見られ続けただろう（現に学校はそうとらえている）。しかしながら，実際のところは彼には生来的な，あるいは器質的な障害などなかったのである。彼は2つの異なった世界の記述——日本語によって記された世界と英語によって記された世界——との間にとらわれていたのだ。彼は，自分が何をどのように考えたかを人に知らせることができないでいた。というのは，そうすることによって，母親と共有する特別な世界を裏切ることになってしまうからであり，さらには，父親がそれを否定し去っていたからである。実際のところ，彼にとって英語は第二言語であり，第一言語ではなかったのだ。「彼の障害の兆候と症状」にコンテクストを与えることによってはじめて，兆候と症状は真の意味と純粋な妥当性を持ち始めることになった。経験はときとして非常に人を惑わせるものである。

スチュアートは重大な秘密を人に漏らさないという重荷を背負わされていたが，非常に混乱した彼の臨床像の多くが言語の認知的な機能と関連していた。以下に示すシンプルな秘密の保持の例は，純粋な学習技術は正常であるにもかかわらず，「学習障害」の一貫した症状がどのようにして生じたかを示すものである。

秘　密

第4章で見たように，家族の秘密は信じ難いような病理や解離を生む可能性がある。子どもが，秘密の内容を示唆するような行動を示すことなく，あるいは，秘密に対する自分の態度を何らかの形で表現することなく，家族の秘密を他に漏らさないでいるということはまずないが，ときには，学校という教育現場でのみ秘密の保持による病理的な影響が見られることもある。学校という状況をもっとも単純な形で考えれば，どうしてこういったことが起こるかは容易に理解できる。つまり，学校とは，子どもたちが知っていることを――書いたり話したりすることで――大人に伝える場所なのだ。秘密を保持するために必要な認知的な「目隠し状態」を発達させながら，一方でそのプロセスが他の領域，とりわけ知ることと伝えることに関連した領域に影響を与えないようにするということは，きわめて困難である。

　　ジーナは聡明で人なつこい上品な感じのする10歳の女の子である。彼女には「選択性算数障害」があるとされ，1年生のときから学習障害のための特殊プログラムを受けていた。今回の精神科的評価の時点まで，彼女はずっと特殊教育学級に在籍しており，また，「注意欠陥障害」のために6歳の頃からメチルフェニデートを投与されていた。ジーナの両親の話では，心理学者や学校の教職員はジーナが「学習障害によって二次的に生じた情緒上の問題」を抱えていると述べているとのことであった。彼女は「学習障害」の子どもの教育を専門とする学校で数年を過ごしていた。おそらく，同じ年頃の子どもたちにどうしても遅れをとってしまうことや，学業的な目標を達成できないことに対するフラストレーションが，喧嘩腰の態度や反抗的態度をはじめとする大人への侮蔑的な態度を生んだのだろ

う。公式の診断は「学習障害」であったが，彼女の教師や親が彼女についてまず問題だと見ていたのは，学習ではなく，彼女の行動であった。

　ジーナの問題を明らかにするためには，成育歴の聴取さえ必要ではなかった。家族に会うだけで十分だったのだ。成育歴の聴取のあと（この成育歴には第7章で述べた，われわれがルーティンとして行っている詳細な項目が含まれていた），ジーナは彼女担当のセラピストに連れられて評価のための部屋へと向かった。その部屋は，電話といくつかの備品を備えた通常のオフィスだった。2人が部屋に入ってから20分ほどが経過したとき，ジーナの両親の面接が行われている部屋の電話が鳴った。「ジーナがお母さんに聞きたいことがあるんだそうよ」とのこと。ジーナとセラピストは両親のいるオフィスに戻り，涙をふきながら何とか笑顔を浮かべようとしている母親の姿を目にした。セラピストに促されて，やっとのことでジーナは母親に質問を発した。その質問とは，「ねえママ，パパって，私の本当のパパなの？」というものだった。「そうよ」と母親は落ちついて答えた。「パパはあなたの本当のパパよ——だけど，血のつながったパパじゃないのよ」。構造化された治療的面接の開始から数分が経過したとき，「お家」と「お家に住んでいる人」を描きながら，ジーナは「パパとママにはとっても素敵なウェディング・アルバムがあるのよ。でも，私にはどうしてもわからないことがあるの。それはね，結婚式の日に教会の玄関のところの花がどうして咲いてたかっていうことなの。秋にしか咲かない花が，どうして春に咲いてたのかなあ」と述べた。セラピストはジーナに紙と鉛筆を手渡して，「赤ちゃんが生まれるのにどれくらいかかるかなあ？」と聞いた。ジーナは，数分かかって，彼女の両親が結婚したときには，彼女は少なくとも生後15か月であったことを見出したのである。

　その理由はまったく不明なのだが，ジーナの父親は彼女を養子にすることをひどく嫌がっていたとのことである。彼は結婚直後にジーナを養子縁組したのだが，彼女が養子であるという事実を秘密にしておくと言って譲らなかった。彼がジーナを実の娘として育てたいがために養子であるということを隠していたいというような単純な理由ではまったくなかった。逆に，彼は養子にすることを極端に嫌がっていたのである。ジーナが問題視されるような行動を表しは

じめたのは，学校で算数の学習が始まった頃のことであった。「選択的算数障害」に起因するフラストレーションの結果，これらの問題が2次的に生じたのだと誰もが思った。彼女が養子であるということが明らかになった時点で算数「障害」は消失したが，彼女が養子であるという事実を父親がすんなり受け入れることができずに不安定な状態にあったため，彼女の行動上の問題の解決は一時的なものでしかなかった。父親はセラピーにも参加せず，セラピーの進展を妨げるようなこともしばしばあった。この聡明ですばらしい観察力を持った10歳の女の子が誰の目にも明らかな事実（彼女と父親は同じ人種の人間であるということすら疑われるほど似ていなかった）を，これまでの人生の間中，何とか気づかないでやってきたということ自体が，秘密を守るということの信じられないほどのパワーを示している。これまでにこの話題に触れた人が皆無であったという事実は，彼女の周りの，それ以外のことでは感受性豊かな人たちをして共謀せしめるほどのパワーを，情緒的なニーズが備えていたのだということを示している。周囲の人びとですら解離という戦略をとってしまうのである。

秘密，同一視，器質性

　現在の心理学や精神医学が，臨床においては分類的な考え方への志向性を持っているため，発達上の正常な変動の結果として現れる臨床像を生来的な障害の症状と誤解してしまう臨床家は少なくない。臨床において観察される事柄のなかでもっとも誤解されやすい現象の一つが，発達過程にある子どもが示す主たる養育者への正常な，しかし強烈な同一視である。このプロセスは，それが不適応的な結果を生じた場合にのみ病理的であると考えられるため，それ以外の面では正常なプロセスが非常にやっかいな臨床像を生じる可能性があるということを認識するのははなはだ困難である。第3章で述べた四肢麻痺の父親に対するキャサリンの同一視はきわめて「自然」なことであり，この領域のエキスパートですら脳性麻痺だと誤解してしまったほどである。心理療法的，あるいは教育的な治癒への道を開こうとするなら，健康的で適応的な同一視を妨げているものを認識し，それを取り除く（あるいはその除去を促進する）ことが必要となる。この作業は，ジェラルド・コールズが提起した「認知の大掃

除」という非常にやりがいのある課題をあらゆる臨床家に課することになる。

　ロバートは10歳の少年である。学校の教職員にとっては，彼が「器質性」の問題を抱えていることは幼稚園の時代から明らかであり，そのために彼は深刻な学習障害を抱えた子どものための教育プログラムの常連になっていた。ロバートは「注意欠陥障害」と「多動性」のために数年にわたってリタリンを投与され続けていたが，芳しい効果は見られていなかった。にもかかわらず，投薬を中止してはどうかという提案は専門医の激しい反対のために実行されなかった。

　ロバートの「注意欠陥障害」と「多動性」の発生とその意味には，非常に興味深い点が見られた。ロバートの家系には，真正の遺伝性神経性障害が見られており，最も最近では彼の母方の祖父が神経性障害を発症していた。そのため，周囲はロバートが訴える身体的な症状をことごとく真剣に受けとめていたのである。たとえば，かつてロバートが「視野が二重にダブる」と訴えたとき（10歳の少年がこういった表現をしたこと自体，興味深いことである），彼は高度医療を誇る眼科のクリニックに連れていかれ，高名な眼科医の診察を受けている。そのときは，ロバートの訴えに基づくなら，両眼の視覚的な感受性に「微妙な違い」があるのだろうということになった。その際の眼科医のカルテには，検査結果は何らの問題も示していないが「これが詐病であるとは思えない」という，非常に興味深い補足的な記述が見られる。それまで，詐病との疑いが持たれたことは一度もなかった。この眼科医は，その意識の外側で，一体何に反応したのだろうか？

　初回の評価面接の際，プレイセラピーの部屋からロバートが戻ってきたときに，祖父の病気が何であるかを彼が知っているか尋ねてみた。ロバートは肩をすくめながら，「ぼく，知らないよ」と答えた。次に，その病気のために祖父にどんな影響が現れているかを聞いてみた。この質問に対しても彼は知らないと答えた。その答えを受けてセラピストは，トイレに行ったときに病気の影響がでるのかと聞いた。ロバートは笑みを浮かべながら「ううん」と答えた。その後，セラピストは今のと同じくらいばかげた一連の質問をロバートに浴びせかけた。初めのうちは笑みを浮かべてい

たロバートも，次第にイライラしはじめ，ついには「違うよ，その病気は脳に影響するんだ」と口をすべらせたのである。セラピストはさらに，病気がどんなふうに脳に影響するのかを尋ねてみた。「おじいちゃんを落ちつきなくさせるんだ」。

　ロバートが彼の一族に受け継がれている「落ちつきない」病のことで気を病んでいたのは明らかである。しかし，ロバートに奇妙な身体的訴えを生じさせた理由はそれだけではなく，もっと複雑な要素が絡んでいたのだ。その複雑さゆえに，眼科医はロバートが詐病であるとは考えられないとカルテに記したのだ。この眼科医の記述はまったく正しいものであった。詐病とは**意識的**な行動である──ロバートは自分の行動の意味を意識していなかったのである。

　ロバートが母親に連れられてやってきたとき，ロバートの母親はわれわれにかなり奇妙な印象を与えた。われわれは，彼女が慢性のアルコール症でそのために言葉の発音が極めて不明瞭なのか，それとも，彼女が英語のネイティヴではなく，そのためにきわめて独特な発音の歪みが見られるのか，といった印象を受けた。ロバートが別室に移ったあと，彼女自身も遺伝性疾患（脊椎‐小脳変成症）にかかっているかもしれないと考えたことはなかったかと尋ねてみた（成育歴を聴取して彼女の様子をほんの少しの間観察すれば，彼女がこの疾患を患っていることは誰の目にも明らかであった）。彼女はあきらめを意味する微笑みを浮かべながら「はい」と答えた。彼女は運動失調が顕著で，ほんの少しのアルコールだけでも発音がきわめて不明瞭になり，まったく了解不能になってしまうと述べ，自分は発症を確信していると言った。しかしながら，彼女は心配はしていなかった。というのは，この病気は協応の障害をもたらすだけであって，知的な低下や全体的な運動障害にいたるものではないということを彼女は知っていたからである。

　眼科医の奇妙な記述のなぞを解く鍵がようやく見つかった。自分には「神経」系の遺伝性疾患があると（無意識に）**考えて**おり，その考えにしたがって**行動**する人をどう分類できるのか？　これは決して詐病ではない。自分の母親に遺伝性の神経系障害の顕著なサインが見られており，それが次第にひどく

なっていくのを目にしながら，一方ではその母親自身が，病気が自分とは別の親戚だけに現れるものだと断定的に言うのを繰り返し耳にすることによって生じた認知的な混乱は，この子にとっては圧倒的なものであったに違いない。それゆえ，ロバートはそれが間違いであることが明らかであっても，「自分が正しいと思ったら絶対に譲らない」ことで有名であった。ここに，ロバートの非常に複雑な認知の世界を垣間見ることができる。学ぶことと知ること，そして学んだり知ったりしたことを人に伝えることが，学校でやりとりされるいわば品物である。ロバートの母親はうまく秘密を守っていた。事実に対する良識的な判断力と家族歴に関するほんの少しの知識を持ち合わせてさえいれば誰の目にも明らかなことを，秘密として守りぬいていたのである。しかしながら，これまでにこの家族に関わりを持った臨床家は誰一人として，ロバートの母親が脊椎‐小脳変性症の兆候を示していることに気づかなかった。これまでに関わった臨床家全員が母親の疾患を見落としてきたという事実は，認知的構え，あるいはより正確に言うならば感情‐認知的構えを維持しようという強烈な欲求から生まれた非常に特徴的な（かつ，ときとしてきわめて微妙な）認知的共謀の存在を表している。ロバートの母親には，彼女が病気になっているということを知っているという事実を**知らないでおく**必要があったのである。

　ここで再び，認知的な悪影響という秘密の持つ特性に出くわすことになる。繰り返しになるが，秘密とは，その定義から，接近不能でかつ解決不能のものである。言葉に表されない暗黙のうちの家族の秘密が，発達途上にある乳幼児の認知構造に与える影響ははかりしれない。このような形で知る内容を選択することによって生じる認知的な歪みは学校での学習に影響を与え，子どもは神経発達の機能不全と類似した状態を呈したり，あるいはその影響が長期におよんだ場合には学習の**機能的な**障害を生じる可能性もある。こうした障害は解決が非常に困難であり，ときには治療不能になってしまうこともある。

　ロバートのケースでは，彼の内的世界の秩序が回復されることで，「注意欠陥障害」と「多動性」は急速に影を潜めた。ロバートは，「神経系」の障害（"nervous" disorder）のために人は「落ちつかなくなる」（nervous）という間違った（しかし言語的には論理的な）確信の犠牲になっていた。ロバートと母親との間でこの問題がオープンに話されることによって，解決に向けた道が開かれることになった。「神経学的に落ちつきのない」人としてのロバートの

無意識的な同一視に光があてられることによって，彼の実際の神経学的発達状態に関するより正当な評価が可能となったのである。

これまでの評価が彼の問題を一般的にとらえ，そのために精神刺激薬を含む一般的な治療しか提供してこなかったがため——こうした治療が彼の「落ちつきのなさ」を解決できなかったことは言うまでもない——評価をされるということ自体が「でき損ない」という彼の無意識のうちの自己イメージを，意図せず強化してしまう結果になっていたことは注目に値する。

喪失と社会的慣習

学習上の問題（「学習障害」）の開始はあまりにも微妙なものであることが多く，また，子どもの人生にとってそのことの持つ意味が認識されにくい。それゆえ，理解されないがため，認識されないままに通り過ぎてしまうこともめずらしくない。ロバートの場合，コンテクストという観点から成育歴を理解したうえで心理的評価を行うことで，背後で進行していたプロセスが明らかになった。ジーナの場合には，彼女は「算数障害」であると結論を下した多くの臨床家が，それ以外のことについての学習は一切問題がないのに，ある特定の領域の学習だけがまるで離れ小島のように何らかの問題を呈している場合には，その問題に関連した生活上の出来事なり理由なりがあるかもしれないという考え方を考慮に入れようとさえしていたならば，4年間にわたる不適切な投薬や，落第の繰り返し，あるいは「二次的」な問題行動などは回避できたかもしれない（ジーナの両親や保険会社，あるいは全体としては社会が費やした莫大な経済的コストについては，ここではあえて言及しないでおこう）。また，ジーナの父親はプロセスの初期段階であったなら治療的な解決に向けてもっとオープンな態度をとっていたかもしれない——間違った認識のもとに経過した数年という年月が「すべて俺が悪いのだ」という考えを作り上げたとしても決して不思議ではない。観察力の優れた臨床家なら，幼い子どもたちとつき合っているときに，こういった「障害」の初期状態を目にする機会は非常に多くあるだろう。

母親がジャックと2人の姉とをベビーシッターのもとに置き去りにして

二度と戻ってこなかったのは，彼がまだ赤ん坊の頃だった。父親には慢性の疾患があったために彼らを養育することができず，子どもたちは祖父母のもとで育った。ジャックたちは祖父母の家で健康的に成長し，かなりうまく適応していた。ジャックは4年生になったが，学校の成績はA，B，Cとまずまずだった。「なまけぐせ」があること以外には，学校での学習にほとんど問題はなかった。しかし，社会科で「家族」についての学習が始まるや，事態は一変した。テストで「典型的な家族」の欄に印をつけるべき問題に正答ができず，ジャックは動転し，混乱した。彼はこの問題で――「父親，母親，子どもたち」の欄ではなく――「祖父母と孫たち」の欄に印をつけた。大きな赤のバツ印がついて返ってきた解答用紙は，その答えが間違いであることを明瞭に示していた。そのことがあってしばらくの後，彼の算数の成績がそれまでのBまたはCから，DやFへと下降した。ジャックは，おじいちゃんやおばあちゃんに算数が難しくなってきたということを言いはしなかったが，学期の終わりに彼が通知簿を持って返ってきたことで事態は発覚した。

　セラピーにやってきたとき，祖父母はジャックの算数の成績が急降下したことを話題にした。セラピストは，「君の家族は何人かな？」とジャックに聞いた。彼は何のためらいもなく「7人」と答えた。7人が誰なのかを尋ねられたジャックは，「おばあちゃんとおじいちゃん，（おじの）ヘンリー，おねえちゃんが2人，それからぼくと，ぼくのパパ」と数えあげた。その答えを聞いたセラピストは，ゆっくりとていねいに，朝，ジャックを起こしてくれて，朝ご飯を作ってくれて，彼が学校に行くのを見送ってくれて，部屋を掃除するのを手伝ってくれて，歯磨きをさせてくれるのは誰かと尋ねた。「おばあちゃんとおじいちゃんだよ」とジャック。この時点で，アンクル・ヘンリーはお兄さんみたいなもので，お父さんは慢性疾患のためにほとんど家にいることができず，まるでおじさんみたいなものであり，ジャックが生まれたときから一緒に暮らしている祖父母が本当のお母さんとお父さんみたいなものなのだということをセラピストはジャックに指摘した。その後，状況をはっきりさせることを目的とした質問を何度か繰り返したあと，「さーて，あなたの家族は何人だ？」と再びジャックに尋ねた。「6人」と彼は答えた。

父親が普通の父親のようには自分の面倒をみることができないという事実を認識することは，ジャックにとっては非常に苦痛に満ちたものであった。しかし，この悲しい事実を直視することによって，ジャックの成績は再び元の状態に戻ってきたのである。彼の人生で，再び「加算」が可能となったのだ。人生にとって個人的に重大な意味を持つある特定の出来事が引きがねとなって，その出来事への反応として学校の成績が破滅的に変化する子どもたちを，われわれはたくさん見てきている。教師やカウンセラーや心理学者が，子どもたちの誤答を彼らにとって意味のあるものとして認識することはまれである。過ちがそういう形で認識されず，その結果，解決されない場合，学習や学業成績に対する情緒的な悪影響が生じ，それが一つのパターンとなってしまうのだ。そして，その時点では，もともとの根っこの部分はもはや見えなくなってしまっている。

学習に対する障壁の心理療法的な除去

　われわれは分類的なアプローチにあまりにもなじんでしまっているため，この便利で単純な還元主義的理論を捨て去ろうとすると，臨床家（あるいは教育者や親）は「そんなことをしたら，この問題にどう接近していいのかわからなくなってしまう」といった思いにとらわれることになる。そういうわけで，分類主義に立つものがジェラルド・コールズの描き出す世界を目にしたときに混乱してしまうのだ。まるで，われわれにとって世界を理解するための唯一の構造を偶像破壊主義者が打ち壊してしまい，その場所にはもはや何も残っていない，といった感じを持ってしまうのである。物に名前をつけるという能力にこそ力が宿っているという考えは人類の歴史と同じほどの長さを持ち，われわれを取り巻く神話や伝統，そしてあらゆる疾病分類学の中核に深く浸透している。心理学，精神医学，そして教育学とて，人類に深く根づいたこの強烈な欲求と伝統から自由ではあり得ない。名前をつけることはマスタリーの一つの形となりうる。しかし，名づけ，分類することによるマスタリーはまた，幻想でもあり得るのだ。先にも述べたように，心理的評価の多くはパソグラフィ（pathographies：病理に焦点を当てた伝記）であり，ほとんどの場合，病理の羅列以上のものではない。そこに欠けているのは理解である。子どもたち，

とりわけ傷ついた子どもたちは，マスターされるべき存在ではない。理解こそが彼らには必要なのだ。理解するということには名づけることが含まれるかもしれない。しかし，名づけることに理解が含まれているとは限らない。

　あるものが何であるかを理解するためのもっとも重要な第一歩とは，それが何ではないということを理解することなのだが，それが臨床家や教育者には認識されていない。アメリカの子どもたちの間で，もはや「流行」と言ってもいいような状態にある「学習障害」が神経学的な病因を持っているという理論を支持する事実があるのなら，われわれも，学会の『家族にとっての事実』にある運命論のいくつかを受け入れるかもしれない。しかし，神経学的な損傷が実際に存在したとしても，発達‐コンテクスト的アプローチだけが能力に関する純粋に作業的なアセスメントの基礎を，ひいてはセラピー――身体的，心理的，あるいは心理生理学的セラピー――の基礎を提示しうるのだ。抽象的‐分類的（つまり疾病分類学的な意図をもった）アプローチではそれは不可能である。自分自身を分類的に「不能」であると見ている大人や子どもは，実際に分類的に不能な存在となってしまう。健康さと能力とを活性化することによってのみ，純粋な潜在力を持ったアセスメントが可能となる。このプロセスは**それ自体が治療的なものなのだ**。

　第6章に示したように，失敗が生じる可能性を潜在させている課題はすべて統合的な変化への機会となりうる。もっとも取るに足らないようなありふれた課題ですら，こういった潜在性を備えている。しかし，子どもの心理療法のエコロジーは，子どもを取り巻く現実世界をも可能な限り修正しようとする意識的な努力をセラピストに課すことになる。スチュアートの場合，セラピーのプロセスが適応的な機能を阻害している複雑な認知的障壁の除去を促進した。しかし，彼の潜在性を完全に実現させるためには，言語と社会的なスティグマを取り巻く深刻な家族葛藤の解決を促進する必要があった。ジーナのケースでは，治療は成功半ばで終わっている。いわゆる「学習障害」は解消されたが，ジーナの行動上の問題の解決にはいたらなかった。というのは，家族の非常に重要な部分に手が届かなかったからである。第3章で述べたキャサリンのケースでは，キャサリンが外見やこれまでの診断とはまったく違った能力を有しているという事実を学校の教職員が認めようとしなかったため，セラピーによる変化はかなり遅々としたものになってしまった。

セラピーのプロセスは，自分にはできないとする子どもの信念をひっくりかえす作用をおよぼしさえする。先に述べたように私たちのところでは「笑顔のチャート」を使っているが，その目的の一つはこの点にある。セッションごとに子どもたちには「今週はどうだった？」と尋ねるようにしているが，多くの場合，子どもから返ってくるのは「まあまあかな」というあいまいな返事である。この答えに対して，「今週，特に良かったことは何かな？」と聞くと，往々にして「覚えてないよ」（あるいは，思い出せないよ）という答えが返ってくる。これと同じような質問をして，子どもからは否定的な答えが返ってきたり，場合によってはまったく答えが返ってこず，しかたなく別の話題に移すといった経験をした臨床家は多いことだろう。「笑顔のチャート」を用いると，子どもは「思い出せない」ことが難しくなる。というのは，一日ごとに何があったかを親がつけているからだ。子どもにチャートを見させて「記憶をリフレッシュさせる」ことによって，子どもは「知らない，思い出せない」モードにとどまることが難しくなるわけである。同じように，特定に出来事や設定されたテーマ（ジョージが指定された認知を受け入れたときのように）をプレイのなかで行動として表現することも，知識や知っていることに対する子どもの志向性に非常に強力な作用をおよぼすことになる。家族の秘密を明らかにして解決することもまた，同じように，認知に対してその解放を促進するような強力な効果を持っている。特定的な学習上の困難とは無関係な治療上の問題の解決が，ときとして，クラスでの学習や標準テストでの成績の改善につながることもある。セラピーの結果，公式のIQが30〜50ポイントもの上昇を示す子どももめずらしくない。もちろん，セラピーが子どものIQ自体を変化させたわけではない。セラピーの結果，子どもが自分の持つ生来的な能力をより適切に活用し，表現できるようになったのである。

　セラピーがうまくいくためには個々の子どもの持つ個別のニーズに応じていく柔軟性が鍵となることは言うまでもないが，全般的なものとしては以下にあげたガイドラインが役立つかもしれない。

1. **能力がないという結論は，それが分類的なものである限り受け入れてはいけない。**

　　（以下に述べるように）純粋なハンディキャップがある場合でも，子ど

もにおそらくは備わっている能力を子どもが十分に活用していないという作業仮説をわれわれは立てる。今日の心理学や精神医学に浸透しているのは，過度に病理中心的な志向性である。パターン認識アプローチを用いて診断分類的な障害を「同定」し，その分類に応じた治療を選択する。その結果，プレイに現れた子どもの潜在的な能力のほとんどは見過ごされているのである。

2. 子どもの世界にその根源を持つ学習および学業の障壁をさがすこと。

　子どもの認知的発達や学業に重大な影響を与えうるものとして，環境的な構造や，経験の安定性，連続性の欠如，トラウマ——たとえ微細なトラウマであっても——そして家族の秘密がある。学習への障壁を見出すことが，その除去に向けた最初の大きな一歩となることも少なくない。

3. 能力を最大限に引き出せるように治療環境とセラピーのプロセスを構造化すること。

　診断分類的にとらえた場合にはその子に不可能であると考えられる課題を，子どもが達成する機会を作り出すことである。たとえば，「中枢系の情報処理の障害」があるとされている子どもに対して，プレイの状況で，複雑な一連の命令（あるいは記憶が必要となる状況）を行わせる。子どもが実際に「できないよ」と言う場合には，セラピストが子どもにできることを実際にやって見せるようにする（私たちのプレイルームにはワン・ウェイ・ミラーが設置してあるが，これはわれわれが子どもの「病理」のアセスメントを行っているところを親や教師が見るという目的のためのものではない。その子にはできないと大人が信じ込んでいることを，実際には子どもはできるのだということを大人が見るためのものである）。

4. 認知的な混乱を明らかにして解決すること。

　上述のスチュアートのケースで，われわれは全般的な障害という仮面の下に，2つの言語を使える非常に聡明で複雑な思考を持った子どもが隠れていたという事実を見た。彼は，まったく異なった2つの様式で世界と関わりを持ち，その結果，大いなる混乱を呈していたのだ。こうした認知的な混乱を解決することによって，正常な行動や発達への道が開かれることになり，また，それが必要な場合には治療的な修正も可能となる。

5. 病理的な同一視を同定し，解消すること。

その大半が無意識の過程である模倣は，人間の発達にとってきわめて基本的な要素である。したがって，病理的な同一視から解放されることで，子どもは適応的な発達パターンを再開もしくは開始することが可能となる。キャサリンのケース（第3章参照）がこのことを最も端的に示していると言えよう。

言葉の犠牲者

ここ数年間にわたって私たちが関わりを持った子どもたちのなかで，これまでに彼らと関わった臨床家や教師から知的障害だと考えられてきた子どもの数は決して少なくない。そうした子どもたちの多くは，知的障害の子どものための特殊教育プログラムを受けてきており，また，公式の知能検査（たとえばWISCなど）も知的障害だという印象を「裏づける」結果となっていた。彼らには「中枢系の情報処理の障害」があって，そのために聞いたことを理解できないのだとされていることが多かった。しかし，こうした子どもたちの多次元的な「ファンタジー」の信じ難いほどの複雑さと，彼らが抱える問題の性質の複雑さを考えるなら，彼らがそれほど「単純」な存在ではありえないことがわかる。臨床家にとって，知能に関する最も有用な定義は，おそらく次のようなものとなろう。つまり，知能とは複雑に考えることのできる能力である，と。思考が複雑であることは，必ずしもそれ自体が「良いこと」あるいは適応的ということにはならない。複雑な思考は問題を解決することもあれば，問題を生み出すこともある。しかし，複雑に考えることと鈍いということは並列では存在しえない――「公式」の知能検査が何を「証明」しようとしたとしても。

理解が不足していたり混乱しているとの外見上に印象から「中枢系の情報処理の障害」があると判断されている子どもたちのなかには，他者の日常的な行動や言葉の意味論的あるいは象徴的な意味にあまりにも敏感であるため，単純なことを過剰なほど複雑に考えてしまう者が存在する。これは非常に皮肉なことである。こうした子どもたちの心理的評価が主張しているような聴覚刺激あるいは知覚刺激の処理の失敗とは正反対に，彼らは**あまりにも多くの情報を処理しすぎる**，あるいはあまりにも正確に処理しすぎているのだ。彼らは自分の

周りで起こっていることをあまりにも理解しすぎるのである——一方で彼らを取り巻く環境は何ごとも起こっていないかのように振る舞おうとするのだ（だからといって，聡明な子どもは経験の意味を誤って解釈することはないというわけでは決してない。事実，彼らは往々にして誤解をするものであり，そのために心理療法が時代遅れにならないですむのだ）。

身体的な障害のある子どもの心理療法

　幼少期や思春期の子どもの心理療法にとって，身体的な障害が障壁となることは，まったくないとは言えないがまれである。ただ，コミュニケーションのチャンネルのうち，少なくとも一つは必要である。つまり，クライエントは見ることができるか，あるいは聞くことができなければならない（私たちは「奇跡のワーカー」ではない。目と耳の双方に障害のある子どもの心理療法はわれわれの能力を超えている）。しかしながら，耳が聞こえなかったり，目が見えなかったり，話すことができないかったり，あるいは車椅子や松葉杖を手放せないといった子どもたちの心理療法がうまくいったという経験はある。神経学的な障害や知的障害のために知的な能力や判断力が低下し，「観察する自我」を欠いていたり，伝統的には障壁だと考えられてきた感覚的な障害を持った子どもたちに対する心理療法は決して不可能，あるいは禁忌ではない。そればかりか，場合によっては，心理療法がこれまで認識されてこなかった彼らの潜在的な能力を引き出す可能性すらある。

　これまでブロックされてきたコミュニケーションを解放するものは何でも，能力の機能的な改善という結果をもたらしうる。かつて，これまで知的障害があると考えられてきた言葉のでない脳性麻痺の子どもたちとの関わりで，コミュニケーションのためのボード（communication board；Blissboards）を用いたことがある。彼らがボードにあるシンボルを指示したり，あるいはシンボルを組み合わせて示すことでコミュニケーションが可能となったが，その際に，以前は深刻な知能障害があると考えられてきた子どもたちの多くが実はかなりの知的能力を持っており，十分に教育可能であることが明らかとなった。実際に，さまざまな国からやってきた母親たちが——彼女たちの英語の能力は

極端に低いため，外見上は知的に鈍いとの印象を与えることもめずらしくない——コミュニケーション・ボードを用いて非常にスピーディーに，流暢にコミュニケーションをとるのを見て驚かされる。彼女たちは言語を共有してすらいないのだ。心理療法における一次的な関心はコミュニケーションにある。言語に対する関心は二次的なものにすぎない。異なった国からやってきた2人の母親——あるいはセラピストとクライエント——が同一の言語を**話さない**ことは，心理療法というプロセスにとってはほとんど重要性を有さない。

障害をもたらすプロセスの主観的重要性

個人がどのようにして障害を持つにいたったかということは心理療法のプロセスにとって非常に大きな重要性を持つ。なぜなら，障害を持つにいたるということのクライエントにとっての意味が，クライエントごとにかなり異なるからである。障害は生来的なものもあれば後天的な場合もある。後天的な障害でも，その原因が不明瞭なこともあれば明確に認識されていることもある。また，後天的な障害が事故によることもあれば，故意の行為によって引き起こされた場合もある。さらに，（たとえば，親の虐待の結果，子どもに麻痺が生じたといったような）故意の行為によって引き起こされた障害であっても，その原因があたかも事故であるかのように扱われていることはめずらしくない。障害が後天的なものである場合，意図的に，あるいは事故によって傷つけられるという体験，もしくは何らかの疾病が当事者のアイデンティティに変化をもたらした可能性があると考えられるが，その変化以前の子どもの個人的なアイデンティティや家族におけるアイデンティティがどのようなものであったかを理解しておくことが重要である。このアイデンティティには，変化以前の子どもの外見や能力だけではなく，両親やその他の家族メンバーがその子に対して持っていた期待といったものも含まれる。これについては，写真のアルバムなどが役立つことも多い。機能を失うということは，場合によっては人そのものを失うことに匹敵するくらいの心理的な意味を持ちうるのだということをしっかりと認識しておくべきである。障害を負った人がもはやなし得なくなったこと，あるいは将来にわたってできなくなってしまった事柄は，愛する人を失ったのと同じくらいの抑うつ感をもたらしうる喪失を象徴することになるのだ。

障害を負ったものは誰でも「どうして私が？」との思いを持つものであり，それが子どもの場合には，自分がそのような状態になってしまった理由を説明するためにきわめて複雑な仮説（ファンタジー）を発展させることがある。自分の運命に対する了解可能な範囲を越えた怒りや，他者には存在している機会や能力に対する妬みといったものが，障害を負った子どもの人生や生活をきわめて複雑なものにしてしまうこともめずらしくない。

この10年間に胎児期および周産期のケアは目覚しい発展を遂げ，その結果，かつては致命的であった状態や状況を生き延びる子どもの数は確実に増加してきている。それにともなって，心理療法家のケースロードにしめる，障害を持った子どもの割合が増えてきているのではないだろうか。

後天的な障害の持つ意味を理解するというプロセスは，環境／状況的側面，関係性の側面，そして時間的側面という，コンテクストの3つの次元の関連性を考えるうえで絶好の機会となりうる。第6章で見たリッキーがどのようにして障害を**持つにいたった**かを考えてみよう。

> 父親が家のなかで昼寝をしている間に，5歳のリッキーはビッグ・ホイール（大きな車輪の三輪車）に乗って混雑した道路につっこみ，車にはねられた。当初，誰もリッキーが助かるとは思っていなかった。彼の昏睡状態は数か月および，その後，さらに数か月にわたってリッキーはベッドに寝たきりの状態であった。彼はその後の数年間を車椅子で，また，さらにその後の数年間を松葉づえとともに過ごした。われわれが初めてリッキーに会ったのは彼が15歳のときであった。彼は麻痺のために歩行にはつえを要した。また，麻痺による構音障害があった。彼の父親は人生に対して「マッチョ」的な態度を持っており，自分の息子をそのイメージに当てはめることができなかったがために，リッキーが事故にあった直後に離婚し，家族のもとを去っている。われわれのところにやってきたときにも，リッキーの父親はいらつきやすく，何かにつけ批判的であった。それに対して，リッキーは受動‐攻撃的な態度をとっていたのである。

事故が起こった経緯に対する意味づけに環境的／状況的な次元を見てとることができる。リッキーをすんでのところで殺してしまうことになった事故，あ

るいはリッキーの人生の流れに激変をもたらした「事故」は，この世に偏在する予期不能で気まぐれ的な，まったくの不測の事態であったわけではない。彼は雷に打たれたのでもなければ，落石事故にあったわけでも，あるいは毒のある植物のトゲに刺されたわけでもなかった。事故に関する直接的な状況的コンテクストは，親として当然期待されるケアとスーパーヴィジョンを父親が怠ったことによって事故がもたらされたということを意味している。時間的次元は，事故による負傷と，親としてのケアの不在とが同時に起こったという点に見出される。関係性の次元はこれら2つの次元とオーバーラップするが，リッキーの父親が「壊れた」状態に耐えられないとしてリッキーや家族のもとを去った時点で，この関係性の次元がもっとも重大な意味を持つことになった。もしリッキーの父親が事故に関する自分の責任を認めて，最善を尽くそうとして家族のもとにとどまっていたなら，関係性の次元は非常に違ったものになっていただろう。

「ダメージを受けた」子どものモデルとしての発作

学校現場に密接に関わっているセラピストにとっては，てんかん発作のある子どもについて，てんかんとは無関係だと思われる行動上の問題の治療のためのリファーを受けるという経験よりも，ある行動上の問題が神経学的な機能不全の結果ではないかと尋ねられる（あるいはそう断言される）経験のほうが多いだろう。ところが，私たちが関わっているかなり大きな学区では，神経学的な評価を目的にリファーされてきた40人の子どもたちのなかで，実際に神経学的な問題が見つかったのはたったひとりに過ぎなかったのである。

てんかん発作とは，他の障害と同じく，一つの経験である。しかし，発作という経験は，小発作に見られるような軽微な意識のとぎれから大発作における身体状況の急激な悪化まで，非常に広範囲にわたる意識状態の変化をともなうという点で特異的である。意識喪失や運動制御不能の状況で生じる負傷だけではなく，発作自体の苦痛もある。というのは，発作前の独特の感覚のために周囲の状況がまったくわからなくなったり，ひどい混乱を生じる場合があるからである。一方で，たとえば偉大なるロシアの作家であるドストエフスキーの場合のように（Alajouanine, 1963），こうした混乱が心地よい体験，あるいは非

常に鋭敏な感覚を生じる体験となることもある。てんかん発作のために活動や関係が妨げられたり，あるいは，まったく不可能になってしまう場合もある。子どもによっては，脳の活動障害を特徴づける**制御不能性**が，子どものアイデンティティの一部になってしまうことさえある。

　7歳のアデルは生後15か月の頃からてんかん発作を示すようになった。アデルの発作は，大発作——彼女はまるで「巨大なゴリラに叩きのめされた」みたいに筋肉が痛むと述べている——から，胃痛に引き続いて生じる意識の混濁とその後に起こるだるさや強烈な眠さ——これは数時間にもおよぶ——までにわたり，無数の擦過傷や転倒，あるいは頭打を彼女にもたらした。アデルの発作をコントロールすることは非常に困難であった（最良の神経学的なケアを受けながらも，発作は日に10〜20回あった）。そんな彼女が心理療法に訪れることになったのは，彼女に行動上の問題がみられたためである。

　われわれにとって，遊ぶことをしない子どもはアデルが初めてであった。彼女はどんなおもちゃでも遊ぼうとしなかったし，他の子と遊んだりテレビを見たりすることさえもなかった。遊ぶ代わりに，アデルは起きている間中，他者の空間に侵入しつづけたのである。他の人が楽しんだり，苦痛とは無関係で過ごせることに強烈な嫉妬をおぼえるアデルは，自分が経験している痛みを，まるで何ものかに突き動かされるように，他者にも味わわせようとしているかのように見えた。彼女が経験する時間，空間，そして人間関係は，予期せぬ侵入や妨害とは無関係ではありえない，だから，誰にとってもそうでなくてはならないのだ，と彼女は理屈づけた。アデルは噛みつき，蹴り，つねり——そして，莫大な愛情と独占を求めた。

　彼女は社会的，個人的境界を認めず，初めて出会ったすべての人と「一緒におうちに帰る」「結婚する」ことを求めた。また，彼女は，たとえばカップルなどを離れさせようとすることも多かった。

　自分自身の世界でコントロールできるものは何もない——自分の身体や意識すらも——と感じているアデルは，他者をコントロールすることにかけては大いなる熟達を示した。物，関心，そして関わりを常時求め続けたアデルは，求めるものが得られない場合には自分自身の手でそれをもぎ

とった。家族が自分の要求に耳を貸さない場合には，彼女は車の列の前に飛び出そうとしたり，窓から飛び降りようとしたり，あるいはプールに飛び込もうとして相手を脅したのだ。彼女は，自分の要求がかなえられないときには，これらの脅しを実際に実行しようとした。発作を起こしているときを除いて，アデルは常に何かを求めてきた。そのため，危険は常に現実のものとして存在し，周囲の人間が疲弊しきってしまうような生活であった。

　治療開始の当初，アデルはセラピーをとても気にいった。というのは，彼女にとって，セラピーは新たに所有し，コントロールする体験であったからだ。彼女はすべてを思い通りにしたがった。そのため，彼女をその場にいさせるという単純なことが，とほうもないエネルギーを要する課題となった。要求が少しでも通らないと，彼女はセラピストが大切にしているものなら何でも壊すと言ってセラピストを脅した——そして，実際に壊そうとしたのである。私たちが関わった子どもたちのなかで，プレイをしようとしない子どもは彼女がはじめてであったと述べたが，もう一つの点で彼女は「初めての子ども」であった。というのは，私たちのオフィスの大きな本棚には，子どもたちがセラピーのなかで長い時間をかけて作っているレゴ・ブロックのさまざまなおもちゃが収められていたのだが，アデルがセラピーにやってくるときにはその本棚を別の部屋に移さねばならなかったのだ。私たちが恐れたのは，彼女がその本棚を倒してしまってケガをするということだけではなかった——こんな心配など，彼女の両親にとっては日常茶飯事のことであった。

　私たちが本棚を動かした理由は別のところにあった。つまり，他の子どもたちの作品すべてが破壊される恐れがあったからである。アデルにとって，これらのレゴ・ブロックは他の子どもたちの持っている能力，つまり楽しむことのできる能力の象徴だった。そして，もしアデルが他の人のものを壊したり，誰かを傷つけたとしても，それは彼女の責任とはされなかった。なぜなら，彼女は**発作を起こしていた**のだから。

　アデルのセラピーの第1段階は約4か月にもおよんだ。その期間は「てんかん発作を持つ存在」としての彼女のアイデンティティを解消し，あらゆる機会をとらえて構造やルール，あるいは境界を明確にし，かつ維持す

るために費やされた。また，それと同時に，両親にほんの少しだけでもコントロール感を持てるようにするための努力も行われた。パペットの「オオカミさん」は「ミスター発作」となった。彼は悪者であり，壁に投げつけられる存在であった。同時に，このオオカミとは対照的に，アデルの身体の「良さ」をできうる限り強化する努力が行われた。アデルには自分の肌をつねって出血させるといった行為が見られたため，こういした自傷行為が少しでも改善を見せたときには，セラピストは，まるで幼い子どもに対するかのように最大限の賛辞を送った。こうした関わりは，アデルが自分の外見をほんの少しでも気にするようになるまで続けられた。

　この間，セラピストの体には青あざや嚙み傷が絶えることがなく，疲労困憊と苦痛の日々であった。こうした日々の繰り返しのなかで，アデルはどれだけセラピストを痛めつけても，あるいは痛めつけようとしても，セラピストを怒らせることができないということを理解するようになった。そして，セラピストがこのプレイルームをどれだけ愛しているかを理解し始めたアデルは，支配権を得ようとしてこれまでとってきた侵入的で苦痛に満ちた方法をあきらめたのである。彼女は，「何をすればいいか，わかっているよ」と言いながら，パンツを下げて，部屋のフロアの真中におしっこをしたのだ。

　治療空間を支配，あるいは破壊しようとし，また，セラピストの意欲に水をかけようとするこれらの不毛の試みが数か月にもわたって繰り返されたのち，アデルは次第に構造を受け入れるようになった。セラピーの第2段階は3か月におよんだ。その間のほとんどを，アデルはチェス・ボードに駒を並べるという行為に費やした。しかし彼女は，決してチェスでゲームをしようとはせず，あるいは，もっと簡単なチェッカーすらしようとはしなかった。彼女は，チェスの駒をボードに並べて，それをセラピストに片づけさせるということを何度も繰り返したのだ。アデルにとっては，これが「ゲーム」であった。家庭においても，あるいはセラピーのなかでも，変化は非常に微細で，「権力闘争」は相変わらず続いたが，それでもなおアデルは構造や境界ということを少しずつではあるが認めはじめたのである。

　アデルが個人的，社会的な何らかの成功を経験したり，学業の面でもう

まくやれるといったことを経験するようになるにつれ，セラピーのプロセスはかつてほど彼女を疲労困憊させるものではなくなり，彼女にとっては何がしか得るものがある機会となっていった。彼女は，身体障害のある子どものためのクラス——そこでは，彼女はコントロール不能であると考えられており，保護のためにフットボールのヘルメットを着用させられていた——から，情緒的混乱や行動上の問題を抱えた子どもたちのためのクラスへと移ることになり，さらには，1日のうちの何時間かを普通学級で過ごすようにもなったのである。そして，彼女の発作に対して学校が抱いていた恐怖心がなくなった時点で，彼女は完全に普通学級に移ることになった。治療の終結時点では，アデルは友人との関係を楽しめるようになっており，自転車や水上スキーで遊んだり，休暇には家族で旅行に出かけることもできるようになっていた。こういった行動上の顕著な変化にもかかわらず，アデルの発作は相変わらず続いていた。

われわれはアデルのような子どもとたくさん出会ってきた。セラピーを専門とする人は，誰でも，少なくとも一人くらいはアデルのような子どもに出会って彼らから学ぶ必要がある。こういったクライエントが見せてくれる驚くべき変化を実際に経験しない限り，彼らに備わった可能性を信じることはできないだろう。また，こうしたクライエントが治療関係の初期にはセラピストに対して何の反応も示さないということを体験することで，セラピストはトラウマの持つ逃れようのなさや，自分がまったく無力でコントロールできないという気も狂わんばかりの感覚を否応なしに感じさせられることになる。セラピストが本気で治療可能性の限界を探ろうとする場合，いずれかの時点で，アデルのような「治療不能」と言われているクライエントに出会うことになろう。そのクライエントが一体どのような経験を，個人的な見返りもなく，あるいはあきらめてしまうことなく生き抜いてきたのかを発見することによって，「完全な障害」や「コントロール不能」と言われている行動に備わった非常に微細で多面的な複雑性の認識にいたる扉が開かれる。そうすることで，本気で子どもと関わろうとする臨床家が治療に対して有するべき「治療への楽観主義的態度」がますます強固なものとなろう。

第9章
子どもの人生における喪失

>この太陽の下，新たなるものは何一つない。しかし，われわれの知が及ばぬ古の出来事は数えるにあまりある。
>
>――アンブローズ・ビアース

　以前にも述べたように，ばかげたファンタジーと考えられるものなかには，実のところ，子どもにとってはイメージを駆使した仮説が存在する場合が少なくない。こういった仮説は，ある事柄がなぜ今ある状態にあるのかを説明しうるさまざまな予期的な考えについて徹底的に考え抜いたものであり，複雑で，真剣で，また，ときとして恐ろしいものである。こうした仮説の設定は，予期的なものである一方で，回顧的なものである場合もある。回顧的な仮説とは，現在の知識と論理構造というコンテクストでもって，過去の出来事に何らかの意味を持たせようとする試みだと言えよう。

　子どもたちがそこで生きていくためには，世界に意味を持たせなくてはならない。彼らの人生や生活に生じた出来事に関して彼らが行う「解釈」は，ただちに彼らの人生の一部となる。ある出来事はそれに先行して起こった出来事との関連で理解される。ある出来事がきわめて圧倒的なものであったり，あるいは深刻な混乱をもたらすようなものである場合，子どもが導き出す作業的な説明は，同じ出来事に対するコンセンサスが得られるような評価とはまったく異なったものであるかもしれない。こうした場合，子どもの理解は非常に奇妙なものとなるかもしれない。しかしそれと同時に，それは常に**論理的**なものでもあり得るのだ。出来事に対するこうした解釈が積み重ねられるほど，子どもはより深刻な機能不全を呈するようになり，その結果，子どもの行動はより奇妙な様相を呈するようになる。コンテクスト上の多様な意味を持った問題に対す

る論理的な解決が機能的硬直を生じた場合，現実の世界においては非常に大きな問題を生じる可能性がある。また一方で，経験がもたらす影響がきわめて微妙なものとなる可能性もある。ここで重要なのは，同じ経験が，ある人にとっては非常に重大な影響を与え，別の人にとっては非常に微妙な形で影響を与えうるという事実を受け入れることなのである。

養子，里親養育，「孤児」

　メンタルヘルスの領域に関わってくる子どもたちのなかで，養子という立場にある子どもたちは，ある意味で二重の不利益を被っていると言える。一つには，養子であるということからくる心理状況によって，日常生活の些細な側面が複雑なものとなってしまうということであり，今一つは，ケースワーカーや心理臨床の専門家たちが，彼らが養子であるということと彼らの抱える問題との関係に気づいていないことである。

精神科のクライエントにしめる養子経験者の率の高さ

　幼少期の子どもや思春期の子どもを専門とするセラピストが関わるクライエントにしめる養子を経験した子どもの割合はかなり高いようである。30年以上も前に，シェクター（Schecter, 1960）は外来通院をしている患者を調査し，養子の割合が一般人口にしめる養子の割合をかなり上回っていることを見出した。その後，入院患者，外来患者，両者の取り混ぜた患者に関してこの結果は追認されている（Bohman & von Knorring, 1979 ; Goodman, Silberstein & Mandell, 1963 ; Humphrey & Ounsted, 1963 ; Kellman-Pringle, 1961 ; Menlove, 1965 ; Work & Anderson, 1971）。セニアとハマディ（Senior & Hamadi, 1985）は，思春期の入院患者についても，同様に養子のしめる率の高さを見出した。彼らの調査によると，18か月間に思春期外来に受診してきた12歳から18歳の患者のうちで，養子であったものが24％いたという。そのうち，男子の24％，女子の18％が入院している。若い女性のための施設（その多くはかつては未婚の母のための住宅施設であった）におけるわれわれ

の経験では，思春期病棟におけるそれよりも，さらに高い率を示していた。また，ある大きな保険会社のケース・コーディネイターの話では，子どもの患者，とりわけ思春期の精神科患者にしめる養子の割合は驚くべきほど高いということであった――ただ，正確なパーセンテージについては今後の研究を待たねばならない。

　精神科患者にしめる養子が相対的に多いのは，養父母が（実父母よりも）精神科に援助を求めやすい傾向があるからではないかという考えを持たれるかもしれないが，ジェローム（Jerome, 1986）の，1959年から1973年にかけて子ども精神保健センターを受診した子どもたちのケース記録の回顧的な分析では，その年の実際の養子縁組みの数との比較の結果，この15年間に臨床の場を訪れた養子である子どもたちの数は，**コミュニティの人口構成から推定される数字の2倍**にも上っていたことが明らかとなっている（太字は筆者）。ジェロームは，リファーのパターンの偏りのため，「クリニックに登場する養子となった子どもの数がこのように相対的に多いにもかかわらず，この数字は，コミュニティ全体における情緒的な問題を抱えた養子の実際の数値をかなり**下回っている可能性がある**」と述べている（太字は筆者）。こうした結論は，フォン・ノリング，ボーマン，サイバーソン（von Knorring, Bohman & Sigvardsson, 1982）によるスカンジナビアの回顧的研究の結果とも一致する。このスカンジナビアの研究で彼らは，「（養子縁組以前の）発達初期の否定的な経験は……一般的に言って精神障害の発現を**説明しなかった**。これは，発達初期の経験が学齢期の不適応やアンダーアチーブメントを説明しないとしたわれわれの以前の研究と一致する」としている（太字は筆者）。

　養子縁組そのものが潜在的に内在させているさまざまな問題に加えて，合衆国における養子縁組の性格が変化してきていることも考慮しなくてはならない。1951年から1971年にかけて，親族間の養子縁組の割合は，全体の約50％（±4％）であった。1982年には，それが36％にまで減少している（National Committee for Adoption, 1985）。かつては全体の半数以上をしめていた親族間の養子縁組が減少した要因のひとつに，韓国の乳幼児やヴェトナムのアメラジアン（訳注：アメリカ人とアジア人の間に生まれた子ども。特に父親がアメリカ人で，母親がアジア人の場合を言う）などといった海外の子どもとの養子縁組が増加があげられる。「特別なニーズ」を持った子ども（つまり，困難な問題を

抱えた子ども）の縁組みの数の増加は，ニューヨーク・スポウルディング・フォア・チルドレン（New York Spaulding for Children）など，民間財団や公的基金からの資金援助によって活動する民間団体による専門的なサービスを発展させるにいたった。里親養育を受ける子どもが，永続的な養育環境をえるまでに，平均2.3回の里親の変更を経験しており（つまり，2.3回の喪失を体験していることになる。もちろん，この数字には実父母の喪失は含まれていない），現在約30万人の子どもが里親養育を受けている（Grabe, 1986）ことを考えるなら，子どもを専門とするセラピストがこうした子どもと関わりを持つ機会が多いというのは当然のことのように思われる。さらに，かつて養子縁組に失敗して現在は里親家庭で生活する子どもの数もかなりのものである。養子縁組の失敗の率は平均で13％，年長児の場合には25％にも上っている（Grabe, 1986）。

養子となった子どもに共通して見られる行動上の問題

私たちのクリニックでは，週に50から60人のクライエントの診療を行っているが，最近の6年間では，そのうちにしめる養子（年少の子ども，思春期の子ども，および成人）の割合が25％を割ったことはない。その割合は常に30％程度を示しており，われわれのケースロードが一日に13から14人というピークにあった月には，45％にもおよんだ。今でこそ，われわれが養子に関心を持っていることがかなり知れ渡っており，そのために学校や施設，あるいは州外の養子縁組の専門機関からのリファーが増えているが，この45％という高率を記録した当時はまだそういった状況にはなっていなかった。養子になっている幼少期や思春期の子どもたちとの臨床的な関係をかなり長期にわたって続けてきた結果，あるいは，養子縁組に関わる州や民間の機関に対してコンサルテーションやトレーニングを提供してきたという経験から，養子となった子どもたちにかなり共通して見られる特徴があることに気づいた。以下に，養子となった子どもたちについて，養父母が述べることの多い行動上の問題を列記する。

◉養父母や兄弟からの盗み。そのように言えばもらえるにもかかわらず，

財布やドレッサーから金を持ち出す。
- 食べ物を持ち出してこっそりと蓄えておく。養父母が，机やドレッサー，クロゼット，あるいはベッドの下に，食べ物の貯蔵場所——場合によってはかなり大きいこともある——を見つけることもめずらしくない。子どもの机やドレッサーの引き出しに古くなって腐った食べ物を発見したとき，養父母は困惑し，傷つき，そして嫌悪感を抱いてしまう。
- 食事の準備が整っており，常に家の中には十分な食べ物があるにもかかわらず，次の食事，次の次の食事のことを常に心配する。
- 非常に些細なことについて嘘をつく。
- 作話，空想の話を作り上げる——家族に関することや自分自身についての作話がかなり多い。
- 非常に些細なことを，自分に対する重大な侵害であるかのように反応する。
- 人前で家族に——とりわけ母親に——恥ずかしい思いをさせる。
- 誕生日，記念日，祝日を台なしにする。バースデイ・パーティの際に，子どもが自分のことを馬鹿にしたようなそぶりをすると訴える母親が多い。
- 学校での学力不振や落第。本来備わっている能力では平均以上，もしくは優秀な成績が可能であるにもかかわらず，試験でカンニングをする。こうした子どもの多くは，公式あるいは非公式に，「学習障害」があるとされている。
- 教師やクラスメイトの持ち物を盗む。クラスで人気のある子どもがターゲットになることが多い。
- わざわざトラブルに巻き込まれる。そうした行為について，自分には「ジンクス」があるのだと言ったり，「運が悪い」と言ったりする。
- 両親や家族の持ち物を壊す。また，衣服などを破いたりして自分の持ち物を破壊する。自分の持ち物の破壊がまるで「事故」であるかのような形で起こり，そうした「事故」が繰り返されるという場合も多い。
- 睡眠障害。入眠困難，悪夢，夜驚など。あるいは，客観的な理由の見あたらない夜間の不安。
- 経験から学ぶことができない。

- 頭が良く，早熟傾向を示す年少の子どもに見られる無差別的な愛着傾向。一方で，両親への愛着の形成の失敗が見られることもある。愛着が形成できない子どもの場合，その子には「生まれつき」人間関係を形成する能力がないのだと考えられていることもめずらしくない。
- 反論しようのない証拠を突きつけられても，自分の責任を頑なに否認する。
- 他の子どもに対する攻撃性や，権威を持った人物に対する無礼な言動。こうした言動は，自分にとって不利になる形で起こることが多い。

(Donovan, 1988 a)

　私たちの経験では，養父母が最初の面接でこれらの問題や行動について自発的に言及しない場合であっても，このリストを見せることで，自分たちの子どもにこうした問題が見られるとの指摘がなされることが結構あり，こうした傾向は養子でない子どもの場合よりも顕著に見られるようである。私たちが関わりを持った養父母の多くは，このリストにある行動についてわれわれが質問することで非常にほっとした気持ちになったと述べている。ある養母は，「あなたがたがこういった問題をこれまでに幾度となく経験しているとしたら，私たちの子どもがこういった問題を持っている原因が私たちにあるということではない，ということを意味しているのかもしれない」と語った。こういった行動について私たちが尋ねたとき，まず返ってくるのは「どうしてわかるのですか？」という反応である。私たちの臨床的な経験は，フォン・ノリング，ボーマン，サイバーソン (von Knorring, Bohman & Sigvardsson, 1982) が報告している経験と類似している。彼らは「発達初期の否定的な経験が（中略）精神科的な症状を説明しなかった」と述べているが，われわれの経験では，**その家族が機能している，機能していないにかかわらず，養子となった子どもの行動上の問題には非常に顕著な一貫性があるように思われる**。

養子となった子どもの心理の中心的問題

　社会や，そこにいる博識な学者たちに子どもの真の苦しみを理解できなくさせてしまっている心理的な目隠しが存在するが，その存在がもっとも明らかと

なるのは，他のどの領域よりも，養子縁組のためのケースワークの実践や，その実践を理論化し導いていく「専門家」の意見においてである。これから見ていくように，子どものセラピストが養子となった子どもたちから学ぶべきことは非常に多い。

養子になった子どもたちは，そうでない子どもたちや家族が経験する問題と同じものを経験するということは言うまでもない。しかしながら，人生や生活にはつきもののありきたりな問題ですら，養子となった子どもには非常に強烈で独特の意味を持つ可能性がある。その理由はきわめて単純明快である。養子となった子どもの場合，大いなる混乱を招きうる2つの問題が，正常な認知的，情緒的発達を複雑なものとしてしまう可能性があるからだ。この2つの問題とは，「2人の母親」のジレンマと「彼女はあなたのことを本当に愛していたのよ。だけど……」というジレンマである。この2つの問題は——養子縁組を担当するケースワーカーや「専門家」がそうした主張を繰り返すたびに——子どもの心に鋭く突き刺さる。しかも，子どもたちが重要な代価を支払うことなくこうした問題を適切に処理できるのに必要な認知的技術や知的能力をいまだ発達させるにいたっていない段階において，彼らはこうしたジレンマに直面させられるのだ。この国で養子縁組を担当するケースワーカーたちが行う一枚岩的なアプローチは，子どもにはできる限り早く養子であることを教えよ，としている。この道の権威者と呼ばれる人たちの見解は，以下に示す非常に権威ある医学雑誌に掲載された論文にあるそれとほとんど同じである。この論文は，「養子となっている子どもたちにその事実を伝えるのにもっとも適した年齢は？」という問いに答えようとしたものである。この「専門家」のアドバイスがいかに非合理的なものであるかを強調するために，この引用文では，原文の「養子」という記述を「実子」と置き換えてみた。

> 私の見解では，子どもたちには自分が「実子」であることをできる限り早くから教えるべきであろう。これは，「私のかわいらしい"実子"ちゃん」といった日常的な言葉がけなどの形で，乳児期からさりげなく行うことができる。子どもが非常に幼い頃から「実子」という言葉を，暖かみを持って適切に用いることで，子どもの成長プロセスの各発達段階において，子どもはその事実を不必要なストレスを経験することなく受け入れて

いくことができるようになる (Kappelman, 1982)。

知ることが必要なのであれば，養子ではない子どもに対しては，彼らが「実子」であることを教えなければならないということになるだろう。子どもの潜在的なニーズに関するこうした基本的な態度については，アメリカ児童青年精神医学会が発行している『「養子となった子ども」についての事実』(*Fact Sheet* on "The Adopted Child") にも見られる。

養子となった子どもの親たちは，その子が養子であるという事実を伝えるべきなのか，伝えるべきだとしたら，いつ，どのように伝えればいいのかということに心を砕いている。また彼らは，養子となった子どもが直面する典型的な問題というのがあるのかを知りたがるものである。

一般的に，養子であるという事実を子どもに伝えるべきだという点で，子ども専門の精神科医の意見は一致を見ているようだ。伝えることで，養子とは良いことであり，子どもは親を信頼できるのだというメッセージを子どもに与えることになる。一方で，子どもが大きくなってから養子であるという事実を知ったとしたら，養父母に対して怒りを持ったり，強い不信感を抱いてしまうかもしれない。また，これまで養子という事実が隠されてきたのは，それが悪いことだからだと考えてしまうかもしれない。

子どもには，彼らが理解できるかたちで情報を提供する必要がある。幼い頃には，たとえば，「なんて素敵な赤ちゃんでしょう」というのとまったく同じ調子で「あなたを養子にできて，本当に幸せだわ」などといった言葉がけができるだろう。いずれの場合でも，赤ちゃんは言葉の意味を理解することはできない。しかし，これらの言葉が肯定的な意味合いを持っているということは理解できる。こうした言葉がけをすることが，後の段階で養子について話し合うための土台を作ってくれることになる。

子どもがある程度成長した段階では，実親が子どもを養父母のもとに託したという事実を，子どもに対するケアと関心から生じた行為という枠組みで子どもに示すことが必要となる。たとえば，「あなたが生まれたとき，あなたのお母さんとお父さんはあなたのお世話を十分にすることができなかったの。お母さんとお父さんは，あなたが十分なお世話が受けられるこ

とを一番に望んだの。だから，あなたのことをよくお世話ができるお母さんとお父さんのもとであなたが暮らせるようにしたのよ」といった説明が可能であろう。

　子ども専門の精神科医が知るところでは，自分が養子なのだという事実を知ったことに対する子どもたちの反応は実にさまざまなようである。子どもによっては，その事実を否認したり，あるいはファンタジーを創り上げたりする。また，自分が悪い子だから捨てられたのだと考えたり，自分は誘拐されたんだと信じる子どもも少なくない。養父母が養子縁組についてオープンに話し，肯定的な意味づけでこの話題を取り扱うことができれば，子どものこういった心配や不安が大きくなる可能性は少なくなる。

(American Academy of Child and Adolescent Psychiatry, 1985 a)

　わたしたちはここに２つの重大な問題を見る。第一に，未成熟で発達途上にある心に，まったく非合理的な認知上の重荷を負担させるという点である。子どもに対して伝えるべきだと専門家が養父母に勧めている言葉の内容を，乳児や幼児が理解できないという事実は，専門家にとっては何の意味も持たないようだ。赤ん坊には養子であるという事実を知るニーズはない。彼らに必要なのは，愛であり，ケアであり，滋養であり，安全性であり，そして，周囲への探求である。養子という問題に関する心理学的な研究は，幼い子どもは養子の問題を大人が望むようには理解しないという結果を示している (Brodzinsky, Singer & Braff, 1984)。であるとしたら，どうしてこれに固執するのだろう？

　第二の問題点は——おそらくは知らず知らずのうちに，しかしそれにもかかわらずきわめて現実的な問題として——「愛」と「捨て去り」とを同じものであるするという見方を子どもに強いるということである。養子縁組を「愛」という枠組みで扱う必要性は，大人のものであって，子どもの発達上のニーズを反映したものでは決してない。

　事実の問題として，非親族間の養子縁組は，子どもの実母がその子を捨て去ったか，あるいは何らかの理由で子どもを取り上げられたことを意味する。出産時や出生直後に母親が死亡したことによって養子縁組がなされたケースというのは非常にまれである（たとえそのような説明がなされたとしても，その場合には「もう一人」の親が自分を望まなかったという問題に子どもは直面す

ることになる）。専門家たちはこの養子縁組のプロセスを愛やケアとして定義づけるよう養父母に求める。そのとき彼らは，この定義が子どもに**愛と捨て去り**とを文字通り同一視させることになるとは気づいていない。そのため，養子となった子どもの多くは，論理的であるが周囲を混乱させるような行動を示すようになる。つまり，必要のないものを盗んだり，食べ物のことを心配して蓄えたり，自分のことを「ジンクス」だと見たり，無差別的な愛着や愛着形成の失敗といった愛着障害を示したりするのだ。世の中の知識によると「愛」イコール「捨て去り」であり，「安心」イコール「喪失」であるということになる。この論理的な呪縛にとらえられた結果，養子となった子どもは自分のことを捨て去った母親を責めることができなくなる。というのは，「母親はあなたのためを思えばこそあなたを手放したのよ」と彼らは繰り返し聞かされているからである。自分のことを放棄した実の母親に対する怒りや反抗を感じることを妨げられ，あるいは，母親を失ったことに対する悲しみを感じることを妨げられた結果（「どうしてかっていうと，彼女はあなたのためにそうしたのよ」），養子となった子どもはその怒りを養父母——とりわけ養母——に向けることが多い。かくして，純粋に子どものケアを考える養父母は大いなる混乱に陥ることになる。親として非常に優れた彼らのケアが，親に一切の敬意を払わず，自分たちのもとから離れていこうとするかのような子どもの行動を生じ，人前で恥ずかしい思いをさせられるような体験を生みだすからである。

　　ドーンはネグレクトの結果，成長障害の状態を呈していた。また，実母は彼女の身体のあちこちにタバコで火傷を負わせていた。彼女の養子縁組を担当した機関のワーカーと養父母は，実母は彼女なりのやり方でドーンを愛したのだとドーンに伝えていた（もっとも，養父母がこのような言い方をしたのは機関のワーカーの勧めに従ってのことであるが）。心理療法が実施される以前，また，この養子縁組が最終的に不調に終わる以前には，ドーンは養母に「あなたに近づこうとしたことがない。だって，あなたが私のことを傷つけるんじゃないかって思ってたから」と述べていた。

2人の母親ジレンマもまた，子どもの認知に非常に深刻な影響を与える可能性がある。養子ではない子どもたちとは違って，乳児の頃から養子であると告

げられてきた子どもたちは,「**ファンタジーをつくること**」を強いられるという奇妙な立場に立たされることになる。養子ではない平均的な子どもたちは,「生みの」親というのが実態を持った存在であるため,自分の親の——とりわけ母親の——顔の「空白を埋める」という果てしのない,しかも徒労に終わる認知的課題に直面させられることはまずない。それに対して,セラピーにやってくる養子となった子どもたちの多くは,非常にきわだった想像力を示す。彼らは,さまざまな要素を混ぜ合わせてファンタジックな複合物を創り上げており,そして,彼らのイメージには強迫的で,まるで何者かに駆り立てられるかのような性質が見られる。思い出していただきたい。何年にもわたって子どもたちは否応なしに論理に隷属させられてきたのだ。乳児期に養子であるという事実を伝えることは,意図という観点から見た場合まったく不注意なことであり,非常に大きな災難を生じうるといえよう。

　　　ウィルは10歳の男の子。里親家庭で養育されていたが,9か月のときに養子縁組された。彼の養母はとてもオープンで,正直でストレートな人であり,真剣な質問にはできるだけ真剣に答えようとしてきた。ウィルを担当した州の機関の勧めもあって,彼女はウィルがやってきたその年から,彼が養子であることを伝えてきた。
　　ウィルが両親の寝室から変な音が聞こえると訴えてきたとき,母親は彼に「生命の真実」を教える絶好の機会だと考えて,彼に『私はどこからやってきたの?』という本を与えた。この本は非常によく書けていて情報に富んでいると彼女は考えていた。しかし,養子となっている子どもにとって,「私はどこからやってきたの?」という問いはまったく別の意味を持つ可能性があるということには,彼女の考えはおよばなかった。それゆえ彼女は,ウィルの無意識おいて,彼女の提供した情報によって**セックス**と養子が結びついてしまったということを認識できなかったのである。興味深いことに,この本についてウィルがした唯一の質問は「臍の緒って何?」というものであった——彼は,赤ちゃんと母親とを結びつけているものに関心を持ったのだ。
　　その後,ウィルは実父母について聞いてくるようになった。とりわけ彼が知りたがったのは,彼らが何歳だったのかということと,結婚していた

のかということであった。養母は，ウィルの実母が彼を生んだのは彼女がティーンエイジャーの頃で，結婚はしていなかったと答えた。

　運命のいたずらというべきか，こうしたやりとりがあった直後，ウィルは隣家のゴミ箱で『ハスラー・マガジン』を見つけた。彼にとってはこの雑誌が，セックスがどのようなものなのかについての唯一の情報源となったのである。この雑誌で，彼は性交の場面や巨大なペニスを持った男性の写真を見た。無意識のなかですべての事柄が一緒になることで，彼は自分がポルノ写真のようなティーンのグロテスクな乱交行為の産物であり，実母は「売春婦にちがいない」と考えるようになってしまったのだ。

　ここで再び強調しておきたいのは，ウィルが持つにいたったようなタイプのファンタジーは，伝統的な意味でのファンタジーとは異なったものであるということである。これらのファンタジーは現実の成り立ちに関する作業的仮説なのだ。実存するものの成り立ちに関する仮説の創出によって解離を生じさせる力が生まれ，その結果，認知的な発達と学業とに影響が生じることになる。養子となった子どもたちの多くが「白昼夢」の状態に陥るが，本来学ぶという楽しみに使われるべき時間をこの「白昼夢」が満たしてしまっているのである。

　次に問題となるのは，もしわれわれが，児童精神医学会や伝統的な考えに基づく養子縁組のケースワーク実践が命ずるところにしたがって，養子になった子どもに実の両親が――特に実母が――「本当にあなたを愛していたんだけど，でも……」と告げたとしたら，私たちは知らず知らずのうちに子どもが自分に何か悪いところがあったんだといった結論（この結論は，仮に間違ったものであったとしても論理的である）を下してしまうように導く危険性があるのだ（多くの子どもが私たちに問うように，どうして「良い母親」が「良い赤ちゃん」を捨て去るようなことがあろうか？　だから子どもたちは，赤ちゃんが「悪い子」だったに違いないと結論するのである）。その結果，基本的には機能している健康的な家族に育っている養子となった子どもの多くが，自尊心の極端な低さを呈するに至る。

　養子縁組のケースワーク実践に対する非合理的なアプローチは，乳児期における非親族間の養子縁組みといった比較的単純なケースにとどまるものではない。実父母から深刻な虐待を受けたりネグレクトされた子どももまた，実の両

親は「彼らなりのやり方であなたを愛していたのよ」と繰り返し告げられることになるのだ——たとえ，両親が自分に向けた関心の唯一目に見える痕跡が体中に残るタバコの火傷の痕(あと)であるといった場合にでも。

　ジェリーは 10 歳の男の子である。彼の母親は夫であるジェリーの父親を殺害したために州立精神病院に入院させられており，そこで彼を産んだ。ジェリーの誕生の 5 日後，母親は首をつって死んだ。その後，彼の親族は彼を深刻なネグレクトの状態においたため，ジェリーは約 1 年間にわたる里親養育を経て養子縁組された。養父母による適切なケアにもかかわらず，ジェリーは嘘をつき，人を欺き，金品を盗み，母親に対して暴力的な攻撃性を向け続けた。彼は自殺すると言って周囲を脅すことが多かったため，ナイフなど武器になるものを隠しておく必要があった。彼には平均以上の知的能力がありながら，学校の成績は非常に悪かった（IQ テストにある「ロバ」の問題にどうして答えなかったのかと母親が尋ねたとき，彼は「ロバ（ass）はスケっていう意味だから［訳註：“ass”はスラングで“セックスの対象としての”女」という意味がある］，そんなことを言って先生に恥ずかしい思いをさせたくなかったからだ」と答えている）。

　ある日，ジェリーは私たちのオフィスで「もしボクが良い赤ちゃんだったなら，お母さんはお父さんを殺さなかったし，自殺なんかしなかったはずだ！」と叫んだ。次の週，セラピストは乳児をオフィスに連れてくるように手配した。部屋の隅に座っていたジェリーにセラピストは乳児を抱かせた。「さて，その子がどんなに悪い子か，私に教えてちょうだい」とセラピストは優しく，しかし揺るぎのない態度でジェリーに言った。彼女はジェリーにほ乳瓶を渡して赤ん坊にミルクを飲まさせながら「教えて」と繰り返した。「さあ，どうしたらその子が悪い子でありえるのか，私に教えて」と彼女は再度繰り返した。

　現実の生きた赤ちゃん——柔らかくて抱き心地が良くて甘ったるい香りのする存在——を見ることによって，ジェリーは，親や親の行動とは無関係な赤ちゃんの個別性というものを現実的なレベルで感じ取ることができた。その結果，彼は，これまで自分自身や養父母の家庭に向けていた怒りを，より適切な心理的ターゲットに向け直し，母親が赤ちゃんのすばらし

さを認識できずにいたこと，生き続けて十分なケアを提供しなかったことに怒りを持つことができたのである。

「お母さんは本当はあなたを愛していたのよ。でも……」というアプローチの結果として生じる今一つの論理的な呪縛は，実の親——特に母親——が戻ってきて自分を連れていってしまうのではないかという恐怖である。もし，実の母親が自分を手放したのは結局のところ「不幸な環境」のためで，今，そうした環境にないとしたらどうして彼女が自分のことを取り戻したいと思わないだろうか？　これは，現実の養父母との関係を失いたくないと思っている子どもにとっては，（意識的なものにせよ，無意識的なものにせよ）非常に恐ろしい考えとなりうる。

ジェーンの母親が彼女と 6 か月の弟とをベビーシッターのもとに置き去りにしたのは，ジェーンが 3 歳のときのことであった。母親はそれ以来一度も姿を現していない。数年後にジェーンはセラピーを受けることになったのだが，その時点では，彼女は学校の成績もよく，行動的にも落ちついていた。ただ，セラピーにおいても垣間見られたのであるが，彼女には多少反抗的な面があった。セラピーが進展するなかで，ジェーンの祖母は，日常のジェーンの行動でちょっと気になる点があることに気づいた——とはいっても，それが心配で何らかの対処を講じるといったほどのものではなかったのだが。ジェーンの祖母が気づいたこととは，ジェーンはいつもベッドをぬいぐるみで一杯にして毛布を幾重にも掛けて寝るということと，エアコンがまだ入っていないときにどんなに暑くても絶対に寝室の窓を開けさせないということであった。セラピストは「5 分間」の際にジェーンが何を恐れているのかをそれとなく聞いてみてほしいと祖母に依頼した。ジェーンは「シィシー（ジェーンの実の母親）が私を取り戻しにきて，窓から入ってくるんじゃないかと思って怖いの」と答えた。

ジェーンの気持ちを明確にしようとした祖母の単純な関わりが，ジェーンが「母親に連れ去られる」ことはありえないということを伝えて彼女を安心させるための機会をつくってくれることになった。興味深いことに，ジェーンは母

親が彼女たちをベビーシッターのもとに置き去りにしたあとの数年間という期間が非常に短かいものであったと思い込んでおり，それゆえ，母親がいつ「再び現れて」もおかしくないと考えていたのである。

　分類的に（つまり紋切り型に）正直であることの抽象的な「必要性」よりも，安全であると子どもが感じられることの必要性のほうがまさるのだということを養父母が理解するのはなかなか困難である（この点については，専門家も同様かもしれない）。「正直である」ことは決して絶対的な価値を持つものではない。路上生活者に対して，「あなたは今日私が出会った人のうちでもっとも汚らしい」という「事実」を投げかけることに，何の価値があるだろうか。それと同じように，安全や安心を求める子どもの欲求は，子どもを放棄した実の親が自分のイメージを守りたいとするいかなる抽象的な欲求（あるいは，そうしたイメージを守ろうとする養父母やケースワーカーの欲求）をも上回るのだ。養子になった子どもたちの多くは，自分の実の母親に降りかかった出来事──家族からのサポートがなくなる，経済的な困窮に陥る，事故にあったり病気になる──と同じことが養父母の身に起これば，養父母はきっと自分のことを見捨てるに違いないとはっきりと意識化されたかたちで信じているが，そのことを口にする子はほとんどいない。養父母（非常に健康的で経済的にも豊かである養父母であっても）が，どんなこと──病気から破産まで──があっても自分たちは子どもを手放しはしないのだということを，養子である子どもにはっきりと伝えるよう彼らを援助することで，子どもが必要としている安心感が得られ，そういった事態が起こるのではないかという彼らを常に脅かしている恐怖が取り除かれることも少なくない。

　私たちのところにやってきた養子となったある子どもの言葉を聞いてから，私たちは実の親のことを「親」とは呼ばなくなった。この８歳の男の子はある質問に反応して，「ぼくの産みの**母親**じゃない，産んでくれた**他人**だ」と言ったのである。「あの人が本当のお母さんだったら，絶対ぼくのことをどこかへやっちゃうなんてしなかったもん」と。子どもが成長して，自分自身について安心感を持ち，自分の所属についても安心を感じられるようになった段階で，「産みの他人」が子どもを手放す過程で子どもの健康や安全のためにできうることはすべてやったのだということを（それが事実であり，それを伝えることが適切であると判断された場合には）正直に教えればいいと，養父母に伝える

といいだろう。

養子の心理学と親の病理

　以下の事例は，養子になった子どもに共通してみられる問題のうちでどれだけ多くのものが，親の抱える問題や混乱のために複雑になってしまっているのかということと，子どもと一緒に行う成育歴の聴取がどれほど役立ちうるのかということを示している。

　　10歳になるスティーブが心理評価の目的でわれわれのクリニックにやってきた。心理評価が必要だと考えられたのは，彼には深刻な情緒的問題があると学校が感じたためである。学校の教職員の話によると，スティーブは注意が散りやすくて落ち着きがなく，そのために学校での学習に集中できないということであった。最近になって授業中に動物の鳴きまねをしたり，自分で自分の顔を殴りつけたり，教科書やプリントを破いたりといった行動が見られるようになり，そうした行動を周囲が深刻に受け止めるようになったのである。また，彼には自分の身体に関する奇妙な思考も見られた。スティーブは自分のへそに鉛筆を突き立てながら，この鉛筆をへそに差し込んでおくと「ボクの腕と足がバラバラにならない」ですむのだと母親に話していた。さらに彼には，動物や自分自身，あるいは両方を狭い場所に閉じ込める──たとえば猫を洗濯機に入れる──といった意味の分からない奇妙な行動が見られた。
　　しかし，周囲にもっとも衝撃を与えていたのは，彼の話す「物語」であった。スティーブは「奇妙で，異常で，虚構の，しかしながら細部にわたる詳細な物語」を創り上げたのだ。その話しぶりが真に迫ったものであったため，彼の周囲の大人たちはその話が本当なのだと信じることが多かった。スティーブの話のほとんどは，彼が遭遇した悲惨なできごとに関してのものだった。たとえば，遠足のときにスティーブとクラスメイトが乗ったバスが酷い事故にあったという話を両親にしている。彼は，バスが電話ボックスに突っ込んだときの様子を話しているが，その際，クラスメイトがどんなふうに負傷したかといったことを事細かに話しており，それ

は単なる描写の域を越えたものであった。言うまでもなく，そんな事故などはなかった。それどころか，そもそも遠足そのものがなかったのだ。つまり，すべてが作り話だったわけである。ポリグラフの技術者であり，保険金詐欺事件の専門家である彼の父親ですら，彼の話を聞いた当初は信じてしまっていた。

スティーブは生後6か月でスミス夫人のところに養子としてやってきた。スミス夫人は11回にもおよぶ流産のあとにようやく女の子を一人もうけていた。スティーブがスミス夫人の家にやってきたときには，この女の子は6歳になっていた。スティーブが養子となってまもなく，スミス夫人は彼が「多動」であると気づいた。彼女は，ありとあらゆる健康食品を彼に試みた。また，彼が「すべてのものに対してアレルギーがある」と医者には話している。スティーブが5歳のとき，スミス夫人は彼を「怪しげな」専門家のところに連れていき，その専門家はハーブから家庭教師まで——スティーブは学習障害であると考えられていた——考えうるあらゆるものを「処方」したのである（スティーブは幼稚園のときにすでに独学で文字が読めるようになっていたという事実，あるいは1年生が終わる頃には4年生レベルの読みができていたという事実があったにもかかわらず，専門家たちは彼には「障害がある」という母親の見解を受け入れてしまった）。精神科的な評価のために私たちのところにやってきたときには，スティーブは大量の刺激剤系の薬物を処方されていた。

スミス夫人とスティーブが同席して行われた成育歴の聴取の際，養母が11回もの流産のことを詳細に話すのをスティーブはじっと聞いていた。スミス夫人が「たった一人だけが妊娠後6か月までお腹の中にいた」という話をしたとき，彼は「それってボクのことだよ！」と叫んだのである。スミス夫人はスティーブの言葉に気づかず，「でも，その子が生きているという兆候は一切感じませんでした」と，そのときの妊娠の様子を話し続けた。「それってボクだ」とスティーブは再び口をはさんだ。彼女は初回の面接でこのような内容をスティーブの前で話すことに多少の不安を感じてはいたものの，流産の原因となったと思われるかなりめずらしい疾病のことや，「胎児にどんな作用をおよぼしたのかを調べるために」行った子宮の病理検査のことを話し始めたときには，そういった懸念も消えてし

まっていたようである。

　スミス夫人の話が養子のことにおよび，スティーブが生後6か月の頃に家にやってきたという話になったとき，スティーブは「ボクが？　そうなの？」と再び話に割り込んできた。彼は困惑の表情を浮かべながら，「ボクが6歳のとき，毛布にくるまって道で寝かされていたところをお母さんが拾ったんだと思ってたよ！」と言った。スミス夫人は，彼の驚嘆の声にもいらだつことなく話を続け，スティーブが「その話をとても嫌がる」と言い（「でも，ボクは話したいよ」とスティーブは割って入った），そして彼には「母親はとても素敵な女性だった」ということ以外は伝えていないと述べた。

　どこの機関を通じてスティーブの養子縁組が行われたのかを問われたとき，スミス夫人は「アメリカ癌協会（American Cancer Society）……」と口にしたが，その瞬間，彼女は顔を赤らめてすぐに「いえ，カソリック協会（Catholic Society）でした」と訂正した。間違って言ってしまったことに取り乱しながらも，彼女はこのことに重大な意味があるとはまったく気づかないでいた。また，それと同じように，彼女自身の成育歴において，彼女の出生の前後にそれぞれ1人ずつ男の子が死産しているという事実にも，彼女は何の重大性も見出していなかった。彼女は自分自身のことを「恐ろしく多動な子どもだった」と述懐しており，彼女が述べる子どもの頃の自分の様子は，赤ん坊の頃のスティーブのそれと非常によく似ているということを指摘されても，彼女はその重大性に気づかなかったのである。

　ここに，対人関係の境界の信じがたいような曖昧さを見て取ることができる。スミス夫人は身体的な統合性と健康さに関する異常とも言いうるほどの不安を，養子となった息子に投影している。彼女が幾度も流産していること，養子縁組を実施した機関を「アメリカ癌協会」と言い間違えたこと，そして，たった一度の無傷の出産が健康的な女の子であった（スミス夫人には姉妹が4人いる）という事実を考え合わせて，セラピストは流産した11人は男の子だったと思うか，それとも女の子だったと思うかと尋ねてみた。「そんなこと考えたこともないわ。でも，みんな男の子じゃなかったかしら」と彼女は答えた。

養子となった子どもにとってアイデンティティは鍵となる問題であるが，スティーブの場合，この家族において健康的なアイデンティティを発達させる機会はなかった。彼の拘泥された状況を考えてみてほしい。一方では，死亡し，断片化し，バラバラになった赤ん坊というアイデンティティを養母が彼に投影している。そのため，母親が妊娠6か月で流産した胎児（男の子）のことを話した際，彼は「それってボクだ！」と叫んだのである。他方で，養母の本当の子どもでありたいとするスティーブの自然な願いは彼に何をもたらしただろうか（結局のところ，養子となった子ども，とりわけ養父母に実子がいる家庭に養子として入った子どもにとって，自分もまた，この本当の母親のお腹にいて，そのお腹から産まれたという親密さを持ちたいという願いは，ごく当たり前のものなのである）？こうしたファンタジーは，スティーブの場合，重大な危険をともなったものとなる——というのは，男の子は全員死亡していたからである。かくして，病んだ体，身体的な機能不全，バラバラになった身体——自分自身や他者の——に対する常軌を逸した固執が出現したのである。

　彼が創る物語の多くに，これを象徴する要素を見て取ることができる。たとえばスクールバスの一件がそうである。スティーブの創作や奇妙な行動の多くに共通のテーマを認識するにはさしたる労力はいらない。スクールバスの中には子どもたちがいる（母親の体の中に赤ん坊がいるように）。スティーブの心の中では，どちらの場合も結果は悲惨なものとなる。彼は閉じ込められることの危険さにとらわれていた——この点は，洗濯機などといった狭い空間に自分自身やペットを閉じ込めるというエピソードに見ることができる。母親が持っている「赤ちゃんにとっての特別できれいな場所」は，スティーブの観点からすれば決して安全ではないのだ。養母にとっての本当の子ども——しかも男の子——というアイデンティティを持ちたいという欲求と，そのアイデンティティに必然的に備わった論理的な結果に対する恐怖との間につかまった結果，スティーブは非常に混乱した危険な世界に住むことになったのである。その論理的な帰結として，彼は運命的な破滅を免れるためにありとあらゆる「魔法的」な方法を想像するしかなかった。かくして，腕や足が「バラバラになる」のを防ぐんだといってへそに鉛筆を突き立てるといった彼の「奇妙な」（そして，両親や

学校の教職員にとっては「狂気じみた」意味のない）行動が生じることとなった。

　さらには，スティーブが自分の人生を6歳で始まったものと見ている（養母は生後6か月で彼を養子として迎えたと彼に伝えているにもかかわらず）ことも注目に値する。彼の頭の中では，毛布にくるまれて「素敵な女性」から引き渡された——これは確かに，自分の人生における非常に危険な部分をスキップする便利で安全な方法である——という物語が生まれた。長年の間に，複雑なファンタジーが彼の記憶に取って代わってしまったのだ。これらの「ファンタジー」は，確かにさまざまな混乱や問題をもたらすものではあるのだが，決して「精神病」の兆候ではない。むしろ，これらのファンタジーは論理的なもので，かりに奇妙であったとしても，非常に怖くて混乱した世界に何とか意味を見出そうとするスティーブなりの努力の現れだと見ることができよう。

　スミス家へのスティーブの養子縁組を担当した機関は，スミス夫人の男の兄弟が2人とも死産しており，また，彼女自身が11回もの流産を体験しているという事実を知ったときに（仮に知り得たとしたらの話であるが），そのことをもっと重要視すべきであった。残念なことに，われわれの経験では，養子縁組を行う機関の多く——決して大部分とは言わないが——は，こうした類のことを聞かないで済ませることが多い。あるいは，たとえ聞いたとしても，その妊娠についてのカップルの個人的な体験に関する質問に限ってしまう傾向がある。ほとんどのワーカーは，子どもの頃の体験が成人になってからの経験の意味やインパクトを形作る可能性があるという事実に気づかないでいるようだ。機関が行う社会歴（social history）の聴取にすら，こうした事実をとらえようとするものはほとんど見られない。親の喪失体験が子ども（われわれにとっては何の驚きもないことであるが，こうした子どもが成長して自分自身の子どもをもったり，あるいは，養子を迎えるのだ）に重大なインパクトを与える可能性があることは，25年近くも前に知られるようになったにもかかわらず，である（Cain & Cain, 1964 ; Cain et al., 1964 ; Cain, Fast & Erickson, 1964）。

養子となった子どもが成長して

知らず知らずのうちに子どもに困難をもたらしてしまうのは，何も標準的な養子縁組に限ったことではない。事態の展開は自明のものだと思われるような場合でさえ，否認がすべてを台なしにしてしまうことがある。

　ベアトリーチェ・バン・ケルンは35歳の独身女性であり，「北欧」的な美しさを持った人だった。彼女は，高速運転中に不意に路上に現れた鹿をはねとばした際にフロントガラスで頭を強打するという事故にあった。その後，彼女は激しい頭痛に悩まされるようになり，われわれのところにやってきた時点では，市販の頭痛薬を日に20錠も飲むようになっていた。彼女のかかりつけの医師は，彼女が麻酔系鎮痛剤の依存症になっているのではないかと心配し精神科的な評価を目的にベアトリーチェをわれわれのもとに紹介してきたのである。

　12歳のとき，彼女は母親のクロゼットのなかをいじくって遊んでいて，偶然，自分の出生証明書を見つけた。そして，ベアトリーチェは自分が養子であることを「知った」。彼女がカソリックであり日曜日ごとにミサに出席していたのに，両親ときょうだいはプロテスタントで彼女とは別の教会に行っていたという事実があったにもかかわらず，彼女はそのことに頭を悩ませることは一切なかった。また，両親ときょうだいは背が低くて浅黒い肌，濃い色の髪，茶色い目をしているのに，ベアトリーチェは長身で明るい色の髪，青緑色の目であるという事実もまたしかりであった。きょうだいはコットンの下着を身につけているのに自分の下着はシルクであるという事実に気づくことを，彼女は無意識のうちに回避してきた。また，あらゆる種類の素敵な衣類を一杯詰め込んだドイツからのパッケージが自分にだけ送られてくるという事実ですら，彼女の好奇心を刺激することはなかった。極めつけは，家族の名前が「伝統的でシンプルなアメリカの名前」であるにもかかわらず，自分だけが高貴なドイツ名を持っているということでさえ，彼女の疑念を導くことはなかったのだ。

　実家を離れてからベアトリーチェは最初の子どもを養子に出した。彼女

は養子に出すためのプロセスを何のためらいもなく一気にやり通した。男性との関係はうまくいかず，彼女が傷つけられることもしばしばであった。最終的に彼女は，故郷を遠く離れたロスアンジェルスで，ドラッグ文化に身を委ねてしまった。何度かの中絶を経験したのち，ベアトリーチェは2人目の子どもを産む決心をした——しかし，その子は死産してしまう。しかも，自宅で。そのとき，麻薬中毒の状態であったベアトリーチェは，自分にできる限りの努力で薬を断って，死んだ赤ん坊をフリーザーに入れ，数日の間，そのままにしておいた。のちに行われた解剖の結果，赤ん坊は女の子で，無脳症であり，頭頂部の本来「柔らかなスポット」であるはずの場所が大きく「割れている」ことがわかった。その他にも生来的な奇形が見られたが，ベアトリーチェにとっては「割れた頭」の鮮烈なイメージの前にあらゆる記憶が色あせてしまった。ベアトリーチェが自分の数奇な人生に疑問を持つようになったのは，非常に頑固な頭痛のためにセラピーを受けるようになって以降のことである。しかし，彼女の頭痛——おそらくは，彼女が運転する車が鹿をはねた際にフロントガラスを強打したときの衝撃によって引き起こされたと考えられる——がどうして医療によって回復しないのかを理解するには，さして時間はかからなかった。その鹿は雌で，しかも妊娠していたのだ。ベアトリーチェは妊娠している母親を殺してしまったのである。

養子になった女の子の多くがそうするように，ベアトリーチェも最初の子どもを養子に出した。母親が（自分を養子に出すことによって）自分に与えた苦痛に満ちた拒否をわが子に繰り返すことによって，彼女は心理的に自由になることができ，それゆえ一連の妊娠のなかから自分の手元におく子どもを「選択」することが可能となった。しかし，その子は死んで産まれた。彼女の罪悪感は尋常なものではなく，「頭が割れそうな」頭痛がおさまり投薬の量を減らすことができるためには，これらすべての問題を扱いプロセスする必要があった。**破壊的な偶然**が重なることによって，ベアトリーチェは自分の「問題」を封じ込めてしまっていたのだ（第7章参照）。そのために，他の人にとっては不幸なアクシデントの域を出ないような田舎道での事故が，途方もない支払いを要求することになったのである。彼女の状態に意味を与え，問題に現実的な

解決をもたらすためには，その状態をコンテクストにおいてとらえるというアプローチが不可欠だった。

人の苦悩に対する心理学，精神医学の死角

　人が抱える苦悩に対して，心理学や精神医学はどうしてこれほどまでに鈍感なのだろうか？　子ども状態をよく理解し，すばらしい実践を行っているような機関や専門家が，どうして「あなたのお母さんは本当にあなたを愛していたのよ。でも……」というせりふを養父母に言わせようとするのだろう？　養父母の多くが，どうして，何の疑いもなくこのアドバイスに従うのだろう？　どうして，養子縁組に関する文献の大半が，「正しさ」や「正直」という抽象的な概念を理解し，それを安全性よりも上位におくことについての認知的能力の限界性を無視するのだろう？

　その答えを知るためにはフロイトに目を向けるとよい。パラダイム的に言えば，エディプスは養子である。エディプスは親から拒否され，今日で言えばゴミ箱に放置されたのと同じ状態にあった。その後，彼は慈悲深い羊飼いの里親の手を経て，テーベの国王，王妃であるライウス（Laius）とヨカースタ（Jocasta）のもとに養子縁組されたのである。彼の未解決の怒りとアイデンティティの混乱は，常軌を逸した厄災を家族にもたらし，他の養子となった子どもたちの多くと同様に，怒りの本当の対象ではない親を傷つけることになった。そして，最終的には，彼の人生，彼の養父母の人生，そして自分の子どもたちの人生までもが破壊される結果となった。しかし，フロイトには，その明白な事実がまったく見えていなかったのだ。この明白な事実は，それを見ようとする勇気を持ったものの目にはまったく明らかであった。その鍵は，フロイトを一度も読んだことのない者でもその概略は説明できるであろう「エディプス・コンプレックス」の概念に存在する。『夢判断』（*Interpretation of Dream*）においてフロイト（Freud, 1900）は，自分のエディプス・コンプレックスのモデルにソフォクレスの戯曲エディプス・レックスを選んだ。

　　私の心のなかには，エディプス王の伝説と，王の名を冠したソフォクレスの戯曲がある。テーベの王であるライウスとヨカースタの子であるエ

ディプスは，未だ産まれておらぬ王の子がその子の父親を殺すであろうとの神託のため，赤子のときに打ち捨てられた（p. 261）。

ベッテルハイム（Bettelheim, 1983）は，その著『フロイトとその魂』(*Freud and Man's Soul*)において，現時点での英語訳版には現れていないフロイトのよりヒューマニスティックな側面を明らかにしている。エディプス・コンプレックスに関する記述において，ベッテルハイムは次のように言う。

> もし仮に，このエディプスの物語の詳細になじんでいなければ，フロイトがどうしてこの言葉を——つまりはこの比喩を——用いたのかを理解することは不可能であろう。不幸なことに，私が精神分析を教えてきた大学院生の大半は，エディプスの神話やソフォクレスのエディプス・レックスについてほんのわずかばかりの知識があったに過ぎない。

フロイトに続き，ベッテルハイムはフロイトの考えの源流を概観している。

> エディプスの物語は，自分にとって主たる保護者となるべき存在，つまり両親から，信じられぬような深刻な心理的，身体的トラウマを子どもが受けるところから始まる。赤子であるエディプス——テーベの王ならびに王妃であるライウスとヨカースタの子であり，彼らは，自分たちの息子はその父を殺す宿命にあるという神託を受ける——は，両脚を大釘で貫かれたのち，死への旅へと送られた（pp. 20-21）。

ここで再び，ベッテルハイムは，間断なく受け継がれてきた長きにわたる伝統にしたがって，このドラマの本質を次のように要約する。

> エディプス伝説は，自分の息子が自分に取って代わることへの父親の恐れを物語る。そして，それを回避するため，父親は息子を破壊しようとしたのである（p. 13）。

フロイトは友人フリースにあてた 1897 年 10 月付の書簡に，エディプス・コ

ンプレックスに関する彼の理解を記している。しかしながら，フロイトがこの理論を『夢判断』という形で出版したのは，新ミレニアムである1900年になってのことであった。しかし，フロイトは間違っていないだろうか？ ソフォクレスの戯曲では，本当はどうなっているのだろう？ エディプスは自分の出自を知りたく思い，彼を発見した羊飼いを呼び寄せる。そして，最終的にはコリントの王と后のもとに提供されることになった子どもが，どのような経緯でその羊飼いのもとにやってきたのかを知りたがった。誰がその子を遣わしたのかと，エディプスはその年老いた羊飼いに問うた (Sophocles, Franklin [訳], 1904)。

> 羊　飼　い：彼はライウスの子だと言われておりました。しかし，王妃に聞かれるが良いでしょう。王妃様ならもっと詳しいことをご存じのはず。
> エディプス：王妃がその子をそなたに手渡したのか？
> 羊　飼　い：仰せのとおり。
> エディプス：何のために？
> 羊　飼　い：殺すため。
> エディプス：己の子を殺すと！ 何という人でなしで残忍な母親なのだ！

　フロイトは——そして，戯曲を知らぬとアメリカ人学生をたしなめたベッテルハイムも——間違っていたのだ。乳児のときにエディプスを殺すように命じたのはエディプスの父ライウスではなかった。**母親**だったのだ。フロイトは後退した。そしてこの心理的な死角が，『夢判断』の初版の出版以来90年以上もの間，子どもたちの現実的，臨床的世界に対する見方に侵入し続けてきたのだ。これほどの恐ろしい入れ替えが，ほとんど1世紀もの間，どうして気づかれぬままに過ぎてきたのか，驚くべきことである。その間に，さまざまな分野の数え切れない人びとがフロイトとソフォクレスを読んできたにもかかわらず，である。
　このように見てくると，母親が拒否的で自分を捨てるという行為，あるいは母親の虐待的な行為を「自分のことを愛し心配する母親の行為」と見なそうとする見方——養子となった子どもにとっては心理的な妨げとなる危険性がある

見方——を促進する残虐性や愚かしさにどうしてわれわれが気づかないのかが理解できるようになる。子どもを捨てる母親のイメージを，ときとしてなりふりかまわず擁護しようとするのは，子どもの純粋なニーズを合理的に評価してのことでは決してない。それは，物事をあるがままに見ないでおこうとするわれわれのニーズに由来するのだ。精神医学が何を見て，何を取り扱うのかを決定するうえで，社会的な「盲点」は重要な役割を果たす。われわれがこうした社会的盲点の影響に気づきはじめたのはほんの最近になってからのことだいう事実は，精神科における通常の診断のプロセスでは性的虐待や身体的な暴力の経験を患者に尋ねることすらしていないという現実に見て取ることができる（Beck & van der Kolk, 1987；Jacobson, Koehler & Jones-Brown, 1987）。われわれは，単に真実を直視したくないだけなのだ。社会と，援助にあたる専門家たちは，フロイト——そしてエディプス——と同様に，見るべきものが見えなくなってしまっている。「なにがしかの役に立ちたい」と考える子どものセラピストがまず心がけねばならないのは，「危害を加えない」ということである。そのためには，セラピストの目がフロイトのそれよりもずっと大きく見開かれていなくてはならない。

「孤児」

　最後に，「孤児」につて簡単に触れておこう。「孤児」とされる子どものほとんどは，エディプスと同じように，その親の少なくともいずれかは生存しており，そしてその親が——これもまたエディプスと同様に——自分のことを手放したという状態におかれている。親もとから「追放」されたという苦痛や，彼らの身に降りかかった不適切な「取り扱い」に由来する苦悩は，エディプスの人生がそうであったように，彼らの人生を形作り続ける。筆者らが知っている子どもの施設で，その両親のいずれもが生存しないという子どものパーセンテージは，全体の2〜3％に過ぎない。

　　50代の女性が，ひどい空虚感と無力感を訴えてセラピーにやってきた。彼女は，自分の娘が犯罪歴と離婚歴があって連れ子のいる男性と結婚すると言い出して以来，こうした症状に悩まされ続けていると述べた。しか

し，セラピーの開始後まもなく，彼女の抑うつ症状は娘の結婚話よりもずっと以前からあったことが明らかとなった。子ども時代のことを詳しく述べているなかで，彼女が5歳の頃，兄とともに孤児院に入所したときのことに話がおよぶにいたって，彼女は口をつむぎがちになった。当時，彼女の両親はともに存命であり，しかも，下の弟は手元においていたのだ。「孤児院にいた頃のことは思い出せない」と彼女は言い張った。「思い出せますよ。何でもいいから一つだけ話してみてください」とセラピストは促した。すぐさま彼女は「私，いつもクロゼットの中に――裸で――閉じ込められていたわ――おねしょをしたときだった」と答えた。セラピストは「当時のことはまったく何も思い出せないのかと思ってましたよ」と応じた。「思い出せないと思っていたのに」と彼女は驚きながら述べた。彼女はこの地域に30年以上も住んでおり，この地域のことは隅々まで熟知しているにもかかわらず，次の3週間はセラピーの時間に20分程度遅刻してやってきた。4週目のセラピーのとき，彼女はどうして約束の時間に遅れるのかがやっと分かったと述べた。「ここにくると，苦痛に満ちた恐ろしい記憶が戻ってくるから」と彼女は言った。

「孤児院」にいる子どもたちと関わりを持つセラピストが直面する課題は，養子という状況におかれた子どもたちと関わるセラピストのそれと非常によく似ている。つまり，拒否，捨てられ，喪失，そして，わたしたちがそうだと認める以上にそこらじゅうに遍在する人間の無神経さや残酷さを認識し，解決することなのである。

サバイバーとしての子ども

最近になって，サバイバーの心理に対する関心が高まってきている。ホロコーストのサバイバーについてのニーダーランド（Niederland, 1961）の研究が心理的なトラウマへの新たな視点の地平を開き，その後，自然災害や人為的な行為によってもたらされたトラウマへと関心は広がった（Eth ＆ Pynoos, 1985；Figley, 1985；Figley, 1986；Horowitz, 1986；Krystal, 1968；van der

Kolk, 1987)。しかしながら，ある種のトラウマティックな喪失については，それがあまりにも微妙なものであるため，誰一人としてそれがおよぼす強力な心理的影響に気づいていない。しかし，子どもたちはその喪失を認識し，非常に深刻な影響を受けているのである。

きょうだいの死

家族のなかでの位置や役割が確立されているきょうだいが死んでしまうことによってどのような影響が生じる可能性があるかを認識したり想像することに，さしたる困難はないと考えられよう。しかし，こうした喪失のおよぼす影響は，往々にして見過ごされてしまう。

　　マーティーは明らかに多動で未熟な4歳の男の子である。彼には遺尿があり，また，夜尿は毎日のことであった。就寝時に一人でベッドにいることが難しく，夜中のうちに両親のベッドに忍び込んでくることもめずらしくなかった。彼の行動をコントロールすることは難しかった。彼は指示に従おうとはせず，いかなる状況にあっても大人の権威を認めようとはしなかった。他の子どもに対して攻撃的であったため，幼稚園から登園停止処分を受けたことも一度や二度ではなかった。マーティーには「ADHD（注意欠陥多動性障害）がある」と考えられていた。
　　マーティーの心理療法の経過中に，著者らは結婚することになった。2人の結婚が間近に迫っているということを知ったマーティーは，非常に興奮し，「ママ，お願い，2人を結婚させないで，お願い！」と母親に懇願した。彼が私たちの結婚を恐れる理由を話すのを聞いて，マーティーの両親は，マーティーが「本当」は何を考えているのか分かったと思って笑い出した。「だって，2人は一緒のベッドで寝るんでしょ！」とマーティーは言った。「そうね，じゃあ，それのどこがいけないの？」と母親は聞いた。「でも，デビーは**大きすぎるよ！**」とマーティーは困惑と不安の表情を浮かべながら答えた。セラピストのからだの大きさについてのマーティーのユーモアたっぷりの心配の背後には，恐怖に満ちたある考えが潜んでいたのである。マーティーの母親は，セラピストと同じく看護婦で

あった。マーティーのきょうだいは赤ん坊の頃に「サークル・ベッドでの死」(crib death) のために死んだが，母親はその死を防げなかった。また，彼女は医療的な必要のある子どもの里親をやっていたが，そこでも子どもの死亡を防げなかったというケースを経験していた。マーティーは，彼の両親が考えたように，セックスのことを考えていたわけではなかった。彼は，セラピストの男性パートナーが「大きな看護婦」の横でベッドの中で死んでしまい，彼女がその死を防げないという事態を恐れたのである。

世の中には不慮の出来事が起こりえる。それは，大人にとってすら恐ろしいものだ。しかし，乳児の突然死ほど，コントロール不能で恐ろしい出来事はない。他の子どもが不用意においた毛布のために窒息した赤ん坊を母親が「助け」ることができなかったとしても，それは母親の責任ではなかったのだということをマーティーが理解できたとき，彼の不安は低減した。

きょうだいを失った子どもの多くは何らかの形でその死に責任を感じている。死の瞬間に一緒にいた場合には，責任の感覚はより強いものとなる。さらに，死んだり，殺されたりした年少のきょうだいの面倒をその子が見るように言われていたときには，責任の感覚がさらに強まるのは言うまでもない。

　　ハーランドは10歳の男の子。彼の家庭生活はかなり混乱したものであったにもかかわらず，初期の発達や行動は正常で適応的なものであった。彼の母親はよく家出をし，数週間，ときには数か月もの間，家に戻らないことがあった。こうしたエピソードを繰り返したあと，ハーランドが1歳半のとき，両親は離婚した。離婚後，ハーランドは父親に引き取られた。彼が4歳のとき，ハーランドの母親は別の男性との間に女の子を産んだ。ハーランドにとっては最初のきょうだいであった。この女の子にはダウン症候群があったが，ハーランドはとても可愛がった。母親は居所を転々としており，ハーランドは母親の家を定期的に訪れていたが，母親はその女の子の面倒をあまり見なかったため，ハーランドはますます保護者的な役割を取るようになった。彼が母親のもとを訪れたある日，一緒に車で買い物に出かけたとき，母親は女の子の面倒を見るようにハーランドに

言い，2人を車に残して「ほんの少しの間」スーパーに買い物に行った。約30分後，母親が駐車場に戻ったときには，女の子はハーランドの膝の上で息を引き取っていた。解剖の結果，彼女には心臓などにかなり深刻な奇形があり，それが死因となったことがわかった。しかし，学校の教職員やこの家族をときどきフォローしていた保健所の医者たちは，この出来事の重大性に気づかないままであった。

　ハーランドが学校関係者の関心を集めたのは，彼の成績が急に下がり，女の子や女性的なものへのこだわりが出始めたときであった。3年生のサンクスギビングの際，彼は女の子のピルグリムを作ることにした。そして，アシスタントの教員に，女の子になってきれいなドレスを着たいと言った。彼は化粧をしたいと言い，クラスで塗り絵の課題が出されたときには男の子の絵を女の子に代えてしまった。ハーランドは母親にジュエリーを求め，彼女は彼に買い与えた。ほどなく，彼は爪をきれいに塗って学校にやってくるようになった。授業中の彼は，白昼夢のような状態になることが多くなり，「心ここにあらず」といった様子を示すこともしばしばであった。ハーランドが女の子っぽい行為を大いに楽しむようになり，ノートに女の子の絵と――そして，大文字で「お願い，助けて！」と書き始めたことにより，クラスの担任はますます心配をつのらせた。

　ハーランドの父親は再婚し，彼の家庭環境は落ちつきを取り戻した。彼の新しい母親はとても熱心な人で，ハーランドと過ごす時間を多くもとうとした。ハーランドの様子が悪化したのは，彼女が赤ちゃん――ハーランドにとっては半分血のつながった弟――を産み，その子が父親の名前を次いだジュニア名で命名されたときのことである。赤ちゃんの出生を耳にしたとき，彼は納屋で「誤って」首をつりそうになった。それ以来，そうした「事故」が頻繁に起こるようになったのだ。ノートに記された教師への絶望的なメッセージが急激に増えていき，それは，「ハーランドは女の子になれないんだったら死ぬしかないんだ」と教師に指摘されるまで続いた。地域の精神保健センター連れて行かれたハーランドは，「性同一性障害」との診断を受け，ホモセクシャルになるだろうと言われた。

ハーランドは本当の意味での性同一性障害ではなかった（Stoller, 1985）。

彼は自分のジェンダーに何の疑問も抱いていなかった。また，ホモセクシャルになりつつあるわけでもなかった。そうではなく，罪悪感と正義の報いという危険なほどにまで強烈な感覚のために，自殺寸前まで追い込まれていたのだ。本当に幼い頃から，ハーランドは妹のことに関して，母親よりも自分が責任を持たねばならないという認識を持っていた。しかしながら，身体の大きさや成熟度のため，あるいは，われわれの社会においては小さな子どもが幼い妹の保護者にはなりえないという事実のため，彼が責任を持てる範囲には自ずと限界があった。そういった限界を認識することによって，ハーランドが小さな妹に対して感じる絶望的なまでの責任の感覚はさらに深まることとなった。彼女の心臓が不調となり，車のバックシートで文字どおりハーランドの腕の中で息を引き取ったとき，自分の責任で妹が死んだという思いが彼を貫いた。「自分のせいで妹が死んだ。だから，自分の命は，文字どおり，妹から譲り受けたものなのだ」と。妹はもはや生きた女の子ではなくなった。だから，妹に代わって自分が女の子として生きるべきなのだと彼は感じた。爪にマニキュアを塗りたいという彼の要求を母親が何の疑問も持たずに受け入れたという事実を，ハーランドは，女の子として生きるという自分の欲求が母親に認められたのだと解釈した——これは，彼にとっては，どうすれば正義が実行されるのかについての自分の考え方を母親が認めたという意味を持った。論理の束縛について彼にわかるような形で説明し，起こったことの原因は母親のケアの不足にあったのだという見方ができるようになったとき，ハーランドはほっとして安らぎを取り戻したようだった。クラフト（Kluft, 1987）は，子どもはさまざまな側面を持っており，それらの側面を再統合してもよいのだという許可を誰かが与えてくれるのを「ひたすら待っている」ように思われると記している。ハーランドのように，こうした論理の拘束につかまってしまった子どもは，大人がその拘束を解くための許可を与えてくれるのを「ひたすら待っている」のだ。

　ハーランドのケースは，もう一つ重要な問題を提起している。あまり良好だとはいえない環境にありながら正常な発達を遂げてきた子どもが，突然，さまざまな問題を呈するようになることはめずらしくない。しかし，教師や精神保健の専門家たちが，様子がおかしくなる以前の正常な発達の持つ重要性を認識することはまずない。ということは，子どもの否定的なパターンが認識されたら，それ以前の健康的な状態には一切の注意が払われなくなってしまうという

ことになる。ハーランドの様子をフォローしていた専門家たちが，彼の発達状態が非常にすばらしいものであったことを考慮に入れていたなら，少なくとも次の二点は認識できただろう。第一に，彼が性同一性障害であるはずはないということ，そして二点目として，彼の示している状態には何らかの促進要因があったに違いない，ということである。実際に，そうした促進要因は存在したのだ。それは，半分血のつながったもう一人のきょうだいの誕生である。ハーランドにとっては，死んだ妹がそうであったように，今度のきょうだいもまた，ネグレクトなど親からの不適切な取り扱いを受ける危険性があったのだ。

　　ロウェイは8歳のときにセラピーにやってきた。彼はこれまでの間ずっと，ひどい鼻血に悩まされてきていた。ロウェイの鼻血は週に3回ほどあり，ときには輸血が必要となった。そのたびに母親は彼を家に連れ帰ったり病院に連れていく必要があり，彼女の仕事のスケジュールはひどく乱された。
　　家族歴のため，ロウェイの鼻血は関わるものすべてにとって大いなる脅威となった。ロウェイの出生は予定より数週間も早かった。そのため，脳腫瘍で死の床にあった8歳の姉が，彼の名づけ親になることができた。彼の誕生から2週間ののち，彼女は死んだ。姉が死んだその日，ロウェイはサークルベッドのなかで顔中血まみれになっているところを発見された。出血の原因がつきとめられるまでにはいくらかの時間を要した。その後，出血の原因は判明したが，焼灼（cauterization）によっても出血を完全に止めることはできなかった。
　　ロウェイの家はコカインに汚染された地域の真ん中にあった。ロウェイの近隣では，喧嘩，強盗，ホールドアップなどは日常茶飯事であった。セラピーに来始めた直後，母親は2週間分の食費を入れた財布をひったくられるという事件にあった。財布をひったくった男は，ロウェイの家の玄関の真ん前で射殺された。ロウェイの寝室の窓からはいつも，麻薬を取り引きする人の姿が見えた。こういった混乱と危険に加えて，まだ母親と婚姻関係にあったロウェイの父親――ロウェイの心のなかでは父親は家にいて家族を守るべき存在であった――は，1マイルほど離れたところで別の家族と住んでいた。父親は自分の気が向いたときにロウェイに会うといった

程度であった。

ロウェイと母親が評価のためにやってきた際，鼻血の原因を彼に尋ねてみた。「緊張（tension）がひどくなったときさ」と彼は答え，そして自分のところは高血圧の家系であること，高血圧がひどい頭痛を起こし，それが多量の鼻血の前ぶれになることを説明してくれた。「緊張が高くなったら，脳卒中が起こるんだ」とロウェイは説明してくれた。そこで，何が「緊張」を高めるのかを彼に聞いてみたところ，彼は「体が堅くなった（get tense）ときだよ」と答えた。彼の言葉は，どうして彼がまるで置物みたいな様子で座っているのかを物語っていた。ロウェイの母親は常時高血圧に悩まされていた。血圧は危険なほど高かったが，彼女は薬を不定期にしか飲まず，また，受診も滞りがちであった。さらに，ロウェイが学校で鼻血を出したときには，母親が仕事を休んで彼を病院に連れて行かねばならなかったため，彼女は常時失業の脅威——彼女の給料が家族の唯一の収入源であった——にさらされていた。

ロウェイが緊張（tension）と高血圧（hypertension）とを混同していることが（この混同はロウェイの母親も同じであった）明らかとなり，その違いの説明を受けたのちには，ロウェイは本当にリラックスしたように見えた。彼は，数年もの間，自分が何か母親の「緊張」を高めるようなことをしたときには，彼女はすぐに脳卒中で死んでしまうと信じていたのである。

セラピーの開始後の12週間，ロウェイは鼻血を出さなかった——これは，彼が出血しなかった期間としては最長のものであった。実際のところ，彼は，自宅の前で殺人があった週までは一切出血しなかったのである。その後，彼が鼻血を出したのは，フットボールをしていて鼻を打ったときだけであった。

このケースはさまざまな可能性を含んでおり，セラピストの工夫を要する点が多々あった。その一つとして，まず，彼を取り巻く破壊的ともいえる環境——危険，予期不能性，不安定な家族，医者の指示に従わない母親——において，いかにして治療的な可能性を見出すかということがあげられる。

セラピーの開始当初には，出血を止める手段としてロウェイに簡単な自律訓練の技法を教えることも考えた。しかし，そうすることではじめのうちはうま

くいくかもしれないが，セラピーによる援助がなくなると彼のコントロール不能感が再浮上し，結局うまくいかなくなるか，あるいは，彼自身やらなくなってしまうだろうとわれわれは考えた。こうした考えのもと，セラピー開始後の12週間は，ロウェイのセラピストは鼻血の問題には一切触れなかったのである。そうするかわりに，彼女はロウェイを取り巻く環境にあって**彼のコントロールがまったくおよばない出来事**を集中的に取り扱った。その出来事とは，姉の死，近隣で行われるドラッグの売買，強盗と殺人，母親が降圧剤を飲むかどうかなどであったが，もっとも重要なものとして，父親に現在の家族のもとを去らせて自分と母親のところに戻ってこさせるためにロウェイにできることが何かあるか，というテーマがあった。

　セラピーにおいては親からの「捨てられ」やネグレクトといった苦痛に満ちた体験を扱わなければならなかったが，それでもロウェイはセラピーを楽しみ，待ち望むようになった。彼は，セラピーによって得られるすべてを吸収しているかのようであった。彼の自責感が適切な程度にまで低減するにつれ，彼の身体的な防衛や，「緊張」や脳卒中に対する恐怖感は薄らいでいった。その後，フットボールで鼻を打って出血したときでも，「蛇口をしめるように出血を止める」といった簡単な誘導イメージを使うことができたのだ。この時点では，初期の頃に比べてこうしたテクニックが長期的な効果をおよぼす可能性は高くなっていた。というのは，ロウェイの自責感やコントロール不能感がかなり低下していたからである。彼を取り巻く環境は依然として予測不能で，混乱をきわめ，危険なものであったにもかかわらず，こうした変化が起こったのである。

親の死

　子どものことをよく理解するためには，セラピストとしては，いわゆる「リスク要因」に対して分類的な立場をとるべきではない。親の死の持つ意味はきわめて主観的なものであり，それだけに，一人ひとりの子どもについて個別的に理解される必要がある——たとえ，統計的に見れば，親の死はその後の深刻な抑うつ状態の出現にとってのリスク要因とはならない（Tennant, Bebbington & Hurry, 1980）としてもである。生前の親子関係，死そのものをめぐる

状況，死に対する周囲の反応，その後の経過（再婚，その他の事故，疾病など）——これらすべてが親の死亡という経験に重大な意味を与える可能性があるのだ。

　ジョージが3歳，そして弟が生後9日目のとき，23歳の母親は自宅で脳卒中のために死亡した。ジョージ——両親は彼に対して知的な刺激は十分に与えてはいたものの，過保護気味で少々赤ちゃん扱いをする傾向があった——は，母親が死んだ時点では依存性がかなり高い状態だった。妻の死，あるいは子どもたちの母親の死に対して，夫，つまりジョージらの父親は抑うつ状態という反応を示し，適切な行動がとれなくなってしまった。その後も彼は，子どもたちとの密接な関係をさらに強化し，知的な刺激をこれまで以上に与えるといった行動をとってしまった。自分自身の関心から，ジョージの父親は自分の小さな家族をファンタジーの世界に留めおこうとして，自分たちの時間を映画やビデオゲーム，あるいは物語で満たしたのである。その結果，父親との相互関係以外にジョージが関わるのは，ほとんどファミコンだけになってしまった。精神科による評価が彼に与えた診断は，自閉症，精神分裂病，脳器質障害，そして知的障害であった。穏やかで，常に空虚な笑みを浮かべたジョージは，扱いやすい存在で行動上の問題はまったく示さなかった。というのは，彼が他と交わることはほとんどなかったからである。われわれが彼にはじめて会ったのは彼が6歳のときだったが，その時点で彼は幼稚園の3歳児クラスに在籍しており，機嫌良く過ごしていた。

　彼はセラピーのなかで，「ボク，ママに腹を立てたんだ。そしたらママが死んじゃった」と述べた。これはセラピーで彼が表した言葉で，彼の知的な能力を示す最初のものであった。彼は妹や弟が欲しいとは思っていなかった。実際，母親が弟を連れて病院から戻ってきたときには，彼は混乱し，ひどく怒った。そして，弟のビリーを生んでたった9日の後，母親は死んだ。そのときから，ジョージは沈黙という自閉的な殻（あるいは最低限のエコラリア）に閉じこもるようになった。他者とほとんど関わりをもたなくなったジョージは，静かな満足という外見の背後に隠れてしまったのだ。彼の示す唯一の現実的関心は，毎夜，そしてウィークエンド

ごとに父親が作り出すファンタジーの世界にあった。セラピーの進展にともなって，徐々にではあるが，ジョージは自分の殻から外の世界に出てくるようになった。セラピーにおいては，プレイルームで起こった「出来事」の意味をあらゆる可能性という観点で見直すという非常に苦痛な作業を，できるだけゆっくりと，優しく進めていった。また，セラピーの一環として，クリニックの筋向かいにある大きな墓地に何度か出かけていった。ある日のセラピーで墓地を訪れた際，ジョージは「ボクも，お母さんを殺しちゃったんだ」と述べた。その言葉に対してセラピストは，「もしもあなたの考えがお母さんを殺すことができるほどの力を持っているんだったら，お化けをお墓の下から連れ出すこともできるはずよね，違うかな？」と応じた。そして，ついには，ジョージは自分の力がもともと思っていたほど強力なものではないのだという考えを受け入れ始めたのである。

　彼の認知的な混乱は非常に深刻で，生活全般にわたって非社会的な状態にあったため，標準的な知能テストにおける彼のスコアは当然のごとく悪いものであった。その結果，小学校入学時点で彼は知的障害であると「認定」されたのである。ジョージの担任教師に，彼のことを知的能力は高いが極端な混乱状態に陥った子どもとして理解してもらうことはほとんど不可能であった。ジョージがある日のクラスで言った「ボクは3歳のときには黒人だったんだ」という言葉を，担任は，彼の思考が「完全におかしくなっている」ことの「証拠」だと言い張った。セラピーの展開によってWISC-RのIQが30ポイントも上昇したという事実ですら，ジョージが知的障害であるとする担任の認識を変えるにはおよばなかった。

　それでも，セラピーにおける作業の結果としてジョージに対して誤って持たれていた考えが一つずつ取り払われるにしたがって，彼の行動は次第に正常なものへと変化していった。他者とのやりとりも，適切で，社会的な意味を持つものへと変わっていった。その結果，彼は「統合教育」のプログラムで部分的ながら普通クラスに参加するようになった。ハロウィーンの少し前のある日――それはまた，母親の命日を間近に控えた日でもあった――ジョージの担任はクラスでハロウィーン・パーティをすることに決めた。彼女はクラスの子どもたち一人ひとりに，プラスティック製の

小さなハロウィーン・パンプキンやお化けなどをプレゼントした。妊娠8か月目で，あと1〜2週間で産休のために「いなくなる」ことになっていた彼女は，暗闇で発光する小さなプラスティックのがい骨をジョージにプレゼントした。そのがい骨は，子どものがい骨を胸に抱いていたのだ。この「母子」のがい骨を受け取ったジョージは精神病的な状態を呈し，ひとこともしゃべらなくなり，「退行」した。担任教師には，ジョージの行動の変化と彼女の「プレゼント」の関係が分からなかった。ジョージを——この時点でジョージのセラピー・セッションは週に1回となっていたのだが——もとの状態に回復させるために，その週には3回のセッションを組まなければならなかった。

　それまでの母親の関わりによって，ジョージは非常に依存的な子どもに育っており，その対人関係における境界線は曖昧なものとなっていた。そのために彼は非常に傷つきやすい状態にあり，母親の死に対して外界を完全に遮断するという反応を示した。セラピーの大半は，人間関係における境界線を明確にすることと，主体性を作業的に定義し直すこと——その作業によってジョージの持っていた圧倒的な「力」を普通の人間としての次元に戻すことができたのである——に費やされた。プレイルームで起こった「偶然」の出来事はすべて，原因と責任ということを明らかにするための機会として活用された。また，クリニックの近くに墓地があったことが，セラピストにとってはジョージの持っている力を再定義するための機会になるとともに，死が永続的なものであるという概念を強化するための絶好の機会となった。これはジョージにかぎったことではなく，死が永続的なものであるということを明らかにしなければならない子どもは多い。子どもたちは，「別の場所」への「単なる」通過点として死をとらえ，そこに行けば親に会えるんだと考える傾向がある。したがって，ジョージのケースに見られたような，単純だけれども劇的な明確化は，将来の自殺の危険性を軽減するという意味でも，非常に重要な役割を果たすと考えられる。

　しばしば問題となるように，ジョージの心理療法でもっとも困難だったのは，彼が健康を取り戻すのを妨げている環境因を取り除くという課題であった。たとえば，ジョージの担任に彼の知能は正常であるということを認識させ

るのは容易ではなかったし，また，誰の目にも明らかである彼女の妊娠の事実や，もうすぐ彼女が「いなくなる」ことや，あるいは彼女がジョージにプレゼントした母子のがい骨人形など，日常的な出来事に対してジョージがどれほど強い感受性を持っているのかということを理解してもらうのも並大抵のことではなかった。ジョージがクラスで何気なく「ボクは3歳のときには黒人だったんだ」と言ったときにも，その意味——非常に単純なことだったのだが——を彼女に理解してもらうために多大なエネルギーを費やさなければならなかった。その理由とは，ジョージのクラスで母親をなくした——しかも最近——子どもは，黒人の子だけだったという事実であった。ジョージが，自分とはまったく外見の異なる子どもに同一化したことには，そのような理由があったのである。

　親の死を認識して死んだ親に対する怒りを示している子どもの場合には，親の死がもたらす影響を理解することは比較的容易である。しかし，「何が起こっているのか理解するには幼すぎる」と考えられる子どもの場合はどうだろうか？　この「何が起こっているのか理解するには幼すぎる」という言葉を親や教師，あるいは場合によっては同業者である心理療法家が口にするのを，われわれは幾度となく耳にしている。思考とは，その出来事を目撃することと同じように，一つの経験である。考えそれ自体がトラウマとなることもあるのだ。

　　　ジョージの弟ビリーは，母親が死んだときにはたった生後9日であった。しかも，彼は2週間の早産であったために非常に小さく，当初は生存も危ぶまれる状態であった。われわれが心を悩ましたのは，3歳になったビリー——彼は3歳で文字が読め，幼稚園でほんの数回目にしただけで手話をある程度理解した——が，もし仮に予定日まで母親のおなかにいたら自分はどうなる運命にあったのかということを認識したら，はたしてどういうことになるのかということであった。彼は母親のおなかのなかで息絶えた可能性があったのだ。しかし，われわれはこのことを口にはしなかった。母親の死によってすでに重い荷物を抱えており，さらには父親が作り出すファンタジーの世界で負荷された子どもの想像に，これ以上の負担をかけたくはなかった。

数か月後，ビリーは突然，閉所恐怖の症状と就寝時のパニック発作を示すようになった。また，夜間の強い不安や夜驚が見られ，その際には呼吸もできなくなってしまった。こうした問題のために，ビリーは心理療法を受けるにいたったのだ。そして，彼の強い不安の解決は容易であった。ビリーのセラピストは，自分のパートナーであるセラピストを「お医者さん」としてプレイルームに招き入れ，非常に深刻な調子で「デニス，あなたはお医者さんだよね。赤ちゃんが生まれる前にお母さんが死んだら，赤ちゃんはどうなってしまうのかしら？」と尋ねた。「お医者さんがきれいな特製のナイフでお母さんのお腹を切って，お母さんだけが持っている赤ちゃんのための安全できれいな場所を開いて，そこから赤ちゃんを出してあげるんだよ」とデニスは答えた。「そのときに赤ちゃんが傷つけられるってことがあるのかしら」とビリーのセラピストは「医者」に重ねてきいた。彼は「いいや，そのナイフは赤ちゃんのための安全できれいな場所だけを切るんだ。ナイフは赤ちゃんに触れさえしないんだ」と応じた。ビリーの閉所恐怖，不安，呼吸困難さえをももたらしたパニック発作，就寝時の恐怖，そして夜驚は，それが始まったときと同じく，突然消失したのである。

　4歳の子どもの恐怖を解決するには，恐怖をもたらしている考えに論理的な解決を与えるだけで十分であった。幸いにもビリーは「でも，ママが死んだときにおうちにお医者さんがいなかったらどうなったの？」といった反論を示すことはなかった。彼がそうした疑問を呈した場合には，その問題に対するもう一つの想像的解決──おそらく，頭の良い父親に医者の代わりをさせるといったものが考えられよう──を提示することになっただろう。自分の過去を展望してこの種の反応を生じるのは，興味深いことに，知的に高く複雑な思考が可能な子どもに多いように思われる。知的に高い子どもたちは，そうでないものに比べて，自分の人生を過度に複雑に考える傾向があるようだ。また，ビリーが示した症状が，典型的なパニック発作の初期症状とでも言えるような状態であったということも，今一つ興味深い点である。平均的な臨床家──それが心理臨床家であれ精神科医であれ，あるいは子どものセラピストであれ──が，パニック障害のほんの初期状態を目にすることはまずない。もし仮

に，たとえば15年後，20歳代になったビリーの身にパニック発作が起こったとしたら，その時点でビリーの治療にあたる臨床家が，ビリーが自分の人生に起こっていた可能性のある出来事を振り返って見たことにパニック発作の起源があるのだと認識できる可能性は果てしなくゼロに近いだろう。かくして，「原因なき」障害が生まれることになるのだ。

　死の永続性に関する現代の子どもたちの見方は，映画やビデオ，あるいはコンピューターゲームに繰り返し現れる死の描写のために，かなり混乱したものとなっている。映画やテレビでは，同じ俳優が何度も死に，また，次の番組で別のキャラクターとして登場する。コンピューターゲームでは，3回，あるいは4回命を失わないと「死なない」という設定になっている。たとえばある子は，非常に危険なシーンを何とか切り抜けながら，「3回死ぬと，そしたらおしまいなんだ」と言った。また，映画『エルム街の悪夢』(Nightmare on Elm Street) に登場するフレディ・クルーガーのような存在に備わった特性によって，子どもたちの恐怖はさらに強まることになる。フレディのような存在は死なない――というのは，すでに死んでいるため――だけではなく，夢のなかで子どもたちに襲いかかるのだ。多くの子どもたちにとって，夢とは，起きているときの生活と同じように現実味を持ったものなのだ。夢に備わった「魔法的」な力が子どもを入院にいたらせることもある。

　　5歳の女の子が入院を目的に子どもの精神科病棟にやってきた。彼女の母親は数週間前に突然亡くなっていた。インテーク評価の面接で，彼女は「"ブラッディ・マリー！"って3回言ってからトイレの水を流すと死んじゃうんだよ」とセラピストに言った。当初，彼女は非常に怯えていたが，その後，セラピストの誘いで病院の5階建ての建物にあるすべてのトイレに行き，「ブラッディ・マリー，ブラッディ・マリー，ブラッディ・マリー！」と叫んでから水を流してまわった。建物中のトイレを回り終えたあと，セラピストは「さてっと，どうも死なないみたいね，どうかな？」と言った。この5歳の女の子にはその後外来で5回ほどのセッションをもったが，結局，入院の必要はなかった。

　親の死といった劇的なものでなくても，子どもには圧倒的な影響を与えるこ

ともある。

　　　トゥリッシュは5歳の女の子。彼女は，家で「暴力的でコントロールできない状態となる」ため，子どもの精神科への入院を目的として紹介されてきた。インテーク面接の際，トゥリッシュはくだけた様子で「私，この足でハムスターを殺しちゃったんだ」と言った。彼女の正面に座っていたセラピストは，トゥリッシュの足下にひざまずいて右足をしげしげと眺めた。「どっちの足？」とセラピストは聞いた。「こっちよ」とトゥリッシュは答えて右足を前に突き出した。「そっか，この足ね」と言いながら，セラピストはトゥリッシュの右足を触った。「**この足がハムスターを殺した**んだ」と大げさな調子で言いながら，セラピストは優しく彼女の右足の靴を脱がせた。「まさにこの足がハムスターを**本当に**殺しちゃったのね」と言いつつ，今度はトゥリッシュの右の靴下をゆっくりと取り去った。セラピストはむき出しになった多少汚れたトゥリッシュの右足を両手で優しく，暖かく包み込みながら，「これね。**この足がハムスターを殺しちゃったのね？**」と尋ねた。トゥリッシュはうなずいた。「そっか，私には普通の足に見えるけどなあ。ほら，私の手は死んでないよ！」とセラピストは言った。

　5歳の子どもの場合，死が現実的なもので，恐ろしく，そして永続的であるということを信じていることもあるし，実際に経験するまでは信じていないこともある。トゥリッシュはハムスターが死ぬということを本当には信じていなかった。彼女にとって，ハムスターと人形とは，さしたる違いはなかったのだ。現実に生きた存在の物理的な死を経験し苦しむという体験は，トゥリッシュにとって非常にトラウマティックなものであり，彼女を破壊的なアイデンティティに一時的に閉じ込めてしまったのだ。上に述べたような穏やかな介入 (gentle intervention) によって，ただちに病理的なアイデンティティは解除された。この時点で彼女には入院の必要性はなくなり，無事に帰宅できたのである。
　長年にわたって，われわれはオフィスの筋向かいにある広大な墓地の恩恵に浴してきた。この墓地は，多くの子どもたちのセラピーにとって非常に重要な

役割を果たしてくれた。自分が死んでしまうんだと恐れている子どもたちをこの墓地に連れていき，そこに永眠している人たちが90歳や，場合によっては100歳までも生きたんだということを見せた。自分はどのようなことをしても安全だと考えて信じられないような危険な行為をしたり，死が現実的なものではないと考えている子どもには，子どもが眠っている墓所を見せた。その際には，その子の死をめぐる状況について，適切な物語を作って子どもに聞かせた。幽霊を恐れたり，自分に普通ではない力が備わっていると信じている子どもの場合は，この墓地に連れてきてその力を試させた。彼らは，どんなにその力を使おうと，幽霊が現れないことを経験した。自殺傾向のある子どもは，この墓地で，自分たちが抱く現実感のないファンタジーが現実にはどういうことなのかいうことを，目に見え，手に触れる形で経験した。子どもたちの多くは，死の永続性を非常に具体的な形で経験する必要がある。一方で，たとえば親を亡くしたりきょうだいを失った子どもたちは，愛する人のイメージを，その人の物理的・身体的な存在は消し去りつつも，心の中で生き続けさせるために，魂という概念を必要としている。私たちがオフィスを引っ越した際，10歳になるある男の子は母親に，「デニスとデビーは，お墓なしでどうするつもりなんだろう？」と言ったという。

双子の死

　双子のうちの片方が死ぬというのは，普通一般に考えられているほど，臨床場面においてはめずらしいことではない。この数年間にわたしたちはかなりな数のそうしたケースに出会い，そのため，双子のうちで生き残った子どもの心理というものに特別な関心を抱くようになった。私たちが出会った双子の生き残りである子どもたちのすべてを，私たちは当初からそういう存在なのだと気づいていたわけではない。というのは，双子の片方の死のすべてが，あとになっていわゆる「喪失」として想起されるほどの段階において経験されたものだというわけではなかったからである。そうした場合，たとえば双子のもう一方が死産――胎児として完全な発達を遂げていた場合ですら――であったようなときでさえ，親はそのことを自発的に話してくれるとは限らない。双子の一方の流産といったことも，成育歴を普通に聴取している際には報告されない可

能性があるため，直接的に尋ねる必要がある。実際，わたしたちが関わったクライエントのなかには（子どもも大人も），「ファンタジー」に現れるテーマやプレイ，あるいは行動化があまりにも印象的なものであったがために，再度成育歴を取り直した結果，周産期——あるいは子どもの頃の，場合によっては成人期のものもある——にこうした喪失があったことがわかったという例もあった。こうした出来事が記憶から消えてしまっていることもあるし，あるいは親やクライエントが無関係だと感じて述べなかったということもある。

　双子の妊娠からかなりの時間が経過した段階で子どものうちの一人を流産したことが記録にとどめられていたケースに最初に遭遇したとき，私たちは友人の産科医に電話をして，そういったケースがどれくらいの頻度で起こっているのかということと，起こった場合にどのような対処がなされているのかということを尋ねた。その友人の反応は予期せぬもの——そしてどちらかというと嫌悪感をともなったもの——であった。その産科医は，不機嫌な様子でわれわれは「子どもが生まれた**あと**にその子に起こったことに注意を向けるべきで，そんな無意味なことをあれこれ考えるべきではない」と答えたのである。

　これは私たちの友人が気にとめていなかったことなのだが，実際のところ，双子を妊娠しても出産は一人というケースはさほどめずらしくはない。少なく見積もっても双子を妊娠したケースの50%で，一方の胎児は出産にいたらぬまま消失してしまう——いわゆる「双胎消失症候群」(vanishing twin syndrome) である。双子が死産となる危険性は，胎児が一人の場合の約2倍であるとされている。さらに，ブライアン (Bryan, 1986a, pp. 1044-45) によれば，「ほとんどの双子は，子宮内でその一方の死を，少なくとも身体的には無傷で経験している」ことになる。こうした死亡のほとんどは，妊娠を3期に分けた場合，最初の第1期で生じているが，われわれが出会った子どもや大人のなかには，双子の一方の流産が妊娠の後期に起こっており，そのため，母親が大きな精神的ショックを受けたというケースが少なくない。周産期のこうした喪失がどれほど強い影響を与えるかは想像に難くない。失望，悲哀——もしくは悲哀ができなかったこと——あるいは抑うつが出産後の母子関係に情緒的な影響を与えることになる。こういった喪失がもたらす精神的な衝撃は，仮に認識されていたとしても，非常に低く見積もられる傾向がある (Bryan, 1986 b)。一方で，実のところは欲していなかった2番目の子どもを失ったことに対し

て安堵感を持った場合には，それ自体が母子関係に複雑な心理的影響をもたらすことになる。こうした安堵感を持ったことに対して，母親は罪悪感を抱くようになる場合があるからだ。また一方で，子どもはその安堵感が，母親の「嬰児殺しの願望」が現実のものになったことへの幸福感の現れであると解釈するかもしれない。出産の物理的，身体的なプロセスそのものが，たとえば双胎の一方が死亡してひからびていくといった場合には，まるでホラーストーリーのような状況を呈することになる（Bryan, 1986 a, p. 1045）。医療技術がますますの進歩を遂げるなか，たとえば双胎の一方が無脳症や無心臓症である場合には，受胎22週でそちらだけを選択的に流産させることが可能になったが（Robie, Payne & Morgan, 1989），そうした体験がおよぼす心理的な影響についてはまったく考慮されていないのが現状である。

　子どもたちは，テレビや映画を通して，自分の体験に何らかの形で関連したさまざまな想像上の出来事にさらされ，その結果，非常に多様な視覚的なイメージをもつようになった——そうしたイメージを取り入れる子どもの能力は大人の想像をはるかに凌駕している。それにともなって，恐怖をもたらす「ファンタジー」が膨らむ可能性が増えたのだ。こうしたイメージの持つ「現実性」の前では，ホラービデオも色あせて見えるほどである。

　　　ボビーは10歳，小学校5年生である。彼はかなり前から「学習障害（LD）および多動」との診断を受けており，そのため，小学校1年生の頃からリタリンを定期的に服用していた。ボビーの父親，学校，そして主治医である小児科医は，彼が「多動で，脳損傷があり，失読症傾向がある」と見ており，また，彼自身，面接の中で自分にはそうした問題があるのだと繰り返し述べた。ボビーが精神科の評価とセラピーのためにわれわれのところにリファーされてきたのは，悪夢を見ることが極端に多くなり，夜に一人でいるのを非常に恐れるようになったためである。ボビーは，生きては出ることのできない館にとらわれるという内容の悪夢をほとんど毎晩のように見た。また，彼はその悪夢と似た内容の『アミティヴィルの恐怖』（The Amityville Horror）というホラー映画に強くこだわるようになった。悪夢と映画に対する彼のこだわりは非常に強く，彼がわれわれのところにやってくる頃には，自分の自由になる時間の大半を，複雑な脱出

ルートを絵に描いたり，その館をやっつけるための強力な方法を考案するために費やしていたほどである。
　基本的なボビーの状態はというと，かなり落ちついたものであり，投薬なしでもある程度静かに過ごすことが可能であった。神経発達に関する検査の結果は正常で，LDであることを示唆するようなサイン——たとえば文字や数字の逆転や言葉の置き換えなど——はまったく見られなかった。実際のところ，彼の読みの能力は学年相応のレベルであった。そればかりか，彼の臨床記録にあった最近の検査の結果では，小学校5年生であるにもかかわらずボビーの単語理解や文章理解は11学年（訳注：高校2年生に相当）程度のものであったのだ。ボビーに関わった専門家たちは，どういったわけか，こうした奇妙な不整合性に気づかないできていたのである。
　しかし，ボビーの成育歴がこの現象に一定の説明を与えてくれる。ボビーは双子であり，もう一方のロビーは死産で出産していたのだ。ボビーが幼児だった頃，彼の母親は家族を捨てて出ていった。小学校入学時には，彼はいつも何かに心を奪われたような状態を示すようになっていた。それがどういうことなのかを調べるために，ボビーに家族の絵を描いてもらった——この家族画には同居している祖母と姉，さらには，もしロビーが生きていたらどのようであるかを含めてもらった。ボビーは絵を持ってセラピーにやってきた——それとあわせて，学校で撮った自分の写真2枚（同じもの）を一枚の紙に張り付けて持ってきたのである。その写真には，「やあ，ボクはボビーだよ」と「やあ，ボクはロビーさ」と書き添えてあった。彼は自分の描いた人物にいろいろなコメントを書き添えた（たとえば姉の絵には「実物はもっとかわいい」と書き込んでいた）。そこで，ボビーに，ロビーが今生きていたとしたらどんなふうかを尋ねてみた。「脳障害があって，失読症で，知的障害がある」と彼は答えた。

　ボビーには，生まれつき悪いところなどまったくなかった。実際のところ，彼は非常に聡明で，想像力豊かな子どもであった。しかし，彼の成績は，本来の学力を大幅に下回っていたのである。彼の「状態」と「周産期のトラウマ」とのつながりがあまりにも「明白」なものであったがため，この分類的な組み

合わせが現実を凌駕し，その結果，医療関係者，心理臨床家，学校のスタッフの誰もが，彼には変なところは一切ないという事実を認識できなかったのである。

ボビーの問題の起源は彼の出生の時点にまでさかのぼることができる。ボビーは家族のかかりつけの小児科医の言葉——このケースでは善意から発せられた言葉——がもたらした論理的拘束につかまってしまったのだ。双子の一方の死がもたらすショックを和らげようとして，ボビーの主治医である小児科医は両親に，もし流産にならなかったとしても，ロビーはおそらく「知的な障害をきたすか，あるいは少なくとも脳障害を生じて，多動で，失読症を生じたはずだ」と述べたのである。

ロビーがどのような運命を抱えていたかを知ったボビーは，多くの論理的ジレンマに直面した。このジレンマに彼は非常に混乱し，恐怖をおぼえた。死んでしまった人間と双子（identical［訳注：" identical"には，「まったく同じ」という意味がある]）であるとはどういうことなんだろう？　どうして「同じ子ども」の一方が生き延びて，もう一方が死んでしまったんだろう？　お母さんのお腹は，双子のうちの一人を育てることしかできなかったのだろうか？　ボビーの母親が実際に子どもを捨てて出ていってしまったとき，母親のお腹の「意図」に関するこの恐ろしい疑問は彼を震え上がらせるまでに膨れ上がった。生きていれば重複障害を抱えたはずの子どもと「同じ子」であるというボビーのセルフ・イメージは，彼をして機能的な「重複障害」の状態ならしめた。彼は，「ロビーと一卵性（identical）」であるために，「ロビーとまったく同じ」でなければならなかった。彼の示した恐怖，悪夢，そして，脱出不能な人殺しの館へのとらわれは，彼とロビーが生まれたときに彼だけが生きてその「館」を抜け出したという「ファンタジー」を表していたのだ。セラピーにおいて彼の誤った信念を明確にし恐怖を解消することで，彼の本来的な学力と成績のギャップはせばまり，就寝時の問題は解決を見た。

子どもの頃の体験としての双子の死

双子の死の問題は成人期にまで持ち越されることがある。場合によっては，この問題が何らかの実際上の経験を通して解消されることもある。

ある男性は，双子の一方が妊娠3か月で流産するという経験をしていた。成長後，彼は自らを危険な状況にさらすという傾向を示した。彼はスポーツのなかでもっとも危険なものを好み，そのなかでも最大限の危険をおかしてプレイをした。また，兵役の年齢に達したときには自らベトナムを志願し，さらにはベトナムでももっとも危険と言われていた部隊に所属した。彼の最愛の戦友が銃弾に倒れ，彼の腕のなかで息を引き取ってからは，自ら危険を求めるという彼の行動傾向は「魔法にでもかかったかのように消失」した。その後の彼は，見違えるほど保守的な人間となった。

この例に見るような自発的な解決は，しかしながら，非常にまれである。一般的には，その人の「病理」として現れることが多いようだ。その場合，本人は，過去の双子の喪失体験と現在の自分の問題との関連性に気づいていないことが多い。深刻な抑うつ状態，自己攻撃行動や自傷行為，あるいは自殺行為などが見られることも少なくない。

　テオ・ヴァン・ドーンはオランダ人の著名な音楽家，作曲家であった。彼は周期的にうつ状態を呈し，数年ごとに飲酒と自殺企図による入院を繰り返していた。退院を2週間後に控えたある日，入院以来彼を担当してきたセラピストが長期休暇をとった。テオには新しいセラピストが割り当てられた。そのセラピストには音楽の知識があり，彼が音楽の話を持ち出すや，彼に対してテオは非常に無礼な態度をとった。そのセラピストがテオの担当となった直後，セラピストは急な病気で3日間休んだ。そのとき，テオは病院側が止めるのも聞かず，急に退院してしまった。セラピストが病欠から戻って数日がたったある日，テオの妻が電話をよこし，テオが新しいセラピストのことを「本当に気に入っていた」こと，そして彼はセラピストとの短い出会いの際に無礼な態度をとったことを「恥ずかしく思い，詫びている」ことを伝えてきた。さらに彼女は，テオがセラピストと話がしたいが，病棟に戻るのは嫌だと言っているとも述べた。妥協策の提案により，セラピストは病院のカフェテリアでテオに会うことに同意した。約束の日，セラピストは緊急の事態のために3時間も遅れてキャフェテリアに現れたが，それでもテオは待っていた。セラピストの顔を見る

や，テオは彼の両手を握りしめてセラピストを迎えた。

　テオとセラピストはコーヒーを飲みながらの非公式の面接を3〜4回ほど重ねた。あるとき，セラピストはテオの人生のなかに，彼にとって非常に幸せだった期間があったことを知った。その期間とは，彼がモロッコにいてホモセクシュアルな関係を維持できた時期であった。セラピストは会話をさえぎって次のような話をした。「あなたにとってとても重要な意味を持つんじゃないかと思える話をしたいと思う——ただ，なぜ重要だと思えるのかは今のところ分からないけどね。この物語はヴァン・ゴッホに関するものなんだ。ヴィンセント・ウィルヘルム・ヴァン・ゴッホは1852年3月30日に生まれ，そして1852年3月30日に死んだ。それからちょうど1年後の同じ日，1853年3月30日に母親はもう一人の男の子を産んだ。この子には，1年前の子どもと同じ名前，つまりヴィンセント・ウィルヘルムという名が与えられた。また，彼の出生証明書の番号は，1年前に生まれた兄のそれと同じ29番だった。このヴィンセントは，言うまでもなく，画家となった。父親がルター派の牧師であったため，彼は，もう一人のヴィンセントが埋葬されている教会墓地の近くの牧師用の私邸で育った。そのためヴィンセントは，人生の最初の18年間を，自分の名前とルカによる福音書の"幼き子，苦しみてわがもとに来たり"の刻印のある墓石を見ながら過ごすことになった」。

　子ども時代，ヴィンセントは弟のテオ——なんという奇妙な偶然，そう思わないかい！——との間で，まるで双子のような関係を作った。そして，テオが婚約した頃からヴィンセントは精神的な不調を示すようになり，テオが結婚するや彼は完全に異常な状態となってしまった。テオがヴィンセントと「関係を断つ」ことでヴィンセントの異常さはさらにひどくなり，最愛の親友であったゴーギャンを攻撃し，その直後，7月29日（彼と兄の出生証明書に記されたのと同じ数字の日）に自分の頭を撃ち抜いて死んだ」。テオ・ヴァン・ドーンは非常に驚いた様子でセラピストを見つめ，「あなたが私にそんな話をするなんて，なんて奇妙なこと。実は私は，フランス語で言うところの"un casque de peau"（"a flesh hat"つまり，双子の一方が成長しないまま残った胎児）とともに生まれたんだ。しかし，あなたの理論は当たらない」と述べた。彼は勝ち誇ったような笑

みを浮かべながら，「どうしてかって言うと，私の出生時のことについて母が私に教えてくれたのは私が 25 になってからだ——私の最初の自殺未遂は 18 のときのことだからね！」と述べた。

あとから考えると，テオのセラピストは，自殺企図を含むテオの抑うつの形成要因としてこうした喪失が重要な役割を果たしていることを，無意識的にではあるが推測していたのであろう。テオには芸術的な創造性と，象徴的にものごとをとらえる能力とが備わっていた。こうした能力のおかげで，テオは，彼の自殺企図をもたらす抑うつの繰り返しが自己罰的な傾向に由来するものであり，また，モロッコでの長期滞在中の幸福さ，生産性，満足といったこれまで説明のつかなかった体験——モロッコでの日々は，彼にとっては抑うつ状態もなく自殺念慮もないという人生で唯一の期間であった——が何に由来するものであるのかを，セラピストのちょっとした援助ですぐに理解することができた。モロッコでは男性のホモセクシュアリティが文化的に認められたものであったため，テオは自分を殺すことなしに「自分の片割れである男性」と「再び結びつく」ことができたのだ。そのことが認識できたことによって，テオは深い安堵感を持ち，モロッコへの永住を決意したのである。

　ミス L は 23 歳の女性である。彼女は非常に才能豊かな人で，教師になるべく生まれたような女性であった。教育学と音楽を専攻して大学を卒業したミス L は，3 級教員免許を得て，小学校で美術と音楽を担当していた。セラピーにやってきた彼女は，この 23 年間，寝室を暗くして眠れたことがないのだと非常に恥ずかしそうに述べた。そして，さらに恥ずかしそうな様子で，夜中に「壁を這い回るぞっとするような生き物」を見たことがあり，ベッドから腕が伸びてきて自分を死の世界に引きずり込むのではないかと思って強い恐怖をおぼえるのだと付け加えた。また彼女には，何事にでも一番にならなければ気が済まないという強迫傾向があった。実際に競争しなくてもいいようなことですら，この強迫傾向は見られた。たとえば，行列では先頭でなければならなかったし，クラスやリサイタルではトップの成績を取らねばならなかった。また，エレベーターの乗り降りでさえ先頭といった具合に，何事についても一番でなければならなかった

のである。

　私（デニス）はすでにミスLの妹の心理療法を担当していた関係で，ミスLの家族歴については前もって知っていた。そこで私は，彼女，妹，そして弟が家族においてそれぞれどのような「独自性」を持っているのかを尋ねてみた。彼女がいろいろと例を挙げながら私のこの質問に答えたのち，私は次の点を指摘した。つまり，彼女の弟は家族で唯一の男の子であり，彼女の妹は家族で唯一の双子ではない女の子であり，そして，ミスLは唯一の双子であると。寝室を明るくしていないと眠れないことや夜間の「非合理的な恐怖」には，亡くなった双子の片割れが関係していると私が考えていることに気づいて，ミスLは非常に驚いた。その後，私たちは次のような会話を交わした。

D　どちらが最初に生まれたんですか，あなた，それともエレン？
L　私です。
D　そうですか。じゃあ，もしあなたが最初に生まれたんじゃなかったとしたら，どうなっていたと思いますか？
L　私，きっと死んでいたわ！　今までそんなこと，考えたこともなかった。
D　もしそうだとしたら，何でも一番というあなたの強迫傾向も説明がつくと思いますが，そうじゃありませんか？
L　そんなふうに考えたことはありませんでしたが，確かにそうです。完全に筋が通ります。
D　エレンはどうして亡くなられたんでしたっけ？
L　呼吸抑制症候群です。私たち2人ともそうだったんですが，エレンはまったく呼吸できなかったんです。彼女は生まれてから2時間後に死にました。
D　ところで，あなたが主に演奏されるのはどういう楽器でしたっけ？
L　フルートや，その他の管楽器（winds，訳注："winds"には「呼吸」の意味がある）です。
D　そうですよね，管楽器ですよね。
L　ああ，何てことなの，信じられない！　管楽器を演奏するとき，いつ

も半分しか息を吹き込めないって感じていたんです。
D　そうですよね，ここまでは説明がつきますね。では，次に進みますが，考えてみて下さい，23年前の新生児病棟ってどんなふうだったと思いますか？　病棟には誰がいたと思いますか？
L　ええと，赤ちゃんとお医者さんと，それから看護婦さんかしら。
D　どんな赤ちゃんでしょうか？　あなたが入院していた当時の新生児ICUにはどんな赤ちゃんがいたでしょう？
L　本当に危ない状態の，死んでしまうかもしれない赤ちゃんたちです。
D　お医者さんや看護婦さんが，その赤ちゃんたちのことを何も心配しないですむ時ってあったと思いますか？
L　いいえ，彼らは四六時中，赤ちゃんたちのことを注意深く見ていました。それは確かです。
D　そうですか。だとしたら，その当時，部屋の照明はどうなっていたでしょうかねえ？
L　いつも明々とついていた！
D　そうですよね。昼と夜の規則正しいリズムが疾病からの回復を促進するといういうことが分かってきたのはずっとあとになってからです。それに，モニター機器の発達によって，夜間には病棟の照明をおとすことが可能になった。でも，それは最近のことです。当時のあなたは，明々とした照明に常にさらされて生き延びた。あなたにとって，生き延びるということと常に照明で照らされるという体験とが，**身体的なレベルで結びついたんです**。だから，あなたは夜中じゅう明かりをつけておかないと死ぬほど怖くなるんですよ。
L　その点は私にも完全に納得がいきます。でも，「壁を這い回るぞっとするような生き物」は何でしょうか？　もちろん，夜中にベッドの周りにそんな生き物がいるはずがないことは分かってはいるんですけれど……。
D　そうですね，それについて考えてみましょう。その後，何かありましたか？　あなたの身に，何か深刻な事態が起こりましたか？
L　ええと，2歳半のときに喉頭炎になって入院しました。
D　そうですか……。入院してどうなりました？　病院ではどんなふうで

したか？

L　確か，酸素テントに入れられたと思います。

D　なるほど，そうですか。ええっと，考えてみましょう。聡明で想像力豊かな２歳半の女の子にとって，酸素テントのビニールを通して見る世界って，どんなふうだったでしょうか？　テントの周りを動き回る医療スタッフや見舞客はどんなふうに見えたでしょうか？

L　「壁を這い回るぞっとするような生き物」のようだった！　信じられない，そんな簡単なことだったなんて！　完全に筋が通ります。じゃあ，「ベッドの中から突き出してきて私を引きずり込む腕」にも意味があるんでしょうか？　これも説明がつくんですか？

D　ブライアン・デ・パルマの『キャリー』という映画，ご覧になりました？

L　ええ，見ました。

D　ラスト，おぼえてらっしゃいますか？　ラストで，キャリーが学校でのダンスパーティで死んだあと，キャリーの友人の女の子がキャリーのお墓の上に座っていた。突然，地面から腕が伸びてきて，友人をお墓の中に引きずり込もうとする――そこで彼女は目を醒まして，それが悪夢であったことを知る，といったものでしたよね。

L　ああ，私を追っかけていたのはエレンの腕だったと――彼女は自分が先に出ようとして私を中に引き戻そうとした！

　ミスＬの２度目の「死との接触」，つまり２歳半の時の喉頭炎による入院は，彼女のもっとも弱いところを直撃した。呼吸である。しかしこれは，身体的なレベルにおいて「もっとも弱いところ」なのではなく，意味的なレベル（体験の意味が主観的に「付与」されるという意味で）においてのものである。彼女は，その意味を直ちに理解し，「壁を這い回るぞっとするような生き物」は「恐ろしさ」を失った。実際のところ，たぐい稀なる好機となったこの１回目の面接は，ミスＬの恐怖と強迫傾向に実に多くの解決をもたらしたのである。ミスＬがいったん意識しながらも「忘れ去って」いたこと（出生順位，彼女の出産時の状況，双子の姉妹の出産時の状況が持つ心理的な重要性）や経験しながらその後「忘れていた」事柄（２歳半の入院，その入院によって再び

喚起された恐怖，その恐怖がとった形態）は，1時間の面接の間にもたらされた洞察によって，その病理的な力の大半を失った。就寝時に明かりをつけておかねばならないという問題の解決に関しては，洞察だけでは不十分で，子どもの心理療法と似通ったアプローチが必要となった。どれだけ話しても，その意味を解釈しても，あるいはワーク・スルーを尽くしても——つまり，どうして暗闇が恐いのかという理由を彼女が完全に理解できたとしても，照明を消すと生き延びることができないという彼女の確信は変化しないだろうと私は彼女に説明した。したがって，われわれがとるアプローチは，彼女の「魂」が「生き延びることができない」とする体験を，ミスLの優秀な知性の導きによってくぐり抜けるというものであった。

　ミスLが通常，何とか眠りにつけるのは，早朝の5時から6時の間であった。その彼女に，何時頃眠りにつきたいかを聞いてみた。彼女は，深夜の12時から1時の間と答えた。彼女が両親の家に住んでいた頃には，いつもその時間はソファーに寝転んでテレビを見ていたとのことであった。彼女は想像力が非常に豊かな人であったため，眠りにつきたいと思う時間にソファーの上に心地よく横たわっているところをイメージするように彼女に指示した。そのイメージを，起き上がるところがイメージできるようになるまで続けてもらった。そして次に，イメージのなかで，寝室まで歩いて行き，ベッドカバーをめくりあげ，ベッドに潜り込み，ベッドのなかで心地よく横たわってもらった。そのイメージがうまくできた段階で，イメージのなかで通ったのと同じルートを——今度は実際に——再びたどってもらった——その際，一歩一歩をできる限りイメージしたものに近づけるようにしてもらった。ベッドの側までやってきたら，今度はベッドを見下ろしながら，ベッドに潜り込んで安らかに横たわっている自分自身をイメージするようにと指示した。それができたら，次に，ベッドに横たわるイメージ上の「自分」の上にかがみ込んで，額にキスようにと指示した。ミスLは，この時点で私の話を遮り，「そんなこと私にはできないわ。自分の額にキスするなんて！」と顔を赤らめながら言った。「自分の額にキスするだけじゃなく，ベッドに滑り込んで，イメージした自分の身体に入るんですよ——自分の身体が，まるで，自分を優しく包み込んでくれる寝袋であるみたいにね」と私は続けた。これを毎晩繰り返し，翌朝目覚し時計が鳴るまで——たとえ眠ることでできなくても——ベッドに居続けるようにと彼

女に伝えた。また，その際に「壁を這い回るぞっとするような生き物」に悩まされたとしても，決してベッドから抜け出すことなく，枕で顔を覆うようにとも指示した。

彼女の入眠時間が早朝の5〜6時（これまでの彼女の入眠時間）から深夜1時頃へと変化するには，指示どおりの手続きを毎夜6週間にわたって続ける必要があった。夜間の恐怖を**行為を通して**解決するというアプローチの意味を，ミスLが知的なレベルで理解できたことがこの方法の成功を支えてくれたが，それ以外に，毎週のセラピーセッションでは，ミスLが長年にわたって培ってきた無意識的なファンタジーの世界の探求が行われたのである（興味深いことに，彼女の問題を解決するために私が動員した誘導イメージと誘導「行動化」が，同時に，彼女の「もう一方の自分を再統合する」という欲求にもアプローチすることになっていたという事実を，私は最後まで意識化できないでいたのだ）。心理療法の終結から5年が経過した時点で，ミスLが部屋を暗くして安眠できる状態は続いていた（Donovan, 1989）。

（伝統的な洞察という方法がミスLの強迫性やこだわりには非常に有効であったのに，照明をつけて寝るという欲求については効果がなかったのはなぜかという問題に関する詳細な議論は，私の「超意識」［Donovan, 1989］という論文を参照願いたい）。

双子のきょうだいを持ち，自分自身は双子でない子ども

生き残った双子の一方が今や存在していない「もう一方」との関係で，自分という存在の非対象性——場合によっては強い恐怖を喚起するもの——に直面するのと同じように，双子のきょうだいがいる（自分自身は双子でない）子どももまた，家族内での自分の位置が非対象的であるという事態に直面しなくてはならない。われわれの経験では，双子のきょうだいを持ちながら自分自身は双子ではなく，かつ，その他に単独のきょうだいを持たない子どもは，自分以外に双子でないきょうだいがいることで少なくとも部分的には「バランス」がとれている子どもに比べて，心理療法にやってくることが多いようである。双子でない子どもは，双子や両親がそれぞれペアを作るのに対して，家族のなか

で唯一ペアを作れない存在であるという意味で「仲間はずれ」となる。この非対象性はその他の面でも見られる。双子が同性である場合には，家族のなかで唯一双子でない子どもだけが自分ひとりの寝室を持つことになる。また，双子のきょうだいは同じような──ときには全く同じ──服を着ているのに自分だけは違っていたり，両親や双子のきょうだいはそれぞれともに過ごす時間が多く一緒に何かをする機会があるのに，自分だけは常に一人で何かをしているといった具合である。

　こうした双子でない子どもは，家族内での自分の孤立した位置を説明するために，実にさまざまなファンタジーを発展させる可能性がある。双子でない子どもがひっかかってしまう疑問や，つかまってしまう論理的拘束は，双子のうちで生き残った子どものそれと類似したものになることもある。ボクの双子はどこにいるんだろう？　お母さんのお腹のなかにはまだ赤ん坊がいるんだろうか？　もう一人の赤ん坊はお腹の中で死んじゃったのかな？　それとも捨てられちゃったんだろうか？　もしかして，お母さんがボクの双子なんだろうか？　こうした疑問が，子どもに非常に奇妙なこだわりをもたらすこともある。また，双子でない子どもは，平均的な子どもであれば気にしないような身体的な「不完全性」に対して極端に敏感になることもある。

喪失の普遍性

　トラウマと同じように，喪失もまた生活・人生上の出来事（のちになって想起された記憶であっても）であり，その個人にとって非常に重要な意味が付与される可能性のあるできごとである──たとえその「喪失」が他者には認識できないようなものである場合でもそうである。したがって，喪失が直接体験されたものでなくても，あるいは劇的なものではなくても，トラウマを生じる可能性はある。ジョージの弟ビリーのケースで見たように，考えそのものがトラウマを生じる可能性もある。子どもは，喪失など自分にとって深い意味のある体験に，自分自身の論理や発達レベルに応じた観点によって，何とか意味を見出して納得しなくてはならないのだ。

　「生物学的精神医学」が隆盛を極めるなか，「トラウマを生じる考え」などを追い求めるという作業にあえて手を付ける臨床家がほとんどいないことは理解

できるものの，養子縁組のためのケースワーク実践において子どもたちを取り巻く現実の世界を見ないという傾向は容易に看過できるものではない。子どもに対して真の心理療法的な関わりを提供しようと望む臨床家は，もっと子どもを指向した，知的に批判的なアプローチに取り組む必要がある。これは，力動的心理学や力動的心理療法の創設者をはじめとした数世代にもわたる臨床家たちがこれまで避け続けてきたほどのやっかいな問題にあえて直面することを意味するのだ。

　人として可能な限り，子どもに有害な影響をおよぼしている環境を変化させ，あるいは，その環境を少しでも改善するよう努力しなければならないことは言うまでもない——たとえばわたしたちは，ロウェイとその家族により安全な地域での住居を用意できるように援助している。しかし，その試みがうまくいかなかったとしたら，セラピストには，子どもがまさに同じ環境にいながらも，そこでの経験の意味を変えること以外になすすべはほとんど残されていない——ロウェイのケースで，殺人や強盗，あるいは自分たちをケアしてくれない父親に対してロウェイが感じる個人的な責任感を，あるいはそうした責任の感覚が生み出す絶対的な無能感や無力感を変化させるのを，私たちが手伝ったときのようにである。その結果生じる自己イメージや自尊心の変化こそが，心に深い傷を負った子どもたちのセラピーの中心的な特徴なのだ。その心の傷の原因がどのようなものであろうと。

第10章
子どもの心理療法のスタイルに関する批判的検討

> 科学とは，誰しもが見ているものを見て，他の誰もが考えもしないことを考えるものである。
> ——アルバート・セント゠ジュルジ

　発達‐コンテクスト的アプローチは，臨床家がこれから新たに出会う臨床場面に対して，合理的で問題解決的なアプローチを提供するだけではない。過去の，あるいは現在進行中の臨床場面についても，なにがしかの光を当てることができる。そのことがもっとも顕著に現れるのは，同一の臨床場面に対する伝統的なアプローチと，発達的‐コンテクスト的アプローチとの比較においてである。

ケース

　『アメリカ児童精神医学会誌』(*Journal of the American Academy of Child Psychiatry*) の25周年記念誌に掲載されたジェイムズ・アンソニー (James Anthony, 1986) の論文には，2人の子どものクライエントの精神分析のセッション3回分（第10，第104，第200セッション）の会話の記録が収録されている。アンソニーは，就学前の子ども2人の「神経症的スタイル」の違いを対比すること目的にこの論文を書いたとしている。そこには，簡単なイントロダクションに続いて，アンソニーが臨床場面で話した言葉が，簡単なコメントとともに逐語で示されている。

第 10 章　子どもの心理療法のスタイルに関する批判的検討　353

アンソニーのイントロダクションは以下の通りである。

> 精神分析における両ケースの違いを明確に示すために，治療初期，中期，および終期のセッションを取り上げた。自動，マクロ，ミクロ，および転移の領域に関する分析家のコメントや，媒体のシフト，感情のサイクル，および「分析的なトイレ」についてのコメントを添えた。

アンソニーが取り上げた 2 つのケース間には，知的なレベル（IQ が 132 と 128）と年齢がほぼ同じという点を除いて，あまり類似点はなかった。ケース 1 はリチャードである。彼の家族歴には「きわだって病理的な点は認められない」とされている。リチャードの両親はきわめてサポーティブな人たちであった。リチャードは，治療関係のコンテクストにおいて，常にアンソニーに対する敬意を示していた。アンソニーがリチャードに好意を持ったのは明らかであり，「こうしたタイプの子どもの精神分析を行う機会が得られて非常にありがたく思う」と述べている。しかし，ケース 2 のビリーについては，アンソニーは「複雑な感情」を抱いている。

> 私はビリーのような子どもたちを他にも知っていた。ただし，精神分析においてではなかったが。彼らのほとんどは，遺糞や夜尿の問題を抱えており，また，彼らの母親の大半は強い肛門 - サディズム的衝動を持っていた。一見して彼らは前性器期に生まれついた存在であるかのように見える。しかし，少なくとも中程度のケースの場合には，適切なエディプス葛藤の解決にいたることが多いようである。肛門期における彼らの状態からは，非常に暗い見通ししか持てないものである。

ビリーの成育歴からはさらに次のようなことがわかる。ビリーの父親は「サイコパス」という理由で軍を除隊させられており，ビリーのセラピーの経過中に家族を捨てて行方不明となっている。同居している母方の祖母は，反復性の抑うつのために前頭葉白質切除術を受けており，また，その息子の一人は自殺している。ビリーの母親は彼の内臓の働きにこだわりがあって，「ビリーの便から採取した標本を握りしめて」診断面接に現れた。というのは，「彼女は

"何か悪いもの"がその便に含まれていると確信しており，それを検査してほしかった」からである。ビリーの発達初期に関するアンソニーの記述は以下の通りである。

　　彼の人生は，到底満足に至らないようなきわめて短期間の母乳による授乳体験で始まった。数か月にわたって――この間に彼の体重はかなり減っていた――母親は次のような文句を苦々しくわめき立てることがあった。たとえば，彼が大食らいの赤ん坊だ，お腹を空かせたことが一度もない，自分の乳首を傷つける，強く吸い過ぎる，自分の母乳を吐いた，こんな恐ろしい体験は二度としたくない，などなど（のちになって彼女は，ビリーが乳首を吸ったときに性的な感覚を覚え，そのことに罪悪感を持ったのだと述べている。また，彼女は性交に対しても同じような罪悪感を持っていた）。生誕からの2年間というもの，この赤ん坊にとっては自分が安定した存在であると感じられることは一切なく，あらゆる事柄に関して母親と戦い続けねばならなかった。（中略）ビリーの初期発達は，乳児性の腹痛，食欲不振，反復性嘔吐，重症の便秘，悪夢，そしてかんしゃくに彩られたすさまじいものであった。

　治療が開始されたとき，ビリーは4歳2か月であった。彼の面接は週5回で2年間――全体で384セッション――に及んだとアンソニーは記している。ビリーの入院のため，治療は数週間中断したとされているが，入院の理由は記載されていない。精神分析的な治療であるため，長期におよぶことが予測されており，事実そうであった。治療が終結した時点で，ビリーのそれまでの人生の約3分の1――治療開始時の年齢の約半分――がセラピーに費やされたことになる。こうした長期的なアプローチは，アンソニーの治療プロセスのあらゆる側面に見られた。コッポリロ（Coppolillo, 1987）は，その著，『子どもの精神力動的心理療法』（*Psychodynamic Psychotherapy of Children*）において，「E. J. アンソニー（私信）は子どもの精神分析においては"一連の家族面接を持ち，そのなかで彼らが疑念や不安を表現できることが"重要であり，そのために，子どもの治療開始のまえに，6か月程度の期間をとって両親に会うようにしていると述べている」（p. 199）と記している。ビリーのケースでは，

この治療前の期間はビリーの人生の約8分の1に相当し，しかもそのためにはかなりの費用を必要としたにちがいない。

　しかしながら，子どもたちは信じられぬほどの可塑性に富む存在である。何らかの問題に非常に苦しい思いをしている子どもでさえそうである。おおざっぱに言って，セラピーがどれだけ長期にわたり，どれだけハードで，どれだけ費用がかかるか，あるいはどれほど苦労して意識的に行われるものであるかといったことについての大人の考えは，子どもにとっては無関係である。初回の面接で行われなければならない最初のアセスメントは，第7章で見たようにその子どもの治療適性に関するものである。治療適性とは，心理療法のセッティングや治療関係を，自分の回復や治癒に向けて創造的に活用していく子どもの能力を意味する。しかし，「セラピー」はこのアセスメントが完了するまで始まらないわけではない。それどころか，このアセスメントのためのセッションにおいてすら，双方向的プロセスとして「セラピー」は展開していくのだ。しかしながら，そこでの経験が治療的なものとなるためには，ある種の構造的な媒介変数や関係性に関する媒介変数が必要であり，臨床的な出会いが展開する以前に（あるいは展開にともなって），これらの媒介変数が綿密に整えられていなければならない。こうした点については，第6章および7章で概観した。本章では，子どもとセラピストが関わりあう空間を組織する構造がない場合に，そして，子どもの「精神内のプロセス」についての予断が「子どもの理解」にとって代わった場合に，心理療法的なプロセスがどのようになってしまうのかを見ていきたい。以下に，セラピストの記述にしたがって，そのプロセスを逐語的に追っていくことにする。

治　　療

　ビリー――セッション10
　部屋に入ってきたビリーは，カップボードの鍵をあけて彼の箱（この箱の中には彼がセラピーで使っているものが入れてある）を取り出す間，静かにしていた。彼は無関心で機嫌が悪いように見えた。全体的に冷たい雰囲気が流れていた。彼はブツブツとひとりごとを言いながら，箱をテーブ

ルにおいて中のもの一つずつ取り出していった。壊れた男性の人形（前回のセッションでビリーが壊した）を手に取ったとき，彼は動きを止めてその人形を見つめながらひとりごとを続けた。しばらくののち，彼はその人形を箱に戻した（私は，「壊れた男の人の人形では遊びたくないんだ」と言った）。私の言葉には何の反応も示さず，彼は箱からものを取り出し続けた。このときも彼はブツブツ言っていた（私は，「あなたは，私には聞きとれないほどの小さな声でしゃべっているね」と言った）。彼はうつろな目で私のほうを見たが，再び箱のほうに向き直った（「あなたは何か言いたいんだよね。でも，言っていることを私に聞かれたくないんだね」と私は言った）。

　ビリーが自分のことを「壊れた」と見ていることは明らかである。アンソニーが記述している成育歴からわかるように，非保護的で，ときにはサディスティック（害を及ぼす）ですらある環境に対してビリーが恐れを抱いており，彼には統合がとれず混乱をきたす傾向があった。そのことから推測するに，前回のセッションで男性の人形を壊してしまったのはどうしようもなかったことにせよ，セラピストとしては，彼が壊した人形を**修理する**のを手伝うか，もしくは，新しいものを用意するように手配すべきであった（場合によっては，セラピストが，新しい人形を購入するためのお金を母親に渡しておくといった方法も考えられる）。そういった策を講じないことによって，子どもは，セラピストが自分のことをわかってくれており，気にかけて心配してくれている（ケアしている）という確信が持てなくなってしまい，そのためにセラピーのプロセスが遅滞することになりかねない。そればかりか，最悪の事態では治療関係が壊れてしまったり，そういったことがなければ十分に回復が可能な子どもに絶望感を与えてしまい，その結果，自殺行為が生じたり，あるいは精神病的な状態に陥ってしまうことさえありうる。

　ビリーが「動きを止めて（壊れた人形を）見つめながら，ひとりごとを続けた」と記されているが，彼はいったい何を言っていたのだろうか？　おそらく，その人形がまだここにあった——しかも，壊れた姿のままで——という事実を口にしていたのではないだろうか。

　男性の人形を壊されるがままにしてしまったということが，ここでの最初の

大きな誤りであった。そして，次の誤りは，その人形をビリーの箱に入れっぱなしにしておいて，それを彼が見つけたということである。人形を壊すこと，そして，その人形をセラピストがビリーの箱の一部としてそのままにしておいたということ（この箱はセラピーという場面でのビリーのアイデンティティの入れものとなっている）の持つ象徴的な意味ははっきりしている。「あなた（ビリー）は身体を破壊した。私（セラピスト）は，あなたがそうするのを許した——そして，私は，あなたが自分のアイデンティティを覚えていられるようにその人形をここにおいたままにしておいた」ということなのだ。

　その後，アンソニーは当然のことを述べている。「壊れた男の人の人形では遊びたくないんだ」と。ビリーはどんな反応を示しただろうか？　「私の言葉には何の反応も示さず，彼は箱からものを取り出し続けた。このときも彼はブツブツ言っていた」のだ。このとき彼が口にしていたであろう言葉は，すぐに明らかとなる。ここでもアンソニーは，当然のことを「解釈」してビリーに伝えている。「あなたは，私には聞きとれないほどの小さな声でしゃべっているね」と。その後の展開に関するアンソニーの逐語的記録を見れば，ビリーの反応がわかる。

　　　　彼は悪意に満ちた様子でこちらに振り向き，怒りのこもった目で私の顔を見つめながら，「おまえなんか大嫌いだ。おまえ，頭が変なんじゃないか」と言った。

　治療に大きな抵抗を示す子どもでも，「援助の専門家」——特に医者——に初めて会う場合には，なにがしかの期待を持っているものである。子どもたち，とりわけ傷ついていたり，あるいは自分のことを何らかのかたちで「壊れている」あるいは「ダメージを受けている」と見ている子どもたちは，かなり早い段階でセラピストを**試す**ことによって，セラピストが自分のことをこの恐ろしい恐怖に満ちた世界にとらわれたままにさせておくのか，自分という存在を悲惨な状況のままに放置しておくのかを確かめようとするものである。子どもの行動に自己罰的な傾向がある場合には，まず子どもはセラピストがそのことを理解しているかどうかを試し，そして自己罰的な行為を予防しようとしたり，解決しようとするかを見ようとする。もしセラピストが，この点で子どもの期

待に応えられなかった場合には，子どもに抑うつや空虚な従順さ，あるいは反抗が生じたり，場合によってはもっと悪い状態に陥ることになる。子どもの自己罰傾向や自己非難的傾向に直面していく段階で，セラピストがたまたま好ましく共感的な人物であった場合には，皮肉なことに事態はさらに悪化する。アンソニーが行ったような空虚な「解釈」の束を，子どもは「からかい」として経験し，セラピストの行為を意味づけて理解・納得するために，セラピストを自分の「心の中にあるシナリオ」の一部に統合しようとするのである。その結果，セラピストは子どもに対する優位な位置（少なくともその一部）を失ってしまうことになる。

　この相互作用的なプロセス――セラピーにおいては往々にして見落とされる――を，ビリーとアンソニーの最初のやりとりに見て取ることができる。ビリーが自分の言葉をアンソニーに聞かれたくないのだというアンソニーの解釈に対するビリーの反応は，この点を明確に示している。ビリーはおそらく次のように言っているのだろう。「あんたは医者だろ，そんなこともわかんないのか。ぼくはこんな壊れた人形で遊びたくなんかないさ，あたりまえだろ！　ぼくは人間を破壊してしまうような力なんて持ちたくないと心の底では思ってるんだ。たとえ"イメージ"のなかであってもね。何でそんなことがわかんないんだよう。あんた，医者だろ。何でぼくにそんなことさせたんだ？　それに，どうして壊れた体をそのままにしておいて，ぼくにそのことを思い出させるんだ？　本当はぼくのことなんてどうでもいいと思ってるんだろう。あんた，気が変だよ」と。

　しかし，セラピーにやってくる子どもは，ある意味で捕われの身なのだ。ビリーが4歳2か月という年齢であることを考えるなら，まさにそうである。「目の前にいるこの大きな人が自分のことを助けてくれないとしたら，誰が助けてくるんだ？」と彼らは考える。その結果，愛と生き残りを獲得するために，子どもたちは治療場面でセラピストに服従を示すようになる。そのとき――ダメージを受けた身体，人にダメージを与える身体という世界から助け出してもらえなかったことからくる怒りに包まれているとき――この「治療的には自分を見捨てた存在」であるセラピストから，優しげで共感的ですらあるような反応を示された場合，自分が知っている「意味のシェーマ」という領域内で行動化を示す以外に子どもたちにはどのような反応がありえようか？

次の言葉は，優しげな，しかしながら恐ろしいほどの混乱を招来するセラピストの反応である。

「なんてかわいそうなビリー。あなたは私に腹が立っているんだよね。私があなたに何かすると思って恐くなったんだよね」。

これはまったくばかげた言葉である。この言葉を裏づけるような行動をビリーは一切示していない。しかしながら，ビリーとしては，この言葉を何とか自分の「意味のシェーマ」に取り込まなくてはならなかったのだろう。その結果，ビリーはどうしたのだろう。

彼の顔から表情が消えた。しばらくの間，無言でたたずみ，そして彼は「今，何て言った？ あんたが言ったこと，聞こえなかった」と述べた（私はビリーに微笑みを向けながら，「今度はあなたが私の言葉を聞けない番だね」と言った）。しかし，ビリーは私の言葉に笑いを見せることはなかった。そして，窓のところに歩みよって，しばらくの間外を眺めながら，自分の肛門のところをさすっていた。そのときの彼は，ぼんやりしている様子だった（「自分の体をさするときには私の近くにいたくないんだ」と私は言った）。すると彼はお尻を撫でるのをすぐさま止め，「ぼくのすることをいちいち口を挟むな，この汚らわしい雌犬野郎！」と部屋の向こうから私を怒鳴りつけた。彼は舌を突き出して床に唾をはいた。(p. 51)

ここに，境界そのもの——人間関係の境界ならびに時間的な境界の両方——があいまいになっていることが見て取れる。こうした境界は，本来，セラピーのプロセスによって守られなければならないものである。セラピストがこれらの境界を守ったり維持しなくなったりすると，当然の帰結として，セラピストは，クライエントの行動や表現に示されている意味のある「図」(figure) を理解するための基盤を失ってしまうことになる。治療空間のコントロールを失うことによって，セラピストは相互関係の意味を理解できなくなってしまうのだ。

まず，治療関係そのものに内在しているこのやりとりの構造的な構成要素を

検討する必要がある。そのうえで，ビリーが反応として示した行動の持つ重大な意味を考えてみることにしよう。

このことは，以前に検討した重要な問題に関わってくる。その問題とは，幼い子どもたちの心理療法において，「転移関係」を促進，あるいは利用することが何らかの役割を果たすのか，あるいは，成人の精神分析から導き出されたこの「転移」という概念を子どもの心理療法に適用することにそもそも何らかの理論的根拠があるのか，ということである。それには何の正当性もないばかりか，臨床的な障害を生じうるものであり，人がどのように考え，関わり，コミュニケートするのかに関しての硬直した見方を——子どもたち自身がどのように機能しているのかをまったく理解しようとせず——一方的に子どもに押しつけようとする成人セラピスト側の非常に自己中心的な欲求の現れ以外の何ものでもない，というのが私たちの主張である。

4歳のクライエントを目の前にして，「転移関係」が発展していくのを待つ必要はどこにもない。そもそも，「転移関係」の促進は対人関係の境界をあいまいにし，子どもが自らの混乱した，あるいは危険に満ちた世界を何とか治療的に再構造化しようとするときの依って立つ基盤である構造をぐらつかせてしまいかねない。ビリーが本当に必要としていたのは，「壊れた自己／壊れた世界」への束縛を解決してもよいという許可であり，また，解決するための方法であるというわれわれの理解が正しいとしたら，壊れた男性人形を彼の箱のなかに入れっぱなしにしておいたというセラピストの行為の意味は，とてつもなく大きなものとなる。男性人形を壊すというビリーの行為は，キールホルツ（Kielholz, 1956）やケルマン（Kelman, 1960）を引用しながらヘンリ・エレンバーガー（Ellenberger, 1973）が論じた「絶好の瞬間」をアンソニーに提供してくれていたことになる。ビリーは，どこかの時点で，「壊れた自己／壊れた世界」という悪循環から抜け出すための一歩を踏み出す必要がある。人形を壊すという行為こそが，それを実行に移すための完ぺきに象徴的で，豊かな意味を持つ機会となったはずである。

ところがアンソニーは，こうした治療的好機にセラピストの存在を子どもに意識化させようとすることが，その出来事の象徴的な性格に備わった魔力を消し去ってしまう危険性があるということを認識しなかった。このような事態で4歳の子どもに対して行われた「転移」の解釈は侵入以外の何ものでもなく，

決して援助とはなりえない。転移の解釈によって，エピファニー（顕現日）とでも言いうる瞬間に備わっていた詩的で豊かな素材は，大人による身勝手で陳腐なからかいへと転じてしまい，子どもを救うことも，あるいは，彼の世界を変えることも不可能になってしまった。悲しいかなその瞬間が備えていた治療的な潜在力は失われ，アンソニーには「ちょっかいを出すクソッタレ野郎」以外の役割は残されていないという状態になってしまったのである（ビリーのここでの行動が生活というコンテクストから見た場合にどのような意味を持っていたのかについては，以下を参照していただきたい）。

　ここでのやりとり（というよりも，ビリーの行動と言ったほうが適切かもしれない）を「転移／逆転移」という観点から見たがために，アンソニーにとっても，**主体性の所在**（locus of agency）が混乱をきたす羽目になってしまった。ビリー（現実の世界に住む現実の人間）は前回のセッションで男性人形を壊した。そして，彼の分析家が，空想上の「マミー・レディ」に行為の責任を帰そうとするビリーの意図を受け入れたとき，境界はさらに曖昧になり混乱を極めることになる。

　　　ビリーの手は再び肛門を触りはじめたが，彼はすぐに手を引っ込めて箱のところにやってきた。これまでのところ，彼は箱のなかに入っているもので遊んではいなかった。彼は女性の人形と，おそらくは偶然（？），壊れた男性人形とを箱から引っぱり出した。彼はその2体の人形を立たせようとしたが，男性の人形は倒れてしまった。ビリーは，「彼女が彼を押し倒して脚を折った。彼女がやったんだ」と言った（私は「マミー・レディがダディ・マンを傷つけたんだね。そのせいで彼は具合が悪いんだ」と言った）。ビリーは「病院に行かなきゃいけない（アンソニーは病院でビリーと会っていた）。この人は死んでしまうんだ」と言った。

　事ここに至っては，このセッションが何らか肯定的な形で終了する可能性は皆無である（病院と家庭の境界があいまいになったという事態を見たとき，われわれは，このセッションが何らかの形でサディスティックな医者に言及して終了するのではないかと予想した——そして，のちに見るようにそうなったのだ）。ビリーには，アンソニーの比喩にしたがっていく以外に道は残されてい

なかった。その道とは，ビリーが逃れえない現実世界の問題を何度も繰り返すことであった。アンソニーがビリーの現実を知っていたことは，彼がビリーのセラピーを論じるなかで次のように述べていることからも明らかである。

　　不幸なことに，バランスの崩れた混乱した家庭に戻らねばならないというのが，ビリーの運命であった。父親は行方不明であり，母親と祖母は精神病理の状態をさまよっていた。

　治療的な意味を豊かにたたえた絶好の機会が失われ，さらに，アンソニーは，自分の行った解釈によって家庭と病院の境界をあいまいにしてしまった。男性人形を壊したのはビリー自身であり，それゆえ，その人形が立てないことへの責任は明らかに彼にあることを考えれば，境界があいまいになったことの持つ意味は重大である。回復的な解決を考えるなら，ビリーにとってのこの経験の意味を劇的に変化させるというアプローチがとられるべきであった。しかしアンソニーはそうしなかった。彼はビリーに，境界をあいまいにさせ，アンソニーが導くところにビリーの怒りを吐き出させる以外の選択を残さなかったのである。その結果，怒りは現実的な転移というコンテクストでセラピストに向かったのだ。そして，このセッションがどのような結末を迎えたかが，以下に明らかとなる。

　ほとんどの子どもは，注意深く構造化された治療関係という「空間」にとどまろうとするのみならず，その「空間」を守ろうとさえする傾向がある。セラピーという世界にうまく入り込んでいる子どもが，自らの安全感や安心感を守ってくれるものとして頼りにするようになった境界を破ろうとすることはまれである（とりわけビリーのように，家庭の状況が混沌としていて大いなる脅威を与えるものとなっている場合には，「安全な空間」の持つ安定性や連続性が，それ以外には耐えることのできないような生活を生き延びるための唯一の経験となることが多い）。

　そのため，子ども自らがセラピーのコンテクストでこうした境界を破る場合——アンソニーはこれを力動的で象徴的な性質のものであると見ているが——治療空間が何らかの形で「崩壊」したことを示唆するのが常である。そして，この場面ではまさしくそういったことが起こったのだ。回復への可能性を

秘めた瞬間は消え失せ，（子どもの主体性の）象徴はその力を失った。そして，アンソニーはその空間に，無力を象徴する脱出不能という現実の繰り返しを持ち込んだのである。それに対するビリーの反応は，セラピーを抜け出してセラピストに**話す**というものであった。それはつまり「この（象徴の）世界でボクのことを助けてくれないのなら，もう一つの（現実の）世界で助けてくれる？」ということなのである。

> ビリーはうなだれ，ふさぎ込んだ様子になった。突然，おもちゃを入れた箱に背を向け，私のほうに近寄ってきた。彼は私のネクタイ，ペン，そしてハンカチを指で触りながら次のように言った。「いいネクタイだね。ボク，水玉模様って好きだよ。このペンもいいね。ねえ，あんたには何人の子どもがいるの？」（私は，「お父さんがどこかに行っちゃったものだから，私にあなたのお父さんになってほしいって思っているんだね」と応えた）。

アンソニーのこのシンプルな言語的解釈を，ビリーが自分の欲求の承認であり，その欲求に基づいて行動するよう求められているのだと受け取ったことは，何ら驚くに当たらない。

> 彼は私の肩に額と鼻を押しつけてきた。

しかし，この「現実世界」は，ビリーの「症状行動」が軽快，あるいは変化に失敗した世界なのだ。この世界は，アンソニーによって導かれたものなのである。

> 彼の手は再び自分の肛門のところを触った。そして，突然，彼は私から体を離した。

ビリーがアンソニーの子どもになれるという世界は**存在しない**ことを考えるなら，ビリーがアンソニーの肩に額を押しつけるという行為を許したということはからかいの一種だと言える。それゆえ，怒りが生じながらも，その直後に

は，アンソニーが認めた唯一の世界である「転移」に戻るといったことが起こったのだ。

　　「なあ，一体，何やってんだ？　止めろよ。あっち行けって。ママに言うぞ」

　この言葉は，転移の「シナリオ」の一部のようにも見えるが，実際にはからかいに対する極めて現実的な反応であり，あるいは，アンソニーが境界をあいまいにしたことへの現実的反応なのだ（また，これはより特定的な事柄に関わっており，その点については後述する）。アンソニーの関わりは，ビリーにさまざまな問題を抱えた両親のことを思い出させるものであったため，ビリーは上述のような言葉で反応するしかなかった（たとえ，その他のことを望んでいたとしても）。それでも，セッションのなかでアンソニーが行ったことに対してビリーが適切に反応しているという事実には，このやりとりが治療的に豊かなものを潜在させていることを示している。身体的接触によるからかいは，アンソニーが象徴世界から抜け出す方向に導いているというビリーの理解と相まって，ビリーに強い混乱と欲求不満を与えることになった。ビリーが最初に示した反応は怒りであり，その後，退行的な自己慰撫行動へと移っていった。

　　彼は部屋の隅に移動し，そこから私をにらみつけた。「この汚らわしいファック野郎，ボクに近づくな」（アンソニーが認めたのととまったく反対の行為）。しばらくののち，ビリーは床にうずくまり，ロッキング（体をリズミカルに揺らす行為）を始めた。

　ビリーの自閉的なロッキングは，彼にとって環境が刺激過多であり，自分を圧倒するものになったことを示す行動表現である。
　ここに至って，ビリーは恐ろしい拘束にとらわれた身となる。彼にとってはいかなる行為も正解とはならない。象徴の世界への扉はもはや閉じられており，現実の世界もまたしかりである。彼は，疑似精神病的な引きこもり状態へと追い込まれる——こうした状態は，二重拘束的な状況に常にさらされる生活を送ってきた子どもに特徴的に見られる。しかし，アンソニーはビリーにさら

なる衝撃を与えるからかいでもって，彼を再び怒りの状態へと舞い戻らせることになる。

　　（私は「きみは私のそばに来て近くにいることが怖いんだね」と言った）。

　ビリーが今どのような状態になっているかがわかれば，この言葉がまったく不適切であることは明確である。（アンソニーの子どもになるという）不可能な希望を無理やり意識化させることによって，アンソニーは行為から現実世界における安らぎという機能を取り去ってしまうと同時に，その希望がまさしく不可能なのだということを強調する結果となったのだ。ここで再び，ビリーは，自分には何も正しいことができないのだと思い知らされることになる。それに対する彼の反応は，

　　　　彼は怒りに体を振るわせながら立ち上がり，私に飛びかかってきた。そして，何回も拳で打ってきた。

　空間の構造と空間の使い方を定めるルールを通して，「治療空間」の安全性と安心感を，適宜，子どもに伝えていかねばならない。これまでのところ，第6章で見てきたような作業的ルールの基本的な前提が守られなかった結果，どのような悲惨な状況が生じたかを私たちは目の当たりにした。子どもたちは決して小さな大人ではない。良い意図に基づいた言葉をいかに繰り返そうと，それが彼らの耳に届かないことは多い。それどころか，そうした言葉の繰り返しがかえって彼らを混乱させることもある。

　　（私はビリーの両手を押さえ，さらに，彼が蹴ってきたため，足を押さえた。そうしながら私は「私にとても腹が立って，ぶん殴ってやりたいと思っていることはわかるよ。でも，ここでは誰かが誰かを痛めつけるのはなしなんだよ。だから，君にそうさせるわけにはいかない。だって，そうしたところで君を助けることにはならないから。どういうことで君がそれほど嫌な気持ちになっているのか，話してくれたらいいと思うんだけど」と言った）。

セッションのこの時点までにビリーがしたことや言ったことは，彼がどれほど嫌な気持ちになっているかの表現であった（しかし，彼のセラピストはそう受け取っていない）ため，このアンソニーの言葉のなかに表れる「嫌な気持ち」という表現を，ビリーは別の意味に受け取ったのだろう。そのことは，ビリーの次の反応より明らかである。

　　　彼は体の力を抜いて私に寄りかかり，すすり泣きながら次のように静かに言った。「お願いだからボクを傷つけないで。ボクを刑務所に入れないで。ボクを気が変になった人の行く病院に連れていかないで。あなたがそうするって，ママが言ってたよ」。

（注意していただきたいのは，これが，傷つけられることへの恐怖の行動化であるという点である。しかし，アンソニーの頭は，エディプス・コンプレックスの登場人物のことで一杯になっていたため，ビリーの言葉を恐怖の行動化とは認識できていない）。ビリーが，「監獄」や「気が変になった人のいく病院」などといった「悪い人たち」が連れて行かれるところに自分を入れないでと請うていることからして，ここでのビリーの表現が道徳的な過ちを表すものであって，決して，「嫌な気持ち」に関するものではないことがわかる。子どもたちは，「そのような嫌な気持ちにさせたこと」について成人のような理解で話すことはない。そして，アンソニーが「ここでは痛めつけるのはなし」だと言うのを聞いて，アンソニーは非常の混乱したに違いない。というのは，ビリーはアンソニーの「治療空間」を自分を傷つけるものとして経験していたからである。さらに，アンソニーの口から流れ出した「共感」によって，この混乱はますます強まっていく。

　　　（このとき，私の心は共感的な感情で一杯になった。そして，「かわいそうなビリー，人に腹を立てて，そのあとでその人が自分にどんなことをしてくるのかを考えて怖くなってるんだよね。それって，とってもつらいことだよね。あなたがそこから何とか抜け出せるよう，お手伝いしたいよ」と言った）。

アンソニーが言う「人」とは，一体誰なのだろう？　ビリーを「気が変になった人の行く病院」に入れると言った母親なのだろうか？　ビリーの現実世界という環境に何らの変化ももたらさないで，ビリーが「抜け出せる」のを手伝うとしたら，アンソニーには何ができるのだろうか？　アンソニーの「共感的な感情」によってもたらされた安堵感はそう長くは続かなかった。

> ビリーはしばらくの間，私のそばにいた。その後，テーブルのほうに行って，紙を手に戻ってきた。「ボクがあなたのどこを痛めつけたか，書いてみな。ボクは医者だ」。

ビリーのこの言葉に対してアンソニーが欄外に書き添えたコメントは「否定的なサイクルの分離」であった。ここで，逐語録を追っていく作業をしばらくの間中断して，アンソニーが子どもの心理療法において「肯定的サイクル」と「否定的サイクル」という概念を用いてどういったことを理解しているのかを検討してみよう。この２つの概念は，子どものクライエントの現実の生活状況とは関係のないところで機能しているようである。

> 典型的な肯定的サイクルとは，分析家に対する，彼との接触を求める欲求をともなったエロティックな感情に端を発する。これは，（訳注：分析家からの）誘惑への恐れ，パニック，激怒といった感情を生み出すことになる。それに対して，典型的な否定的サイクルとは，まず分析家に対する攻撃性から始まり，その後，実際の攻撃，報復への恐れ，罪の感情にもとづく反応と経過し，自責の念を持って分析家に対して償い，なだめようとする行為へと移っていく（p. 47）。

アンソニーの治療のプロセスを中断しての検討の結果，硬直して柔軟性を欠いた概念的なスキーマ（本ケースではアンソニーの「サイクル」と「転移」がこれにあたる）を押しつけることによって，前述のような，相互作用において実際に起こっている事柄への視点がぼけてしまう可能性があることを明らかにできた。アンソニーの「共感」に対するビリーの反応はこのことをきわめて的確に表しており，シニカルな漫画的表現となっている。アンソニーの関わり

は，自分に父親になってほしいというビリーの思いを知っているということをビリーに知らせるという，ビリーに恥ずかしい思いをさせてしまうようなからかいで始まっている。ビリーが，自分が過ごしてこなければならなかった苦痛に満ちた生活（下記参照のこと）の一部を，信じられないほどの象徴に満ちた言葉で表現し始めたとき，アンソニーはその象徴的なコミュニケーションをつかむことができず，自分の近くにやってくるのを恐れているとして彼を責めた——しかも，ビリーがたった今そうしたという事実があるにもかかわらずである。アンソニーは，身体的接触を求めるに際してこれほどおそるおそる（鼻を押しつけてくるなど）だった子どもが，その直後にまるで攻撃されたかのように突然身を引いたのがどういうわけなのかについて，思考をめぐらせることはなかった。ビリーがコントロールを失った直後，アンソニーは，何が起こったのかについての彼なりの考え（傷つきからの防衛）を述べた。しかしながら，ビリーは現実世界について「語って」おり，一方でアンソニーは，「転移」と「サイクル」という，人為的な世界について述べていたのだ。アンソニーはこれらの表現を，「とても嫌な気持ちなんだね」という言葉で締めくくった。それに対してビリーは，自分を「監獄」や「気が変になった人のいく病院」に入れないでくれと懇願し，（情緒的な意味での）「悪い」と（道徳的な欠陥としての）「悪い」との混乱を呈したのである。

「かわいそうなビリー」というアンソニーの共感の表現は，それがこうした相互作用の流れの最終部分で表れた場合には，恩着せがましさ以外の何ものたり得ようか？　アンソニーに対するビリーの反応は，それこそ，「あなたがそこから何とか抜け出せるよう，お手伝いしたいよ」というアンソニーの前回の言葉のパロディーとでも言えるようなものであった。このセッションはどのような終わり方をしたのだろう？

> 彼は包帯をもとの場所に片づけながら，「家に帰れる状態になるまえにベッドを抜け出したら，顎に一発おみまいしてやるからな」と言い添えた。

治療的な可能性を豊かに秘めながらも非常に悲惨な展開を示したセッションの，悲しみと怒りに満ちた終結である。

ビリーが繰り返し示した治療的な展開への入り口をアンソニーは見きわめることができず，したがって，それを活用することもなかった。それでもなお，この子がセッションで表現した内容が豊かな象徴に富んだものであることは，いくら強調しても足りないものであった。われわれが治療的な好機と見るところに，アンソニーは空虚な「サイクル」のみを見出したのである。このセッションに対するアンソニーのコメントは以下の通りである。

> コメント
> このセッションで特記すべきは，あふれんばかりの怒りに満ちており，ほとんどのサイクルが否定的な結果へとつながり，プレイが成立せず，あるいは途中で崩壊することであり，また，彼が両親についてサディスティックな関係——しかも，母親優位の——というファンタジーを持っているということである。さらに，彼が分析家に共感を喚起したということも注目に値する。

アンソニーがビリーのどこに「プレイが成立せず，あるいは途中で崩壊する」という特徴を見たのかは興味深い。というのは，第一に，この子のプレイは象徴に富んでいるばかりか，彼のプレイをアンソニーの介入に対するコメントとして見た場合には，辛辣な皮肉にもなっているからである。そして第二には，セッション全体を通して子どもであり続けることを——行動によって——求めるビリーに対して，予断に満ちた推論という成人のマトリックスをアンソニーが押しつけようと意図したときにのみ，ビリーのプレイは崩壊を見ているためである。アンソニーがセッションの最後まで「ああ言えばこう言う」型の，受動的攻撃性に満ちた対応に終始したのに対して，ビリーはテーブルをひっくり返し，セラピストが自分の担当であるのなら何をなすべきなのかを言ったに過ぎないのだ。「家に帰れる状態になるまえにベッドを抜け出したら，（医者である）私は，（クライエントである）あなたの顎に一発おみまいしてやるからな」というわけである。

第 104 セッション

次にアンソニーは 94 セッション後にあたる第 104 セッションを取り上げ，逐語記録を示している。何らかの変化が生じただろうか？

> 私がビリーのそばに近づいたのを見て，彼は満面の笑みを浮かべた。私は彼に鍵を渡し，彼は自分の箱をテーブルの上においた。「ボクの（前回のセッションの）物語の続きをやってもいい？」と聞いてきた（私は，「自分が思ったとおりにするんだよ」と答えた）。

ここには構造を求めるビリーのニーズが表現されているが，この種のニーズは，このセッションの 94 回前にあたる先述のセッションにおいてすでに見られたことは注目に値しよう。大人が世界を安全で，有意味で，生産的なものとして構造化することを求めるビリーのニーズは，この 1 年間にわたって非常に強烈なものであったのだ。これは，私たちの観点からすれば，これほどのダメージを受けたと考えられる子どもとしてはたぐい稀なる柔軟性を表していると見ることができる。これはすべての子どもについて言えることであるが，非指示的な方法が，子どもの回復にとって常に効果的であると考えることは技術的な誤りであり，しかも取り返しのつかない結果を生じることさえある。ビリーの場合，非指示的な関わりは，彼を取り巻く現実世界の無責任さとさして変わらず，それゆえ，境界のあいまいさを維持する結果となり，さらには，セラピーの初期の段階で（実際のところ，まさしく最初のセッションで）彼の抱える問題の多くを解決する途を開くことができたはずの，治療的な統合を可能にするプレイの展開を妨げてしまったのだ。子どもは力を欲するものであるが，実際に力を得る（それが象徴的なものであろうと，現実においてであろうと）となると，彼らには大変な災難が降りかかることになる。だから，「もちろんだよ。あなたの物語の続きをしていいよ」という反応が，子どもに対して自己の主体性に関する肯定的な感覚を付与することになる。しかし一方で，「自分が思った通りするんだよ」という反応は「先の開いた」（open-ended）どっちつかずの表現であり，場合によっては無秩序的な事態を招来する危険性

がある。このセッションでのアンソニーの最初の反応は，次に見るように，非指示的以上のものを含んでいたのだ。

> 彼は家と車，母親と父親の人形，そして小さな男の子人形（ビリーはこの子に「シリー」というニックネームをつけた［訳註：「シリー」の原語"silly"には，「愚かな，ばかげた」という意味がある］）を取り出した。シリーはビリーの物語に常に登場するキャラクターであった。彼は一日の大半を精神分析に費やしていた。シリーは「イド」人格であり，もっとも攻撃的でばかげた行為に対しても一切恥じることがなかった。とりわけ両親に対してはそうであった。両親は，過去において，シリーの行為に大変苦しい思いをさせられていた。

このプレイの展開を見ると，「自分が思ったとおりにするんだ」という反応は，ビリーが，「イド」人格でありもっとも攻撃的でばかげた行為に対しても一切恥じることがなく，とりわけ両親に対してはそうであるシリーになるように求めた「先の開いた」誘いかけとなったことは明らかである。

このセッションの最初にビリーが発した質問は，治療的な可能性に満ちたものであった。このビリーの質問を「もっとも攻撃的でばかげたことをする」ことを求めたものだと考えなければ，アンソニーは表面的には何気ない質問のなかに込められた豊かな内容を見て取ることができたかもしれない。つまり，このビリーの質問は，「ボクの物語をやってもいい。ボクが責任を持って，変化の主体性を持ってもいい？」と「ボクの物語は変化できる？」という内容を含んでいる可能性があったのだ。アンソニーの言葉を使うと，誰と連合を組むのか，「イド」か「自我」か，カオスかコントロールか，はセラピストの選択だということになるのだ。アンソニーはカオスを選んだ。そして，カオスは治癒をもたらさない。ビリーは論理の改宗者となったのだろうか？

> ビリーはプレイを行いながら，自分の行為にコメントをつけた。彼は母親を蹴り，母親は彼をぶん殴り，再び彼が母親を蹴り上げ……。彼は大笑いをした。「シリーって，大ばか野郎だ」。

心理療法の世界では，子どもたちは毎日のようにこれに類した言葉をわれわれに投げかけてくる。彼らは同じようなシナリオを繰り広げ，自分自身のコントロールできない状態，解決不能なカオスを繰り返し繰り返し行動化する。ここでの記述を見るとアンソニーは理解していないようであるが，この種のプレイにおける行動化はセラピストに対する試しなのだ。彼らは「ボクにこの無益な繰り返しを続けさせるつもりなの？」と問いかけているのである。これが，彼らがプレイを通して行動によって提示している質問なのだ。さらにビリーは，その一歩先を行っている。「シリーって，大ばか野郎だ」と，明確な言葉で述べているのだ。この時点でアンソニーは「そうだね，彼は大ばかだね」と反応し，このプレイのなかで「シリー」が無益な繰り返しから抜け出す途を開くことができたはずである。こうした反応によって「シリー」からビリーへの移行を促進することは，アンソニーにとってさして難しいものではなかったはずだ。しかしアンソニーはそうしなかった。結果，「イド」が続くことになる。アンソニーは，「不幸にも，ビリーはバランスの崩れた，混乱した家庭に戻らねばならない運命にある」ことを忘れてしまっているのではないかと思われる。

　　　（私は「シリーはもう，ママのことを怖がっていないんだね」と言った）。

　こうした状況から逃れられないビリーはどのような選択をしただろうか？彼はアンソニーの求めに応じ続ける――しかし，そのための代償は大きい。

　　　「恐れてなんかいないさ。シリーはママをぶん殴って，キックして，ママをノックダウンするんだ。そして，倒れたママの上に飛びかかるのさ」と言うビリーは，どこか不安げな様子に見えた。

　ビリーにはアンソニーの「イド」にとどまる以外の選択はなかった。しかし，彼は罪悪感という代償を支払わねばならなかった。

　　　「シリーは悪者なんだ。監獄にぶち込まれるのさ」と言い，ビリーはシ

リーを思い切り打ちすえた。

ビリーは未だに「悪い」存在なのだ。この点は第10回セッションのままであり，このセッションのあとにも変化はないだろう。シリーは「監獄にぶち込まれる」とビリーは言った。第10セッションで彼が恐れていた「監獄」である。境界はいまだあいまいなままなのだ。現実の世界ではビリーにはどうすることもできない両親に対する怒りの感情を罰する以外の選択肢を，彼は持ち合わせていない。

しかし，事態はこれだけでは終わらない。アンソニーは，ビリーに向かってさらなるカーブを投げる。「自分が思った通りするんだよ」とビリーを誘い込み，ビリーがプレイのなかで母親を打ちすえるのを見て「シリーはもう，ママのことを怖がっていないんだね」と言ったうえで，アンソニーは自分がこれまで導いてきたことに対するビリーの罪悪感を喚起するのである。

　　　　（私は「ビリーはママを痛めつけて申し訳ないと思っているんだ」と述べた）。

この言葉は，ビリーにとっては二重の意味で厄災をもたらした。この言葉は，ビリーに自分が（プレイで）行ったことに対して「悪かった」と思えと言っているだけではなく，プレイというメタファー（シリー）を現実の少年（ビリー）に置き換えさせようとするものでもある。ここでもまた，境界があいまいにされ，「イド」人格であるシリーがなした行為に対して，たった5歳の少年であるビリーに責任をとるようにと，セラピストは求めているのだ。再び，ビリーには「正しい」ことは一つもできないのだ。セラピーにおいてすらである。かくして「ボクは悪い子なんだ。だからボクに罰を与えて。ボクは罰せられる。だから悪い子なんだ」という悪循環が続くのだ。

　　　ビリーはシリーを壁に叩きつけ，「いい気味だ」と言った。彼はママ人形を手にして，とても優しく撫でた。「彼女は素敵なママなんだ」と言った。そして再びママ人形を優しく撫でた。それから人形のスカートをたくし上げて，両足の間をじっと見て次のように言った。「ここは素敵じゃな

い。汚い。彼女は悪いママだ」。

　このセラピストがどういった理論的指向性をもっているかを知っているわれわれは，アンソニーがビリーのこの行為を彼の「去勢不安」の兆候だと見なしたことを知ってもさして驚きはしない。しかし，ここでわれわれが目にしているのは，果たして本当にそういうことなのだろうか？　こうした行為は性的虐待を受けたり，あるいは不適切な性的行為にさらされたりした子どもに典型的に見られるものであるとしたらどうだろう？
　ビリー自身（ビリーのプレイのキャラクターではなく）が「ママを痛めつけて申しわけなく思っている」ということを彼に伝えることによって，アンソニーはこの５歳の男の子に，**おまえが悪いことをしたのだ**，と言っていることになる。セラピストがそれを引きだす気になれば，５歳の子どもにとっては，自分が「悪い子」であったと行動化する材料など無数に存在する。しかし，まさしくこの子は，どういう理由でこの特定の事柄を選んだのだろうか？　この子はどうして，この特定の状況において，自分の悪さと母親の性器とを結びつけたのだろうか？　こうした疑問が投げかけられることも，その当然の帰結として，答えられることもなかった。ビリーは，機会を逸したセラピストにさらなる機会を与え，論理的な従順さを示し，彼の（男性の）セラピストを安心させる形でこの場を終えている。

　　　（私は「ビリーは，ママにはビリーみたいなオチンチンがないと思って怖くなったんだ」と言った）。彼は「ママにもオチンチンがある」と叫んだ(私は「ママにオチンチンがないから，ビリーは怖くなったんだ」と繰り返した)。彼は「ママにもあるもん」――何度も繰り返し叫びながら部屋中を走り回り，ついには絶叫しながら壁に体当たりした――「あるもん！あるもん！」

　ビリーが母親人形のスカートをたくし上げて両足の間をのぞき込んだときにあったのは，非常に単純な疑問――これはプレイのコンテクスト全体を通して，彼のあらゆる表現に見られるものである――「ママはどうして悪いママなのか」という疑問であった。この単純な疑問に対して，おそらくビリーは，適

切に反応できたのではないかと思われる。しかし，そこに「解釈」が与えられ（ここでは，「解釈の前に明確化」という精神分析の重要なルールが破られている），その「解釈」がビリーの反応を別の方向に導くことになる。

　　　私は彼のところに近づいた。彼は自分のペニスを押さえながら再び叫んだ。「ビリーはお医者さんがオチンチンを取ってしまうと思っているんだ」と私は言った。

　私たちが経験するところでは，3歳から6歳の男の子たちは2つの性（の存在）に混乱し，もう一方の性（つまり女性）が失ってしまったものを自分も失うのではないかと恐れるものである。こうした混乱と恐れは，通常，セラピーの初期段階の数セッションで表れる――セラピーに十分な安心感を持ち，こうした恐怖を表現してもよいと感じることさえできたなら（第2章のクリスを参照のこと）。こういった恐怖がその表面化までに100セッション以上を要するというのは，きわめて異常であると言えよう。さらに，子どもが自分の性器をつかみながら部屋中を走り回るというのも，かなり稀な事態である。特に，同じセラピストのもとにこれほどの期間を過ごしてきたという事実を考えるならなおさらである。このセラピーにとっては，コントロール不能が特徴となってしまっている。

　ここで流れを中断して，アンソニーが提示した最初のセッションに戻って見よう。というのは，アンソニーの一見無意味なコメントの背景を今一度考える必要があるように思われるからだ。壊れた男性人形が箱の中にあるのを見てビリーが顔色を失い，「しばらくの間，つぶやいていた」という場面を思い出していただきたい。

　　　（私は彼に，「そんな小さな声でしゃべっているから，あなたが何を言っているのか私には聞こえないよ」と言った）。彼はうつろな表情で私を見てから，再び箱のほうに向き直った(私は，「君は何か言いたいんだ。でも，何を言っているかを私に聞かせたくないんだね」と言った)。彼は怒りに満ちた様子で振り返り，私の顔を見た。彼の目は怒りに満ちていた。「おまえなんか大嫌いだ。おまえ，気が変なんじゃないのか」。

私たちが思い出すに，ビリーの反応は，自分を助けてくれるはずの人の手によってボロボロに傷つけられた自己イメージと，「ダメージを与える」存在としての自分自身のイメージをそのまま放置された子どもの反応としては，十分に納得のいくものである。しかし，この最初のセッションで，アンソニーはさらに続ける。

　　　（私は「なんてかわいそうなビリー，あなたは私にすごく腹を立てているんだよね，**私があなたに何かするんじゃないかと思って怖くなったんだよね**」と言った［太字は筆者］）。

　ビリーの反応は，アンソニーの言葉が彼を冷静にさせたという点では，驚嘆すべきものであった。

　　　彼の顔から表情が消えた。しばらくの間，無言でたたずみ，そして彼は「今，何て言った？　あなたの言ったこと，聞こえなかったよ」と言った（私はビリーに微笑みを向けながら，「今度はあなたが私の言葉を聞けない番だね」と言った）。

　この「ああ言えば，こう言う」式の反応を取ることによって，アンソニーは，この子の生活や人生についての，おそらくはもっとも重要な洞察を得る機会を犠牲にしてしまった。アンソニーは「あなたがこうしたから，私がこうした」式の対応で報復しており，自分自身の直前の言葉が非常に強力な意味を持っていたことに気づいていないのは明らかである。その言葉とは「……私があなたに何かするんじゃないかと思って怖くなって，私にすごく腹を立てているんだね」である。ここで，敏感なセラピストなら，「何を」と考えなければならない。「この子は私が何をすると考えているんだろう？」と。この種のシンプルな疑問が，この時点では適切どころか必須のものであった。そういうふうに考えた場合，アンソニーの反応は「誰かがあなたに何かしたのかなあ？」といったものになろう。このまさしく「先の開いた」質問は，ビリーがセッションで言ったことと，さらには彼の個人的な反応に対してアンソニーが実際のセッションで発した次の言葉よりもずっと適切なものである。

（私は「自分のお尻を撫でている間は，私の側にいたくないんだよね」と言った）。

　ビリーが性的な虐待の被害にあっていたとしたら——セラピーのコンテクストにおける彼のこの行動はその可能性を強く示唆している——アンソニーの介入に対するビリーの反応の意味がはっきりと見えてくる。

　　彼はお尻を撫でるのをすぐさま止め，「ボクのすることにいちいち口をはさむな，この汚らわしい雌犬野郎！」と部屋の向こうから私を怒鳴りつけた。

　さらに，壊れた男性人形が倒れたことに対してアンソニーが行った「マミー・レディがダディ・マンを傷つけたんだね。そのせいで彼は具合が悪いんだ」という解釈のあとのビリーの反応の意味もはっきりしてくる。この男性がいかに具合が悪いかということを少し述べたあと，ビリーは象徴的な意味合いが強いものに関心を向ける。アンソニーのネクタイと，ペン，そしてハンカチである。アンソニーが身につけている長く垂れ下がった物に対するビリーの興味を，アンソニーが「あなたのパパがいなくなっちゃったから，私に父親になってほしいのだ」というビリーの希望の現れだと解釈したとき，ビリーは最初，アンソニーの体に鼻をこすりつけ，それから「手を肛門のところに持っていった」のである。今，もう一度この展開を見直すとき，性的虐待を受けた子どもがセラピー場面で示す古典的な行動化に気づく。こうした行動化は，とりわけ，成人（あるいは自分よりも大きな）男性によって性的虐待を受けた少年に典型的なものである。

　　彼は私の肩に額と鼻を押しつけてきた。彼の手は再び自分の肛門のところを触った。そして，突然，彼は私から体を離した。「なあ，一体，何やってんだ？　止めろよ。あっち行けって。ママに言うぞ」。彼は部屋の隅に移動し，そこから私をにらみつけた。「この汚らわしいファック野郎，ボクに近づくな」。しばらくののち，ビリーは床にうずくまり，ロッキング（体をリズミカルに揺らす行為）を始めた。

ここでのビリーは，性的な接近（おそらくは手指による肛門への侵入），虐待者から身を守ろうとする意図，およびママに告げるという脅しの行為を行動化しているように思われる。彼はアンソニー（この時点では，まさしく正しい歩みでシナリオに入り込んだ）のことを「汚らわしいファック野郎」と呼び，「ボクに近づくな」とストレートに言っている。こういうふうに考えてくると，彼のロッキングの意味を今一度考えさせられることになる。このロッキングは自閉的な自己刺激や自己慰撫の行為であろうか，もしくは，マスターベーションであろうか？　あるいは，虐待を受けトラウマを負った子どもに典型的な行動記憶を今まさに目にしているのだろうか（Terr［1988］および第4章を参照のこと）。こうした子どものロッキングによるマスターベーションは，発作であると誤解されてしまうこともめずらしくない。

　このときに一体どんなことがビリーの心の中では起こっていたのだろうか？　残念ながらわれわれは，この疑問を持ったままで第104セッションに戻るしかない。アンソニーが「ビリーのところに近づき，ビリーはペニスを押さえながら再び叫んだ」場面である。

　　　（「ビリーはお医者さんがオチンチンを取ってしまうと思っているんだ」と私は言った）。ビリーは怯えたような表情になり，テーブルの上においた人形のところに戻った。彼はママのスカートを再び持ち上げて，さっきよりも長く眺めていた。そして最後に，彼の判断を口にした。「ママには大きな大きなオチンチンがあるんだ。世界中で一番大きなオチンチンだ」。

　この時点では，ビリーはアンソニーに対する物理的な攻撃性を比較的うまくコントロールできている。第103セッション以降，アンソニーに対して，何やら奇妙な信頼が発展していたように思われる。ビリーはこのセッションの終了まで，「メタファーのなか」にとどまることになる。

　　　ビリーは壊れた父親人形を持ち，ズボンをずらして，まじめな口調で言った。「お医者さんにはオチンチンがない」。

　「男性器を持った母親」（phallic　mother）に機能する男性器（operative

phallus：フランスのラカン派の分析家が使う意味で）を付与するというアンソニーのニーズに強いられて，ビリーはアンソニーから「オチンチン」(widdler：ペニスを意味するイギリスのスラング表現。フロイトの「リトル・ハンス」の事例に登場する。アメリカでは，社会的な不利益を被っている子どもは言うに及ばず，平均的な子どもにとってもこの言葉は語彙には含まれていない）を取り去ったのだ。アンソニーは続ける。

　　　（私は言った。「ビリーはお医者さんのオチンチンを取っちゃった。お医者さんがビリーに怖い思いをさせたから，罰を下したんだ」）。

ビリーの行為に対するこのアンソニーの読みは，まったくもって正しい。

　　　ビリーは私に近づき，私の首のところに腕を回して耳元でこうささやいた。「あなたにもあるよ」。
コメント
　　　排泄物と汚れたものに対するビリーのこだわりはほとんどなくなった。彼は男根期（phallic phase）に入り肛門のマスターベーションは性器のマスターベーションへとその座を譲った。彼の性的な不安は顕著なものとなり，明らかな去勢不安を示すようになった。その他の「精神病的」要素――抑うつ，そう状態，およびパラノイド的な不安――のほとんどは消失した。

もしもアンソニーが，ビリーがセラピーで行ったことに彼の現実世界における生活なり人生が関係していると考えたとしたら，このケースの結果はどのようなものになったであろうか？　肛門マスターベーションや，「汚らわしい雌犬野郎」「汚らしいファック野郎」といった表現は，ファンタジーの能力豊かな4歳の子どもが何もないところから引っぱり出してくるような類のものではない。たとえ，その母親が自分の子どもの排泄物にこだわりが強い場合であってもである。もしビリーが実際に性的虐待を受けていたとしたら，このセラピーの結果，大人になったとき彼は何に対して目を閉じてしまうことになるのだろう？

第 200 セッション

第 200 セッションを見るとき,ビリーが(現実の生活において)体験してきた事柄へのわれわれの関心はますます強いものとなる。

　　ビリーは幾分うつむき加減で部屋に入った。彼は箱をテーブルの上においたが,開けようとはしなかった(私は,「今日はなんだか悲しげだね,ビリー」と声をかけた)。彼はしばらく時間をおいたあと,応えた——「ボクはもう OK だって,ママが言ったんだ」と。(「ママはビリーがもうここにくる必要がないと思ってるんだ」と私は言った)。彼はうなずき,気乗りしない様子で箱を開けた。

次に起こったことは,決して起こるべきではなかった——たとえずっと以前のセッションであっても。あまりにも恐ろしいものであるがゆえに拒否されるという場合でないかぎり,子どもにとって,同一化の必要のある将来は決して放棄されるべきではない。あるいは,破壊を繰り返させることがあってはならない。

　　ダメージを受けた父親人形は,これまでに破壊と修理を繰り返しながら,適切な助力を提供してくれた。その人形を,ビリーはゴミ箱に投げ入れた。父親人形はもはや役に立たなくなったのである。

ビリーの悲しみを認識し,そのあるがままの妥当性を認めるのではなく,アンソニーはビリーの絶望感に焦点を当てた。

　　(私は言った。「あなたは,ママがお父さんを取り上げてしまったように,私をあなたから取り上げてしまうと感じているんだね」と)。ビリーは箱の中を引っかき回してママ人形を取り出した。そして,ママ人形もゴミ箱に突っ込んだのである。

これは致命的なミスである。というのは、象徴的な世界と現実世界とを同時に空っぽにする——あるいは、子どもがそうするのを許す——ことはあってはならないからだ（どうしてブードゥが効果をあげうるかを考えれば、その理由は明らかである）。しかし、アンソニーは、まさしくこれをビリーにさせてしまった。現実世界におけるビリーの運命がさほどの改善を見ていないことは明らかであった。ということは、セラピストと過ごす特別な時間に彼が落穂拾いがごとくに集めたものがいかに重要であったかは明らかである。嵐が和らぐまでは、内的な統合性が支えとなって外的なカオスを持ちこたえるということもあるのだ。

心理療法における初回の出会い（つまり、評価のためのセッション）においてすら、われわれが示した第 3 の前提（p. 168）が意味を持つ。つまり「**心理療法のプロセスは、子どもの間違った自己認識や否定的な自己認識の表現を促進することがある。こういった表現自体は治療的であるが、これをそのままにしておいてはならない**」のである。ビリーは母親と父親を捨て去った。この 200 回目のあと、ビリーが創造力を持ったサバイバーになることを望む人がいるかもしれない。しかしながら悲しいことに、アンソニーは（現実の世界で生きている現実の子どもである）ビリーについてそういったことを一切考えていない。

　　　（私は「じゃあ、シリーはひとりぼっちになってしまうね。彼はどうするんだろう？　まだ小さいのに」と言った）。

ビリーがシリーから逃れたいことを、彼は約 100 セッションも以前に明らかにしている。「シリーは大ばか野郎だ」とビリーはアンソニーに言った。このとき、アンソニーが自分に同意してくれて、シリーという恐ろしいアイデンティティから脱出するのを手助けしてくれることをビリーが望んでいたことは明らかである。しかし、セラピストは、その後 100 回が経過した時点においてすら、ビリーとシリーを同一視し続けていたのだ。それでもなお、ビリーはサバイバーであるかのごとくに見えた。

　　　ビリーは気むずかしい雰囲気で言った。「彼はシリーだ。ボクはもうシ

リーはいらないんだ」と。そして，彼はシリー人形をもゴミ箱に投げ入れたのである。

今や，象徴世界は文字通り空っぽとなった。ビリーがこの時点──200 回が経過した時点で，どこに目を向けるかを想像するのはさして困難なことではない。

（私は「それで，ビリーとお医者さんだけが残ったんだ」と言った）。

この言葉は，190 回前のセッションでビリーの人生を大きく揺さぶったからかいと何ら変わるところがない。これに対するビリーの反応に驚く者はいないだろう。

ビリーは私を見てこう言った。「あなたと一緒にお家に行ってもいい？ ボク，お部屋をきれいにできるよ」。

この恐ろしいほどに痛ましい状況が展開されるようなことは決してあってはならなかったのだ。性的虐待の可能性は考えないとしても，200 時間ものセッションが経過したあとに，クライエントである子どもがセラピストと一緒にセラピストの家に帰るというきわめて現実的な希望（「ファンタジー」ですらない）を抱き続けるなど，考えられない。そういったことが起こった場合，現在の生活状況を（ソーシャル・サービスなどの方法によって）改善したり，あるいは現実世界の嵐を切り抜けるのを援助するなど，必要とされることをセラピストがやっていないということを意味するのだ。それ以外の選択肢はない。少なくともこの子にとっては。190 回前のセッション以来，何らの進歩もない。それは，アンソニーの反応を見ればわかる。

（私は「あなたはママとパパを捨てちゃった。そして，私の子どもになって私と一緒に暮らしたいと思ってるんだね」と言った）。

この言葉はビリーがたったいま言ったことの繰り返しに過ぎない。恐ろしい

事態が始まった。「現実」は190回前と何らの変化もないのだから，少なくとも象徴世界において回復を促すためになにがしかが行われていなければならなかったのである。

　　このとき，ビリーはより不安げな様子になった。彼はゴミ箱のところにとんでいって，人形を取り出し，細部まで注意深くチェックした。「みんな大丈夫だ，どこも傷ついてない」。

象徴世界を守るのはセラピストの役割である——子どもの仕事ではない。象徴的な能力を備えているために誰の助けもなしにそうしたことができる子どもが心理療法にやってくることはまずない。ビリーにこのような課題が押しつけられることは本来あってはならなかったのだ——これほどの長期間をセラピーに費やしたあとのことであればなおさらである。

　　彼は「みんな，ボクらと一緒に暮らすんだ。みんな一緒にいるんだ」と付け加えた。

子どもと関わる人間にとって，親が自分の子どもたちのことをまったく考えないという経験をするよりも，あるいは，子ども自身が，自分のことにまったく関心を払わないどうしようもない環境に自分がいることを知っているという経験をするよりも悲しいことは，そうない。ビリーがそのことに気づいていたことは，痛いほど明らかである。彼の英語は4歳児にしてはすばらしいものであった（それは逐語記録に明らかであろう）。その子が，非常に興味深い退行を示している。

　　（私は「パパも？」と聞いた）。彼は私のことをほとんど見なかった。「パパ，いっちゃった。パパ，病気でいっちゃったんだって，ママ，言ってた。パパ，ボク，もういらない」。彼の目から涙がこぼれるのも時間の問題だろう。

愛情の原初的な形態であることを考えたとき，ビリーの「パパ，ボク，もう

いらない」という退行的な言葉は注目に値する。しかし，アンソニーの世界においては，象徴は問題にはならなかった。

　　　（私は言った。「それが現実なんだよ，ビリー。ふりをすることは何の役にも立たないんだ。ビリーと，ママと，そしてナンの3人なんだよ，一緒にいるのは」）。

自分の手元には何もなく，彼が誇りにできるような有機的な変化は一切ないなかで，ビリーは再度，試みた。

　　　ビリーは言った。「ボクが大きくなったら，あなたと一緒に暮らせるよ」。

このセラピーの最終的な結果は，ビリーが自分の人生の運命に直面しなければならず，そこには出口がなく，象徴的な解決すらあり得ないという現実を，意識的に了解して受け入れるということにならざるを得ないように思えた。しかしながらビリーは，はじめの頃のセッションでアンソニーが言った言葉——こうしたことを解決する方法があるという言葉——をおぼえていたのである。

　　　ビリーは箱のふたを閉じて言った。「座って話をしよう」。

ビリーはアンソニーが190セッション前に言った，「何があってあなたがそんなに嫌な気持ちになっているのかを私に話してくれたら，きっと楽になるよ」という言葉をおぼえていたに違いない。

　　　（私は「何のことを話すのかな」と言った）。

目的をなくしてさまようセラピーが，一体どこに向かうのかわからない。「話すこと」が何の役にも立たないことは明らかであった。そこでビリーは，彼の立場とアンソニーの立場とを妥協させる策——しかもかなり知的な——を

もって,「現実の世界」へと戻ってきた。

　ビリーは言った。「じゃあ,ボクがあなたの子どもで,あなたがボクに何か素敵なものを買ってくれるために2人でお店に行ったつもりになろう」。

アンソニーには,ビリーが提示するであろういかなる望みをもかなえることができないということを考えるなら,こういった状況で「つもりになる」という提案がいかにすばらしい妥協であるかがわかる。

　(「OK,私は店にいて,何か素敵なものを探しているんだね。で,私は何を見つけるのかな?」と私は言った)。

ここにいたって,ビリーがどんなことを言うか,おおよその見当はつくだろう。そして,再び悲劇的な状況になる。彼の希望はかなえられず,欲求は満たされないのだ。何らかの希望を持って始められた会話が,またもや壊滅的な終結を見る。

　彼は言った。「素敵な女性を見つけるんだ。そして,あなたはその女の人のお腹の中にボクを入れるの。それから,ボクがその中から出てくるのを助けてくれるの。その後,ボクたちは一緒に暮らすんだ」。

彼の英語が以前に比べてどれくらい高度な表現となったかに気づいてほしい。

　(私は言った。「あなたはとても大切なことを一つ忘れているよ」)。彼は「その女の人って,メイドさんでもいいんだ。彼女は掃除ができるよ。彼女,掃除が好きなんだ」と続けた。

ビリーにはわかっていたのだ。彼の母親がはじめてセッションに訪れたとき,何を持ってきたか? 彼の排泄物であった。

「その女の人はあなたと結婚したいわけじゃないんだ。ただ，掃除がしたいんだ」。

環境に絡めとられてしまって身動きのとれなくなっているにもかかわらず，すばらしい理解力を示すこの子に再び驚かされる。

　「その女の人はメイドさんになって，もしいい人だったら，ボクの部屋で寝てもいいんだ」。

そして，終わった。アンソニーは言う。「彼が何と言おうと，ビリーは少なくともあと半年，精神分析を受けることになっている」と。そしてアンソニーは保証する。この子――200セッションを終えてもなお，セラピストと一緒に彼の家へと帰りたがるこの子――が，「前性器期の役割に固執している母親を厳しい目で見ており，母親を越えて発達しようとしているのだ」と。

ディスカッション

　子どもの心理療法と成人のそれとを分かつもっとも決定的な違いとは何であろうか？　この問いかけに対する答えは，考え，コミュニケートし，相互関係を持ち，変化するときの子どもと成人のあり方の違いに存在していると言える。自覚的意識という概念へのこだわり――子ども，とりわけ幼い子どもにとって，この自覚的意識というのは自分の生活や経験とあまりにもかけ離れている――が強すぎると，セラピストは成人型の言葉による表現を中心とした関係に入り込んでしまい，双方に大きな混乱をもたらすことになりかねない。
　子どもの心理療法が成功裏に展開するためには，**治療空間**という概念が非常に重要となる。この治療空間とは，物理的および時間的空間であり，そこにあってはセラピストが安定し，かつ，強力なコントロールを保持していなければならない。子どもというのは，この空間の安定性，連続性，そして反応性にきわめて敏感なものである。こうした空間が構成されていれば，言葉が交わされずとも，強い影響力を持ったコミュニケーションや適切な治療的介入が生じ

る場合すらある。心理的な評価や治療のためにやってくる子どものなかには，最初の段階ではひとことも発さないものもいる。それがセラピーの妨げになるだろうか？ もし仮に，まったく耳が聞こえない子がやってきたとしたら，適切なセラピーが成立しないということになるだろうか？ そんなことはないはずである。子どもがどのように治療空間の内容と構造と関わるかが，人生や生活の状況についての子どものコミュニケーションを構成し，その（物理的，対人的，時間的）空間をセラピストがどう操作するかが，子どものコミュニケーションに対するセラピストの反応を形作るということを考えるなら，心理療法的な介入という意味での治療空間の重要性は非常に大きなものであると言えよう。

　本章で概観してきたセラピー・セッションでは，さまざまな治療的ベクトルのうちで，たった一つのものにしか焦点が当てられていない。言葉だ。われわれの検討の対象となったのは，387回のセッション中，たったの3回にすぎないことは事実である。それでもなお，この3回のセッションに特筆すべき連続性が見られたこともまた事実だ。もし仮に，これが第1，第2，第3セッションだと言われたとしても，われわれは納得するだろう。

　彼らが「お互いに出会った」空間そのものがコミュニケーションや変化のための媒体──しかも無限の──となるという事実を，ビリーのセラピストが認識できていたことをうかがわせるような記述は見られなかった。そうした認識を持たず，セラピストは硬直的で紋切り型の理論的なマトリクスを，何度も繰り返し子どもに押しつけた。そして，このプロセスを概観するなかで，この（かなりの不利益を被っている）子どもの相互作用的なコミュニケーションに示された微妙だが重要な側面に焦点を当ててきた。たとえば，プレイの内容やセラピストとのやりとりに表された彼の生活状況，恐怖，希望に関する表現や，自分自身がつかまってしまっている非常に困難な状況を何とか解決しようとする意図（この子が別の選択をイメージのなかで模索する能力があるとしての話であるが），などがそれである。もしセラピストがそうした認識を持てていたならば，生活環境のなかでこの子に対して不適切な関わりが持たれていることをセラピストに警告する結果になったような顕著な行動記憶が表れていることも理解されただろう。

　こうした表現のことごとくがセラピストに伝わらないとなった段階で，ビ

リーはきわめてシンプルな反応を示した。セラピストに家に連れて帰ってもらいたいと切に懇願したのである。この点に関して表れたビリーの創造力の豊かさは驚くべきものであり，「すてきな女性を見つけるんだ。……その女の人のお腹の中にボクを入れるの。それから，ボクがその中から出てくるのを助けてくれるの。その後，ボクたちは一緒に暮らすんだ」と述べている。もし，この子の現実が——フロイト派のファンタジーよりも——重要視されていたとしたら，このセラピーはどのような展開を見ていただろうか。われわれには知る由もない。

第11章
心理療法における初回面接

  だれかが疑問を抱くまでは，その事の正しさが証明されることはない。批判精神こそが真実に向けた第一歩となるのだ。
    ――デニ・ディドロ，Pensees philosophiques (1746)
  力に対抗しようとせず，力を利用せよ。
    ――R. バックミンスター・フラー

　本書に示した臨床例のほとんどは，ある特定の技術的な問題を扱うことを目的にセッションの断片を切り取ったものである。前章ではこうした技術的問題に注意をはらわなければどのような展開になるかに焦点を当てた。そこで本章では，ある子どもとの初回面接のほぼ完全な逐語記録を提示することとする。この子は非常に聡明で言語能力の豊かな6歳の男の子で，この心理的評価を実施した時点では精神科のデイケア・プログラムに参加していた。この時点で，18か月の入所治療のプログラムを受けるという治療プランの変更が提案されていたが，両親は治療プランの変更を了承しかねており，こうした変更をせざるを得ないのかどうかを知りたがっていた。

　ジョンと母親は北部の街から飛行機でフロリダにやってきた。金曜日に到着し，日曜日には北部に戻る予定になっていた。という状況で，土曜日に2時間から2時間半のセッションを，昼食をはさんで2回持った。その後，母親とは2回，ジョンとは1回，電話による接触を持った。ジョンは，デトソの古い要塞に出かけた際に，近くの公園で倒れて縫わなければならないような裂傷を額に負った。昼食のための外出とこのデトソでの事故の様子は母と子の相互関係のアセスメントのための材料となり，また，心理的な評価に対するジョンの直接的な反応を知る機会となった。

成育歴と主訴

　ジョンは研究者である両親のもとに生まれた最初の子どもであった。彼の妊娠は計画的なものであったが，周産期の経過はかなり複雑であった。妊娠期の状態や出産を計画的にコントロールしようとしていたジョンの母親は，ジョンが逆子であってどうしようもないために帝王切開せざるをえないと聞かされ，かなり混乱した。それでも，帝王切開には全身麻酔を用いず，そのために自分の出産をちゃんと見届けることができると知って，彼女は帝王切開に同意した。しかし，エピデュラル麻酔が適切に作用せず，その結果，彼女は発作を起こして意識を失ってしまった。結局，全身麻酔のもとにおこなわれた帝王切開は何の問題もなく成功し，健康な男の子の出産となった。しかしながら母親は圧倒的なコントロール不能感にさいなまれ，また，フラッシュバックの結果ベッドから起きあがれなくなるといったポスト・トラウマ様の状態が毎朝続いた。ジョンが1歳になった頃，彼女は抑うつ状態とコントロール不能感のために心理療法を受けている。

　ジョンの幼少期はストレスに満ちたものであった。母親にとって，ジョンをなだめることはまったく不可能とは言わないまでも，非常に困難な仕事であった。母親がジョンを抱くと，彼は彼女の不安感や不快感に反応して泣いたり，体を反り返らせたりするし，かといって一人にしておかれると途端にむずかり始めた。ジョンの発達は極端にアンバランスなものであった。彼は知的にかなり早熟である反面，自分の身体機能のコントロールに関しては遅れがあった。トイレの自立がまだできておらず，たとえばトレーニング・パンツをはいているとネズミがペニスをかじりとってしまうのではないかといった不安など，身体に関するさまざまな不安を抱えていた。ジョンが保育所で行動上の問題を示すようになった時期は，弟の誕生の頃とほぼ一致する。3歳になるまでに，彼は5か所の保育所を転々とした（とはいえ，これは彼の問題行動に原因があるのではなく，保育所側の事情によるものだった）。最後の保育所で，ジョンは他の子を叩いたり嚙みついたりといった行動を示すようになり，また，ルールや大人の指示に従わなくなった。小学校付属の幼稚園が彼を精神科デイ・ケア

にリファーした時点では，ジョンには自分の肛門に指を突っ込んだり，けたたましく笑いながら他の子や自分の衣服に大便をしたりといった行為が見られるようになっていた。また，ジョンは日に2〜3度，ズボンをはいたままでおしっこをし，鼻をほじって食べたりもした。彼は教師の腹部を殴ったり，あるいは頭突きを食らわせようとしたり，他の子を鉛筆で突き刺したり，あるいは，学校中のあらゆる家具によじ登ったりと，まったく「コントロールがきかなくなる」ことがよくあった。彼のかんしゃくは非常に激しく，「ボクがボスだ！」「ボクが一番偉いんだぞ！」あるいは「ボクにはすごい力があるんだ！」と叫びながら体を抑えつけられることもめずらしくなかった。さらにジョンは教室内でマスターベーションをするとの記録があり，また，セラピーの場面でも緊張が高まるとマスターベーションをした。今回の心理的評価の時点で，ジョンの治療チームは，彼の「ボーダーラインおよび自己愛的な特徴をともなった混合型の人格障害」(mixed personality disorder with borderline and narcissistic features) の深刻さのため，長期にわたる入所治療を勧めていた。

心理療法の評価への導入

　この種の臨床記録では，その行動を見ることができないため，子どもの心理療法における相互作用の感じや全体的な雰囲気の大部分は失われてしまう（この点では，ビデオ記録はオーディオ記録よりも数段優れていると言える）。そのため，初回面接が備えている力を，ここでは最小限度にしか提示することはできない。それでもなお，このセッションは初回面接で通常見られる治療的な機会を豊富に示してくれている。この点は重要である。というのは，初回面接の中心的な特徴の一つが，子どもの治療適性──治療空間を活用する子どもの能力，つまり，コミュニケーションや変化のための複雑な可能性を「認識」できる子どもの力──のアセスメントにあるからだ（第6，7章参照）。このことは，外来治療や入院治療のプランニングについて非常に重要な意味を持っている。
　子どもたちは，話される言葉の論理的構造に鋭敏であるとともに，その「句読点」（言葉のトーン，強調，単語のグルーピングなど）に対する反応性もき

わめて高い。本章の臨床記録では，こうした修飾部分は**太字**もしくは〈　　〉で示してある。また，逐語記録では分からないさまざまな相互作用についても，非言語的な要素を〈　　〉で示した。こうした太字や〈　　〉なしには，言語的な介入の有する目的を持ったコミュニケーション構造を本当の意味で理解することは困難であろうし，こうしたコミュニケーションの内容の自覚的意識化を子どもに求めているかのように思ってしまうかもしれない。認知的な明確化を求めた働きかけ（たとえば，出産の際の身体器官の特定や，出産における赤ちゃん，母親，医者の役割，あるいは「トウモロコシを食べているとき，何があったの？」など）がないわけではないが，子どもに期待している理解のほとんどは，子どもの自覚的意識化を必要とするものではない。そもそも，子どもに自覚的意識化を求めようとすること自体が，治療的な瞬間の意味を抹殺してしまう可能性をもち，あるいは，一般化のきかない空虚な従順さを生じる危険性がある。コミュニケーションの意味や内容を子どもが把握しているかどうかは，自覚的意識ではなく，子どもの行動によって作業的に判断すべきなのである。

　精神科的なアセスメントに対して科学的アプローチをとる場合には，ケースに関する「最悪の事態」の仮説――ジョンのケースでは，セルフ・コントロールができないということがこれにあたる（彼は「あんたはボクをコントロールすることなんかできないね，ボクには力があるんだ」と叫んでいたと，治療にあたっている専門家が記載している）――が誤りであることを証明することがまず必要となる。これを異なった角度から見ると，「最悪の事態」仮説が誤りであることを証明することによって，「より良い事態」の仮説の現実性が示唆される，ということになる。あるいは，もっと簡単な言葉で言えば，1クオート（訳注：4分の1ガロン）入りの容器からはどうしたって5ガロンの水を取り出すことはできない，ということにでもなろう。ジョンのケアに関わった多くの専門家たちが，彼のことを非常に深刻な障害を抱えた子どもであり，長期の入所治療を必要としており，このままでは現在の問題行動を修正することはできないと見ていることは，これまでの膨大な記録から明らかである。さらに，ジョンのセラピストが，ジョンの「洞察の能力は極端な自己中心性（egocentricity）と行動化への傾向のために著しく阻害されている」と感じていることも記録から見て取ることができる。それゆえ，診断的アセスメントが

適切に行われるとしたら、その目的はこれらの判断が誤りであることを示すことだ、ということになる。子どもに自覚的意識を求めることについては十分に警戒しなければならない。それでもなお、以下の見るように、ジョンは――自覚的意識には依らない――**利用可能**な重要な「**洞察**」を示している。

　この面接において行われた介入のいくつかについてその背景を理解するためには、ジョンがすでに長期にわたる心理療法を経験してきていることを心に留めておく必要がある。彼は心理療法をはじめて経験するわけではないのだ。さらに、彼の家族について言うなら、母親が医者に対して不信感を抱いていることも重要な意味を持っている。この不信感は、ジョンの出産にまつわる非常に恐ろしい現実的な体験によって強化された。そして、自分の母親が医者や臨床家を信頼していないことを、ジョンは知っていたのである。また、この初回面接の時点でジョンには長期的な入所治療が必要であると考えられていたという事実を考慮に入れておくことも必要であろう。というのは、長期の入所治療の必要性が考えられているという事実は、この子や家族にとってはこれまでの治療が失敗に終わったということを意味しているからである。

　評価に先だって、これまでの記録を治療センター、および精神科デイケア・プログラムへの参加に際して学校側の求めでジョンを評価した心理学者から送ってもらった。また、電話によるジョンの母親との会話でさらなる情報が得られた。このようにして、初回の面接に先立ち、両親やこれまでに関わった臨床家がジョンの発達や行動をどのように見ているかがほぼ明らかとなり、1回限りの評価セッションで何に焦点を当てたらよいかがかなりはっきりした。母親はジョンに「これからフロリダに行って2人の人に会うのよ。その人たちはあなたの行動についてどのようにしたらいいか、何かヒントをくれるかもしれないの」と説明していた。ジョンの父親は、これまでも心理的な治療について懐疑的であったが、今回もまったく関与していない。

　今回の評価は、ジョンと母親を一緒に面接するところから始まった。この同席面接で、かなり詳細な成育歴の聞き取りを行い、ジョンのどのような行動が問題なのかを整理した。この詳細な成育歴の聴取は、ジョンにこれからの心理的評価について心の準備をさせるという目的で行われた。つまり、プレイルームに入るまえに成育歴と症状を話し合っておくことによって、子どもがプレイルームで表現する図（figure）をコミュニケーション的な内容を持ったものと

して理解するための地（ground）が整えられることになる。母親がジョンの行動を述べ始めるや，ジョンは非常に攻撃的になり，嚙みつこうとしたり，叩いたりつねったりなど，その場にいた全員を痛めつけようとした。また，ジョンは暴力的な言葉を発して周囲を威嚇し続けた。そうした行為のためにジョンを身体的に抑制する必要もしばしばあった。身体的な抑制の際には，セラピストは怒りやフラストレーションを見せたりコントロールを失った状態になることは一切ないように注意し，「当然の手続き」という雰囲気を持たせるようにした——とはいえ，母親は相当のフラストレーションを感じているようであったが。ジョンがどんな状態になっても，母親には話し続けるよう促し，身体的抑制を子どもに対する「補助的」行為として扱ってもらうようにした。その後，ジョンとセラピストはオフィスを出てプレイルームに向かった。母親はオフィスに残り，さらに面接を続けた。母親と離れたジョンには，身体的な抑制を行う必要はなかった。

プレイルームで

J　あっ〈プレイルームに入ってすぐ，ジョンはフィッシャー・プライスのお城のおもちゃに上においてあるワニの絵を見つけた〉。

DM*　そう，ワニだね。ワニは……人を食べるよね。食べたあと，それをお尻の穴から出すのかなあ？

ジョンの症状と問題行動の一つに，自分の指を肛門に突っ込んで指に大便をつけ，それを何かにこすりつけるという行為があった。この行動はジョンにとっては意味があり，何らかの理由があるのだろうと考えられた。ジョンの誕生にまつわる複雑な事情を念頭におき，また，幼い子どもたちが妊娠と出産のプロセスをどのように理解（誤解）する傾向があるかを考えたうえで，ジョンのセラピストはすぐに作業的な仮説を立て，それが正しいかどうかを試したわけである（これまでの心理療法での彼の行動や表現からも，この仮説を支持す

---

*　デボラ・マッキンタイア

る内容があった)。そして，ジョンが示した反応は，この仮説の正しさを示唆するものであった。さらに，今回の2回のセッションを通して見られたジョンの行動も，この仮説の正しさを確かめるものであった。また，ジョンは人や物に対して極端に攻撃的であった。彼がワニを目にしてすぐさま示した反応は，投影性同一視の存在を示唆していると考えられる。この点を頭において，セラピストはさらに進んでいった。

  J (クスクス笑いながら……彼はうなずいた)
 DM あー，そうなんだ。ワニは出すんだ……首が縦に動いたもんね。ねえ，ワニって，いつも何をしているか知ってる？　ワニはね，自分の指をお尻に突っ込んで，手を後ろに回してね，人が出てきたかどうか調べてるのよ。
  J (クスクス)
 DM それからね，ワニがときどきすること，知ってる？　ワニは鼻の穴をほじって，それを食べるんだよ。人がそこに入ってないか調べてるんだ！　どうしてかって言うと，トウモロコシを食べたとき，どうなる？
  J なに？
 DM ジョン，トウモロコシを食べたらどうなる？（ジョンは自分のお尻を指さした)　そう，そこから出てくるよね，そうだよね！　ワニはウンチやハナが出てないか知りたいんだよ。ジョンは，それ以外に，ウンチのなかに何があるって調べた？　何を探したことがある？　食べたものでウンチになって出てきたものって，他にどんなものがあった？
  J 脳みそ……。

これまでに見てきたように，子どもたちは母親が何かを食べて，そのために赤ちゃんが「お腹」に入ったのだと考えることがしばしばある——なかには赤ん坊をまるごと食べたと考える子どももいるのだ。ジョンの反応は，彼が身体のさまざまな部分を食べるのだと考えていることを示唆している。

DM 脳みそ？ そっか，あのね……。
J 人はどこ？（おもちゃの城を見ながら）
DM あそこの上よ。もし遊びたかったら，あれで遊んでもいいのよ。**この部屋ではあなたがボスなんだから**。

　成育歴と，この初回面接での彼の行動から，ジョンが万能感を持っており，それに比べて大人は力のない存在であると考えていることは明らかであった。また，記録によれば，ジョンはこれまで攻撃的な行動化（心理療法の部屋の内外を問わず，殴る，ける，つばを吐きかける，おいてあるものを破壊するなど）を繰り返し，また，身体的なコントロールを失うといった事態（マスターベーションなど）を経験していた。したがって，この初回面接の早期の段階で，**治療空間を構成する構造，ルール，境界**をはっきりとさせておく必要があった。セラピストは非常に強力かつ微妙なやり方でこの課題を実行に移した。その方法とは，彼女が発した2つの文章である。「あれで遊んでもいいのよ……」という言葉は，ジョンのプレイがセラピストの許可のもとで行われるものだということを特徴づけ，それと同時に，プレイがこの空間に対する彼女の権威性（authority）のもと，そうしたいという欲求（「もし遊びたかったら」）との関連で生じるものだと定義したことになる。また，「この部屋ではあなたがボスなんだから」という言葉によって，子どもに主体性の感覚を戻し，一方で，はっきりとその範囲を限定しているのだ。今後も，子どもとの相互関係が許す限り，彼の行動——これまで人を脅かす行動，自分がボスであることを誇示する行動，万能感に由来する行動と考えられてきたもの——を主体性の感覚という観点から，作業的に定義し直すという試みが繰り返されることになろう。ここで注意していただきたいのは，セラピストがすべてをコントロールし，彼はセラピストの命じるように動くのだということをジョンに認めさせようとはしていないという点である。そうした試みは，暴力的な抵抗を招くだけである。

J 〈フィッシャー・プライスのミニチュア人形を見ながら〉このお城に入る人はどこ？
DM 〈黒人と白人の家族人形や，パペット，ぬいぐるみの動物などがお

いてある棚を指差しながら〉あそこにあるのを使うのよ。見て，これはミセス・コアラよ。彼女の赤ちゃんはあそこにいるわ。〈DMは大きなコアラのパペットを手にとって，小さなコアラのぬいぐるみをお腹の袋に入れる〉「ねえ，コアラさん，どうやって赤ちゃんをお腹に入れたの？　もしかして，赤ちゃんを食べたの？」。う〜ん，もしかしてこのコアラさんは脳みそをたべたのかなあ？　彼女は脳みそを食べたの？

J　そっ。（クスクス）

DM　ええっと，私，スーパーで豚の脳みそと牛の脳みそ，売ってるの見たことがあるよ。それから，別のときには豚の脚も売ってたよ。でもねジョン，赤ちゃんの脚を売っているところを見たことがある？　スーパーマーケットで？

J　ボクは見たよ。

DM　赤ちゃんの脳みそだった？

J　そうだよ。

DM　それって，どんな感じだった？

J　赤ちゃんの脳みその感じだよ〈ごく当たり前という雰囲気で，「赤ちゃんの脳みそは赤ちゃんの脳みそに決まってるじゃん，バカじゃないの」とでも言っているようであった〉。

DM　それって，お母さんは赤ちゃんを食べるとき，脳みそを食べて，それをウンチで出すっていうこと？

J　もちろん！

DM　そうかあ，みんなそういうふうに考えてるわよね。でも，本当じゃないのよ……その棚，少しグラグラするから気をつけて，棚の上に乗っているものが落っこちて頭を痛くするといけないから。

　セッション中に起こる出来事は，偶然生じるものも含めて，ほとんどが治療的あるいは診断的な可能性を備えている。私たちの理解では，ジョンが恐れているものの一つに彼自身の「コントロールできない」力があると思われる。そこでセラピストは，この機会を利用して，われわれは偶然の事故が起こりうる世界に住んでおり，そこでは，彼の力は自分が考えているほど強くないのかも

しれないという事実をジョンに伝えようとした。「棚に乗っているものが落っこちて頭を痛くするといけないから」という言葉は，これまでの精神科の記録にはまったく触れられていない，彼に対する人としてのケアや関心を示すものである。セラピストが彼のことを気にかけているのだというメッセージとなっているのだ。それと同時に，気遣いにしか見えないながらも，これは指示なのである（こうした指示の発し方は蓄積的な効果をもたらす）。そして，ジョンはこの指示を受け入れた。

  J うん〈同意〉。
  DM そうか，あなたはいろんなところにウンチをしたよね。あれって，ウンチの中に人がいるか見てたんだ……あっ，首を横に振った……〈ジョンは大きな笑みを浮かべながら首を横に振って，否定の意思表示をした〉えっと，あっち〈北部の街〉にはたくさんお医者さんがいたでしょ。お医者さんたちは，あなたがウンチをしていた理由をわかっていなかったんだ，どう？

 ジョンが「自分の環境を試している」というのはきわめて控えめな表現かもしれない。彼の，肛門に指を突っ込む行為や，大便をあちこちにしてしまうという行動を，臨床家たちは発達段階に関連した（つまり肛門期固着の）こだわりと衝動コントロールの貧困さの現れであると見ており，この子にとっての世界に関する作業的な仮説を反映した行動だとは見ていなかった。そうした捉え方をすることによって，彼の問題行動はその意味を失ってしまい，それゆえ，解決への道が閉ざされてしまったわけである。ジョンほどかしこい子どもなら，そういったことを感じ取っていたに違いない。その結果，彼の，大人に対する優位性の――しかし偽りの――感覚が強化されてしまった（ジョンはその大人たちがそんなにかしこくないものとして関係を持っていた）。まず，ちゃんと理解することである。それが解決を導くのだ。
 ここでセラピストが「あっちのお医者さん」に言及したのは，決して悪意によるものではなく，ジョンを現在担当している臨床家の価値を低めようとしたものでもない。ジョンとセラピストの子どもっぽいやりとりが，そういった効果を持たないことは明らかだろう。ジョンの抱える問題の一つは，彼が大人よ

りも自分のほうが頭が良いと考えていることである。残念ながら，事実そうだったことも少なくない。私たちの臨床経験では，ジョンのような頭の良い創造力豊かな子どもは，ある意味でかつてのセラピストを「出し抜いた」経験を持っているようである。こうした子どもが行う「ゲーム」の一部は，大人を打ち負かすことなのだ。彼らはこれを好み，そうすることに大きな興奮を覚える。しかし残念ながら，こうしたゲームに勝つことは，子どもにとっては敗北を意味する。ゲームに勝った子どもは，現実世界を統合的に把握できなくなるからである。そのため，「勝利」をもたらすような子どもの知能と技術を認めつつ，子どもが持っている（恐ろしげな）力を彼らから取り去り，**正しい目的**のために子どもを「出し抜く」大人の能力に対する信頼の萌芽をもたらすようなテクニック（ただし，計算されたものではなく，自然に発せられねばならない）が必要となる。先述のセラピストの言葉（疑問形で述べられているが）は，ジョンが勝ったということを敬意を持って認めつつ，同時に，彼が目の前にいるこの特定の大人には勝てないということを巧みなやり方で明確にしている。いつもそうであるように，こうした介入が非常に強い力を備えている理由は，上に述べた2つ目の部分，つまり「この特定の大人には勝てない」ということを意識のレベルで認める必要がないという点にある。そうであることによって，子どもは面目を保ちつつ，大人のなかには自分よりも優秀なものがいるんだということを知って安心できるのである。

J 〈首を振って「分かっていなかった」に同意を示す〉

DM それで，あなたは人を噛み始めたんだ……食べたかったのね，そうでしょ？　でもジョン，でもね，あなたは……〈ジョンが声を出して笑う〉……脳みそや赤ちゃんをウンチで出したことがある？　〈再び楽しそうに笑う〉でも，ママは出したんだ，そうじゃない？　ママには赤ちゃんがいるものね……あなたの弟のアンドリューがいるでしょ，違う？

J ううっぷ，助けて〈大きな音をたてて，ママ人形をお城の尖塔の上に置く〉。

DM お母さんはあそこにいるわね。

J 彼女は降りられないんだ。

DM　ときには，どうしようもなくなることってあるのよ。……ほら，降りてきたわ。

J　ああっ！

DM　ママがあなたのことを食べたから腹が立って，それでママに嚙みついたり，家具を蹴ったりしたのね，そうでしょ？〈ジョンは目を大きく見開いてクスクス笑う〉。それに，彼女は弟も食べたんだ。何てことなの！　母親が誰かを食べちゃうなんて！　彼女があの赤ちゃんを食べたの，このお母さんが？

J　そうさ。

DM　そして，ウンチが出るまで待って，そして出てきたんだ，そうでしょ？〈ジョンはクスクス笑う〉。じゃあ，ええっと，ジョン，赤ちゃんが出てきて，お母さんが殴り倒されて意識がなくなったってこと？　この赤ちゃんはお母さんを殴り倒すほど力が強いってこと？〈ジョンは笑いながら首を振る〉。首を振ってるけど，それは「イエス」っていうこと？〈大きくうなずく〉。「わかったか！　オレはすっごく強いんだ，オレの言うとおりにしたほうが身のためだぞ，さもなきゃこのぬいぐるみを部屋中に撒き散らしてやるぞ！〈セラピストはぬいぐるみを部屋の隅めがけて投げつけた。そこは，カーペットが折れ曲がって壁の半ばまでを覆っており，一種の境界──安全に物を投げるためのゾーン──を作っていた〉。こうしてやるんだ。さもなきゃ，ものを壊すぞ！」。さあ，もうこんなことする必要はないわよね，違う？〈セラピストはこう言いながら，故意に自分自身を叩く〉。デビーはタイム・アウト（訳注：学校や施設などの集団場面で子どもが極度の興奮を呈するなど，コントロールが困難な状態になった場合，子どもを集団や場面から切り離して落ちつきをとりもどさせる援助をタイム・アウトと言う）をとらなきゃね〈セラピストが自分にタイム・アウトを与える〉。さっ，タイム・アウトはおしまい！　こういうことよね，ジョン，物を投げたり壊したりしたら，こうなるのよね。でも……この赤ちゃんがママをぶっ倒して，気を失わせたの？〈ジョンはうなずいて賛意を表す〉。どうやって？

セラピストは治療空間の特性をさらに明確にしようと工夫し,「誰も叩かない,痛めつけない」という,治療空間を支配するルールを強化している。彼女は自分自身にタイム・アウトを与え,「こういうことよね,ジョン,物を投げたり壊したりしたら,こうなるのよね」と彼に伝えている。しかしこの点に関しては,彼の反応を待たないで次に進んでいる。なぜなら,この段階では,ジョンが物を投げたり壊したりといった行為をするとは考えられないからである。このやりとりは,ジョンがかつての心理療法で経験してきたコントロールの喪失状態は,このセッションではありえないということを彼に伝えているのだ。「この赤ちゃんがママをぶっ倒して,気を失わせたの?」(これは,帝王切開によって彼が誕生したときの母親の発作を示唆している)という疑問形でこのやりとりを終えることによって,セラピストは,コントロール喪失,かんしゃく,母親を傷つけたというファンタジーと,治療空間の構造,ルール,境界とを暗に結びつけ,そうすることでこの面接の統合的,回復的側面を強調している。

J　どうやってって,そうやってさ。
DM　どうやって,あなたのお母さんをそうしたの?
J　う〜! こうやってさ!〈ママ人形の顔をパンチする〉。
DM　彼女の顔をパンチして?〈ジョンはうなずく〉。でも,あなたはこれくらいの大きさしかなかったわよね〈小さな赤ちゃんのサイズを両手で示しながら〉。
J　でも,ボクははやったんだ!
DM　ううん,あなたはやってないよ。赤ちゃんはそんなに力が強くない。でも……。

それを解決する意図がない限り,ジョンの「ファンタジー」の明確化を行ってはいけない(**世界の構造に関する作業的定義**のところを参照のこと)——これは純粋な心理的評価の特徴の一つである。しかし,この段階ではまだ,ジョンは自分の力を放棄する準備ができていなかった——大人にはこの世界を安全にコントロールする能力があるということが,彼が納得できるほどには十分に提示されていなかったのだ。そこでジョンは,話の主題をもと——コントロー

ルを失って倒れるということ——に戻そうとする。

  J みんな倒れるよ，ほら……〈ジョンはお城の尖塔の上の人形を倒して落とす〉。
  DM そうね，落ちたわね。ええっとね，ピーナッツバターとジェリーのサンドイッチを食べたら，それがウンチで出てくるかな？

　彼のプレイをこの前に試みられた明確化とつなげることによって，ジョンのセラピストはコントロールを取り戻している。この関わりはジョンのコントロール喪失の行動化を妨げ，一方で，プレイの意味をしっかりとコントロールすることになっている。ここに，ソウシュア（Saussure, 1959）の概念——言語的サインの恣意性と多義性に関する概念——の有用性を見て取ることができよう。ジョンのこの行動には，いくつかの意味づけを行うことが可能である（何がこの行動を動機づけたのかを確たる意味で知ることはできない）。可能性の一つは，倒れるということに見られるコントロールの喪失である。もう一つの可能性は——そして，セラピストはこの可能性を追ったわけであるが——管（お城の尖塔）の一方の端から入ってもう一方の端から出て行く，というものである。ここでのセラピストの選択は，テーマの連続性という意味で適切であったと言えよう。
　この時点におけるジョンの行動の「正しい意味」が何であったとしても，セラピストとしてはその行動に意味を与えるか無視するかの選択しかない。相互作用の治療的な可能性とは，まさしくこの「意味の付与」にある。**意図性**とは，そこに関わる大人が修正するものなのだ（Greenfield, 1980）。優れた心理療法とは，クライエントの意図性を作業的に定義しなおし修正していくものなのだ。セラピストはこのとき，「主題を変える」ことはせず，彼の行動が意味している可能性のある「入ったものは出てくる」仮説の範囲にとどまることを選んだ。

  J そうだよ〈ピーナッツバターとジェリーのサンドイッチがウンチで出てくるという質問に対する反応〉。
  DM どうやって？

J　そうやってさ！
　　DM　じゃあね，ジョン，自分の周りを見まわしたとき，ピーナッツバターのウンチがあるの，見たことある？〈ジョンはクスクス笑いながら，首を縦に振った〉。ないよーだ。
　　J　あるもーん。
　　DM　ちゃんと調べなかったわね。じゃあ，グレープ・ジェリーは？

　ジョンのセラピストは，彼の問題行動を容認できないものとしてしまうのではなく，そこにははっきりとした意味があるのだということを彼に伝えている（しかし，ここでも，自覚的意識化や意識レベルの認識は求めていないことに注意）——そして，この関わりは十分にその目的を達成し，その後，達成されたがゆえに捨て去られる。もし必要があれば，何度でもこのプロセスを繰り返すのだ。こういった作業は，子どものセラピストに大いなる忍耐を求めるものであるが，その結果には目を見張るものがある（第9章のジョージの例のように）。

　　J　あったよ！　見つけたもん。
　　DM　見つけてないわね。でも，探しつづけてるんでしょ？　そのほかには何を見つけたの？〈ジョンがおならのような音を立てる〉。赤ちゃんの脳みそ，見つけたことがある？
　　J　う〜ん，うん。
　　DM　見つけたの？
　　J　うん。
　　DM　その赤ちゃんに，名前つけた？
　　J　うん。
　　DM　どんな名前をつけたの？
　　J　「鼻くそ」。

　ここでジョンは大便と「鼻くそ」を結びつけている。両方とも体から出る排泄物である。両方とも穴から出てくる。そして両方とも，社会的に，美的な感覚から言えば，嫌われている。

DM 「鼻くそ!?」。〈2人とも笑う〉。それで，その鼻くそはどこからきたの？　ああ，そうね，あなたの鼻の穴からね。赤ちゃんに「鼻くそ」って名づけたの？
J　そうだよ。
DM　それって，男の子，それとも，女の子？
J　男の子！　その子，いっぱい間違って，穴の中に飛び込んじゃったんだけど，そのときのこと見た？〈ネズミの家族（お父さんネズミ，お母さんネズミ，お兄ちゃんネズミ，お姉ちゃんネズミ）を取り出してきた。尻尾の長い動物のセットを選んだわけである〉。
DM　そっか，でもね，ジョン……〈ジョンはお母さんネズミを尖塔の穴に押し込んだ〉。あなた，お母さんネズミのこと，本当に怒っているのね。
J　そこに入ってじっとしてろ！
DM　それに，あっちの部屋にいたとき，ジョンはお母さんを食べようとしたよね，「ボクはおまえの言うことなんか信じないぞ！　ガブ，ガブ，ガブ」って。

　ジョンのセラピストはプレイと，別の部屋であった現実の出来事とを暗に結びつけた。ジョンの噛むと言う行動には，攻撃性や敵意といった要素が含まれていることは明らかであったが，彼女はそれを「食べるということ」として作業的に定義し，そのことによって，ジョンが作り上げた論理にしたがって，その象徴的な解決への扉を開いたわけである。こうしたアプローチが繰り返されることにより，統合的な解決が形成されるようになり，その結果，この行動が放棄される可能性が高くなるのである。

J　おまえもだ！〈金切り声を上げながら……彼はお父さんネズミを尖塔の穴に詰め込んだ〉。
DM　お父さんネズミも，そうなの？
J　そうだよ。
DM　お父さんグマがお父さんネズミに腹を立てている〈ジョンはお父さんネズミをお父さんグマで殴った〉。どうしてなんだろう？　彼が

したことがとても悪いことだったんだ。彼が**選ん**でしたことが，とっても悪いことだったんだ〈ジョンは殴りつづけた〉。ヤッホー，ジョーン！　彼がしたことがそんなに悪いことだったの？　〈叩きつづける〉。

　ジョンの多くの行動が，彼を「自分で自分のことがコントロールできない存在」として特徴づけ，大人は一貫して，彼には自分自身をコントロールする能力がないものと見てきた。セラピストが行ったこの介入は，彼の行動を**選択**という視点から定義し，そのことによって主体性というより洗練された側面を強調しようとする長期にわたる一連の介入の開始を告げるものであった。ここで**太字**で示した部分は，ミルトン・エリクソン（Milton Erickson）の操作的介入（manipulative intervention）を特徴づける音韻学的な強調（Haley, 1973）——何でもないように見える文章や疑問文のなかに命令が含まれている——と類似したものである。

　　　J 　ちょっと待って！　ねえ，何か長くて細いもの持ってる？
　　DM 　長くって細いって，どんなふうに？
　　　J 　ストローみたいなやつ。
　　DM 　スプーンはどうかしら。

　ここで，ジョンが女性のセラピストに向けての発した質問の性質を考えると，女性と男性の身体の違いという方向に会話を展開する良い機会であったのかもしれない。彼は，彼女に「ペニスがあるの？」と聞いているように読めるからである。しかし，セラピストは長くて細いペニスのようなものの代わりにくぼみがあって何かを入れるものを持ちだし，この問題を暗黙のうちに解決するという方向を選んだ。おそらく，会話のほとんどを比喩の範囲にとどまって展開していくテクニックがより効果的だとの考えが念頭にあったのだろう。たとえ，ジョンが無意的に抱いていた意味がこれとは違ったものであったとしても，セラピストが行ったこの介入は，プレイという言葉の範囲から出ることなしに明確化を行うという機能を果たした。このレベルで正しいコミュニケーションを行うことは，子どもに自分のことが理解されているという安心感を与

え，また，そこからの一般化が可能なやりとりを展開していくうえで，きわめて効果的である。

  J うん。
  DM 長くって細いものって，とっても便利ね。

ここでセラピストは，身体的な機能のことは別にしたうえで，ジョンの男性性の良さを明確に述べている（通常の出産では，赤ちゃんを押し出すものではないから）。

  DM 〈ジョンは尖塔の穴の途中で動かなくなった人形を，スプーンで下方に押し込もうとする。DM は彼の行為を言葉にし続ける〉。彼らを押し……出したいんだ。だって，今，底のほうから引っ張ったものね，下から出したいんだ。「ああ大変，トイレにウンチをしたくないよう〈セラピストは男の子のネズミを人形の家のトイレに駆け込ませる〉！　ウンチの中に赤ちゃんがいて，赤ちゃんを殺してしまうよう！」……「だめだ，だめだ！　トイレにウンチなんか絶対にしないぞ。赤ちゃんが出てきて，そしたらボクは大変なことをしてしまって，赤ちゃんを殺しちゃって，赤ちゃんはトイレに落っこちて，ボクは赤ちゃんを水で流してしまう！　〈ジョンは声を出して笑う〉。ボク，赤ちゃんを殺したくなんかないよう！」。
  J 殺したい！
  DM そうなの？　誰かを殺したいの？　誰を殺したいの？

ジョンはプレイから言葉へと切り換え，「殺したい！」と言った。この時点でセラピストは彼にシンプルな言葉による質問をしている。「誰を殺したいの？」と。この言葉による介入に対するジョンの反応として，彼は言葉で答えるのではなく，プレイに戻っている。このことは，彼がプレイと現実世界との境界を受け入れ始めたことを意味しているのかもしれない。そしてセラピストは，言葉による質問には固執していない。この時点で言葉による質問をさらに重ねた場合，治療的境界があいまいになり，その結果，子どもが混乱する危険

性がある。また，人を殺してしまいかねないほどの怒りが父親にあるとする一連の介入が開始されている点にも注意していただきたい。

  J よし，いいぞっ〈叫ぶ〉！　行け，行け〈唸り声で〉！
  DM まあ，お父さんグマが怒ってるわ！　お父さんは誰かを殺すのかなあ？
  J 〈父親グマに唸り声を出させる〉。
  DM ねえジョン，あなたがやってることを私がどう考えてるか知ってる？

　ここで初めて，セッション内での彼自身の行動の意味をセラピストとともに推論するようジョンに求めた。この介入はセッションのリズムを壊さないように，シンプルで「ごく当たり前のこと」といった調子で行われている。

  J どういうこと？
  DM あなたは，あなたのママの**赤ちゃんのための特別で安全できれいな場所**の中に「閉じ込められ」て，出られなくなったんじゃなかったかしら？　それで，ママがトイレにウンチをしたときにその中にあなたがいて，水を流してあなたを殺してしまったんじゃないかと考えて怖くなったんじゃない〈ジョンは声を出して笑いながら首を縦に振った〉？　イエスなのね？　ああ，ジョン，それであなたは，自分が「取り除かれる」ようなことをやって楽しんでたんだね。なんてオバカさんなの！　そんなこと，すぐやめなきゃ！　頭が先になるようにすれば簡単なのよ〈DM は人形を頭のほうから尖塔の穴に入れた……〉。「できた！　できたよ！　自分でできた！」。こうしたかったんだよね，みんなにあなたのことを押し出して欲しかったんだよね？　誰があなたのことを「鼻くそチビ」って言ったの？

　「赤ちゃんのための特別で安全できれいな場所」は，医学的に言えば大小便がある場所とは違う。私たちは日頃，子どもたちにこの区別をつけさせるためにエネルギーを費やす。ジョンは非常に聡明で言語的な能力の高い子どもであ

るが，こうした子どものテクニカルな知識は，「言葉による平行世界」に属していることが少なくない。ジョンの言葉は正確でテクニカルなものではあるが，だからと言って，われわれがその言葉を聞いたときに当然のものと考えるような概念を必ずしも正確に理解していることにはならない。このことは，彼のさまざまな行動（たとえば，自分の「ウンチ」を調べるといったような）からも示唆される。したがって，ここでは，身体器官の違いが強調──しかし，議論はされていないことに注意──されることになる。

J　ボクのママ〈成育歴の記録によるとこれは正しくない〉。
DM　ママが？
J　そうだよ。
DM　他には誰かいた？　それでジョンは鼻くそをほじりながらみんなに自分が「鼻くそ」だって見せて回ったんだ……それでみんなは「自分が食べたものになっちゃうんだぞ」って言ったから，あなたは鼻くそを食べてるの？〈ジョンが話を妨げる〉。
J　鼻くそ！
DM　じゃあさ，あなたの名前は「ジョン・鼻くそ」なの？〈彼は声を出して笑う〉。それともただの鼻くそ？
J　ボクは「ジョン・鼻くそ」さ。
DM　もう一つ私がよく分かってないのは，どういう理由であなたがそんなに意地悪になることを**選んだ**のかっていうことなんだけどなあ。

このプロセスにおいて，ジョンは妊娠，出産，そして，そのプロセスにおける赤ちゃんの役割に関する複雑に混乱した自分の見方をじっくり考えるよう求められている──しかも，そのことを意識化することなしにである。ジョンの両親──とりわけ母親──がこうした問題に関してまるで大人に対して話すように彼に話しているという事実をセラピストはよく知っていたため，ジョンを「議論」に巻き込むようなことはしなかった。そして，ここで再び，**選択**ということが強調されている。人を痛めつけること選び，そして，痛めつけないことを選ぶ，ということである。

J　あっ！〈ジョンはオオカミのパペットを取り出した〉。
DM　あなたは大きな悪いオオカミ？
J　あっ！〈ジョンはコアラのパペットから赤ちゃんコアラを「誕生」させた〉。
DM　うまくやれたじゃない〈無事に安全な出産ができたことを意味している〉！　この赤ちゃんはお母さんを殺しかけたのかしら？
J　そうだよ。
DM　「当たり前さ〈セラピストはいま誕生した赤ちゃんコアラになって話した〉！　もしだれかをぶん殴りたくなったら，オレはぶん殴るさ——なぜなら，オレは世界で一番大きくって，一番悪い赤ん坊だからさ。それがオレなんだ！　おまえの脳みそをぶちのめしてやるぞ……オレ様の言った通りにしたほうがいいぞ，さもないと，おまえも殺すぞ」。
J　そんなことさせないよ！

　この時点でテーブルの方向は逆さまにされた。そうすることで，ジョンは母親コアラの近くにいることになり，その役割をとったのだ（これが，自覚的な意識化を一切求めないで行われたことに注意していただきたい）。その結果，彼は共感的な反応を示し始めた——しかし彼は，自分が共感的になっているということを認める必要はなかった。そのようなことを彼に求めると，必ずやジョンに強い否認が生じ，「悪い自己」の状態に舞い戻ることは間違いない。

DM　「オレは母親にやったし，おまえにもやってやれるんだ！」〈セラピストは赤ちゃんコアラの役でしゃべり続けた〉。
J　えっ，そうか?!　ヘイ，おまえ！〈大きな音を立てた〉。
DM　もしそうしたかったら，あっちの壁にものを投げてぶつけてもいいんだよ〈セラピストはこの瞬間，プレイから外に出て，付け加えるように言った〉。これを投げたらいいよ。わお！　大きなクマだ〈ジョンは「やあああぁ！」と大声で叫んだ〉！　さて，これって一体だれなの？

ここで再び，治療的空間を構成している構造，ルール，そして境界を明確にしようとする努力が行われている。ルールを説明する言葉（「もしそうしたかったら，あっちの壁にものを投げてぶつけてもいいんだよ」）を発することで，セラピストはジョンに主体性の感覚を持たせつつ，彼の行動をコントロールした。「これを投げたらいいわよ」という直接的な指示が見かけ上の選択を可能にし，この選択が責任ある大人によって容認される行動の範囲内での自由（選択が可能であることを認識し選択する能力［Wheelis, 1973］）を確保することになる。このことを子どもは記憶にとどめる——ただし意識化はしない。このとき，どのぬいぐるみ，あるいはどのパペットを投げるかについては，セラピストが指示しているが，そのぬいぐるみがだれを表しているのかについて彼女はジョンに尋ねている。

J　お母さんだ。
DM　じゃあ，こっちは？
J　お母さんかな？
DM　お母さんが２人？〈ジョンが笑う〉。
J　これはパパ。
DM　そうね，見てみて，パパのほうには穴がないよね。赤ちゃんのための場所がないんだよ。

ジョンは，最初にパペットを「お母さん」とし，次にぬいぐるみも「お母さん」と呼んだ。これが，セラピストにとっては，性による違いを強調する絶好の機会となり，ひいては，対人関係における境界を強化することにつながった。そして，大きなぬいぐるみのコアラは「パパコアラ」となったのだ。ジョンは，男性が自分の体内に子どもを持てないことはよく知っていたが，それはあくまでも意識の上のことであった。「子宮」という言葉はあまりに抽象的かつテクニカルであるため，無意識のレベルを含んで考えた場合にはまったく意味をなさない。それこそが，彼が常時「ウンチ」を調べる理由なのだ。その点，「赤ちゃんのための特別で安全できれいな場所」という言葉は，6歳の子どもにとって，「子宮」よりもずっと理解しやすい概念である。**きれいな場所にはウンチは存在し得ない。**

J　知ってるよ……。

　この時点で，初回の面接の約半分が経過していた——そして，ジョンはすでに，この治療的プロセスでセラピストと同盟関係を結ぶに至った。これまでの彼の様子から，ジョンが，参加者の役割と観察者の役割との間を行ったり来たりする能力を持っていることは明らかであった。これは，子どもに治療適性があることを示すサインの一つである。

DM　彼は赤ちゃんを体の中に入れることができないから，ウンチして出すこともできないんだよ。「ウンチ」って，**ぜんぜん**（whole）別の場所なんだ！
J　はっ，はっ，はっ！

　ジョンは，セラピストが行った語呂合わせの洒落に笑うことさえできている（訳注："whole"の同音語"hole"は「穴」の意）。彼が，セラピストとのやりとりに遊び的な要素を持ち込むようになったことは明らかである。この遊び的な要素もまた，象徴的なプレイの一部に組み込まれており，決して「単なる遊び」になってしまっていないことに注意していただきたい。

DM　それに，ジョン，一つ聞きたいんだけど，あなたは今までに，あなたのウンチの中に赤ちゃんがいるのを見たことがあるのかしら？
J　うん。
DM　うそっ〈彼のように頭のいい子には，これも洒落であることがわかるだろう（訳注：この部分の原語は"Bull"であり，"bull shit"で「うそ」の意になるスラングである。"Shit"は「おしっこ」の意味でウンチにつながる）〉‼　絶対ジェリーなんて見てないね‼　トウモロコシだったら，もしかしたら見たかもね。でも，鼻くそを食べても，絶対，鼻くそが出たとこなんて，見たことがないはずよ，違う？　私知ってるもん。

　このあと，**ウンチ／鼻くそ＝赤ちゃん**仮説を確かめるためだと考えられるや

りとりが続く。「鼻くそ」に関するセラピストの質問に対する反応として，ジョンは次の発言および行動による表現を示している。

  J このちびちゃんはお母さんのところに戻って行くんだ〈ジョンは小さいコアラを大きなコアラ・パペットのお腹に戻した〉。
 DM お母さんのところに戻ったの？
  J そうだよ，だってとっても怖くなったんだもん！　うううううっ〈ジョンがパパコアラの唸り声を出す〉！
 DM 彼って本当に怖いやつなのね。彼は何て名前？

セラピストは「ちびちゃん」が何を怖がっているのかを追っていない。そうする代わりに彼女は，他者にとって怖い存在となるという防衛と，自分自身のおびえとを結びつけようとする方向を選んだ。そうすることで，彼の外面的な行動の背後に存在するものを彼女がどれほどよく理解しているかということを彼に知らせようとしたのだ。これは，プレイのコンテクストにおいて，（ジョンと父親の）境界を治療的な目的のためにあいまいにするというねらいを持っており，今後，父親の怖くない肯定的な側面との肯定的な同一化を促進していくための準備となるものである。

  J 彼は〈家の〉中に閉じこもるんだ。
 DM 赤ちゃんがそこに戻って閉じこもろうとしているみたいなものかな〈DMは母親のお腹の中にいるちびちゃんコアラを指さした〉？
  J そう……彼に何か本当に怖いことをさせてよ。

ここで再び，驚くべき「回れ右」が起こった。ジョンは，彼のために「彼（父親）に何か本当に怖いことをさせて」とセラピストに頼んできたのだ。しかも，このとき彼は，セラピストがそんなことをしないということを十分に分かりながらもである。このことは，セッションが非常に重要な段階に入ったことを意味し，かつ，診断的にも，あるいは予後に関しても，きわめて肯定的な意味を有している。

DM 私にして欲しいの？
J そう。

セラピストは，彼女が——プレイ内のキャラクターではなく——そうすることを彼が本当に望んでいるのかを明確にしようと（同時に強化しようと）している。ある目的を持って境界をあいまいにするということとは違って，この明確化は想像上の行為と現実の人間の行為との違いをはっきりさせようとするものである。

DM ええっとね，私，たぶん気持ちが変わったと思うんだ。彼（父親）にそういうことをさせることを**選びたい**とは思わないの……。

これは，選択という行為の偏在性——つまり，われわれは**すべて**，選ぶ能力を持っているのだということ——を明確にするという目的で発せられたコメントである。

J そう！
DM あなたは彼に悲しんでほしいんじゃないかな。

「あなたは彼に悲しんでほしいんじゃないかな」という言葉には，以前と同じように命令が埋め込まれている。その目的は，同一化を促進しつつ，その一方でジョンが怒りを捨てて，その背後にある悲しみに接近することを可能にしようとするものである。悲しみは解決できる。しかし，怒りは解決できない。

〈DM は続ける〉どうしたの，コアラ？ あなたのママが死んでしまいそうになったように見えたのはあなたのせいじゃないのよ。ああ，あなたのせいじゃないってこと，私は知ってるわ。あなたは悪い子じゃない。
J 彼女は死んだ〈不吉な声で〉。
DM 彼女は発作を起こしただけよ。彼女は死ななかった。

ジョンの誕生にまつわる現実世界の状況が再び繰り返されている。破壊的な赤ちゃんというこの恐ろしい自己イメージにジョンがとどまってしまうのを許すことには，何の意味もない。

J　彼女は死んだ。
DM　でも，あなたは，彼女が死んでしまうかもしれないって怖くなったんだよね。
J　彼女は死んだ。彼女は**死んだんだ**〈非常に恐ろしげな，脅かすような声で〉。このパパは本当に恐ろしい人なんだ。
DM　ええ，そうみたいね。ねえ，あなたのパパはどうなの，彼も恐ろしいのかなあ？
J　うん，そうだよ。
DM　彼もそうなの？　パパは何をしたのかなあ？
J　〈唸るような声で〉わかったぞ，でっかいやつめ！　ここはオレにまかせろ〈金切り声をあげて──パパコアラをカーペットをかぶせてある壁に向かって放り投げた〉。

ジョンは，セラピストの言葉による質問には反応しないことを選択し，プレイを続けた。この質問が，現実世界に存在する現実の人に関するものであったため，セラピストは，ルールをおぼえていてそれに従ったというジョンの「選択」を評価し，現実に立脚したコメントを行う。

DM　ジョン，あなたがあの壁にだけ物をぶつけていいというルールに従ってくれているの，私はとっても好きよ。あなたはとってもよくやっているわ。

これまでジョンの治療にあたってきたチームの主たる関心事の一つは，ジョンがストレスを受けた際に現実を区別できなくなるということであった。ここでは，ジョンはルールに従うことで作業的な区別を行っており，これは，彼にそうした能力が備わっていることを示唆している。

J　はっ！　はっ！　〈ジョンはパパコアラを殴り続ける〉。
DM　ねえ，もしあなたが，その大きなコアラと同じように見えるとしたらどうかな〈DMは2つのレゴの箱を指さす。その2つは外見はまったく違うけれど，まったく同じレゴのピースが入っている〉？……これはレゴで……これもレゴなの……この2つはまったく同じに見えるけど，でも，全然違うところからやってきたのよ。だから，同じ物ではないの……〈父親と赤ちゃんコアラを指さしながら〉……このちっちゃなコアラは，あの大きくて乱暴なパパコアラと同じかしら？
J　ああ。
DM　ちがーう！　ちがーうね！　〈ジョンはしばらくの間乱暴な行為を続け，その後，チェスのボードを取り出した〉。

　これ以降の出来事は，この頭のいい子どもの治療適性を示すすばらしい例を今一度提示してくれることになる。セラピストは，ジョンが（彼の）父親を表すぬいぐるみの人形を叩きのめしているときに，彼に言葉による質問を向けた。セラピストがそのプロセスを妨げることなく，彼の殴打をとめなかったとき，ジョンは彼女がやるべきことを終えていないこと（つまり，偽りの力を振るうという恐ろしい，実りのない行為を彼に続けさせないこと）に気づいたようである。そして，彼は自らテーマを変えたのだ。ジョンはセラピストが常に一歩先を行っていることを認識しているように思われる。そして彼は，セラピストが現実の世界でも優越した位置を取ることができる機会を彼女に与えようとしている。彼がセラピストをゲーム——当然大人が勝てるはずのゲーム——に誘ったことに，そうした意味を読みとることができる。

J　ボク，チェスは得意なんだ。あなたに挑戦してもらいたい？
DM　もしあなたがそうしたければ……。
J　ボクは誰にも負けないよ！
DM　オーケイ，どっちをやる，チェスかチェッカーか？
J　チェス。
DM　えーと，チェスのルールはね……。

　　　　　Ｊ　ボク，知ってるよ。

　これは，ジョンが行った非常に重要な治療的動きのもう一つの例だと見ることができよう。彼は複雑な構造と破ることのできないルールを持ったゲームを選んだ。ここでもまた，彼に対して，意識のレベルでルールに従うようには求めていない。

　　　　DM　オーケイ，あなたはどっちの色？　黒，それとも白？
　　　　　Ｊ　〈しばらく黙って……〉死……黒〈つぶやくように〉。
　　　　DM　〈死の黒〉，オーケイ，わかった。

　ここでジョンは，象徴の領域における死をもたらすような破壊に対する彼の同一化のプロセスをセラピストが止めることができるかどうかを試したのだろう。セラピストは，「死の黒」という彼のコメントに，言葉で反応することはしなかった。むしろ彼女は，この比喩のなかで修正的・回復的な反応を行う機会がいずれくることを予期しつつ，この同一化をそのままにしたのだ。「ダメよジョン，あなたは［死の黒］なんてなれない」と言って同一化を阻止するのではなく，ジョンがたとえ「死の黒」になったとしても，彼はそれほど強力ではありえないという事実を経験させるほうを，セラピストは選んだのである。

　　　　　Ｊ　ポーンはみんな前にくるんだ〈ジョンは駒をおきながらこの言葉を何度も繰り返した〉。
　　　　DM　チェスのやり方をだれに教わったの？
　　　　　Ｊ　エディだよ。彼だけが知ってたんだ。
　　　　DM　エディってだれ？
　　　　　Ｊ　ああ，学校の人〈エディはジョンより数か月年上の少年で，学校でのジョンの親友〉。
　　　　DM　彼って，いくつ？

　セッションのこの時点で，エディという存在がさほど重要でないことは明らかだった。したがって，エディに関する質問はこれ以上行われていない。

J　クイーンは自分と同じ色のところにくるんだ。
DM　そうよ，よくおぼえているね。
J　ビショップは斜めにしか行けないんだ。ナイトはL字型に進むんだ……。
DM　……後ろ，前，左，右ね……。
J　そうだよ。ルークは前，横，後ろに行けるんだ。どっちにも行けるんだよ。
DM　そうね。
J　それに，前や後ろにどれだけ進んでもいいんだ。
DM　そうよ。私は……〈ジョンが大きな声で妨げる〉。
J　さて，クイーンはどっちにも進める〈ほとんど叫び声で〉，どっちの方向にも——好きなだけたくさん！
DM　好きなだけ，ただし，だれも彼女が行きたい……。
J　方向にいないとき……〈まるでつぶやくように〉。
DM　キングはどうかな？　このゲームでもっとも重要なのは誰かしら？
J　えっと，もしキングを取ったら……もしキングを殺して取ったら……。
DM　キングを殺すんじゃない……捕まえるの……。

現実の世界をジョンのファンタジーと区別している。

J　そう，そうすれば勝ち。
DM　そうね。ここでは殺しはしない，捕まえるだけ。さて，どっちが先，あなた，それとも私？
J　ええと，いつも白が最初だ。あなたが行けるのは……〈ジョンは動きを示しながら〉それに，ナイトはジャンプできるんだ。ナイトは駒を飛び越していいんだ。クイーンはジャンプできない……。
DM　できないわ。私，クイーンをこっちにやるわ〈駒を動かしながら〉。
J　ポーンが相手の駒を取るときには斜め前にしか動けないんだ。
DM　本当にルールをよくおぼえているのね——だから，ルールに従ってゲームを進めることを選べるよね。いい選択をしてるわよ，ジョ

ン。「真の，本当に素晴らしい自分」であることを選んでるわ。あなたがやっているのは……〈少し黙って〉……赤ちゃんはみんな良い存在として生まれる……〈ジョンが駒を動かす〉。ああ，ジョン，それはできないわ……どうしてって，そうしたら私が勝ってしまうわ，自分から「チェック」になるようには動けないのよ。自分自身を危険にさらすなんて，ルール違反よ。私が勝って，ゲームオーバー。悪い選択よ，ジョン。

　セラピーでゲームをする場合，子どもが勝つように**持っていってはならず**（そうすることで，大人が有能で，頼れる存在だという大人に対する信頼を破壊してしまうからである），一方で子どもが負けることを認める必要がある——しかも，繰り返し——場合もある。しかし，今回はその「場合」にあたらない。この子どもは大人の非一貫性に非常に敏感であり，偶発的な出来事に満ちた予見不能の世界に生きている。そこでは，災難を避けるために万能感が必要となる。この万能的コントロールの欲求は，自分の母親を「傷つけた」という混乱した罪悪感によってさらに複雑なものとなってしまっていることが明らかである。彼には，構造，ルール，そして境界が——そして，大人からのケアという保護的な構造が——どうしても必要である。ゲーム開始直後の間違った動きでジョンに自分自身を「傷つけ」させてしてしまうのは，重大なテクニカル・エラーとなる。そうさせないことによって，大人による保護をともなった選択という考えを強化する絶好の機会を手にできる。この介入に対するジョンの言葉による反応は，この保護的なスタンスを彼が受け入れたことを示している。

　　　　J　オーケイ，ええと，これは……どうかな。こうすれば，ボクのクイーンは安全で，自由になれるかな。
　　　DM　そう，あなたが安全を選ぶそのやり方，私はいいと思うわ〈ジョンはある駒を動かしてクイーンを自由にした。しかしその動きが，セラピストにあと一手でチェックメイトという状態を意図せず提供してしまった〉。オーケイ，またさっきと同じことをしたわね〈セラピストは，もしジョンがその動きをそのままにした場合には，

チェックメイトになることを示した〉。私の勝ちね。もう一度やりたい？　自分を危険な目にあわせるようなことはしちゃいけないのよ。自分から「チェック」にかかるようにするのはルール違反よ。ルールはどこだったかな？　〈セラピストはルールが書いてあるものを持ってきて見ていた。その間にジョンは新しいゲームを始めており，またもや同じトラブルを起こしてしまった〉。だからこのルールをいつもここにおいているのよ。あっ，ここにあるわ。「キングは駒をとることはできる。しかし，自らがチェックを受けるような，つまり自分自身がとられてしまうような状況に動いてはならない」と書いてあるわ。そう，だから今の動きはできないのよ。そうでないと，私が勝ってしまう。わざとそうしてはいけないの。

　ここでは，ジョンがチェス・テクニックを磨くのをセラピストが手伝っているだけのように見えるかもしれない。しかし実際には，セラピストはジョンが自分自身を傷つけたり危険な目にあわせたりするのを止めるという象徴的な行為を繰り返している。それと同時に，彼女は自分が彼よりも強く頭がよいことを示しているが（彼女は簡単に勝つことができる），彼女の主たる関心はジョンの安全とウェル・ビーイングを守ること——まるで親がするように——だということを示している。

　　DM　〈ゲームが続く。ジョンは駒を動かしてクイーンを自由にした〉。おお，あなたは何てすばらしいの，すっごくちゃんとルールを守ってるわ！
　　　J　どうして見てないの？　ボク，クイーンを自由にしたんだよ〈叫び声に近い声で。セラピストが，ルールが書いてある箱をもとのところに戻しているときに，ジョンは無視されたという気持ちになったことは明らかである〉！
　　DM　ええと，ああ，確かにそうね。
　　　J　ポーンが相手の陣地の奥まで行ったら，クイーンに変わるんだよ。そしたら，クイーンとおんなじ動きができるんだ。
　　DM　変わるんじゃないのよ。交換しなくちゃいけないの。私があなたの

クイーンをとっていなければ，あなたは私からクイーンを取り戻すことはできないの。まるで魔法みたいに何にでも変われるわけじゃないのよ。〈しばらくの沈黙〉でも，あなたが言ったことも正しいわ。ポーンが相手の陣地の奥まで行ったら，相手がとった自分の駒のうちの一つに変わることができるのよ。ジョンの番よ。じゃあ，私はこう動かすわ。

ボードゲームでさえ，両性の違いに関するジョンの混乱を明確にしていく機会となっている。自分の母親——世の中のあらゆる権威を引き受けようとする非常に頑固な母親——と同一化したいという彼の衝動は，そうした同一化がもたらす現実的な結果に関連したパニックの反撃を受けることになる。セラピストはゲームという比喩のなかで——つまり，正面からぶつかることはせず——この問題を扱っている。かくして，現在の夜尿症やネズミにペニスをかじり取られるというかつての恐怖にはっきりと見て取れたジョンの去勢不安が，このプレイのなかで取り扱われることになった。興味深いのは，このあと，彼がビショップを動かしたことである。ジョンはこの時点でクイーンへのこだわりをやめ，より現実的で有用な駒に関心を向けたのである。

J　オーケイ〈非常に優しい声で〉。はっ，はっ！〈長い沈黙〉ビショップを動かせるとは考えていなかったよ。〈長い沈黙〉あなたの番だよ〈芝居がかった様子で，ほとんど聞き取れない声で〉。そいつを生かしておけよ〈セラピストには誰かわからない人の声をまねて〉！　さて，〈ふたたび，聞き取れないほどの小声で〉これは命令だぞ！

DM　誰のまねをしてるの？〈ジョンはこの質問を無視した〉。

J　オーケイ，あなたの番だよ。

DM　オーケイ，チェック。

J　ふうむ！　キングはこう動けるな……でも……ダブル・チェックだ……。

DM　そうよ。

J　こう動かなきゃ，こうしたら逃げられる。

DM　その手はいいわね。自分の安全を守って。**いい選択**よ！──ルールを守って，同時に自分の安全を守ってるわね。
J　できないね！
DM　**できる**わよ。
J　ボクが安全を守っている限り，あなたはボクのキングを捕まえることはできないって言ったんだよ。

深刻なフラストレーションを引き起こす事態に対して，ジョンは，集中して考え，高度に適応的な──ゲームのルールに従った──構造化された反応を示している。彼はまた，女性の駒（クイーン）に対する非生産的で，自己罰的なこだわりから，より現実的な──クイーンほど印象的ではないとしても──選択である男性の駒（ビショップ［訳注：ビショップとは僧正のこと］）へと移っている。このこともまた，予後にとって非常に重要な意味を持つ。この問題に対してジョンが秩序だった（ordered）合理的な反応を示せたという事実は，それとは正反対の行動──つまり，ジョンの「混乱した」（disordered），「コントロールを失った」攻撃性──に立ち返る絶好の機会であることを示唆している。ジョンが最後に行った明確化は，彼が誤解を黙認せず修正しようとしていることを示している。セッションの早期の段階でかなりの葛藤を生じるような指摘に対して彼は黙認しているが，今回のこの反応を見ると，かつての黙認も本当の同意であったと推察されよう。

DM　さて，ジョン，これは何の冗談かな？　自分がモンスターか何かのふりをして歩き回ってるの？
J　何も。

「何も」は質問に対する否定的な反応と解釈されうる。しかしここでは，埋め込まれた意味（ふりをする）に対する確認であると考え，セラピストは続けた。

DM　それはよかった──だって，あなたはモンスターじゃないものね。あなたはモンスターに生まれついたんじゃない。赤ちゃんはみん

　　　　な，良い存在として生まれるの――どんな生まれ方をしようとね。
　　　　ママのお腹をここまで〈セラピストは自分のお腹のその位置を指した〉切らなきゃならなかったとしてもね，知ってる……？
　　J　ああ〈非常に静かに〉。
　　DM　ママがお腹を切らなきゃならなかったとしたら，それは赤ちゃんのせいかしら？〈ジョンが反応しない間，黙っている〉。違うよね。
　　J　ルークのうちのどっちかをここに出したほうがいいぞ！　もし，こいつを捕まえようとするんだったら。
　　DM　グッド・ラック。
　　J　何？

　ジョンはセラピストの言葉に一瞬混乱した。セラピストが彼に勝たせようとするはずがないことは明らかである。しかし，彼女は彼に幸運を祈っている。

　　DM　グッド・ラック。待って，私の番よ〈セラピストが駒を動かす〉……さて，今度はあなたの番。〈しばらくの沈黙〉チェック。自分からチェックに飛び込んじゃいけないわ。
　　J　ええと，どうすればいいかなあ，ボクに何が**できる**かなあ〈消え入るような，みすぼらしい声で〉。

　セラピストにはクライエントと同じく選択をしなければならない局面がある。この場合，ジョンの示した反応の2つの異なった側面のうちのいずれかを選ばねばならない。つまり，主体性の感覚（「ボクに何が**できる**か」）か，あるいは彼の声のみすぼらしさか，のいずれかである。セラピストは前者を選び，後者を完全に無視した。

　　DM　何ができて何ができないかって考える――ルールを守りながら――というあなたのやり方，とっても好きよ。何てすばらしい**選択**なの，ジョン。あなたはとても素敵な本当の自分であることを**選ん**だのね……チェック……ああ，だめ，本当はこんなふうにしたくなかったのに……。

J どうして？

DM 私はまだ（自分の駒から）指を離していないわ，だってあなたのビショップが……〈ジョンが割って入る〉。

J そうだ！

DM これって本当に間抜けな**選択**よね，そうじゃない？〈声をあげて笑う〉。いい，大人って，ときどきすっごくばかげた**選択**をしてしまうものなのよ。でも，いつもそうだったら，周りの人が変に思うようになる。子どもだってそうよ，間違った選択をしてしまうことがある。ねえ，知ってる，ジョンはここに来てから一度も鼻の穴に指を突っ込んでないのよ！……それにあなたが「赤ちゃんを食べる」のを見ていないわ。ねえ，知ってる？　ママのお腹は本当はこのあたり，上のほうなのよ，ジョン。そしてこの下のほうに「赤ちゃんのための特別な場所」があるの。この中で赤ちゃんは大きくなるのよ。それにね，赤ちゃんが外に出られるくらい大きくなるには9か月もかかるのよ。だから，赤ちゃんは決してお腹にいるんじゃない。そう言う人は多いけど，それは間違いなのよ。

J 知ってるよ。

この「知ってるよ」にはまったく異なった感情が込められていた。この面接のはじめの頃に見られた，話を避けようとしての皮肉っぽい「知ってるよ」とは明らかに異なっていた。ジョンの声は落ちつきに満ち，何かを確かめるような口調だった。

DM 私，知っているわよ，この子がお腹に赤ちゃんを入れたいと考えて，何でもかんでも食べたがり続けたっていうこと。でも，そうならなかった！　それに，あなたは男の子。男の子の体には赤ちゃんのための特別な場所がないのよ！　あなたにも，お腹があるわよ。それは女の人と同じ。でも，男の子の体のここには，赤ちゃんのための特別な場所はないのよ。でも，ママたちは，自分たちだけで赤ちゃんを作ることができるのかしら？

これまで，プレイのなかで表現された父親的な人物の描写はすべて否定的なものだった。ここにいたって，それを逆転させるチャンスが訪れたのである。

J　できないよ。男の人が必要だよ。
DM　そうね，そうだわ。男の人はもっとも……とても，とても大切なのよ。
J　うん，男の人にも役割があって，赤ちゃんを作るためには女の人と男の人が協力しなくちゃいけないから。
DM　そうね，あなたのパパは……〈セラピストが，パパたちがいかに重要で，自分たちの「役割」があるのかを強調しようとしたところで，ジョンが割って入った〉。
J　パパは小さな部品を持ってるんだ。
DM　部品って？「脳の小さな部品」っていうこと？ それをママにあげるって？
J　〈笑いながら〉違うよ，違うって。パパにはある部品があって……。
DM　おたまじゃくしみたいな「精子」っていう……。
J　〈割って入って〉そう。それっ！
DM　そうね。そして，その中にはコンピュータのプログラムみたいなのが入っているの。そのプログラムみたいなのが，ママのと一緒になって赤ちゃんを作るのよ。
J　そうだよ！
DM　じゃあ「精子」はどこを通っていくのかなあ……〈長い沈黙〉ペニスよね，そうでしょ？ これまでに自分のペニスを取ってしまおうとしたことがある？
J　ううん……。
DM　そう，じゃあいいわ。だって，ペニスはとっても大事なの，本当よ。私は知ってるわ，この男の子が何て考えてたかっていうと……ところでジョン，お母さんにはペニスはあるかしら？〈ジョンは頭を横に振った〉。お母さんにも生まれたときにはペニスがあって，あとになって切り取られちゃうのかしら？
J　違うよ〈優しく笑いながら〉。

DM そうよね。女の人には決して……〈ジョンが妨げる〉。
J ねえ，ここには……何て書いてあるの〈ジョンはチェスの箱に書いてあるルールを指さして言った〉？
DM ああ，これは「キャスリング」よ。それまでに一度もキングとルークを動かしていなくって，キングとルークの間の駒を全部どこかに動かしてしまっていたら，そのゲームのなかで1度だけ，1回でキングをここに動かしてルークをここに動かすことができるのよ（訳注：「キャスリング」とは「王の入城」という意味。キングを城であるルークに一手で入れる動きのこと）。えっと，こっちの側だったら，どう書いてあるかっていうと，「キングが2つ，ルークが3つ動ける」ってなってるわ。ほらね，大人をぶっ壊す必要なんてないのよ。だって，おとなはときどき，何がどうなっているのかをあなたが理解するのを手助けしてくれるんだから。あなたはたった6歳よ。すべてを知っているわけじゃないのよ！
J ここには何て書いてあるの〈ルールの別の箇所を指さしながら——まるで「それを証明して見せな！」とでも言っているようすで〉？

ジョンは大人の権威を受け入れると言っているかのようである——しかしそれは，大人を信頼して，ではない。

DM これはね，キングがどう動けるかが書いてあるの。それに，私が前に書き込んだのもある。ルールとはぜんぜん関係がないことだけど。
J どうして〈依然，「何でも知っているということを証明してみな」とでも言いたげな口調で〉？
DM ある人とゲームをしてたの。でも，時間がなくなってしまった。それで，そのときの駒の配置を書いておいたの。そうすれば，その次のときに前の通りに駒を並べられて，ゲームを続けることができるでしょ。だから，時間内に最後までゲームをやり終える必要はないわけだし，時間がきたからゲームを終わりにする必要もないのよ。

〈しばらくの沈黙〉あなたの番だっけ？
- J　もちろんさ，ボクの番だよ〈非常に高圧的な感じで〉！　ゲームのやり方も知らないじゃん！
- DM　もう，お仕舞いにしたい？
- J　ロッキー，ロッキー，ロッキー……ロッキー，ロッキー，ロッキー……〈チェスの駒をもとの箱に戻しながら歌う〉。

　ここで再び，セラピストは選択を求められることになる。たったいま出現した彼の横柄な，あるいは否定的な態度に焦点をあてるのか，それとも，言葉のうえでの否定性とは相いれないジョンの協力的な行為に見られる肯定性に共感するか，である。彼女は肯定性を強化するほうを選んでいる。

- DM　とっても気持ちよく片づけるのね，私好きよ，そういうやり方。そこの宝石箱のすぐ下にクレヨンが入っているのよ〈チェスの箱をどこに仕舞うのかを示しながら〉。すごい，完璧ね！　さて，たった今，あなたが何をしたか，わかってる？
- J　何〈高圧的な感じが少なくなる〉？

　ジョンが何を**言った**かではなく何を**した**かに焦点をあてることで，セラピストは彼が以前の打ち解けた，相手に対する敬意を持った調子に戻れるよう心がけた。

- DM　あなたはゲームを終わりにした，まるで……時間はまだ残ってるしね……ゲームはまだ終わってないし……でも，だからって，私かあなたのどっちかが死んだっけ？
- J　ううん〈もとの心地よい声に戻って，お城のおもちゃを取り出し，尖塔の上の旗をヒラヒラさせる〉。
- DM　今までにだれかを死なせたことはある？
- J　ないよーだ〈おもちゃの旗を乱暴に取る。それを乱暴に振って，銃の発砲音のような音を出す〉。

これが何らかの重大な意味を持つトピックスであることは間違いがないが，どう展開するかは不明である。

 DM もしかして，あなたの弟，赤ちゃんが消えてなくなればいいと思ったことはある？　私の知ってるある男の子はね，お母さんが仕事に行くときには弟の赤ちゃんがいつも一緒だったことをとっても憎んでいたの。どうしていつも一緒だったかっていうと，弟はお母さんのここにいたからなの〈自分の下腹部を指さしながら〉，わかるかなあ……。
 J うん……。
 DM まるで……〈ジョンが指を鼻の穴に突っ込んでそれを食べる〉クリネックス，いる？　〈彼はその行為を止める〉。
 J ううん〈悲しげな様子〉。

ママのお腹の中にいる弟のことと兄弟に対する敵意の話になるまでは，このセッションでジョンが鼻くそをほじくったことはなかった。

 DM 弟がここにいて〈お腹を指さして〉，まるで，「ボクはとっても嫉妬しているんだ……」〈ジョンが自分の頭を叩き始める〉……人を叩いてはいけないのよ，ジョン，自分自身もね〈彼は叩くのを止める〉。

この部屋のルールの一つをシンプルな形で優しく提示したことに反応して，彼は叩くという行為をすぐに止めた——そして，これ以降のプロセスが展開していく。

  〈DMは続ける〉彼は言ったの。「ボクはとっても嫉妬してるんだ。ボクもお母さんと一緒に仕事に行きたいんだ！　お母さんと一緒にベッドに入りたいんだ！　どうして弟だけなの？　ボクのほうが年上なんだぞ……弟ばっかりお母さんと一緒！」って。あなたは言ってたよね，お母さんが弟のアンドリューを妊娠してたとき，たしか……？　〈ジョンはさらに激しく旗をお城に打ちつける〉。それ

からあるとき，その男の子は「あっ，弟赤ちゃんが**消えてなくなれ
ばいいんだ！**」とも言ってた。弟赤ちゃんは消えちゃったっけ？
J　いや。
DM　ねえ，私で試してみてよ。私が消えればいいって，私に向かって
言ってみて。
J　おまえなんか消えちゃえ〈邪悪そうな声で〉！
DM　ねっ，効かないでしょ！　あなたには，あなたが思っているような
力はないのよ！　〈ジョンはフィッシャー・プライスのお城の旗の
ポールで打ち続ける。読者のなかには，ジョンがペニスを嚙み取ら
れてしまうと恐れた想像上のネズミは，弟の誕生直後に出現したと
いうことを思い出した人もいよう〉。自分の体を守っているのね，
そのやり方，とってもいいと思う。旗で自分の体を叩くんじゃなく
て，スプーンを叩いて……それはオーケイよ。**良い選択**よ，ジョ
ン！　「とてもすばらしい自分」でいることを**選んだんだよね**！

　ここで再び，セラピストはジョンのしていることの肯定的な側面にのみ反応
するという選択を行った——たとえ，彼の行動を完全に否定的なものとしてと
らえることのほうが容易であったとしても，である。その結果，ここでも，否
定的な行動が止まっている。こういった介入に対して，ここで見られたような
肯定的な反応が返ってきたということを考慮に入れるなら，今後，セラピーが
かなりの効果をあげるだろうと推測できる。セラピストが行った「直面化をし
ない」アプローチによって，ジョンは否定的な行動を止め，自分がやっている
ことを変化させる——しかも体面を失うことなく——ことが可能になったの
だ。

J　ちびすけの動物たちはどこ〈ねだるような，唸るような声で〉？
ああ！　これはだれ？　男の子，それとも女の子？　〈ジョンはカ
ンガルーを持ち上げる〉。お母さんはどこ?!
DM　あなたが決めればいいのよ。
J　えーと，この女の人には袋がない！
DM　ううん，あるはずよ。

         J　あるはずだよ！
        DM　なかったら……これ，パパだわ，違う？　太ったパパよ，そうでしょ？
         J　どうして男に赤ちゃんがいると思ってたんだろう〈笑う〉！

　ここでは自分自身を笑い，自分が心配していたことのばかばかしさを笑うことができているが，これは，セッションの最初の部分で見られた好戦的な態度とは好対照をなしている。性，出産，赤ちゃん，死の欲求，去勢不安，そしてジェンダーの混乱を，これまでのプレイのなかですべて取り扱えたことになる。

        DM　私がジョンと同じくらいの年だったときにね，ほんとに太っちょの大きな男の人がいたんだけど，私はその男の人が赤ちゃんを産むんだと思ってたのよ！　でも，男の人は赤ちゃんを産めるかしら？
         J　いいや〈当然といった様子で〉。
        DM　でも，太ることはできるよね，違う？
         J　うん〈何かを撃つような音を立てる〉。こいつらを元に戻して！
        DM　ねえ，どうしてそんなふうに怖いしゃべり方をするのかなあ，今みたいに？
         J　だって，して欲しいからだよ。

　ここでもまた，セッションのはじめの頃やプレイルームにくる前のオフィスでの行動とは明らかな違いが見られる。自分の行動に関する単純な言葉による質問に対して，ジョンはシンプルで，かつ，なるほどと思わせる反応を示した。自分が求めることを手に入れるためには人を脅す必要があるのだということを認めることができるほど，彼は安心感を持つに至ったのである。人を脅して自分の欲求をかなえるという方法は，確かに，不安が喚起されるような事態における彼の方略であることは間違いないが，セラピストはこの点を言葉のうえで追いかけることはしなかった。ジョンに「観察的自我」（observing ego）を使うようには求めていない。むしろ，彼に，欲しい物を手に入れるための肯定的な方法を教えるのである。

DM　そうか。ええとね，私に言えばいいのよ，「デビー，これをあっちに戻してくれない？」って。そうすれば思った通りにできるわよ。
J　うーん……。

　不安に直面した際の彼の脅かすような態度をセラピストがまねたとき，ジョンはそれを見て笑うことができた。

DM　あなたが「うー，うー，うー，それを今すぐここに持ってこい！」みたいに言ったら，私，とっても嫌な気持ちになるわ〈ジョンはとても大きな声で笑う〉。でも，もし優しく言ってくれたら，わかるかなあ〈ジョンは笑い続ける〉，すぐに言ったとおりにするのになあ。さて，赤ちゃんをお母さんの「赤ちゃんのための特別の場所」に戻したいのかな，どう？
J　下から入って頭のとこまでね！〈ジョンは小さなコアラのぬいぐるみを，コアラのパペットの下のほうの穴（訳注：手を入れるための穴）から突っ込んだ〉。
DM　これはパペットだからそうできるのよ。本当の人間の場合は……〈ジョンが笑う〉そう，パペット・コアラの頭のところまで赤ちゃんコアラを入れたでしょ。でも，赤ちゃんにそれができるかなあ？赤ちゃんはお腹の中に戻れる？
J　できる。
DM　できない。
J　できる。
DM　できない。
J　できるってば。ねっ，お母さんが立ったよ。お母さんコアラを見て。

　ジョンはセラピストのしゃべり方をまね始めた。彼は「断定的な言葉」で最後を締めくくったが，彼の声の調子からは彼が譲歩したことがわかる。したがって，セラピストの介入は必要ない。

DM　登ってる。彼女には特別な手があるのよ。だから登れるの。カモノハシはときどき悲しく思うの。カモノハシはね，「あ〜あ，あなたは登れるんだよね。ボクもあなたみたいに登れたらなあ」ってね。それはカモノハシが……カモノハシは泳ぎがすっごくうまいのよ。でも，コアラみたいに上手に登れない。誰にでも得意なことはあるのよ〈ジョンは不気味な笑い声をあげて割って入る〉。

ジョンは，違うということについて，いまだに心地よく感じることはできていない。

　　　J　はっ，はっ，はっ！　コアラの……〈テープ終了〉。

　ジョンはパパコアラでしばらく遊び，コアラの手でカモノハシを引っかいてその遊びを終えた。ここで再び，セラピストは治療的にきわめて重要な選択に直面する。攻撃性に反応すべきだろうか？　彼女はそうはしなかった。この傷を，回復的なアプローチのための介入を可能にしてくれる機会ととらえ，ジョンに，動物を治療する「ドクター・ジョン」にならないかと誘ってみたのである。ジョンはこのセラピストの介入に反応し，もっとたくさんの動物が傷ついたことにして，「回復の時」を多く持てるようにした。セラピストは「子どもを産みそうになっているママ」を連れてきて，ジョンに「あなたが赤ちゃんを取り出すのよ」と言った。ドクター・ジョンは，指をナイフに見立てて，赤ちゃんコアラを大きなコアラ・パペットから取り出した。その後，ドクター・ジョンは傷を治療した。この時点までに，6〜7匹の動物のぬいぐるみが並んで寝かされ——ジョンは注意深く，そして優しく彼らを横たえた——全員が手術から回復していた。このプロセスはゆうに10分を要した。それからジョンは，パパコアラを縛り，城郭（牢屋）のなかに閉じ込めた。その後，彼は部屋に散らかったものを——誰に言われるともなく——元あった場所に戻した。ジョンは非常にスムースにプレイルームを後にした。しかし，母親のいるオフィスに帰ってきたときには，もとの「こまっしゃくれた悪ガキ」に戻って攻撃的な態度をとり，その場の状況をコントロールしようとして母親にいろいろと指示をしたり，あるいは母親を殴ったり嚙みついたりした。

ディスカッション

　本書の執筆は，上述の面接から約1年が経過した頃のものである。われわれはジョンとの面接の結果を治療チームに報告したが，ジョンのセラピストは，チェスで彼に勝つ機会を与えてもそのことがわからないと言い，彼が極端な機能不全の状態にあって衝動に突き動かされているとの見方を変えず，「心理療法の適用ではない」と結論した。親と治療プログラムのスタッフが入所治療の利点について論議している間，ジョンは通所による治療を受け続けていた。われわれは一貫して，ジョンが障害を持った子どもとしてのアイデンティティを抜け出すことができず，心理療法の適用が受けられない現在の治療環境を中断し，リスクがあっても通常の学校のプログラムを受けるべきだとの主張を続けた。最終的に，ジョンは公立学校の情緒的な混乱を生じた子どものためのクラスに移ることになった。そして，そこの担任教師は，すぐにジョンが「天賦の才」を持った子どもであると認識した。通所治療のプログラムを中断してからほどなく，ジョンの行動は大幅な改善を見た。

　初回の面接から約9か月が経過した頃，ジョンの両親は彼を担当しているスタッフはだれ一人として彼に治療的な可能性を見出してくれないと訴えてきた。そこでわれわれは，週に20～30分の電話によるセッションをジョンと持つことにした。この電話セッションは，通常のセラピーと同じような構造で行われた（まず両親と最近のことを簡単に話し合い，ジョンとの会話のあと再び両親と相談する）──唯一の違いは，すべては声という媒体のみで行われ，行為は想像する以外にないということである。最初の面接から11か月が経った時点で，ジョンの両親はたまたま休暇でわれわれの近くにやってくることになり，予約を求めてきた。今回は父親も登場し協力を申し出てくれた。ジョンは，初回の面接よりも随分と行儀よく振る舞うようになっており，すぐにチェスをやりたがった。初回の面接との大きな違いは，ほんの数手でセラピストにこてんぱんに叩きのめされて憎々しげな言動を放ったものの，そうした態度をすぐに止めたという点である。その後，ジョンは残りの時間を自分の生活ぶりや心配事について率直に話すことに費やした。

ジョンは十分に「心理療法を活用する」ことができた。ただし，心理療法のほうが，「活用される」ことができなかった，ということなのだ。

文　献

Adams, P. & Fras, I. (1988). *Beginning Child Psychiatry*. New York: Brunner/Mazel.
Alajouanine, T. (1963). Dostoiewski's eplilepsy. *Brain*, 86(2):209-218.
Alpert, L. (1987). When temper tantrum turns into scene it's time to teach child alternative behavior, *St. Petersburg Times*, Sunday, March 1.
American Academy of Child and Adolescent Psychiatry (1985a). Facts for families from the American Academy of Child Psychiatry: The adopted child., 11(4). Washington, D.C.: American Academy of Child and Adolescent Psychiatry.
American Academy of Child and Adolescent Psychiatry (1985b). Facts for Families from the American Academy of Child and Adolescent Psychiatry: Learning disabilities., 11(5). Washington, D.C.
American Psychiatric Association (1980). *Diagnostic and Statistical Manual, Third Edition*. Author.
American Psychiatric Association (1987). *Diagnostic and Statistical Manual of Mental Disorders, Third Edition — Revised*.
Andreason, N. C. (1984). *The Broken Brain: The Biological Revolution in Psychiatry*. New York: Harper & Row.
Anisman, H. L. & Sklar, L. S. (1979). Catecholamine depletion in mice upon exposure to stress: medication of the escape deficits reduced by inescapable shock. *J. Comp. Physiol. Psychol.*, 93:610-625.
Anthony, E. J. (1986). Contrasting neurotic styles in the analysis of two preschool children. *J. Am. Acad. Child Psychiat.*, 25,1:46-57.
Beck, J. C. & van der Kolk, B. (1987). Reports of childhood incest and current behavior of chronically hospitalized psychotic women. *Am. J. Psychiat.*, 144,11:1474-1476.
Bernstein, E. & Putnam, F. W. (1986). Development, reliability and validity of a dissociation scale. *Journal of Nervous and Mental Diseases*, 174:727-735.
Bettelheim, B. (1979). *Surviving and Other Essays*. New York: Harcourt Brace Jovanovich.
Bettelheim, B. (1983). *Freud and Man's Soul*. New York: Alfred A. Knopf.
Bliss, E. L. (1984). Spontaneous self-hypnosis in multiple personality disorder. *Psychiatric Clinics of North America*, 7:135-148.
Bohman, M. & von Knorring, A.-L. (1979). Psychiatric illness among adults adopted as infants. *Acta Psychiat. Scand.*, 60:106-112.
Borke, H. (1971). Interpersonal perception of young children: ego-centrism or empathy? *Develpm. Psychol.*, 5:263-269.
―――― (1973). The development of empathy in Chinese and American children between three and six years of age: a cross-cultural study. *Develpm. Psychol.*, 9: 102-108.
―――― (1975). Piaget's mountains revisited: changes in the egocentric landscape. *Develpm. Psychol.*, 11:240-143.

_____ (1978). Piaget's view of social interaction and the theoretical construct of empathy. In: Siegel, L. S. & Brainerd, C. J. (eds.), *Alternatives to Piaget.* New York: Academic Press, 29–42.
Bowlby, J. (1973). *Attachment and Loss, Volume II: Separation.* New York: Basic Books.
Brainerd, C.J. (1978a). *Piaget's Theory of Intelligence.* Englewood Cliffs (N.J.): Prentice-Hall.
Brainerd, C.J. (1978b). The stage question in cognitive-developmental theory. *Behav. Brain Sci.*, 1:173–213.
Braun, B. G. & Sachs, R. G. (1985). The development of multiple personality disorder: Predisposing, precipitating, and perpetuating factors. In: Kluft, R. P. (Ed.), *The Childhood Antecedents of Multiple Personality.* Washington, D.C.: American Psychiatric Press.
Brazelton, T. B. (1978). The remarkable talents of the newborn. *Birth & Family Journal.*, 5:4–10.
Breslow, L. & Cowan, P. A. (1984). Structural and functional perspectives on classification and seriation in psychotic and naormal children. *Child Dev.*, 55:226–235.
Brodzinsky, D. M., Singer, L. M., & Braff, A. M. (1984). Children's understanding of adoption. *Child Development*, 55:869–878.
Bryan, E. M. (1986a). The intrauterine hazards of twins, *Arch. Dis. Childhood*, 61:1044–1045.
Bryan, E. M. (1986b). The death of a newborn twin: How can support for parents be improved? *Acta Genet. Med. Gemellol.*, 35:115–118.
Bryer JB, Nelson BA, Miller JB & Krol PA (1987). Childhood sexual and physical abuse as factors in adult psychiatric illness. *American Journal of Psychiatry*, 144(11):1426–1430.
Butterfield, E. C. & Siperstein, G. N. (1972). Influences of contingent auditory stimulation upon nonnutritional sucking. In: Bosma, J. (Ed.), *Oral Sensation and Perception: The Mouth of the Infant.* Springfield, Ill.: Charles C. Thomas.
Cain A. C. & Cain, B. S. (1964). On replacing a child. *J. Am. Acad. Child Psychiat.*, 3:443–456.
Cain, A. C, Erickson, M. E., et al (1964). Children's Disturbed reactions to their mother's miscarriage. *Psychosomatic Med.*, 26(1):58–66.
Cain A. C., Fast, I. & Erickson, M. E. (1964). Children's disturbed reactions to the death of a sibling. *J. Am. Orthopsychiat. Assn.*, 34:741–752.
Caplan, J. & Walker, H. A. (1979). Transformational deficits in cognition of schizophrenic children. *J. Autism Dev. Disord.*, 9:161–177.
Carek, D. J. (1979). Individual psychodynamically oriented therapy. In. Harrison, S. I. (ed.), *Basic Handbook of Child Psychiatry.* New York: Basic Books, Vol. 3:35–57.
Carmen, E., Reiker, P., & Mills, T (1984). Victims of violence and psychiatric illness. *American Journal of Psychiatry*, 141:378–383.
Coles, G. (1987). *The Learning Mystique: A Critical Look at "Learning Disabilities."* New York: Pantheon.
Conte, J. R. (1985). The effects of sexual abuse on children. *Victimology*, 10:110–130.
Coppolillo, H. P. (1987). *Psychodynamic Psychotherapy of Children.* New York:

International Universities Press.
Corwin, D. L. (1985). Sexually abused child's disorder. Paper presented at the National Summit Conference on Diagnosing Child Sexual Abuse, Los Angeles, California.
Danto, A. (1969). Semantical vehicles, understanding, and innate ideas. In: Hook, S. (Ed.), *Language and Philosophy*. New York: New York University Press.
DeCasper, A. J. & Fifer, W. P. (1980). Of human bonding: Newborns prefer their mothers' voices. *Science*, 208:1174-1176.
DeCasper, A. J. & Prescott, P. A. (1984). Human newborns' perception of male voices: Preference, discrimination and reinforcing value. *Developmental Psychobiology*, 17:481-491.
DeCasper, A. J. & Sigafoos, A. D. (1983). The intrauterine heartbeat: A potent reinforcer for newborns. *Infant Behavior and Development*, 6:19-25.
DeCasper, A. J. & Spence, M. J. (1986). Prenatal maternal speech influences newborns' perception of speech sounds. *Infant Behavior and Development*, 9:133-150.
deMause, L. (1974). *The History of Childhood: The Untold Story of Child Abuse*. New York: Peter Bedrick Books.
deMause, L. (1980). Our forebears made childhood a nightmare. In: Williams, G. J. & Money, J. (Eds.), *Traumatic Abuse and Neglect of Children at Home*. Baltimore: Johns Hopkins University Press, pp. 14-20.
Dodds, J. B. (1985). *A Child Psychotherapy Primer*. New York: Human Sciences Press.
Donovan, D. M. (1988a). Psychiatric implications of the disclosure of adoptive status. Paper read at the Annual Meeting of the National Council for Adoption, Washington, D.C., April, 1988.
Donovan, D. M. (1988b). Adoptee studies of psychiatric disorders. *Arch. Gen. Psychiat.*, 45:875.
Donovan, D. M. (1988c). Anatomically correct dolls: research vs. clinical practice (Letter). *Journal of the American Academy of Child & Adolescent Psychiatry*, 27(5):662.
Donovan, D. M. (1989). The paraconscious. *Journal of the American Academy of Psychoanalysis*, 17(2):223-252.
Donovan, D. M. & McIntyre, M. D. (1985). Therapeutic issues in sexual abuse (Letter). *Journal of the American Academy of Child Psychiatry*, 24(5):663-664.
Donovan, D. M. & McIntyre, D. (1990). Child Psychotherapy. In: *Treatment Strategies in Child and Adolescent Psychiatry*, ed., J. Simeon & H. B. Ferguson. New York: Plenum.
Duke P. & Turan, K. (1987). *Call Me Anna*. New York: Bantam Books.
Ellenberger, HF (1973). La notion de Kairos in psychothérapie. *Annales de Psychothérapie*, 4:4-14.
Emde, R. N., Gaensbauer, T J., Harmon, R. J. (1976). *Emotional Expression in Infancy: A Biobehavioral Study (Psychological Issues*, Monograph 37, Vol. 10). New York: International Universities Press.
Emslie, G. J. & Rosenfeld, A. (1983). Incest reported by children and adolescents hospitalized for severe psychiatric problems. *American Journal Of Psychiatry*, 140:708-711.

Eth, S. & Pynoos, R. S. [Eds.] (1985). *Post-Traumatic Stress Disorder in Children.* Washington, D.C.: American Psychiatric Press.

Everson, M. D. & Boat, B. W. (1989). False allegations of sexual abuse by children and adolescents. *Journal of the American Academy of Child and Adolescent Psychiatry*, 28(2):230-235.

Faller, K. C. (1988). *Child Sexual Abuse: An Interdisciplinary Manual for Diagnosis, Case Management and Treatment.* New York: Columbia University Press.

Fein, G. & Rivkin, M. (Eds.) (1986). *The Young Child at Play.* Washington, D.C.: National Association for the Education of Young Children.

Fifer, W. P. (1980). Early attachment: Maternal voice preferences in one- and three-day old infants. Unpublished doctoral dissertation, University of North Carolina at Greensboro.

Figley C. R. [ed.] (1985). *Trauma and Its Wake: The Study and Treatment of Post-Traumatic Stress Disorder.* New York: Brunner/Mazel.

Figley, C. R. [Ed.] (1986). *Trauma and Its Wake: Traumatic Stress Theory, Research, and Intervention.* New York: Brunner/Mazel.

Fish-Murray CC, Koby EV & van der Kolk BA (1987). Evolving ideas: The effect of abuse on children's thought. In: BA van der Kolk, (Ed.), *Psychological Trauma.* Washington, D.C.: American Psychiatric Press.

Frankenthal, K. (1969). Autohypnosis and other aids for survival in situations of extreme stress. *International Journal of Clinical and Experimental Hypnosis*, 17:153-159.

Frankl, V. (1962). *Man's Search for Meaning: An Introduction to Logotherapy.* Boston: Beacon Press.

Freud, S. (1900). *The Interpretation of Dreams. Standard Edition*, 4:261. London: Hogarth Press, 1975.

Freud, S. (1923). *The Ego and The Id, The Standard Edition of The Complete Psychological Works, Vol. 14.* W. W. Norton & Co.

Froning, M. L. (1988). Allegations of sexual abuse then and now (Letter). *Journal of the American Academy of Child and Adolescent Psychiatry*, 27(5):665-666.

Gardner, H (1982). *Developmental Psychology*, 2nd Edition. Boston: Little, Brown.

Gardner, H. (1983). *Frames of Mind: The Theory of Multiple Intelligences.* New York: Basic Books, Inc.

Gilligan, C. (1982). *In a Different Voice.* Cambridge (Mass.): Harvard University Press.

Goodman, J, Silberstein, R. & Mandell, W. (1963). Adopted children brought to child psychiatric clinics. *Arch. Gen. Psychiatry*, 9:451-456.

Goodwin, J., Sahd, D., & Rada, R. T. (1979). *Bulletin of the American Academy of Psychiatry and the Law*, 5: 269-275.

Grabe, P. V. [Ed.] (1986). *Adoption Resources for Mental Health Professionals.* Mercer (PA): Children's Aid Society in Mercer County.

Green, A. (1980). *Child Maltreatment.* New York: Jason Aronson.

Green, A. (1986). True and false allegations of sexual abuse in child custody disputes. *Journal of the American Academy of Child and Adolescent Psychiatry*, 25(4):449-456.

Greenberg, M. S. & van der Kolk, B. (1987). Retrieval and integration of traumatic memories with the "painting cure." In: van der Kolk, B. A. (1987), *Psychological Trauma.* Washington, D.C.: American Psychiatric Press.

Greenfield, P. M. (1980). Towards an operational and logical analysis of intentionality. In: Olson, D. (Ed.), *The Social Foundations of Cognition and Language: Essays in Honor of Jerome S. Bruner.* New York: W. W. Norton & Co., 254-279.
Grice, H. P. (1967). Logic and conversation. Unpublished manuscript of William James Lectures, Harvard University (cited in Bruner, 1974).
Grinker, R. R. & Spiegel, J. J. (1945). *Men Under Stress.* New York: McGraw-Hill.
Haley, J. (1973). *Uncommon Therapy.* New York: W. W. Norton.
Harper, M. (1969). Déjà vu and depersonalization in normal subjects. *Australian and New Zealand Journal of Psychiatry,* 3:67-74.
Henderson, S. (1974). Care-eliciting behavior in man. *Journal of Nervous and Mental Diseases,* 159(3):172-181.
Hinsie, L. E. & Campbell, R. J. (1970). *Psychiatric Dictionary, Fourth Edition.* New York: Oxford.
Horowitz, M. J. (1986). *Stress Response Syndromes.* New York: Jason Aronson.
Horowitz et al (1984). Unpublished manuscript cited in Everson, M. D. & Boat, B. W. (1989). False allegations of sexual abuse by children and adolescents. *Journal of the American Academy of Child and Adolescent Psychiatry,* 28(2):230-235.
Humphrey, M. E. & Ounsted, C. (1963). Adoptive families referred for psychiatric advice I: the children. *Br. J. Psychiat.,* 109:599-608.
Hussain, A. & Chapel, J. L. (1983). History of incest in girls admitted to a psychiatric hospital for severe psychiatric problems. *American Journal of Psychiatry,* 140-591-593.
Inhelder, B. (1976). Operatory thought processes in psychotic children. In: *Piaget and His School: A Reader In Developmental Psychology.* Edited by B. Inhelder & H. H. Chipman. New York: Springer-Verlag.
Jacobson, A., Koehler, J. E., & Jones-Brown, C. (1987). The failure of routine assessment to detect histories of assault experienced by psychiatric patients. *Hosp. Comm. Psychiat.,* 38,4:386-389.
Jerome, L. (1986). Overrepresentation of adopted children attending a children's mental health centre. *Can. J. Psychiat.,* 31:526-531.
Jones, D. P. H. & McGraw, J. M. (1987). Reliable and fictitious accounts of sexual abuse of children. *Journal of Interpersonal Violence,* 2:27-45.
Kappelman, M. (1982). When to tell adopted child. *Human Sexuality.,* 16,11:43-44.
Kaplan, H. I. & Saddock, B. (1985). *Comprehensive Textbook of Psychiatry/IV.* Baltimore: Williams & Wilkins.
Kelman, H. (1960). Kairos and the therapeutic process. *J. Existential Psychol.,* 1: 233-269.
Kellman-Pringle, M. L. (1961). The incidents of some supposedly adverse family conditions and of lefthandedness in schools for maladjusted children. *Br. J. Educ. Psychol.,* 31:183-193.
Kielholz, A (1956). Vom Kairos. *Schweizerische medizinische Wochenschrift,* 86(35):982-984.
Klein, C. (1988). Teaching disabilities [review of *The Learning Mystique: A Critical Look at "Learning Disabilities"* by Gerald Coles]. *Readings,* 3(4):4-7.

Kluft, R. P. (1984). Treatment of multiple personality disorder: A study of 33 cases. *Psychiatric Clinics of North America*, 7:9-29.
Kluft, R. P. (1987). Longterm effects of child abuse. Paper presented at the Annual Meeting of the American Academy of Child and Adolescent Psychiatry, Washington, D.C., 10/21/87.
Kohl, H. (1988). The mislabled. [Review of *The Learning Mystique: A Critical Look at "Learning Disabilities"*, by Gerald Coles]. *The Nation*. April 16:542-543.
Kohlberg, L. (1981). *The Philosophy of Moral Development*. San Francisco: Harper and Row.
Kolata, G. (1987). Associations or rules in language learning? *Science*, 237:133-134.
Krener, P. (1985). After incest: secondary prevention? *Journal of the American Academy of Child & Adolescent Psychiatry*. 24:231-234.
Krystal, H. (1968). *Massive Psychic Trauma*. New York: International Universities Press.
Laplanche, J. & Pontalis, J.-B. (1973). *The Language of Psycho-Analysis*. New York: W. W. Norton.
Linsky, L. (1967). Referring. In *The Encyclopedia of Philosophy*. New York: MacMillan Publishing Co, Onc. & The Free Press, 95-99.
Looney, J. G. (1980). Treatment planning in child psychiatry. *J. Am. Acad. Child Psychiat*, 23,5:529-536.
Ludwig, A. M. (1983). The psychobiological functions of dissociation. *American Journal of Clinical Hypnosis*, 26:93-99.
Luke, J. L. (1978). Sleeping arrangements of sudden infant death syndrome victims in the District of Columbia—A preliminary report. *J. Forensic Sciences*, 23(2): 379-383.
Lytle, J. (1988). Is special education serving minority students? *Harvard Educational Review*, 58:116-120.
Masson, J. M. (1984). *The Assault on the Truth: Freud's Suppression of the Seduction Theory*. New York: Farrar, Straus and Giroux.
McDermott, J. F., Jr. & Char, W. F. (1984). Stage-related models of psychotherapy with children. *J. Am. Acad. Child Psychiat.*, 23, 5:537-543.
McGoldrick, M. & Gerson, R. (1985). *Genograms in Family Assessment*. New York: W. W. Norton.
Meltzoff, A. N. (1988). Infant imitation after a 1-week delay: long term memory for novel acts and multiple stimuli. *Developmental Psychology*, 24(4):470-476.
Meltzoff, A N. & Moore, M. K. (1977). Imitation of facial and manual gestures by human neonates. *Science*, 198:75-78.
Menlove, F. L. (1965). Aggressive symptoms in emotionally disturbed adopted children. *Child Dev.*, 36:519-532.
Miller, G. A. & Gildea, P. M. (1987). How children learn words. *Scientific American*, 257:95-99.
Moskowitz, B. A. (1978). The Acquisition of Language, *Scientific American*, November.
Mounin, G. (1970). *Introduction à la Sémiologie*. Paris: Les Editions de Minuit.
Myers, D. & Grant, G. (1970). A study of depersonalization in students. *British Journal of Psychiatry*, 121:59-65.

National Committee for Adoption (1985). *Adoption Factbook: United States Data, Issues, Regulations and Resources*. Washington, D.C.: National Committee for Adoption.

Nemiah, J. C. (1981). Dissociative disorders. In Freeman, A. M. & Kaplan, H. I. (Eds.), *Comprehensive Textbook of Psychiatry, Third Edition*. Baltimore: Williams & Wilkins.

Niederland WG (1961). The survivor syndrome: further observations and dimensions. *Journal of the American Psychoanalytic Association*, 29(2):413-425.

Novick, J., Benson, R. & Rembar, J. (1981). Patterns of termination in an outpatient clinic for children and adolescents. *J. Amer. Acad. Child Psychiatry*, 20:834-844.

Oram, K. (1978). Developmental aspects of "childhood schizophrenia": A structural analysis using a Piagetian and psychoanalytic approach. Unpublished doctoral dissertation, City University, New York.

Panneton, R. K. & DeCasper, A. J. (1984). Newborns prefer intrauterine heartbeat sounds to male voices. Paper presented at the International Conference on Infant Studies, New York.

Peters, J. J. (1979). Children who are victims of sexual assault and the psychology of offenders. *American Journal of Psychotherapy*, 30:399-421.

Piaget, J. (1968). Autobiography. In Boring, E. G., Langfield, H. S., Werner, H. & Yerkes, R. M. (eds.), *History of Psychology in Autobiography*, Vol 4: 237-256. New York: Russell & Russell (1952).

Piaget, J. (1972). *The Principles of Genetic Epistemology*. London: Routledge & Kegan Paul. (1970).

Pilowsky, I. (1969). Abnormal illness behavior. *British Journal of Medical Psychology*, 42:347-351.

Pines, M. (1988). Review of Gerald Coles' *The Learning Mystique: A Critical Look At "Learning Disabilities."* Washington Post Book World, 2/7/88.

Prechtl, H. F. R. (1974). The behavioral states of the newborn infant (a review). *Brain Research*, 76:184-212.

Prechtl, H. F. R. & O'Brien, M. J. (1982). Behavioral states of the full term newborn. Emergence of a concept. In P. Stratton (Ed.), *Psychobiology of the Human Newborn*. New York: Wiley.

Prechtl, H. F. R., Theorell, K. & Blair, A. W. (1973). Behavioral state cycles in abnormal infants. *Developmental Medicine and Child Neurology*, 15:606-615.

Putnam, F. W. (1987). Dissociative disorders: A developmental perspective. Paper read at the Symposium "Long-Term Effects of Childhood Sexual Abuse." Annual Meeting, American Academy of Child and Adolescent Psychiatry, Washington, D.C., 10/22/87.

Putnam, F. W. (1989). *Multiple Personality Disorder*. New York: Guildford Press.

Pynoos, R. S. & Eth, S. (1986). Witness to violence: The child interview. *J. Am. Acad. Child Psychiat.*, 25(3):306-319.

Reid, W. H. (1989). *DSM-III Training Guide*. New York: Brunner/Mazel.

Roberts, W. (1960). Normal and abnormal depersonalization. *Journal of Mental Science*, 106:478-493.

Robie, G. F., Payne, G. G., & Morgan, M. A. (1989). Selective delivery of an acardiac, acephalic twin. *New England Journal of Medicine*, 20(8):512-513.

Rogers, C. R. (1955). Persons or science: A philosophical question. *American Psychologst*, 10:267-278.
Rogers, C. S. & Sawyers, J. K. (1988). *Play in the Lives of Children*. Washington, D.C.: National Association for the Education of Young Children.
Rothenberg, M. B. (1980). Is there an unconscious national conspiracy against children in the United States? *Clinical Pediatrics*, 19(5):10-24.
Rutter, M. & Hersov, L. (Eds.) (1985). *Child and Adolescent Psychiatry: Modern Approaches*. Oxford: Blackwell.
Saussure, F. de (1959). *Course in General Linguistics*. New York: Philosophical Library.
Schecter, M. (1960). Observations on adopted children. *Arch. Gen. Psychiat.*, 3:21-32.
Schetky, D. H. & Green, A. H. (1988). *Child Sexual Abuse*. New York: Brunner/Mazel.
Schmid-Kitsikis, E. (1976). The cognitive mechanisms underlying problem-solving in psychotic and mentally retarded children. In: *Piaget and His School: A Reader in Developmental Psychology*. Edited by B. Inhelder & H. H. Chipman. New York: Springer-Verlag.
Schwam, J. S. & Tuskan, M. K. (1979). The adopted Child. In: *Basic Handbook of Child Psychiatry*, ed. I. N. Berlin & L. A. Stone. New York: Basic Books, 4: 342-348.
Searle, J. R. (1969). *Speech acts: an essay in the philosophy of language*. London: Cambridge University Press.
Sedman, G. (1966). Depersonalization in a group of normal subjects. *British Journal of Psychiatry*, 112:907-912.
Seligman, M. E. P., Maier, S. F. & Geer, J. (1968). The alleviation of learned helplessness in the dog. *J. Abnorm. Psychol.*, 73:256-262.
Senior, N. & Hamadi, E. (1985). Emotionally disturbed, adopted, inpatient adolescents. *Child Psychiat. Hum. Develop.*, 15,3:189-197.
Shackelford, M. D. (1977). The structure of thought in schizophrenic children: A Piagetian analysis. Unpublished doctoral dissertation, City University, New York.
Shapiro, T. (1989). The psychodynamic formulation in child and adolescent psychiatry. *Journal of the American Academy of Child and Adolescent Psychiarty*, 28 (5): 675-680.
Sholevar, G. P., Burland, J. Al., Frank, J. L., et al (1989). Psychoanalytic treatment of children and adolescents. *Am. J. Acad. Child Adolesc. Psychiatry*, 28(5): 685-690.
Siegel, L. S. & Brainerd, C. J. (eds.), *Alternatives to Piaget*. London: Academic Press.
Sirles, E. A., Smith, J. A., & Kusama, H. (1989). Psychiatric status of intrafamilial child sexual abuse victims. *Journal of the American Academy of Child and Adolescent Psychiatry*, 28(2):225-229.
Sloate, P. L., Voyat, G. (1983). Cognitive and asffective features in childhood psychosis. *Am. J. Psychotherapy*, 37(3):376-386.
Sophocles (no date). *Oedipus Tryrannus*. In: *Greek Dramas*, trans. T. Francklin, p. 183. New York: D. Appleton & Co, 1904.
Spence, M. J. & DeCasper, A. J. (in press). Prenatal experience with low-frequency

maternal voice sounds influences neonatal perception of maternal voice samples. *Infant Behavior and Development.*
Spiegel, D. (1984). Multiple personality as a post-traumatic stress disorder. *Psychiatric Clinics of North America*, 7:101-110.
Spitzer, R. (1989). *DSM-III-R Casebook—A Learning Companion to the Diagnostic and Statistical Manual of Mental Disorders, Third Edition, Revised.* Washington, D.C.: American Psychiatric Press.
Starr, R. J., Jr. (1987). Clinical judgment of abuse-proneness based on parent-child interactions. *Child Abuse and Neglect*, 11:87-92.
Stoller, R. J. (1985). Gender identity disorders in children and adults. In: Kaplan, H. & Sadock, B. (Eds.), *Comprehensive Textbook of Psychiatry / IV.* Baltimore: Williams & Wilkins, 1034-1041.
Strawson, P. F. (1950). On referring. *Mind.* (Reprinted in Flew, A. G. N. [Ed.], *Essays in Conceptual Analysis.* London: Macmillan, 1956.
Sugarman, M. & Kuehnle, K. (1987, Nov.). Sexual abuse of very young children in the context of divorce visitation. Paper presented at the boston Institute for the Development of Infants and Parents, Twelfth Annual Conference.
Tanguay, P. (1985). Piaget: new and improved. *Newsletter of the Am. Acad. Child Psychiat.* (Fall, 1985):10-12.
Tennant, C., Bebbington, P. & Hurry, J. (1980). Parental death in childhood and risk of adult depressive disorders: a review. *Psychological Medicine*, 10:289.
Terr, L. C. (1979). Children of Chowchilla: A study of psychic trauma. In: *The Psychoanalytic Study of the Child*, Vol 34., Edited by A. J. Solnit, R. S. Eissler, A. Freud et al. New Haven: Yale University Press, 547-623.
Terr, L. C. (1981). "Forbidden Games" Post-traumatic child's play. *J. Am. Acad. Child Psychiat.*, 20(4):741-760.
Terr, L. C. (1983a). Chowchilla revisited: The effects of psychic trauma four years after a school bus kidnapping. *Am. J. Psychiat.*, 140:1543-1550.
Terr, L. C. (1983b). Life attitudes, dreams, and psychic trauma in a group of "normal" children. *J. Am. Acad. Child Adolesc. Psychiat.*, 22:221-230.
Terr, L. C. (1985a). Remembered images in psychic trauma: one explanation for the supernatural. *Psychoanalytic Study of the Child*, 40:493-533.
Terr, L. C. (1985b). Children traumatized in small groups. In: *Post-traumatic Stress Disorder in Children*, edited by S. Eth & R. S. Pynoos. Washington, D.C.: American Psychiatric Press, 47-70.
Terr, L. C. (1986). The child psychiatrist and the child witness: Traveling companions by necessity, if not by design. *Journal of the American Academy of Child and Adolescent Psychiatry*, 25(4):462-472.
Terr, L. C. (1987). Childhood trauma and the creative product: a look at the early lives and later works of Poe, Wharton, Magritte, Hitchcock, and Bergman. *Psychoanalytic Study of the Child*, 42:545-572.
Terr, L. C. (1988). What happens to early memories of trauma? A study of twenty children under age five at the time of documented traumatic events. *J. Am. Acad. Child Adol. Psychiatry*, 27(1):96-104.
Thoennes, N. & Pearson, J. (1987). Summary of findings from the sexual abuse allegations project. Project of the Research Unit of The Association of Family and Conciliation Courts. (To be published in the American Bar Association

publication "Sexual Abuse Allegations in Custody-Visitation Cases.")
van der Kolk, B. A. (1987). *Psychological Trauma*. Washington, D.C.: American Psychiatric Press.
van der Kolk, B. A. & Greenberg, The psychobiology of the trauma response: hyperarousal, constriction, and addiction to traumatic reexposure. In: van der Kolk, B. A. (1987), *Psychological Trauma*. Washington, D.C.: American Psychiatric Press.
van der Kolk, B. A., Greenberg, M. S., Boyd, H., et al. (1985). Inescapable shock, neurotransmitters and addiction to trauma: towards a psychobiology of post traumatic stress. *Biol. Psychiatry*, 20:314-325.
van der Kolk, B. A. & Kadish, W. (1987). Amnesia, dissociation, and the return of the repressed. In: van der Kolk, B. A. (1987), *Psychological Trauma*. Washington, D.C.: American Psychiatric Press.
von Knorring, A-L, Bohman, M. & Sigvardsson, S. (1982). Early life experiences and psychiatric disorders: an adoptee study. *Acta psychiat. scand.*, 65:283-291.
Voyat, G. (1979). Psychosis: a cognitive and psychodynamic perspective. In: M. Poulson (ed.), *Piagetian Theory and Implications for Helping Professions*. Los Angeles: Southern California Press.
Webster's New Collegiate Dictionary (1961). Springfiled (Mass.): G. & C. Merriam Co.
Wender, P. H., Ketty, S. S., Rosenthal, D., Schulsinger, F., Ortmann, J. & Lunde, I. (1986). Psychiatric disorders in the biological and adoptive families of adopted individuals with affective disorders. *Arch. Gen. Psychiat.*, 43:923-929.
Wheelis, A. (1973). *How People Change*. New York: Harper & Row.
Williams. G. J. & Money. J. (1980). *Traumatic Abuse and Neglect of Children at Home*. Baltimore: Johns Hopkins.
Wilson, P. & Hersov, L. (1985). Individual and group psychotherapy. In Rutter, M. & Hersov, L. (Eds.), *Textbook of Child and Adolescent Psychiatry: Modern Approaches*. Oxford: Blackwell Scientific, 826-838.
Wolff, L. (1988). *Postcards From The End Of The World. Child Abuse in Freud's Vienna*. New York: Antheneum.
Wolff, P. H. (1963). Observations on the early development of smiling. In: Foss, B. (Ed.), *Determinants of Infant Behavior*, Vol. 2. London: Methuen.
Wolff, P. H. (1987). *The Development of Behavioral States And The Expression Of Emotions In Early Infancy*. Chicago: University of Chicago Press.
Work, H. H. & Anderson, H. (1971). Studies in adoption requests for psychiatric treatment. *Am. J. Psychiat.*, 127:948-950.

訳者あとがき

　私は虐待を受けた子どもや，さまざまな事情で親元を離れて施設で生活している子どもたちの心理的なケアを主な仕事としているが，そうした仕事を行っていくためには欧米の心理療法家や精神科医の臨床的知見から学ぶ必要があると考えている。実際のところ，かなりの数の書籍が私の目からウロコを落としてくれ，その結果，そうした子どもたちのことを理解できるようになり，あるいは心理的な援助を多少なりとも可能にしてくれている（逆に私の「目にウロコを入れた」本があることも事実ではあるが）。本書は，そうした書籍の一冊である。

　本書の原題は *Healing the Hurt Child* である。本書に登場する子どもたちの多くは，虐待を受けたり親からの「見捨てられ」を体験したりなど，いわば「親や家族，あるいは社会の手によって痛めつけられ，ボロボロの状態になった子どもたち」である。こういった子どもたちに対して，心理療法が何がしかの援助を提供できる可能性があることを本書は教えてくれる。特に，わが国の臨床心理が忘れてしまっている（もしくはこれまでに認識したことのない）子どもの「現実世界」が本書のなかには広がっている。これを，「アメリカの子どもって大変な状況なんだなあ」といった感想で眺めないでいただきたい。本書に登場する子どもたちの経験と日本の子どもたちの現実とはさほど違わない。それが「思っても見なかった」ことであったとしたなら，それは，われわれが子どもの現実を知らなかっただけのことなのだ。わが国においても，アメリカと同様，虐待や親からの「見捨てられ」という「現実」を生きている子どもたちは多数存在する。こうした子どもたちにこそ，臨床心理は何がしかをなさねばならず，本書はそのためのガイドラインを提供してくれている。

　本書の著者であるドノヴァン氏とマッキンタイア氏の展開する「発達‐コンテクスト的アプローチ」は，「ポストトラウマティック・プレイセラピー」などのトラウマに焦点を当てたアプローチとは相容れない点があるのは事実である。私は日頃，後者の視点で子どもたちの心理的援助を行っているため（さらには，「ポストトラウマティック・プレイセラピー」の展開において中心的な

役割を果たしているエリアナ・ギル氏の *Healing Power of Play* を翻訳したのも何を隠そう私である［『虐待を受けた子どものプレイセラピー』誠信書房,1997］)，私の臨床実践に矛盾があるとの印象を抱かれるかもしれない。しかし，そうではない。この両方の視点は決して相互排他的なものではなく，統合される可能性をもったものである。福祉や心理，あるいは教育の現場で格闘する専門家にとって，これら2つの視点から学ぶべき点は非常に多い。特に，ドノヴァン氏らの「発達‐コンテクスト的アプローチ」は，子どもが示す「症状」や「問題行動」の真の意味──コンテクストにおける意味──を理解するために不可欠な視点を提示してくれている。もちろん，「トラウマに焦点を当てたアプローチ」と「発達‐コンテクスト的アプローチ」の統合に向けての努力を今後重ねていかねばならないことは言うまでもないが。

　本書に示されたドノヴァン氏らの臨床的な観点，子どもを見る目線にはただ感心するばかりである。しかし，一点だけ，疑問を提示したい。それは，「日本語版への序文」についてである。この序文のなかで，ドノヴァン氏は子どもを取り巻くわが国の状況について，かなり肯定的な見解を示している。たとえば，子どもの変化可能性に対する日本人のとらえ方についてであり，また，変化に対する期待に基づいた現在の日本の初期教育についてである。たしかに，日本には，アメリカにおけるよりも変化に対する可能性を大きく見る傾向がある。これが，ドノヴァン氏が考えるように，子どものかかえる問題や「症状」を変化しうるものだととらえるという視点につながる可能性はある。しかし，現在の日本の教育システムは果して子どもに「多様な創造的能力」を見て，その方向への「変化」を期待していると言えるだろうか。おそらく否であろう。われわれが子どもの変化の先に見すえているのは，「多様な可能性」ではなく「学力」あるいは「学歴」の一点ではないだろうか。現在の子どもたちが呈するさまざまな「問題」の根底にこうした「硬直化した視点」が存在することは疑いようもないだろう。また，日本の心理臨床が，ドノヴァン氏の批判するアメリカの「診断分類主義」を取り入れようと努力を重ねてきていることも見逃せない。

　本書の訳出には思った以上の時間とエネルギーを費やす結果となった（もちろん，それだけの価値が十分にあったことは言うまでもない）。一つには，ご覧いただければわかるように，かなりの大著である。それに加えて，これはお

そらくドノヴァン氏の性格によっているのだろうが，非常に緻密で複雑な表現が随所に見られ，訳出に相当苦労したということも関係している（記述がこれほど複雑になるのは，ドノヴァン氏が主張するように，子どもの世界が非常に複雑であることと無関係ではないだろう）。こういった事情で，翻訳をする際の私の信条である「できる限り平易で理解しやすい自然な日本語を」というスローガンが本書にはあまり生かされていないきらいがある。つまり，本書の訳出は私の英語力ならびに日本語力の限界をほとんど超えたものであったにもかかわらず，無謀にも翻訳を試みたということである。この点はお詫び申し上げたい。

本書の訳出作業を進めている過程で，思わぬことに，ドノヴァン氏の最新の著作（*What Did I Just Say!?! : How New Insights into Childhood Thinking Can Help You Communicate More Effectively with Your Child*）の翻訳を手がけるはめになってしまった。この件に関しては，本書の担当であった誠信書房の長林伸生氏に負うところが大きい。誠信書房に対する私の大いなる感謝の念（拙著や拙訳を無謀にも快く出版してくださることに対する感謝）と，若干の恨みがましい気持ち（まだ次の翻訳が完了しないうちにさらに次の契約を取ってきていただけることに対する）は，まだ当分続きそうである。

虐待を受け，あるいはさまざまなトラウマをかかえた子どもたちと日々格闘しておられる専門家にとって，本書が一服の「カンフル剤」にならんことを祈りつつ。

　　　　　　　　　　　高度経済成長の残滓である大阪万博の跡地にて
　　　　　　　　　　　　　　　　　　　　　　　西　澤　　哲

人名索引

ア行
アンソニー（Anthony） 352
アンドリーソン（Anderason） 56
インヘルダー（Inhelder） 9
ヴァン・デア・コルク（van der Kolk） 8, 10, 25, 87, 92, 93, 94, 102, 104, 105, 172, 210
ウィルソン（Wilson） 3
ウォーカー（Walker） 9
ヴォヤ（Voyat） 8
エリクソン（Erickson, M.） 171, 405
エレンバーガー（Ellenberger） 360

カ行
ガードナー（Gardner） 9, 28
カディッシュ（Kadish） 104, 105
カプラン（Caplan） 9
カレック（Carek） 2
ギリガン（Gilligan） xvi, 73
クーニル（Kuehnle） 244
クラフト（Kluft） 28, 210, 326
グリーンバーグ（Griinberg） 92, 94, 210
グリンカー（Grinker） 93
クロール（Krol） 63
コールズ（Coles） 256, 261, 283
コールバーグ（Kohlberg） 73
コッポリロ（Coppolillo） 2, 41
コビィ（Koby） 10, 87

サ行
サイバーソン（Sigvardsson） 298, 301
シェクター（Schecter） 297
ジェローム（Jerome） 298
シュガーマン（Sugarman） 244
シュピーゲル（Spiegel） 93
シュミット=キチキス（Schimid-Kitsikis） 9
スペンス（Spence） 6

セ
セニア（Senior） 297
ソウシュア（Saussure） 402

タ行
ダント（Danto） 216
テア（Terr） 43, 107, 253, 264
ドゥキャスパー（DeCasper） 6
ドゥモース（deMause） 241

ナ行
ニーダーランド（Niederland） 322
ネルソン（Nelson） 63

ハ行
ハーソフ（Hersov） 3
パットナム（Putnam） 28, 83, 86, 88, 89, 92, 99, 102, 104, 214, 265
ハマディ（Hamadi） 297
ピアジェ（Piaget） 4, 25, 26, 28, 33, 73
ヒンシェルウッド（Hinshelwood） 257
フィッシュ=マレイ（Fish-Murray） 10, 30, 87
フォン・ノリング（von Knorring） 298, 301
ブライヤー（Bryer） 63
フロイト（Freud, S.） 1, 33, 42, 73, 318
ベッテルハイム（Bettelheim） 319
ボーマン（Bohman） 298, 301

マ行
ミラー（Miller） 63
ムーア（Moore） 29
メルツオフ（Meltzoff） 29

ラ行
ライル（Lytle） 261
リンスキィ（Linsky） 216

事項索引

ア行

IQ 29
「遊び」としてのプレイ（ludic play） 219, 226
愛着障害 305
アイデンティティ 66, 124, 127
悪夢 93, 105, 211, 247, 300, 354
アジェンダを持ったプレイ 230
アセスメント 30
アナトミカリィ・コレクト・ドル 183
安全の基地 172, 253
怒りのパッド 152
生き残ったものの罪悪感 72
意識の変性 88
意識を表す行動状態 83
イド 371
意図性 402
遺尿 323
遺糞 353
意味対象を持つプレイ（semic play） xviii, 219, 226
意味の付与 402
ヴァインランド社会性成熟尺度 13
WISC-R 25, 87, 331
打ち消す 47
うつ状態 55
運転中の健忘 27
運動亢進症候群 259
「笑顔」のチャート 148
エディプス・コンプレックス 318, 366
穏やかな介入 336
親の死 329

カ行

解釈 208, 375
解離 26, 27, 90, 97, 268
解離技術 xvi, xvii, 97
解離現象 47, 83, 90
解離性行動チェックリスト 265
解離性同一性障害 59
過覚醒 105
学習障害（LD） 8, 61, 86, 91, 127, 239, 247, 256, 257, 259, 265, 267, 300, 339
学習障害のサイン 260
学習性無力状態 210
家族人形 13, 14, 396
家族の秘密 111
カタトニー 233
家庭調停裁判所 244
カテコルアミン 93, 211
感覚運動 5
還元主義的 viii
観察する自我 xiv, 2, 3, 288, 429
かんしゃく 237, 354, 391, 401
感情爆発 211
記念日反応 266
機能する男性器 378
気分障害 86
虐待 xviii, 8, 26, 99, 239, 241
虐待環境 210
逆転移 209, 361
逆転の操作 8
境界 xvii, 168, 396, 401
驚愕反応 93, 211
きょうだいの死 323
恐怖症 86, 213
去勢不安 37, 374, 379, 420, 429
具体的操作 5, 29
ケースワーカー 122
言語行為 18, 19
言語行動アプローチ 25
言語―叙述的スタイル 28
言語中枢の障害 30
健忘 26, 101, 104, 213, 265
コウ・セラピー 135
行為障害 264-265
攻撃的な行動化 396
構造 xvii, 168, 396
交代人格 26, 210
肯定的サイクル 367
行動化 47, 366, 372, 392, 402

行動記憶　xvi, 60, 106, 107, 108, 177, 378, 387
行動状態に表れた意識　xvi
行動的発話行為　216
肛門期　353
肛門期固着　183, 398
肛門―サディズム的衝動　353
国立虐待・ネグレクトセンター　v
国立精神保健研究所　89, 265
ココナッツ・グローブ火災　105
孤児　241, 297, 321, 322
子どもの成育歴　127
子どもの保護機関（CPS）　95, 111, 244, 245
5分間　153
コミュニケーション障害　136
コンテクスト　69
コントロール喪失　401, 402
コントロール不能感　390

サ行
サークルベットでの乳児の死亡　242
罪悪感　36, 246
再現　104, 213
再構造化　360
サイコパス　353
再体験　211
再統合　210, 214
サイバーソン　301
作話　300
里親家庭　66, 241
里親教育　297
サバイバー　322
ジェノグラム　127
ジェンダーの混乱　429
自我　371
自覚的意識　xiv, 28, 97, 98, 214, 386, 392, 393
時間的な境界　359
自己意識　27
思考障害　217
自己観察　3
自己攻撃行動　154, 342
自己中心性　29, 163, 392
自己破壊的行為　254
自己罰傾向　358
自己非難的傾向　358
自殺願望　56

自傷行為　34, 254, 342
失語症　30, 136, 273
失読症　9, 259
死の欲求　429
自閉症　30
社会歴　315
周産期の喪失　124
自由連想　218
主体性の所在　209, 361
受動‐攻撃的行動　154
受動的攻撃性　189
象徴的表象　5
象徴倒錯　259
衝動コントロール　398
初回面接　115, 122
叙述的‐コンテクスト的な思考　80
叙述的‐コンテクスト的様式　76
女性様式　73
除反応　211
人格状態の交代　86
神経症的スタイル　352
神経性弱視　259
神経伝達物質　92
身体的虐待　246
侵入性想起　93, 211
進歩主義　102
心理診断学　52
睡眠障害　300
スキーマ　5
捨て去り　241, 304, 305
捨てられ体験　241
成育歴　113, 125
成育歴の聴取　xvi
正常な解離　xvi, 83, 88, 209
精神科診断統計マニュアル　52
精神科デイ・ケア　390
精神的麻痺　264
精神分析　352, 360
成長障害　111, 305
性的虐待　11, 15, 31, 42, 107, 136, 174, 240, 242, 246, 321, 374
性的虐待を受けた子どもの障害　243
性的同一性　15
性同一性障害　325
絶好の瞬間　360

前操作期 5, 26, 29
選択性算数障害 275
戦闘ストレス 93
前論理期 xv, 33
躁うつ病 55
操作期 26
操作的介入 405
喪失 xviii, 124, 281, 299, 305, 350
双胎消失症候群 338
ソフト・サイン 262

タ行
退行 383
対象恒常性 26, 268
タイム・アウト 400
対話的相互性 6
多重人格性障害 27, 59, 83, 86, 89, 210
脱価値 201
脱現実化 104
試しの行為 193
男根期 379
男性器を持った母親 378
男性様式 73
遅語症 259
知的障害 31, 66
知能検査 29
注意欠陥障害（ADHD） xviii, 105, 256, 265, 267, 275, 323
抽象‐分類的アプローチ xv, xviii
チョウチラ・スクールバス誘拐事件 43
直面化 428
治療空間 xvii, 168, 365, 386, 396, 401
治療適性 xvii, 215, 221, 224, 235, 355, 391
治療的な取り消し 152
DSM-III xv, 52, 64
転移 208, 360, 361
転換反応 104
てんかん発作 184, 239, 291
同一化 36, 66, 67, 420
投影性同一視 394
統合運動障害 9
洞察 392, 393
特異的発達障害 259
読字障害 61
ドーパミン 92

徒歩主義 4
トラウマ xvi, xviii, 8, 11, 25, 26, 43, 61, 63, 90, 92, 93, 94, 98, 239, 264
トラウマ・ストレス反応 93
トラウマ学 xi, xvi, 65, 267
トラウマ記憶 102, 107, 109
トラウマ性の夢 44
トラウマティック・プレイ 229, 254
トラウマの影響 239
トラウマの特性 240
トラウマ反応 xvii, 209
トラウマへの嗜癖 104, 105, 231
トラッキング 263
トランス 265

ナ行
二重拘束的な状況 364
乳児殺し 242
乳児突然死症候群（SIDS） 132, 242
入眠困難 247, 300
人形の家 13
人間関係の境界 359
認知的再構成 222
認知能力 25, 29
認知発達 4
認知様式 25, 30
ネグレクト 241
脳性麻痺 66
ノルアドレナリン 92, 93, 211
ノルエピネフリン 93, 94

ハ行
白日夢 307
爆発的な激怒 93, 213
パソグラフィ 283
発達‐コンテクスト的アプローチ xv, xvi, xviii, 11, 352
発達心理言語学 xv, 11, 16, 22, 106
発話行為 217
パニック発作 56, 334
パペット 396, 409, 430
万能感 396, 418
万能的無力状態 203
反復性嘔吐 354
悲哀 106

PTSD　89, 93, 94
微細脳機能不全　259
非指示的な方法　370
ヒステリー　42
否定的サイクル　367
否認　22, 27, 264, 265, 409
秘密　275
病的な解離　xvi, 83, 88, 209
病的な同一視　66
ファミリー・セラピー　xx
不安障害　128
不安神経症　86
ファンタジー　vii, xv, 41, 287, 290, 315
フーグ　104, 213
不全失語症　9
双子の死　337
2人の母親のジレンマ　302, 305
フラッシュバック　105, 264, 390
フリー・プレイ　218
プレイ　216, 218
プレイイング　216, 218
分離不安　12
分類主義的なアプローチ　11, 52
分類的診断　63
ボーダーライン　391
ポスト・トラウマの症状　247
ポスト・トラウマの病理　231
ポスト‐ピアジェ派　xv
ホロコースト　322

マ行
マスターベーション　378, 391, 396

マステリー　212, 283
見捨てられ　xviii
無差別的な愛着傾向　301, 305
無力症候群　92, 211
明確化　375, 402, 405
メタファー　373, 378
妄想　71
模倣　29

ヤ行
夜驚　61, 105, 247, 300
夜尿　46
やり遂げ　93
誘惑理論　42, 219
指吸い　46
ゆりかごの死　132
養子　241, 297
抑うつ状態　342

ラ行
ラカン派　379
離人症　26, 89, 90, 92, 104
リタリン　278, 339
リチウム　56
両親の成育歴　132
ルール　xvii, 168, 171, 396, 401
ロッキング　364
論理の拘束　xv, 34

ワ行
悪い自己　409

訳者紹介

西澤　哲（にしざわ　さとる）

1957年　神戸市に生まれる
1981年　大阪大学人間科学部行動学専攻課程卒業
1981〜　情緒障害児短期治療施設小松島子どもの家にて心理臨床家
85年　　として勤務
1988年　サンフランシスコ州立大学教育学部カウンセリング学科修
　　　　士課程修了
1989年　大阪府環境保健部にて心理技師として勤務
1995年　日本社会事業大学社会福祉学部専任講師
現　在　大阪大学大学院人間科学研究科助教授
著訳書　『子どもの虐待——子どもと家族への治療的アプローチ』
　　　　（誠信書房），『子どものトラウマ』（講談社現代新書），『ト
　　　　ラウマの臨床心理学』（金剛出版），『生活の中の治療——
　　　　子どもと暮らすチャイルド・ケアワーカーのために』（訳，
　　　　中央法規出版），『虐待を受けた子どものプレイセラピー』
　　　　（訳，誠信書房），『虐待を受けた子どもの治療戦略』（共訳，
　　　　明石書店），『トラウマティック・ストレス』（監訳，誠信
　　　　書房）

D. M. ドノヴァン ＆ D. マッキンタイア
トラウマをかかえた子どもたち
——心の流れに沿った心理療法

2000年9月5日　第1刷発行
2005年2月5日　第4刷発行

訳　　者　　西　澤　　　哲
発　行　者　　柴　田　淑　子
印　刷　者　　吉　江　信　介

発行所　株式会社　誠信書房
〒112-0012　東京都文京区大塚3-20-6
電話　03（3946）5666
http://www.seishinshobo.co.jp/

中央印刷　協栄製本　　　　落丁・乱丁本はお取り替えいたします
検印省略　　無断で本書の一部または全部の複写・複製を禁じます
Ⓒ Seishin Shobo, 2000　　　　　　　　　　Printed in Japan
ISBN4-414-40279-4 C3011

トラウマティック・ストレス

B. A. ヴァン・デア・コルク
A. C. マクファーレン
L. ウェイゼス編
西澤　哲監訳

●PTSDおよびトラウマ反応の臨床と研究のすべて　本書は，トラウマ性のストレスとその治療について，これまでの研究成果と臨床的知識を集大成したものである。さまざまな領域の専門家からなる執筆陣によって，1980年に外傷後ストレス障害（PTSD）が定義されて以来行われてきた数多くの研究のエッセンスが凝縮されている。

　また同時に，トラウマ体験後の適応の複雑さ，まだその有効性が確立されていないPTSDの治療方法など，これから探求されるべき課題も提示している。

　記憶，解離，文化とトラウマの問題，生理学的および心理学的プロセスの複雑な関係など，トラウマ研究の中心的な問題を取りあげながら，治療的介入が効果をあげるためにはPTSDが進行していくプロセスとその個々の段階について，深い理解が不可欠であることを明らかにしている。

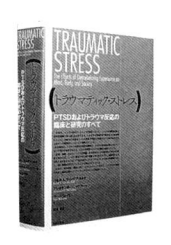

目次

◇第Ⅰ部　背景にある諸問題と歴史
第1章　トラウマというブラックホール
第2章　トラウマとその社会的課題
第3章　精神医学におけるトラウマの歴史
◇第Ⅱ部　急性の反応
第4章　ストレス　対　トラウマ性ストレス
◇第Ⅲ部　トラウマへの適応
第5章　トラウマ性ストレス因子の本質とトラウマ後反応の疫学
第6章　回復力，脆弱性，およびトラウマ後反応の経過
第7章　トラウマへの適応の複雑さ，自己制御，刺激の弁別，および人格発達
第8章　記録する身体
第9章　臨床と研究場面における外傷後ストレス障害の評価
◇第Ⅳ部　記憶：そのメカニズムとプロセス
第10章　トラウマと記憶
第11章　外傷後ストレス障害における解離と情報処理過程
◇第Ⅴ部　発達的・社会的・文化的諸問題
第12章　幼少期・思春期のトラウマ性ストレス
　　　　——近年の進展と現在の論争
第13章　外傷後ストレス障害における法的問題
第14章　外傷後ストレス障害の治療に関する概略
第15章　トラウマ後ストレスの予防
　　　　——コンサルテーション，トレーニング，早期治療
第16章　外傷後ストレス障害の認知行動療法
第17章　外傷後ストレス障害の精神薬理学的治療
第18章　外傷後ストレス障害の精神分析的心理療法
　　　　——治療的関係の本質
第19章　外傷後ストレス障害の治療における治療環境と新たな探求
結語と今後の課題

A5判上製686P　定価8925円（税5％込）

誠信書房